磁共振弥散张量成像
神经影像断层解剖图谱

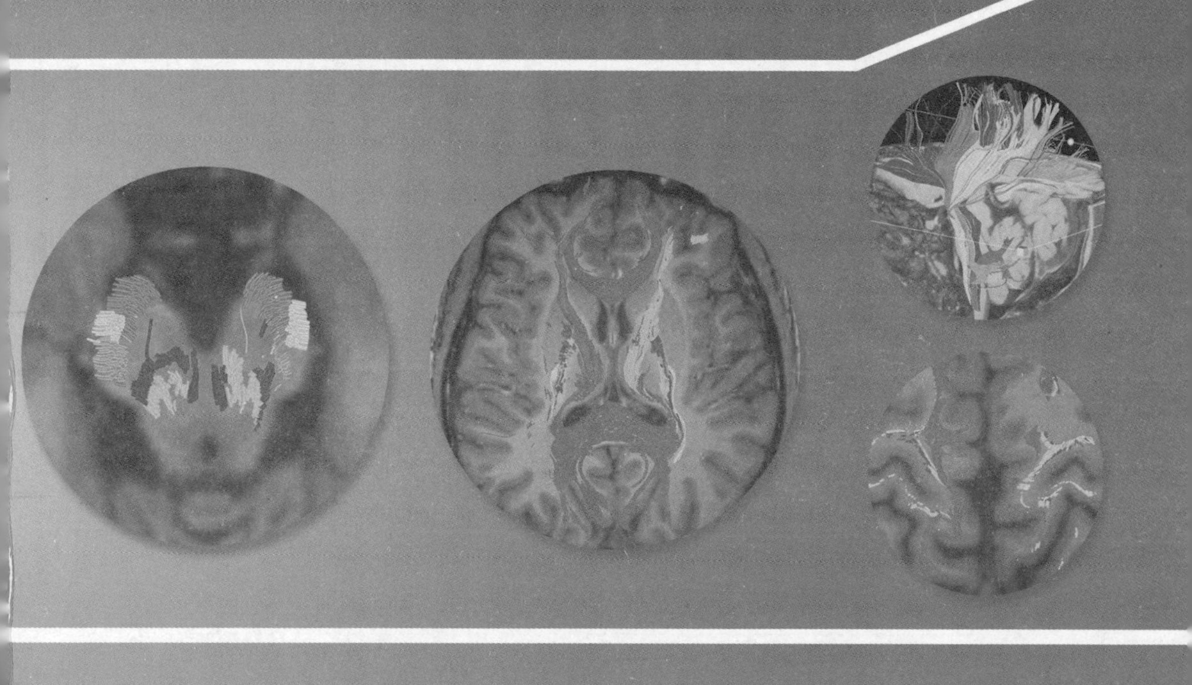

姜洪新　郑军　居艳梅　李传玉　杨海滨　李居一　主编

湖北科学技术出版社

图书在版编目(CIP)数据

磁共振弥散张量成像神经影像断层解剖图谱，姜洪新等主编.-- 武汉:湖北科学技术出版社,2023.12

ISBN 978-7-5706-3030-1

Ⅰ.①磁… Ⅱ.①姜… Ⅲ.①神经系统疾病-核磁共振成像-影像诊断-断面解剖学-图谱 Ⅳ.①R741.04-64

中国国家版本馆CIP数据核字(2023)第257042号

责任编辑：徐丹　　　　封面设计：胡博

出版发行：湖北科学技术出版社　　　　电话：027-87679454

地　　址：武汉市雄楚大街268号　　　　邮编：430070

（湖北出版文化城B座13-14层）

网　　址：http://www.hbstp.com.cn

印　　刷：北京中汇数字印刷有限公司　　　　邮编：453600

710×1000　　1/16　　22.5印张　　340千字

2024年1月第1版　　　　2024年1月第1次印刷

定价：198.00元

磁共振弥散张量成像神经影像断层解剖图谱：

不觉老将春共至
守岁围炉竟废眠
且把穷愁博长健
手持屠苏让少年

集、改唐、宋、明人句自励，并贺丁酉新年
中国科学院院士　杨雄里

....

赞“多彩大脑”DTI彩图

春风杨柳万千条，
织就七彩锦绣桥，
下地上天白质立，
纠缠左右细束交，
琼丝画伞拂云雨，
长袖动香风乍摇，
黄绿赤橙唯扩散，
殊途同道路何遥。

山东医学影像研究所　柳澄　教授

主　　编

姜洪新　河北省故城县医院
郑　军　中国医药教育协会医疗装备发展促进工作委员会
居艳梅　河北省故城县医院
李传玉　右江民族医学院附属医院
杨海滨　邹平市人民医院
李居一　南京航空航天大学

副 主 编

徐以发　山东数字人科技股份有限公司
万志方　广东韶关粤北人民医院影像诊断科
刘　晓　邹平市人民医院
柴旭斌　中国科学院生物物理研究所，脑与认知科学国家重点实验室
李志军　内蒙古医科大学数字医学中心
任廷文　广州中医药大学金沙洲医院
王　星　内蒙古医科大学数字医学中心
隋汝波　锦州医科大学附属第一医院
毛眺源　北京外国语大学
宋志远　邯郸中心医院
耿振华　邹平市人民医院
颜　鑫　邹平市人民医院
贾富全　内蒙古医科大学
薛　芳　山西医科大学第二医院
冯　旭　厦门医学院解剖教研室
张卫民　湖南省脑科医院

顾　问

柳　澄　山东医学影像研究所

刘怀军　河北医科大学第二医院

主　审

薛　蓉　中国科学院生物物理研究所，脑与认知科学国家重点实验室

吴玉鹏　河北省中医院

编　委

刘小兵　河北医科大学第三医院

李　凯　河南省安阳市内黄县人民医院

刘广韬　解放军总医院神经外科医学部

王小飞　西安市儿童医院

王　琪　渭南市妇幼保健院

姜奕颖　日本早稻田大学（Waseda University）

徐隆基　山东第一医科大学附属省立医院

甘敏生　广州树脑智能系统科技有限公司

刘川宁　成都肽禾金源健康管理有限公司

郭国新　河北中医学院

张　帅　河北中医学院

曹　杰　九江市第一人民医院

耿杰峰　郑州大学第一附属医院

张必超　益阳医学高等专科学校附属医院

邓小娟　四川省医学科学院·四川省人民医院

曹国斋　河北省故城县医院

刘洪新　河北省故城县医院

任国星　河北省故城县医院

邱淦滨　肇庆医学高等专科学校

李云涛　浙江大学医学院附属湖州医院

俞祯妮　中国人民解放军联勤保障部队第926医院

赵梓霖　中国人民解放军联勤保障部队第926医院

赵　越　湛江中心人民医院

李　锦　陆军军医大学士官学校附属医院

黄　聪　中国人民解放军联勤保障部队第296医院

王小峰　渭南市中心医院

徐树明　山西省儿童医院影像中心

金　城　北京天机智成科技有限责任公司

高婷婷　河北省故城县医院

柴丽娟　河北省故城县医院

邓丽君　南京医科大学第四附属医院

王　玮　河北省故城县医院

王　栋　中国科学院

吴玉冰　航空总医院

冯玉敏　河北省故城县医院

吕志平　河北省故城县妇幼保健院

李海燕　河北省故城县医院

李竟哲　河北医科大学

任建发　天津市西青区卫健委

南艳春　河北省故城县医院

杨安琪　扬州大学附属医院

谢宗玉　蚌埠医学院第一附属医院

潘　奇　西安医学院第二附属医院

刘　洋　河北省故城县医院

柴建伟　河北省故城县医院

陈　珊　河北省故城县医院

苏传烨　河北大学基础医学院

张爱军　河北省人民医院

熊小檍　成都中医药大学

刘家栋　河北省故城县医院

前 言

《磁共振弥散张量成像神经影像断层解剖图谱》通过简明的文字和尽可能多的图解提供大量神经影像断层信息。不但强调神经、影像、断层、解剖之间的相互匹配，而且更强调有机融合，并给出了复杂“神经纤维束”影像学表现的精准解剖学阐释。将对神经科学领域诸多神经、精神类疾病的功能定位、影像诊断、人工智能、智力开发、老年痴呆等多个学科领域具有实用价值。图谱充分利用DTI新技术，且与临床症状紧密结合，寻找局部和毗邻特征为鉴别诊断提供科学依据，尤其有益于疾病的影像诊断和微创外科手术参考，大大增加了这套图谱的临床适用性。

因一本书内包含脑网络复杂走行这一广阔领域的诸多方面很难做到。本书采用了大量彩图更具直观、三维、立体，包含了一些首次发现、首次命名的“神经纤维束”。为了便于理解神秘多彩之人脑，读者可结合《DTI神经纤维束结构与功能》《脑干DTI神经纤维束图谱》《丘脑DTI神经纤维束图谱》《早产儿-12岁磁共振脑网络图谱及病例分析》等专著，将各类神经纤维束的系统解剖、断层影像、不同疾病受损评估等有机融合。期望对人类神经系统结构和功能特征中的重点、难点描述得清晰而又易于理解。书中关键纤维束的选择以临床需求为标准，在编撰中强调精选内容，重点讨论关键特征在神经科学领域疾病诊疗和手术中的应用价值。

本书得到了山东数字人科技股份有限公司徐以发董事长、山东大学基础医学院解剖学与生物学系刘树伟教授的鼎力支持，他们富有建设性的意见使得本书内容在神经解剖与临床应用的结合上更加无缝对接；编撰《磁共振弥散张量成像神经影像断层解剖图谱》尚属首次，尽管我们反复审校，由于神经纤维束结构极其繁多、精细、复杂，加之作者知识所限，难免会有错误和不足，敬请广大读者批评指正，以便本图谱在应用中与时俱进地日臻完善。

内蒙古医科大学数字医学中心　李志军

河北省故城县医院影像科　姜洪新

序　一

《磁共振弥散张量成像神经影像断层解剖图谱》一书的出版，有利于我们更加深入地了解大脑的结构与功能，掌握大脑脑区间相互联系的工作原理，对我们正确地保护脑、开发脑、利用脑，开展深入系统的脑科学基础理论和技术的创新，推动脑科学在生命科学、认知科学、心理学、教育学和临床医学等若干领域的发展具有重要的意义。

DTI技术可以帮助神经外科临床医生在术前、术中了解脑内病灶，如脑肿瘤与白质纤维的关系，制定安全可靠的手术方案，提高肿瘤的全切率，降低术后神经功能障碍发生率。在神经科领域，DTI对检测脑梗塞后白质纤维的损伤也有着明显优势，有助于提升对脑卒中后临床病理学演变过程的认识；对脑白质变性疾病，如多发性硬化，肌萎缩性侧索硬化症，阿尔茨海默氏症，精神分裂症，慢性酒精中毒，弥漫性轴索损伤等也有着积极的临床应用价值。

2021年，我国正式启动了“脑计划”项目。《磁共振弥散张量成像神经影像断层解剖图谱》一书的首次发行，是对传统神经影像学的一个重要补充，是多位编者集心血之大成，对临床神经科医生和基础科研工作者具有理论指导意义和实用价值。

中国科学院生物物理研究所研究员

北京脑重大疾病研究院兼职教授

中国科学院大学岗位教授，博士生导师

中国科学院大学中丹学院神经科学与影像项目中方主任　薛蓉

序　二

该书作为对姜洪新教授的非凡眼光、勤劳和智慧的奖赏，承载着他的人格品质和魅力，它使我们所有医学影像工作者的榜样，是献身事业的典范。是我们难以寻觅的信念和目标“圣杯”。

在神经外科数世纪的不断完善中，解剖是任何手术进步的核心，是手术操作的基石。没有完全相同的两个手术，每个病人的手术都有其特殊性。通过DTI技术可以帮助神经外科医生术前、术中了解脑白质病灶，如脑肿瘤与神经纤维的关系等，相关解剖的具体分析，制定个性化的手术方案，提高病灶的全切率，降低术中神经功能障碍的发生率。

（DTI神经断层解剖图谱）很荣幸能将这些知识结晶奉献给医学界的同行们，特别感谢姜洪新教授赋予我们这样的殊荣出版这个合辑，同时感谢居艳梅、李传玉、杨海滨对本书出版的大力支持。

以科技改善医疗
為生命站岗。

2023年2月12日星期日

目录

第一章
概论

弥散张量成像（diffusion tensor imaging，DTI）属于脑功能成像，可以定量评价脑白质的各向异性，主要用于脑白质传导束的观察、追踪，脑发育和脑认知功能的研究，利用fiber tracking纤维跟踪软件或3D MRI专业软件进行三维重建显示脑内主要白质纤维束，辨认脑内白质纤维束的位置、形态等。DTI纤维束成像可以清晰准确地描绘脑白质内主要神经纤维束的解剖，包括联络纤维（如弓状纤维、钩束、上纵束、下纵束、上额枕束、下额枕束、扣带束、弓状束、海马纤维束、小脑中脚、桥横纤维、额斜束等）、连合纤维（如胼胝体、前连合、穹隆联合、后联合）、投射纤维（如皮质脊髓束、胼胝体侧束、皮质小脑束、皮质脑桥束、皮质核束、脊髓丘脑束、脊髓小脑束、额桥束、丘脑前辐射等）。DTI神经纤维束成像结果与已知解剖知识、中国可视化人体断面图像具有较好的一致性，但部分有出入，并且发现了一些没有报道过的纤维束，给予了命名。DTI神经纤维束成像研究需要继续深入研究，观察大脑内纤维连通性。在发生脑血管疾病时，精准判断哪些些纤维束受损，并作出预后评估，并对脑部手术的术前计划和术后评估中也有着重要意义。DTI作为一种无创的大脑纤维束显像技术，已成为目前研究神经网络的重要手段，并且DTI技术和弥散张量成像（DWI、ADC）、血氧合水平依赖（BOLD）、磁敏感成像（SWI）、灌注成像（PWI）、MRA都能做到完美的融合，从而在显示传导路的同时可以将功能磁共振成像及BOLD任务态下的皮层中枢与所建传导束完美对接，让功能区精准定位。这对判断预后方面具有重要的意义。

综上所述，弥散张量成像（DTI）是在DWI基础上发展起来的成像及后处理技术，他是利用水分子的自由热运动的各向异性的原理，对脑微观结构显示，探测组织的微细结构，达到分子影像研究人体功能的目的。也是目前唯一可在活体显示脑白质纤维束的无创性成像方法。是一种对脑白质纤维束显示很好的方法，值得推广，具无创伤、病人无痛苦，检测迅速，易于为病人接受，准确反映神经纤维束损伤程度，可广泛应用于临床，使得颅脑疾病的精准诊断逐步走向活体化、显微化、数字化、功能化和分子化，对确定临床的诊疗计划有着重要的意义。本研究仍存在一定的局限性，可能会追踪不足或过度追踪，同时，该组病例仅有4000多例，增加样本量可得出更为可靠的结论，今后可通过增多大样本量、追踪观察等方法，进一步从复杂大脑网络这个新的角度分析理解，对存在结构连接的脑区、功能区与临床进行对比分析，可以广泛用于早期精准判断临床预后及指导临床治疗领域。为影像学与其病理生理的相关性研究提供新的方法，帮助我们进一步了解脑组织结构和人类行为的相关性。DTI技术的优越性在于可以精确描述白质纤维束的走形和细微改变，其理论、方法、后处理技术正在发展中，大量研究工作围绕的有关问题有待展开，虽已取得一些进展，但在临床应用、人工智能等方面还有很大开发空间。

第二章

端脑外形

大脑（brain）包括端脑和间脑，端脑是脊椎动物脑的高级神经系统的主要部分，由左右两个大脑半球组成，为人类脑的最大部分，是控制运动、产生感觉及实现高级脑功能的高级神经中枢。脊椎动物的端脑在胚胎时是神经管头端薄壁的膨起部分，以后发展成大脑两半球，从外向内，大脑主要包括灰质、白质、基底核团、脑室系统等四种结构（图2-1）。

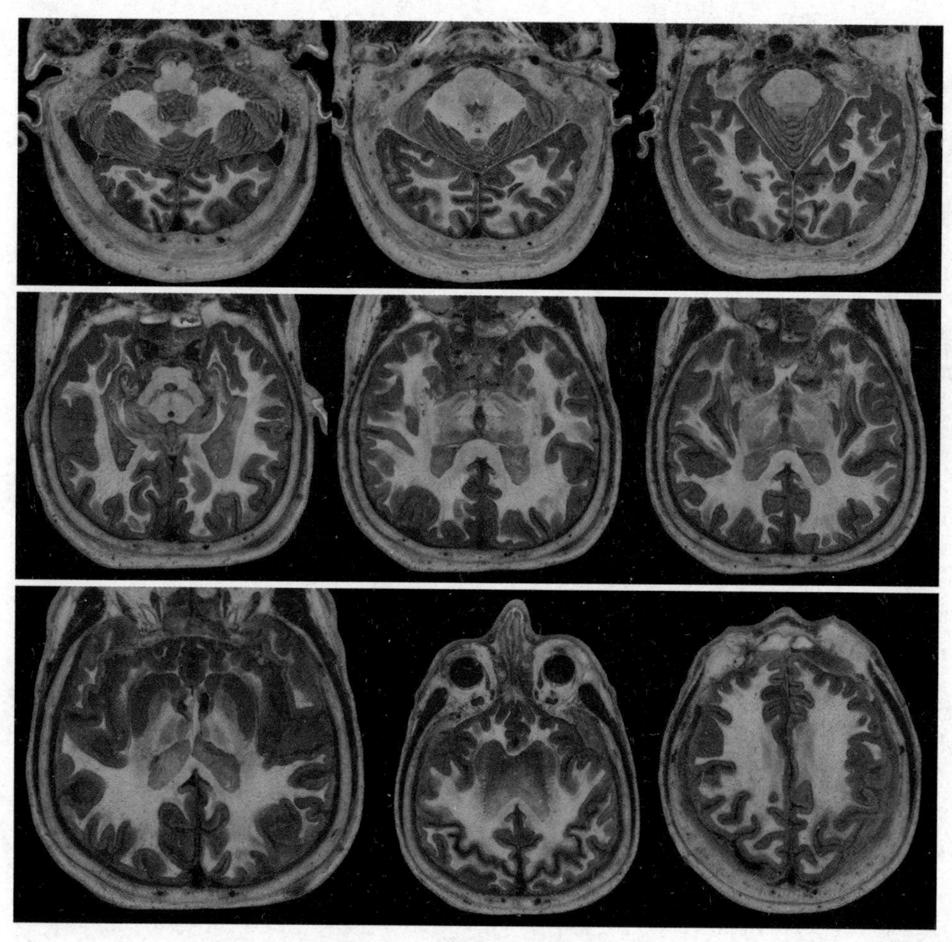

图2-1　颅脑横断解剖

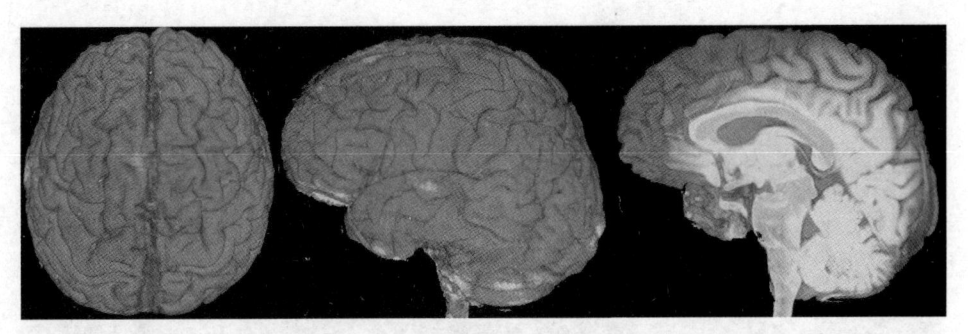

上面观　　　　左侧面观　　　　正中矢状面

图2-2　磁共振VR图像

大脑半球的深部为白质，又称髓质。内部包埋灰质核团，称基底核，内部并有脑室系统。

1. 三个面：上外侧面、内侧面和下面。

2. 三个叶间沟：中央沟、外侧沟、顶枕沟。

3. 五个叶：额叶、顶叶、枕叶、颞叶、岛叶。

大脑为神经系统最高级部分，两半球间有很多神经纤维相联系。人的大脑表面的沟回大大增加了大脑皮层的面积，增加了信息存储空间，是神经元细胞存储信息的部位。大脑皮层与大脑神经内神经核团属于灰质，主导机体内一切活动过程，并调节机体与周围环境的平衡，所以大脑皮层及大脑内神经核团是高级神经活动的物质基础，而脑白质将大脑内精密链接。

大脑主要沟回：

（1）额叶：中央前沟、额上沟、额下沟、中央前回、额上回、额中回、额下回。

（2）顶叶：中央后沟、中央后回、角回、缘上回等。

（3）颞叶：颞上沟、颞下沟、颞上回、颞中回、颞下回、颞横回等。

（4）内侧面：扣带沟、距状沟、侧副沟、扣带回、中央旁小叶、海马旁回等。

（5）下面：嗅球、嗅束等（图2-3）。

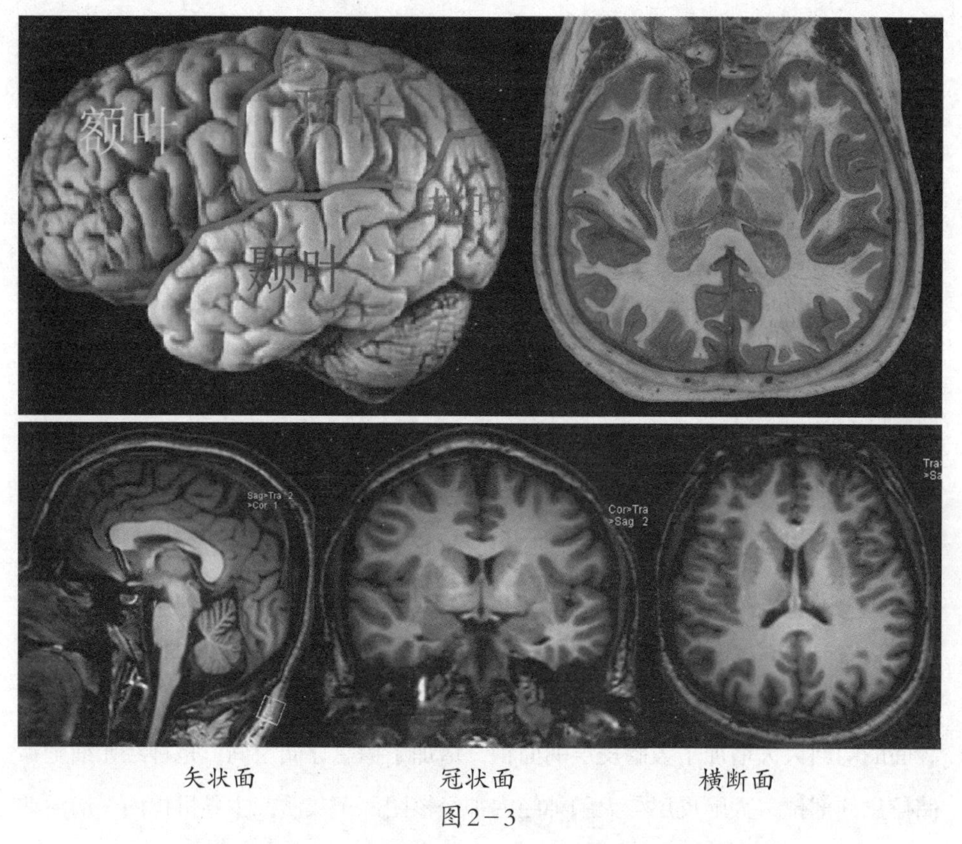

矢状面　　冠状面　　横断面

图2-3

随着技术的进步，越来越多成熟、无创的成像技术被应用于探索大脑的功能中。其中，计算机断层扫描（CT）、正电子发射型计算机断层显像（PET）、脑电技术（EEG;ERP）和磁共振成像技术（MRI）是目前应用最广泛的技术。通过这些技术，已揭示了大量的大脑结构功能同人类行为的关联。

第三章
弥散张量成像基本原理

弥散（diffusion）是指分子的随机不规则运动，是人体重要的生理活动，是体内的物质转运方式之一，又称布朗运动（brownian motion）。弥散是一物理过程，其原始动力为分子所具有的热能。在溶液中，影响分子弥散的因素有：分子的重量、分子之间的相互作用（即粘滞性）和温度。

弥散是一个三维过程，分子沿空间某一方向弥散的距离相等或不相等，可以将弥散的方式分为两种：一种是指在完全均匀的介质中，分子的运动由于没有障碍，向各个方向运动的距离是相等的，此种弥散方式称为各向同性（isotropic）弥散，例如在纯水中水分子的弥散即为各向同性弥散，在人脑组织中，脑脊液及大脑灰质中水分子的弥散近似各向同性弥散。另一种弥散具有方向依赖性，在按一定方向排列的组织中，分子向各个方向弥散的距离不相等，则称为各向异性（anisotropic）弥散。

磁共振弥散张量成像（diffusion tensor imaging，DTI）是弥散加权成像（diffusion weighted imaging，DWI）的发展和深化，是当前唯一的一种能有效观察和追踪脑白质纤维束的非侵入性检查方法。弥散张量成像（DTI），是一种描述大脑结构的一种方法，是追踪水分子中的氢原子而成像，磁共振DTI神经纤维束成像属于弥散张量成像，依据水分子移动方向制图，再通过后处理软件将每个神经纤维束重建出来，可以揭示脑瘤如何影响神经细胞连接，引导医疗人员进行大脑手术。它还可以揭示中风、多发性硬化症、精神分裂症、脑炎等神经纤维束的细微变化。弥散成像在磁共振成像中。组织的对比度不仅与每个像素内组织的T1、T2弛豫时间和质子密度有关，还与受检组织每个像素内水分子的弥散有关。

弥散过程可以用弥散敏感梯度磁场来测量，在施加梯度磁场时水分子的随机运动可获得随机位移，导致重聚失相位，自旋回波信号衰减。1965年，Stejskal和Tanner设计出梯度磁场自旋回波技术，在自旋回波序列180°脉冲前后各施加一个弥散敏感梯度磁场，以检测水分子的弥散情况。衡量弥散大小的数值称为弥散系数，用D表示，即一个水分子单位时间内自由随机弥散运动的平均范围，单位是mm^2/s。D值越大，水分子弥散运动越强。可用公式ln（S/S0）=-bD来描述。D为弥散系数，S和S0分别为施加和未施加梯度磁场的信号强度。b为弥散敏感系数，b=γ2G2δ2（△-δ/3）。γ—旋磁比，G—梯度场强，δ—每个梯度脉冲施加时间，△—脉冲施加时间间隔。b值为常数，由施加的梯度场强的参数来控制。b值越大对水分子的弥散运动越敏感，可引起较大的信号衰减（图3-1）。

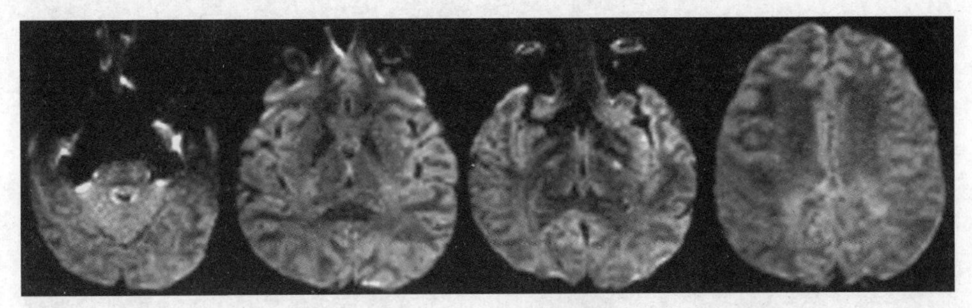

图3－1　磁共振弥散张量成像（diffusion tensor imaging，DTI）

在人体生理环境中D值受多种因素影响，所以常用表观弥散系数（apparent diffusion coefficient，ADC）来衡量水分子在人体组织环境中的弥散运动，即把影响水分子运动的所有因素（随机和非随机）都叠加成一个观察值，反映弥散敏感梯度方向上的水分子位移强度。根据Stejiskal-Tanner公式，ADC=ln（S2/S1）/（b1-b2），S2与S1是不同b值条件下的信号强度（图3-2）。

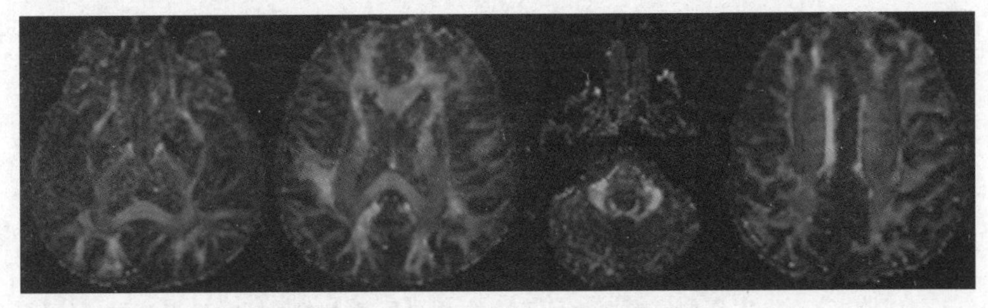

图3－2　FA图

弥散张量的三个本征向量相互垂直，并构建了每个像素的局部参照纤维框架。在每个体素中，本征值从大到小排列：λ1=最大弥散系数，λ2=中级弥散系数，$\lambda 3$=最低弥散系数。$\lambda 1$代表平行于纤维方向的弥散系数，$\lambda 2$和$\lambda 3$代表横向弥散系数（图3-3，图3-4）。

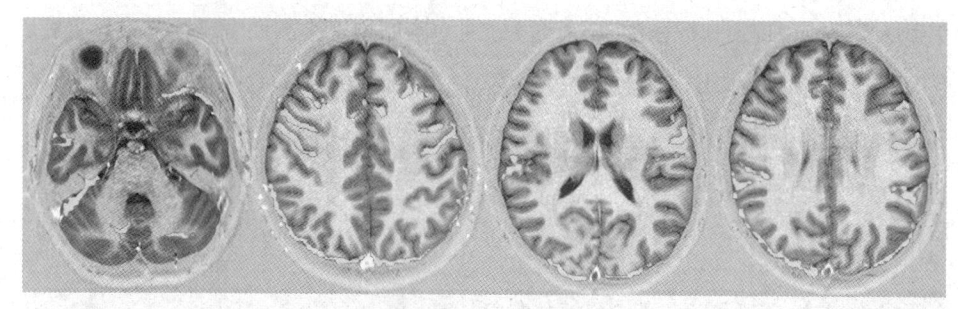

图3-3　任务态磁共振BOLD成像

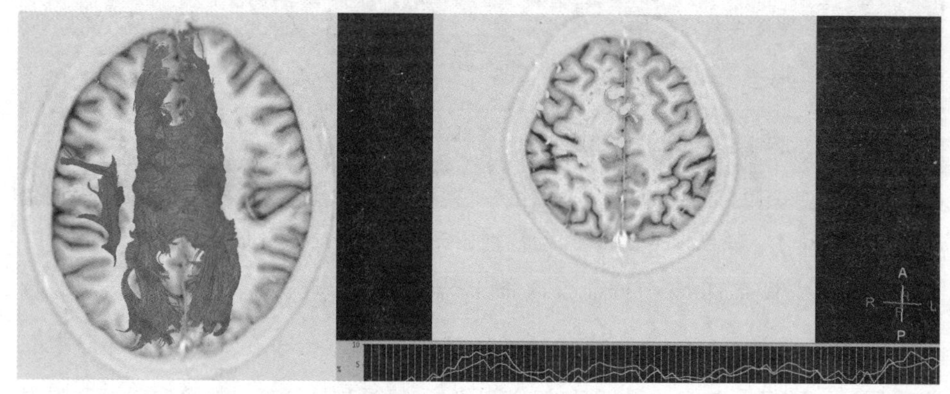

图3-4　弥散张量图与脑功能图融合

弥散各向异性（anisotropy）

弥散是自然界中的物质分子不停地进行着一种随机的、相互碰撞又相互超越的运动，即布朗运动。自由分子在纯净液体中的弥散是各向同性的，弥散的平均距离只和液体分子的性质及平均温度有关，用弥散系数来量度，表示自由分子在该液体中的平均自由程（单位为mm2/s）。脑组织中的水分子也在不断地进行着弥散运动，但它不仅受组织细胞本身特征的影响，而且还受细胞内部结构的影响，如鞘膜、细胞膜、白质纤维束。在具有固定排列顺序的组织结构中，如神经纤维束，水分子在各个方向的弥散是不同的，水分子通常更倾向于沿着神经纤维束走行的方向进行弥散，而很少沿着垂直于神经纤维束走行的方向进行弥散，这种具有方向依赖性的弥散即称为弥散的各向异性（图3-5）。

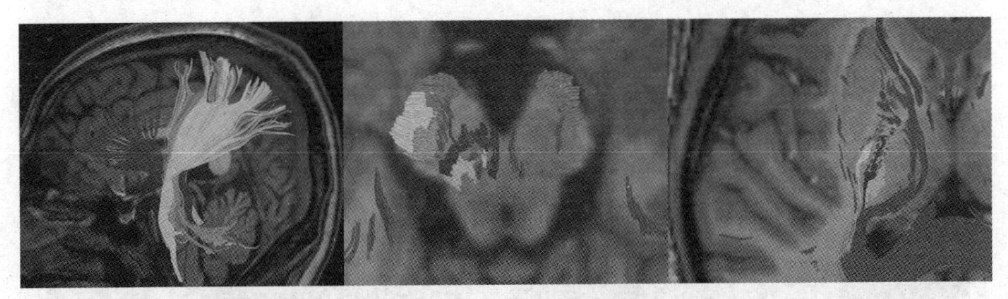

图3－5 扩散张量纤维束成像（diffusion tensor tractography，DTT）

DTI是弥散成像的高级形式，可以定量地评价脑白质的各向异性。在此成像方式中，不只用单一的梯度脉冲，可以施加8个、16个、32个、128个等非共线方向弥散敏感梯度，最简单的方案就是X，Y，Z，XY，XZ，YZ方向。二阶弥散张量为1个3*3的矩阵，通过被称为相似变换的数学方法，可以消除矩阵内非对角线的各项。这相当于重新设定体素内的Z轴方向，以使它位于脑白质束的主要方向。此方向被称为主要本征向量。此方向上的弥散系数被称为主要本征值，除了主要本征向量和本征值外，还在垂直于新的Z轴方向（新的X和Y轴）上描述新的本征向量。

数据参数

平均弥散率

（1）平均弥散率（mean diffusivity MD），为了对组织某一体素或区域的弥散状况进行全面的评价，必须要消除各向异性弥散的影响，并用一不变的参数来表示，也就是说这一参数的变化不依赖于弥散的方向。在弥散张量的几个元素中，弥散张量轨迹（the trace of the diffusion tensor）就是一个不变参数，Tr（D）=DXX+DYY+DZZ，平均弥散率MD=1/3 Tr（D）=1/3（DXX+DYY+DZZ）。MD反映分子整体的弥散水平（平均椭球的大小）和弥散阻力的整体情况。MD只表示弥散的大小，而与弥散的方向无关。MD越大，组织内所含自由水分子则越多（图3-6）。

各向异性程度

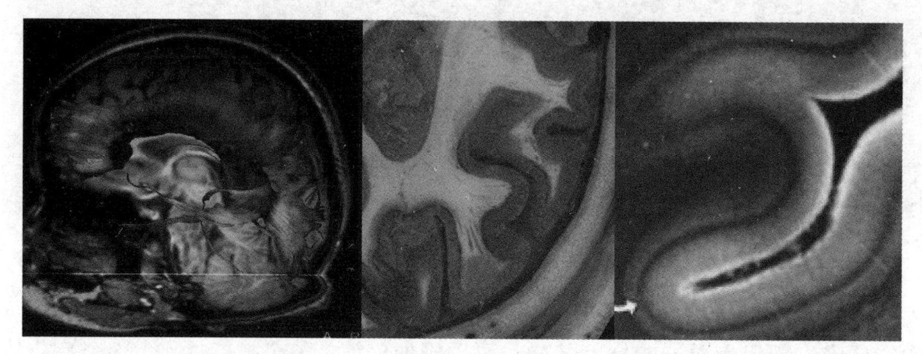

图a　扩散张量成像　　图b　颅脑解剖图　　图c　磁共振高分辨图

图3－6

上图a中胼胝体纤维束Lines 32904; Voxels 20936; FA 0.464±0.203; ADC[$10^{-3}mm^2/s$]0.897±0.405; Length[mm] 85.73±37.40。图c为大脑皮层高清MRI图像。

各向异性程度，反映分子在空间位移的程度，且与组织的方向有关。用来定量分析各向异性的参数很多，有各向异性分数（fractional anisotropy, FA）、相对各向异性（relative anisotropy, RA）、容积比指数（volume ratio, VR）等。这些指数均是通过弥散张量的本征值（即λ1、λ2和λ3）计算得出的（图3-7）。

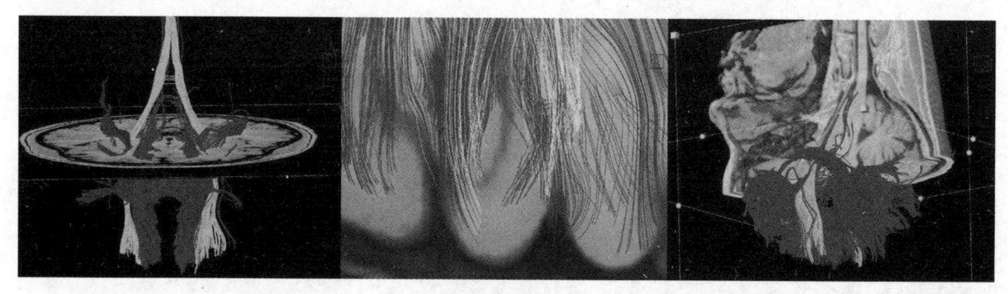

胼胝体与皮质脊髓束　　大脑皮层纤维束　　胼胝体与皮质脊髓束

图3－7

①FA：部分各向异性指数，是水分子各向异性成分占整个弥散张量的比例，它的变化范围从0～1。0代表弥散不受限制，比如脑脊液的FA值接近0；对于非常规则的具有方向性的组织，其FA值大于0，例如大脑白质纤维FA值接近1。

FA值的计算公式如下：

$FA=\surd 3[(\lambda 1-\langle\lambda\rangle)2+(\lambda 2-\langle\lambda\rangle)2+(\lambda 3-\langle\lambda\rangle)2]/\surd 2(\lambda 12+\lambda 22+\lambda 32)$

$\lambda=(\lambda 1+\lambda 2+\lambda 3)/3$

②RA：相对各向异性指数，是弥散张量的各向异性部分与弥散张量各向同性部分的比值，它的变化范围从0（各向同性弥散）到√2（无穷各向异性）。

RA的计算公式为：

$RA=\surd(\lambda 1-\langle\lambda\rangle)2+(\lambda 2-\langle\lambda\rangle)2+(\lambda 3-\langle\lambda\rangle)2/\surd 3\langle\lambda\rangle$

③VR：容积比指数。是椭圆体与球体容积的比值。由于它的变化范围从1（即各向同性弥散）到0，所以，临床上更倾向于应用1/VR。

VR的计算公式如下：

$VR=(\lambda 1\times\lambda 2\times\lambda 3)/\langle\lambda\rangle 3$

弥散的主要方向

(3) 弥散的主要方向（the main direction of diffusivities），也即弥散张量椭圆球的主轴，反映的是组织结构的空间方向。

虽然反映各向异性的参数有很多，但截至到2015年，临床上应用较多的是FA值，其原因有：第一、由于FA图像可以提供较好的灰白质对比，易选择感兴趣区，使得所测量的FA值较准确；第二、FA值不随坐标系统旋转方向的改变而改变，且FA值是组织的物理特性，在同一对象不同时间、不同成像设备及不同对象间获得的数值具有可比性。

DTT成像的基本原理

以往有关大脑白质纤维束（white matter fiber，WMF）的研究主要依赖于活体动物的大脑组织或尸体解剖研究。常规的磁共振成像如 T2WI、FLAIR、MT（magnetization transfer imaging）图像虽然可以显示大脑白质和灰质之间的差别，但这些成像方法不能显示大脑白质纤维的走行方向，因此也就不能提供完全的白质纤维的解剖信息。DTI反映了WMF中水分子弥散的方向依赖特性，其FA图像可以显示大脑白质纤维的结构和各向异性特征，如显示内囊、胼胝体、外囊等结构。但DTI不能提供相邻体素之间白质纤维是如何连接的。随着计算机软件的不断开发和利用，人们利用DTI所获得的数据进行大脑白质纤维成像，此即为弥散张量纤维束成像（diffusion tensor tractography，DTT），DTT是DTI技术的进一步发展，它可以辨认大脑内的特殊纤维通道及其相互之间的连接。由于DTT是新近应用的磁共振弥散成像技术，其名称尚欠统一，例如有称为纤维跟踪技术（fiber tracking）或白质纤维束成像（tractography）等。

纤维跟踪技术的局限性

对活体纤维跟踪尚缺乏金标准。事实上，DTI是活体显示神经纤维束轨迹的唯一方法。因为组织标本在进行解剖、冷冻、脱水、固定、切片和溶解等处理过程中，其微观结构必然发生变化，进而产生几何变形，应用组织学方法在体外验证活体跟踪结果有很大难度。同时，弥散加权成像因电涡流引起的配准不良、被检查者运动引起的伪影和磁敏感性所致的信号丢失等均可影响计算结果，产生不利影响。尽管其中许多问题已经得到改善，但是仍然存在局限性。

部分容积效应也是影响跟踪结果可靠性的重要因素。用于纤维跟踪的弥散张量是体素平均值。在纤维方向一致的各向异性组织中，利用最大本征向量可以对微观纤维方向进行准确地估计。但纤维分布方向不一致时，我们所测到的MR信号以一个复杂的方式取决于组织的构筑。最大本征向量仅与体素内平均纤维方向相一致。如果体素内含有弯曲的纤维束，可通过减小体素加以改善。如果体素内含有两种或两种以上的组分，如犬牙交错的不同纤维组分，通过减小体素也无法解决该问题。当不同纤维束在同一体素内交叉、紧贴、分支或融合时，根据张量域计算出的纤维束轨迹将需要利用后处理方法来显示纤维束的真实轨迹。也可以通过使用高角度分辨率（angular resolution）和高b值弥散梯度采样方案得到部分解决。但是纤维束过度追踪或者追踪不足现象无法完全杜绝，在本书中，我们也将附图指明，总之DTI技术是研究复杂脑组织结构的一种无创的有力工具。它在神经解剖、纤维连接和大脑发育方面应用前景广阔，对于神经系统疾病和脑功能研究有巨大的潜在优势。随着技术的提高和更好的后处理分析，DTI会更加广泛、更加可靠的应用于研究和临床工作中（图3-8，图3-9）。

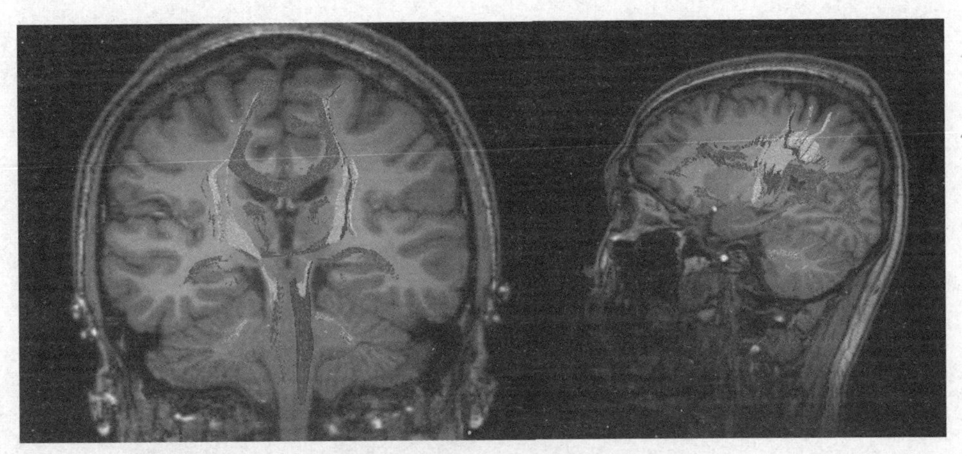

图3-8　胼胝体与投射纤维冠状位、失状位

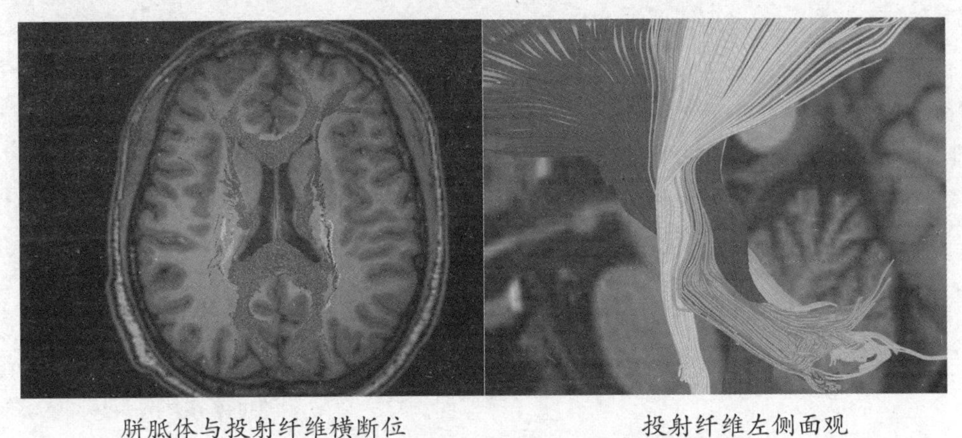

胼胝体与投射纤维横断位　　　　投射纤维左侧面观

图3-9

第四章
脑白质纤维束走形

联合纤维：是连接两侧大脑半球皮质的纤维，包括胼胝体、前联合、穹隆联合、后联合。

联络纤维：是联系同侧半球部分皮质的纤维，分为短弓状纤维、长弓状纤维、扣带束、上纵束、钩束、上下额枕束、弓状束等。

投射纤维：是连接大脑皮质核脑深部核团与脑干、小脑和脊髓的纤维，包括传入和传出纤维。典型代表有皮质脊髓束、皮质脑桥束、皮质小脑束、脊髓丘脑束、视辐射等。

第一节　联合纤维维

1. 胼胝体横断解剖

胼胝体连接两侧大脑半球成为整体，它可以协同两侧大脑半球间的信息连接，是综合和汇集双侧大脑半球认知、情感、运动、感觉、视觉、听觉、语言等信息的重要通道。胼胝体嘴、膝部、体部纤维大部分呈U形，也有部分纤维束横向走向，胼胝体压部纤维束连接更广泛，连接着两侧大脑的额、颞、顶、枕叶、脑干、小脑等部位，这使得两侧大脑半球成为一个信息共享的整体（图4-1）。

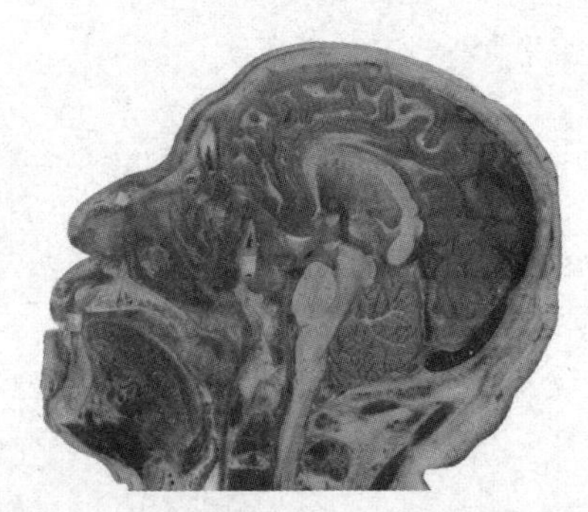
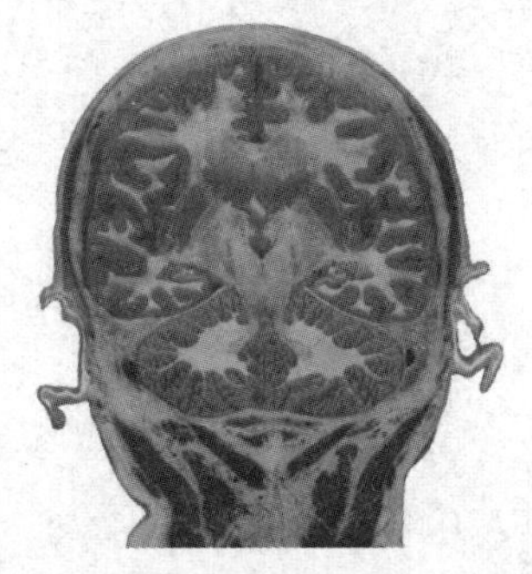

图4－1　颅脑断层解剖（图像由山东数字人科技股份有限公司提供）

胼胝体压部纤维束不但连接广泛，并且深入到其他纤维束中，例如前联合、下额枕束、下纵束等，并且有纤维束将两侧丘脑进行连接，为大脑的协调联动方面起着重要作用。胼胝体压部纤维束向两侧伸展后，于侧脑室两侧形成胼胝体毯部，主要终止于颞叶底部（图4-2，图4-3）。

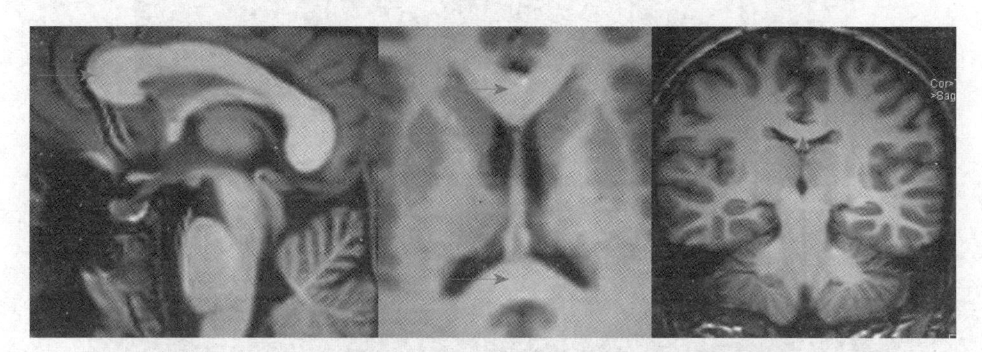

图4－2　红色箭头所指为胼胝体

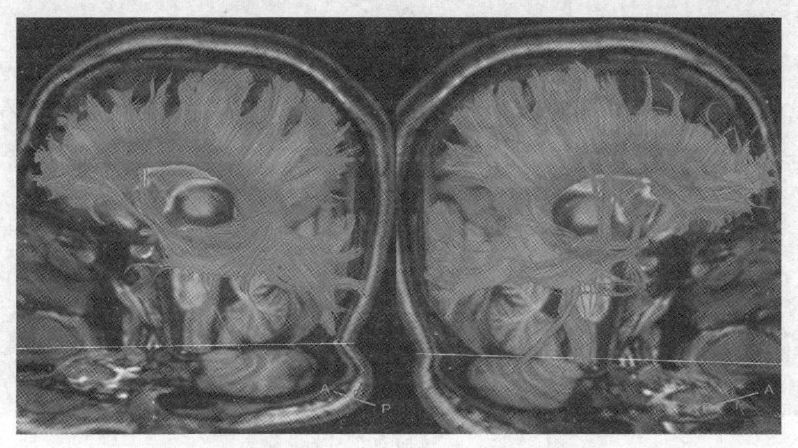

左侧面观　　　　　右侧面观

图4－3　■胼胝体　病例1

胼胝体作为脑内最大的联合纤维，结构的变化可以一直持续到青春期，通过弥散张量成像三维显示胼胝体，可细致观察与其它纤维束的关系。通过三维重建图像全方位各角度观察、诊断明确、显示清晰。为临床进一步研究疾病的病因诊断提供了更多的信息。上图中胼胝体数据分析显示Lines 32904；Voxels 20936；FA 0.464±0.203；ADC[$10^{-3}mm^2/s$] 0.897±0.405；Length[mm] 85.73±37.40（图4-4至图4-11）。

1）胼胝体横断解剖

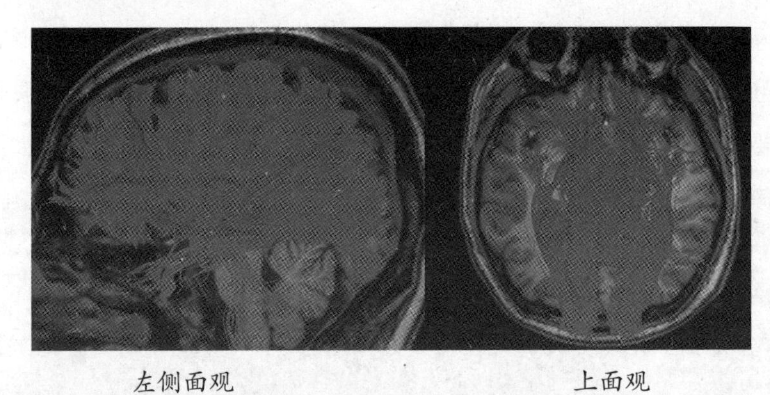

左侧面观　　　　上面观

图4－4　■胼胝体　病例2

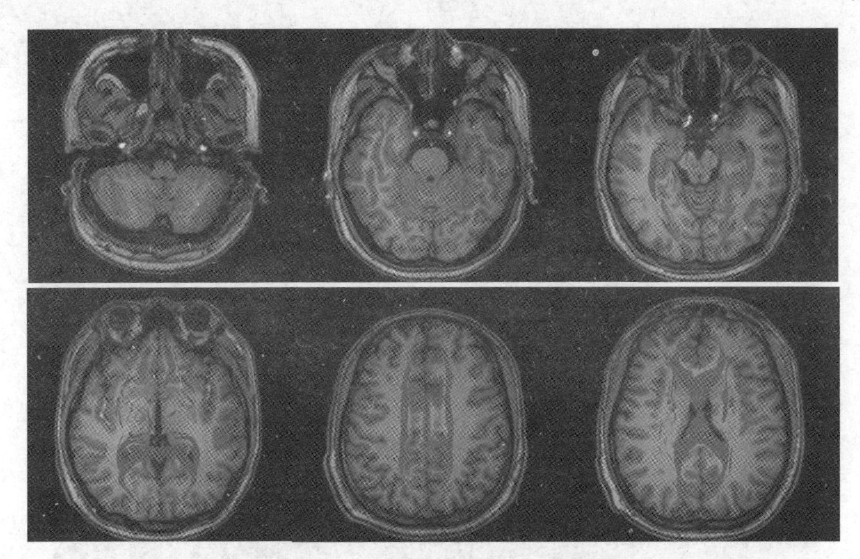

图4－5　■胼胝体　横断解剖

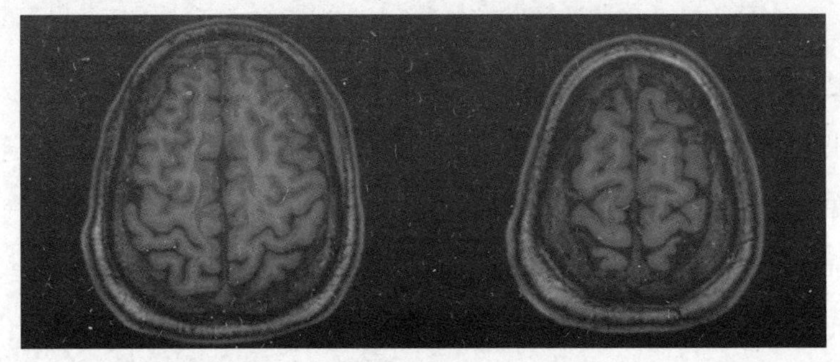

图4－6　■胼胝体横　横断解剖

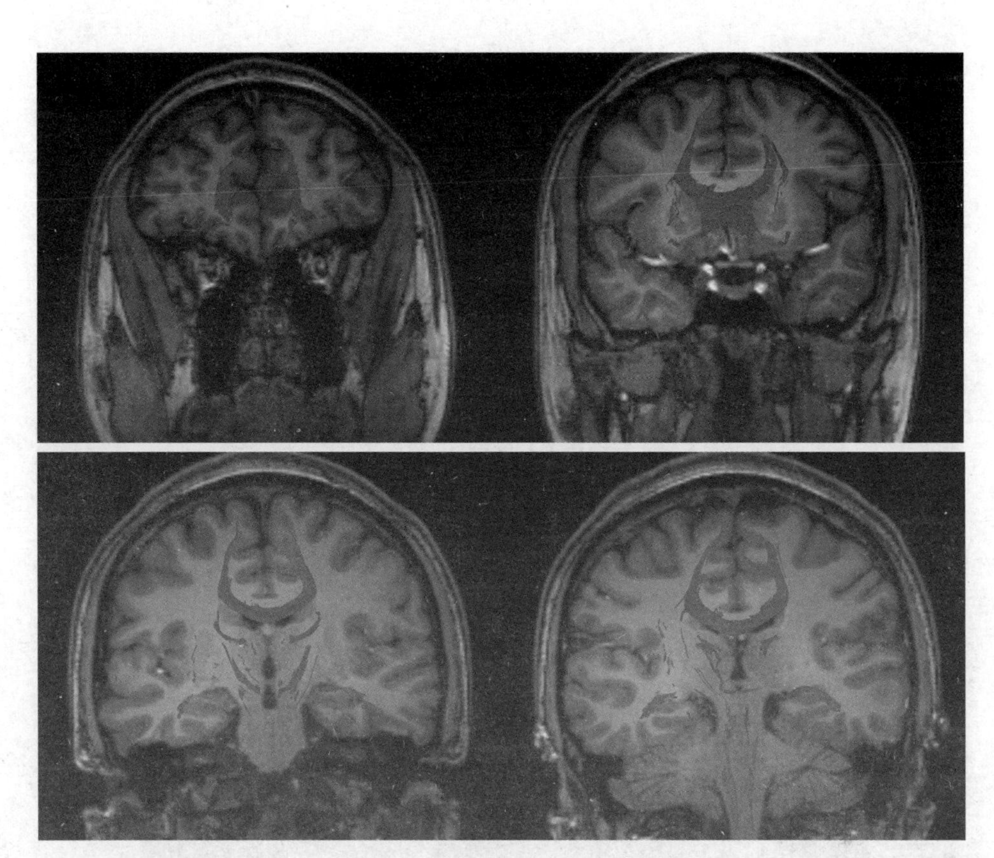

图4-7　■胼胝体　冠状解剖

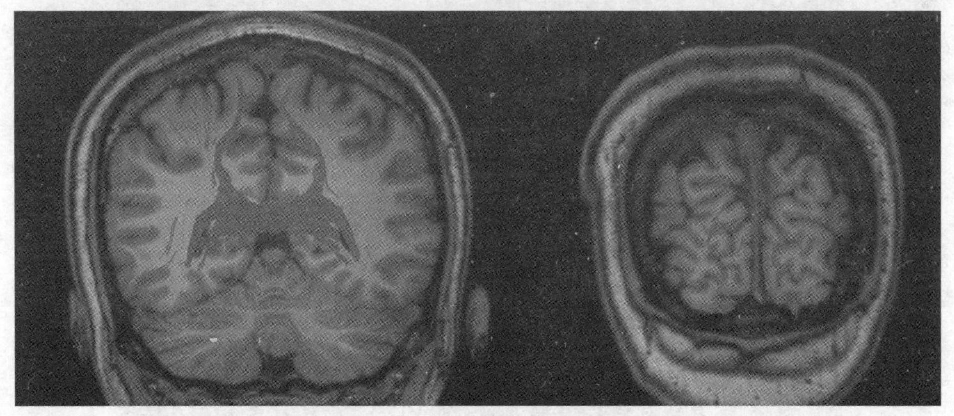

图4-8　■胼胝体　冠状解剖

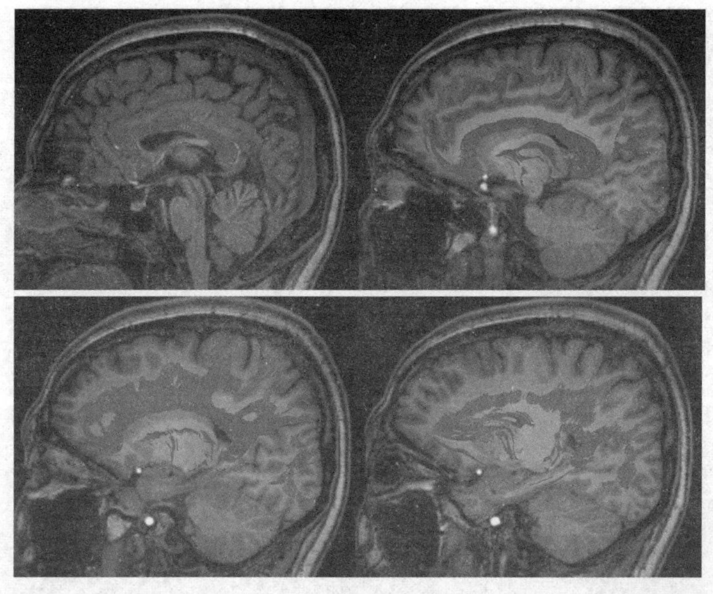

图4-9 ■胼胝体 矢状解剖

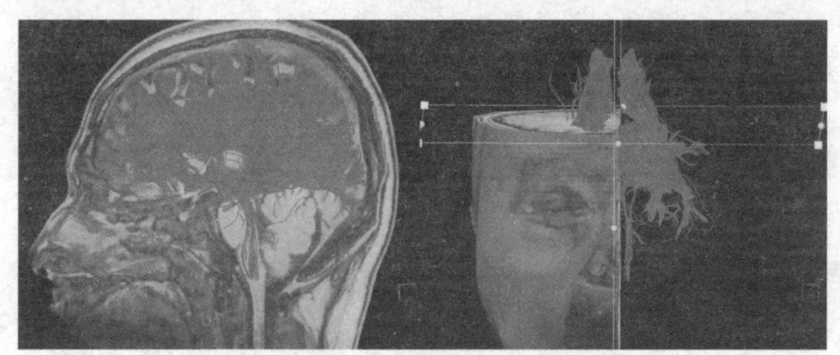

左侧面观 前面观

图4-10 ■胼胝体 三维影像

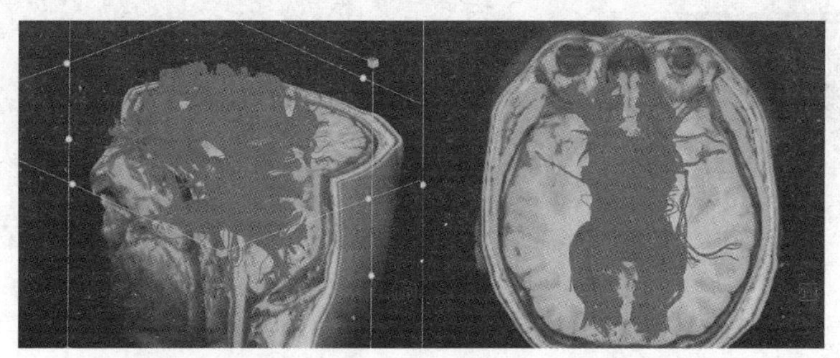

后面观 上面观

图4-11 ■胼胝体 三维影像

不同人群，胼胝体纤维束略有差异，尤其胼胝体压部，差异性较大。可能和各自的成长、生活、学习、职业等有关系，不同的生活环境及用脑习惯，会导致大脑在神经网络发育中有所不同。人类通过胼胝体将各种不同的信息进行整合，从而学习、掌握各种技能，在调节半球间联系及功能协调上有重要作用。

胼胝体发育不良为先天发育障碍引起的胼胝体缺如、小胼胝体及胼胝体畸形。可同时合并神经系统其他各种发育不良，病因未明。临床表现不一，可无症状或有身材矮小、智能低下、抽搐、失明、失听、瘫痪、共济失调等，与伴发畸形有关。

2）胼胝体与血管三维影像

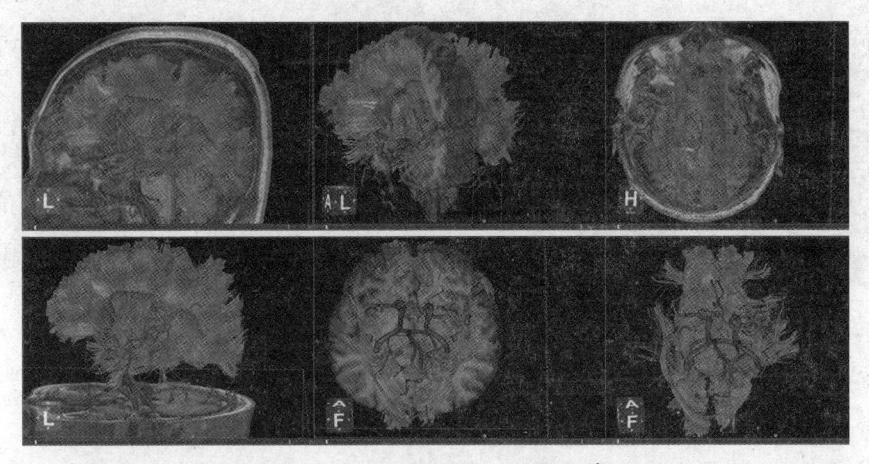

图4－12　■胼胝体　■脑血管

3）胼胝体嘴部横断解剖

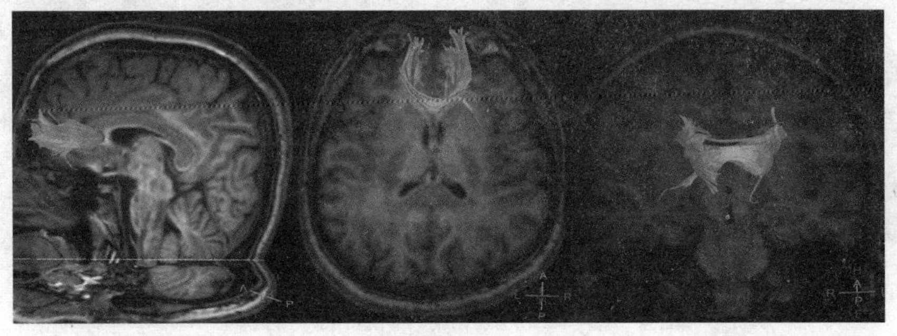

左侧面观　　上面观　　前面观

图4－13　■胼胝嘴部纤维束　病例1

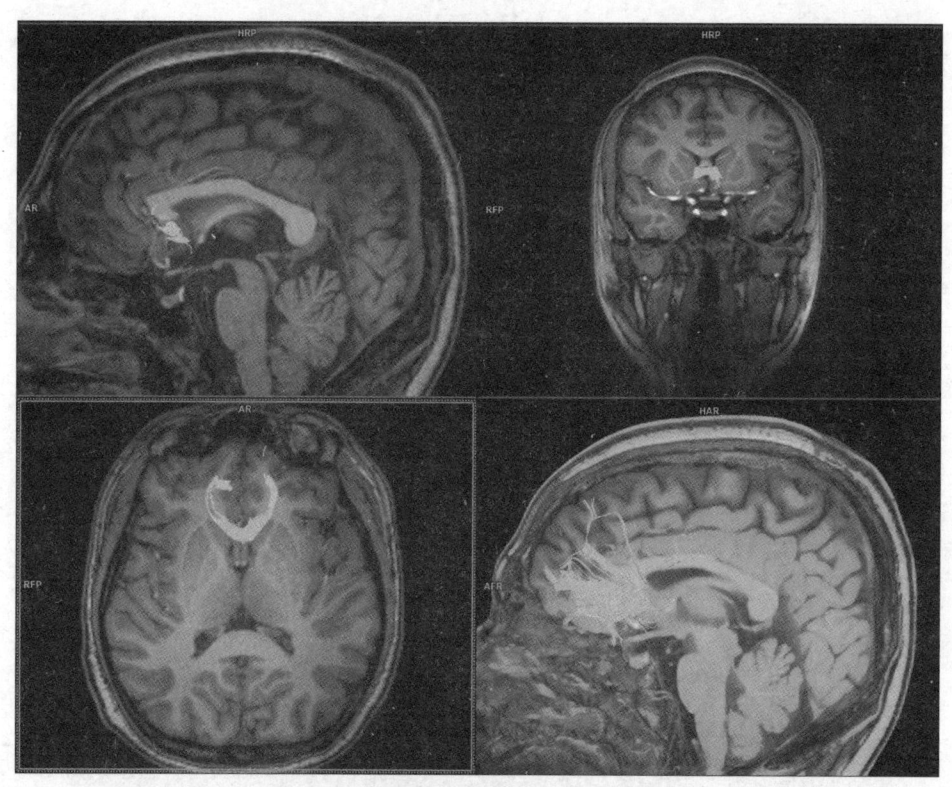

图4－14 ■胼胝嘴部纤维束 病例2

胼胝体嘴部纤维束呈U形，向前走行，连接两侧额极。

4）胼胝体膝部横断解剖

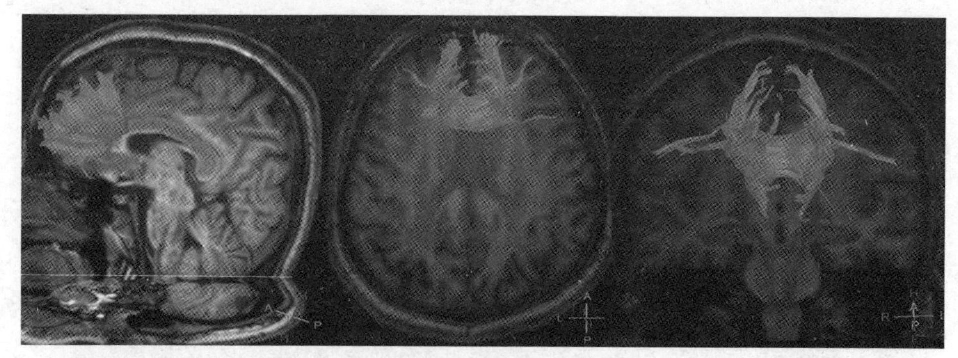

左侧面观　　上面观　　前面观

图4－15 ■胼胝体膝部纤维束 病例1

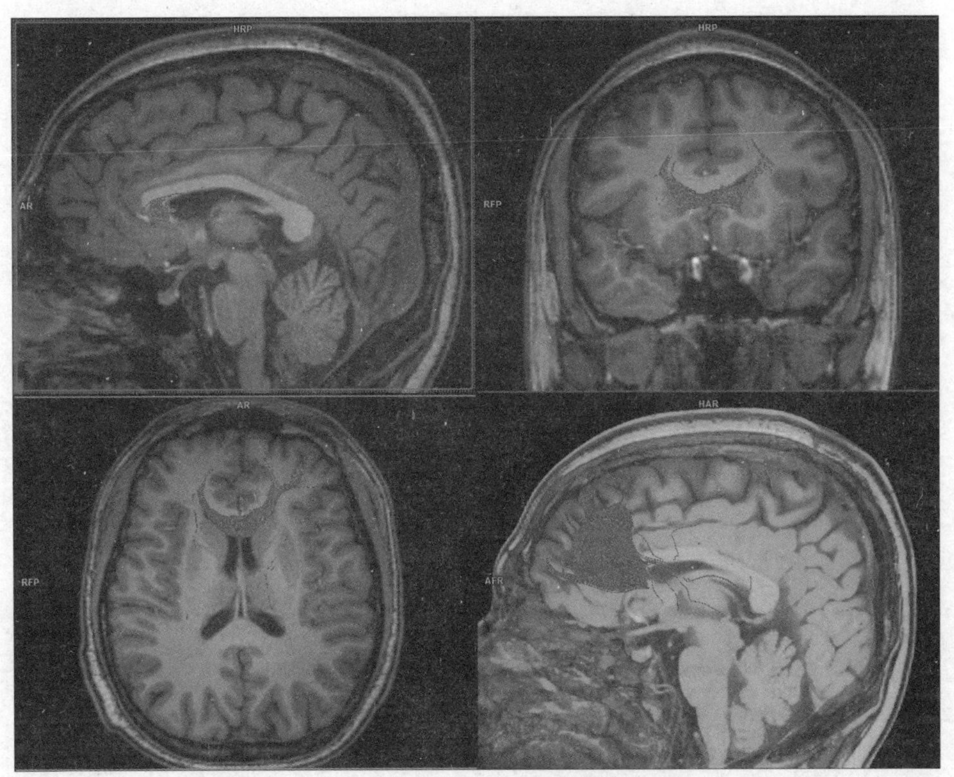

图4－16　■胼胝体膝部纤维束　病例2

胼胝体膝部纤维束呈U形，向前上方走行，连接中线两侧前额叶皮层。

5）胼胝体体部横断解剖

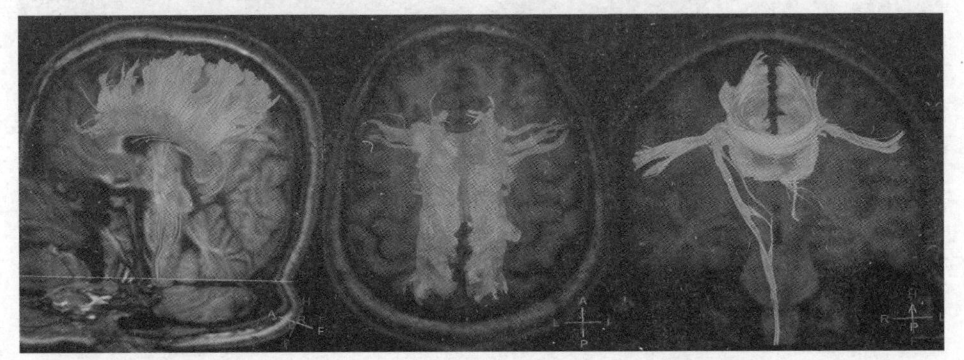

左侧面观　　　　上面观　　　　前面观

图4－17　■胼胝体体部纤维束　病例1

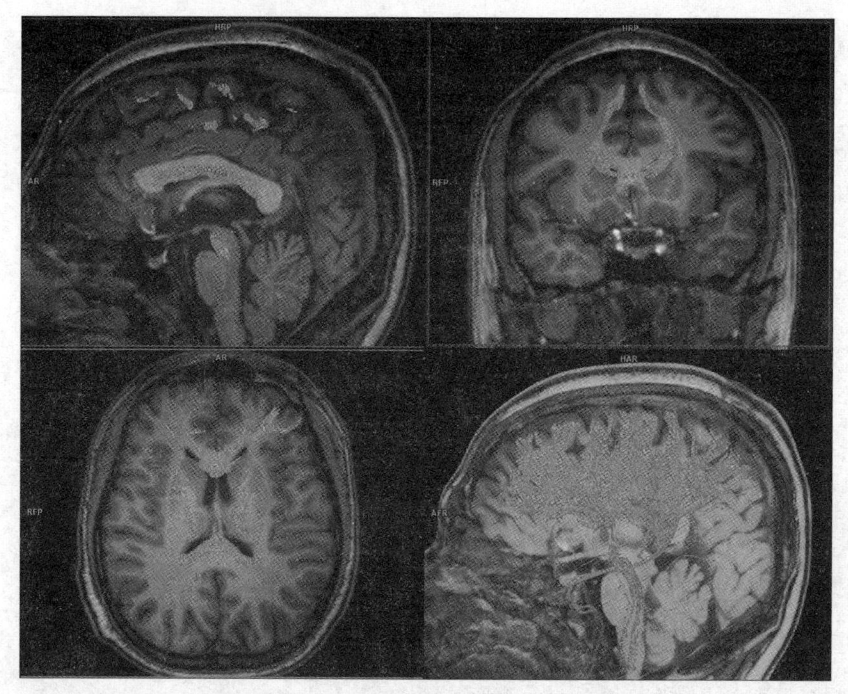

图4－18 ■胼胝体体部纤维束　病例2

胼胝体体部纤维束大部分呈U形，向上走行到达中线两侧皮层，连接两侧额叶，部分纤维束向下走行到达脑干，部分纤维束向两侧走行到达颞叶。

6）胼胝体压部横断解剖

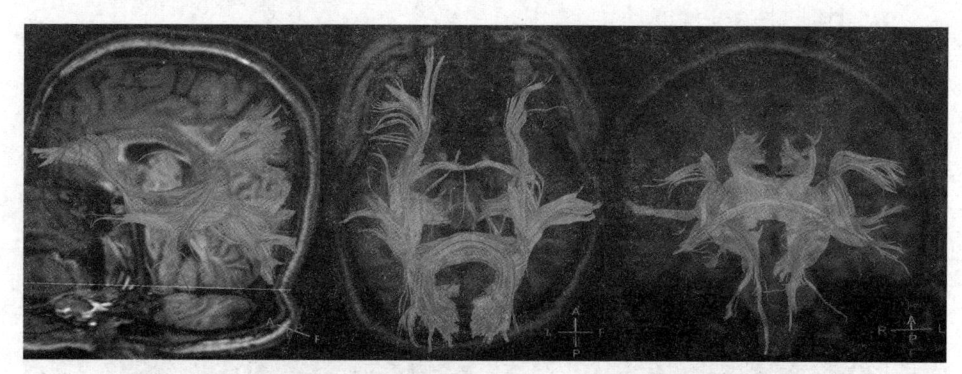

左侧面观　　上面观　　前面观

图4－19 ■胼胝体压部　病例1

胼胝体压部纤维束结构复杂，脑网络连接非常广泛，包括各个脑叶、小脑、脑干，使得两侧大脑半球可以成为一个信息共享的整体。

胼胝体压部损伤致下肢功能障碍、失语和同向偏盲。胼胝体广泛变性时症状繁多、缺乏定位体征，表现情绪异常、嗜睡、性格改变及运动障碍等。其病理改变为胼胝体中层坏死、脱髓鞘、软化灶形成，可累及部分或整个胼胝体（图4-20，图4-21）。

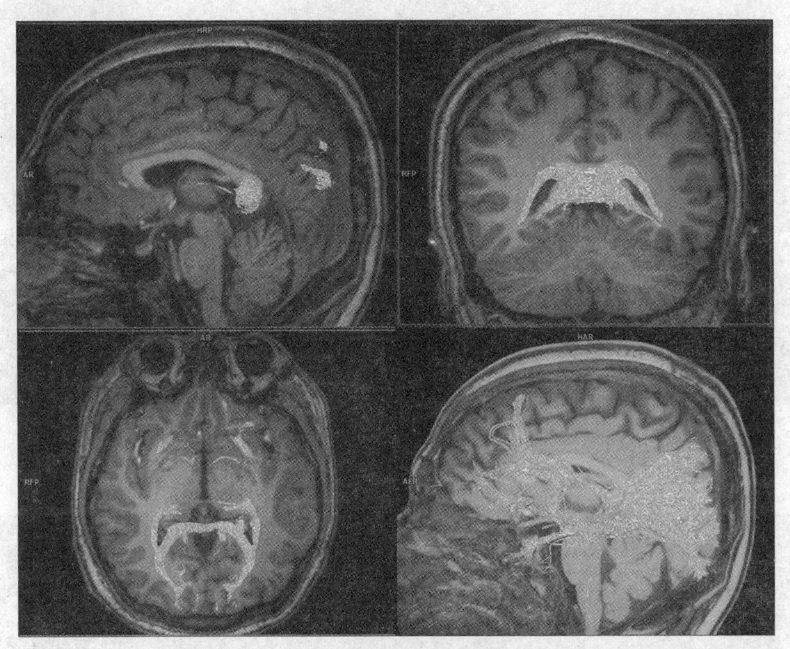

图4－20　胼胝体压部纤维束　病例2

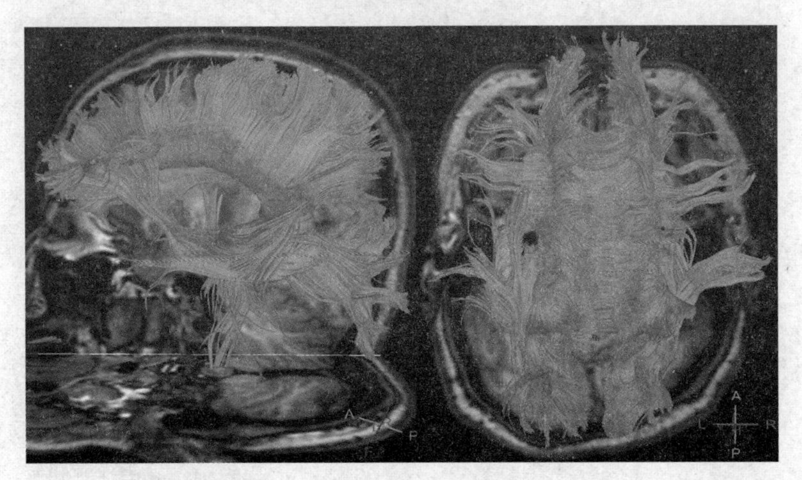

左侧面观　　　　　　　　　　上面观

图4－21　■胼胝体嘴　■胼胝体膝　■胼胝体体部　■胼胝体压部

胼胝体是大脑内最大的联合纤维，脑网络连接最为复杂，上图不同颜色代表胼胝体嘴、膝、体、压部纤维束（图4-22，图4-23）。

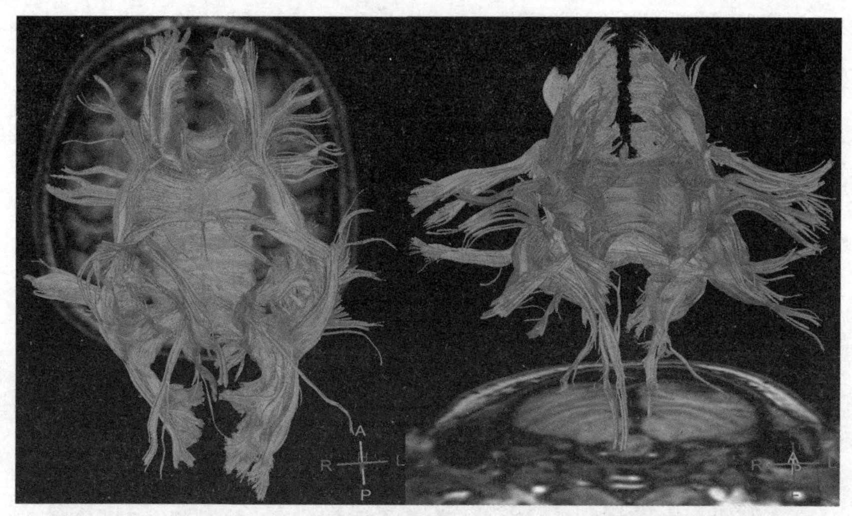

下面观　　　　前面观

图4-22　■胼胝体嘴　■胼胝体膝　■胼胝体体部　■胼胝体压部

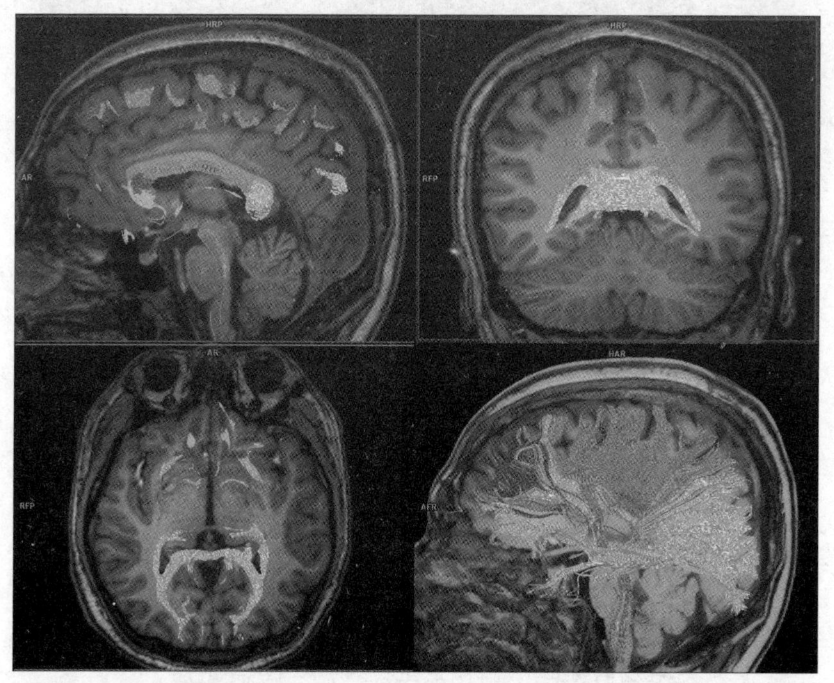

图4-23　■胼胝体嘴　■胼胝体膝　■胼胝体体部　■胼胝体压部

胼胝体位于侧脑室顶部，大脑纵裂底，其纤维束投射到额、顶、枕、颞叶，前钳和后钳分别进入双侧额叶和枕叶。胼胝体也是中枢神经系统内最大的联合纤维，连接大脑新皮质、脑干、小脑的广泛区域，为较厚宽阔的白质带，分嘴、膝、体及压部。嘴是胼胝体前下方的窄小部分，向下与终板相连；膝为胼胝体前端的弯曲部分，为钩形纤维板；体部为胼胝体背侧呈弯曲的部分，薄厚常欠均匀，其腹侧面与穹隆和透明隔相连；压部为胼胝体后端厚而钝圆的部分，发育正常的压部呈末端膨大的球茎样外观。

7）胼胝体压部与血管三维影像

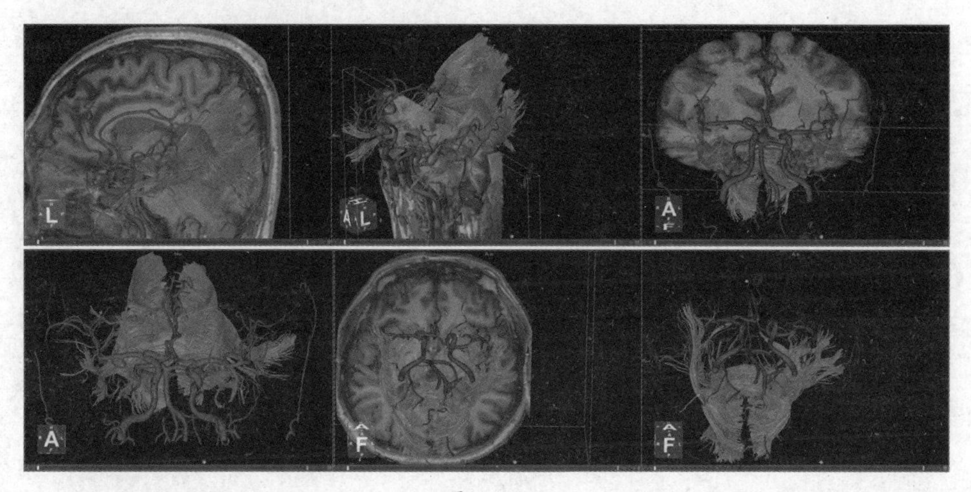

图4－24

8）胼胝体毯部横断解剖

在侧脑室三角区外侧壁，紧贴室腔的一层白质是由胼胝体压部纤维构成，称为毯。这束纤维分布广泛，也存在个体差异，下图中显示胼胝体毯部纤维束到达了额叶、颞叶、枕叶、脑干、小脑。

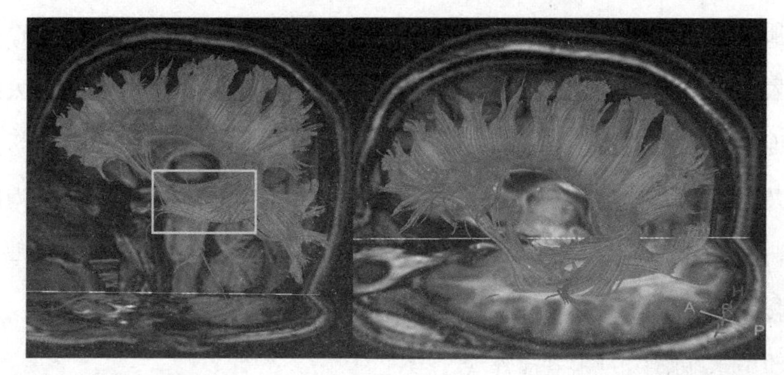

左侧面观　　左侧面观

图4－25

黄色方框区域为胼胝体毯部，连接大脑的额颞枕叶及脑干（图4-26，图4-27）。

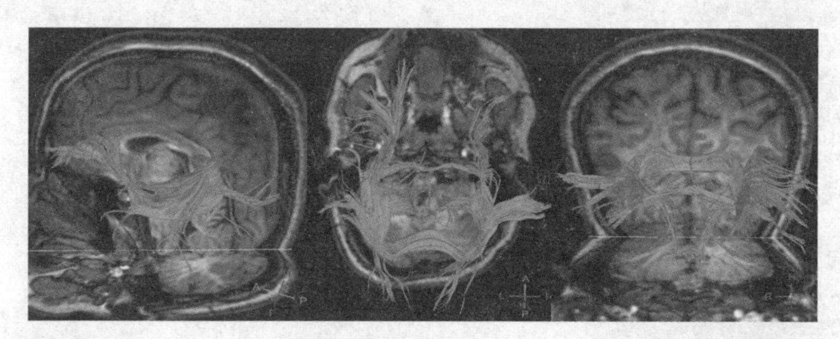

左侧面观　　上面观　　前面观

图4－26　■胼胝体毯部　病例1

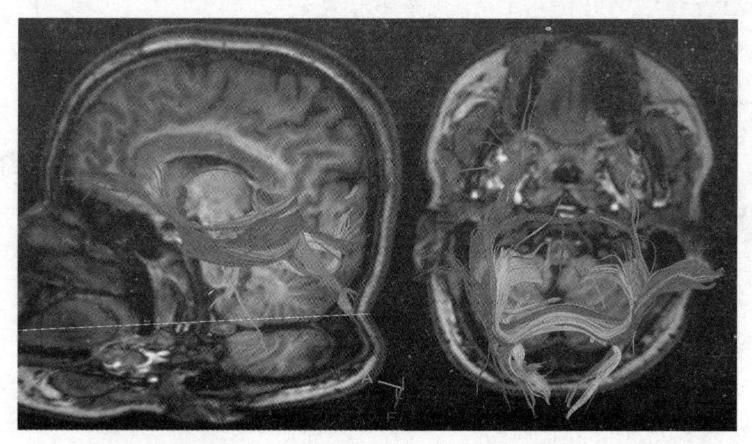

左侧面观　　上面观

图4－27　■■■■■■■胼胝体毯部纤维束

胼胝体压部部分纤维束向两侧发出后，弯曲向前走形，构成胼胝体毯，连接两侧大脑半球。上图中每个不同颜色，都代表着胼胝体毯部纤维束所连接的不同部位（图4-28至图4-33）。

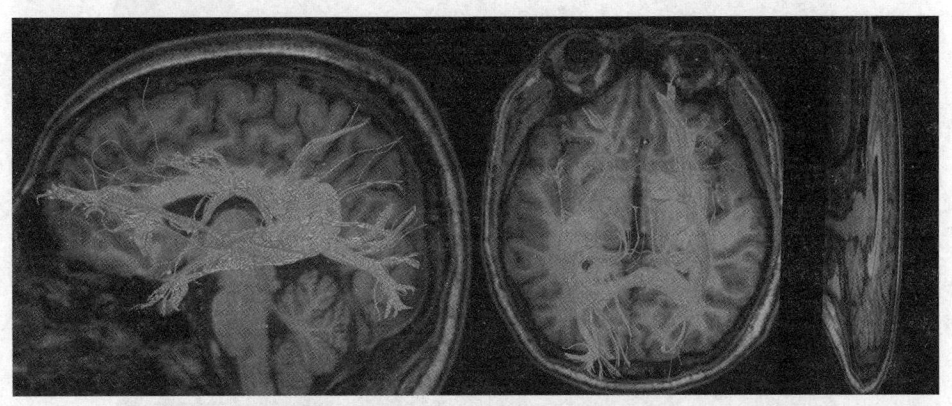

左侧面观　　上面观

图4-28　■胼胝体毯部　病例2

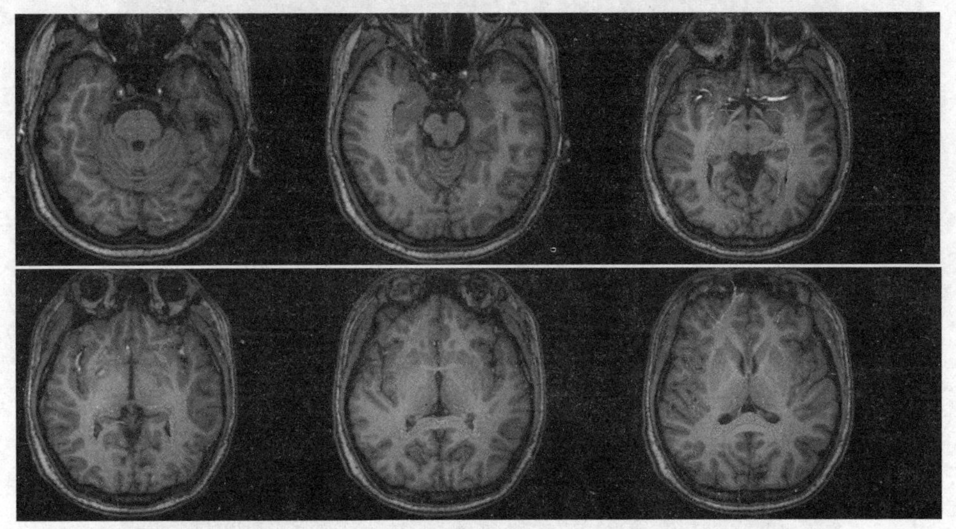

图4-29　■胼胝体毯部　横断解剖

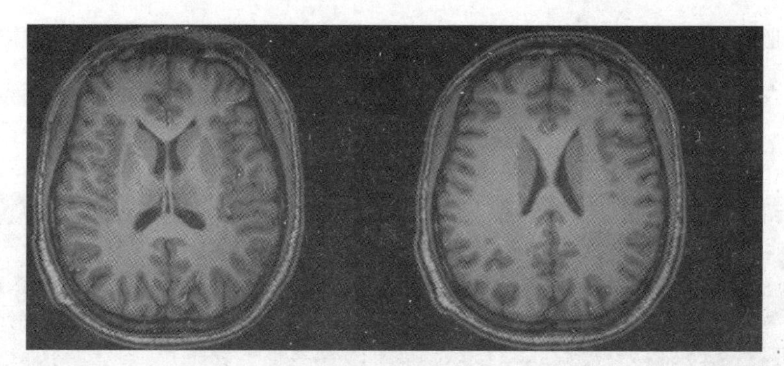

图4－30 ■胼胝体毯部　横断解剖

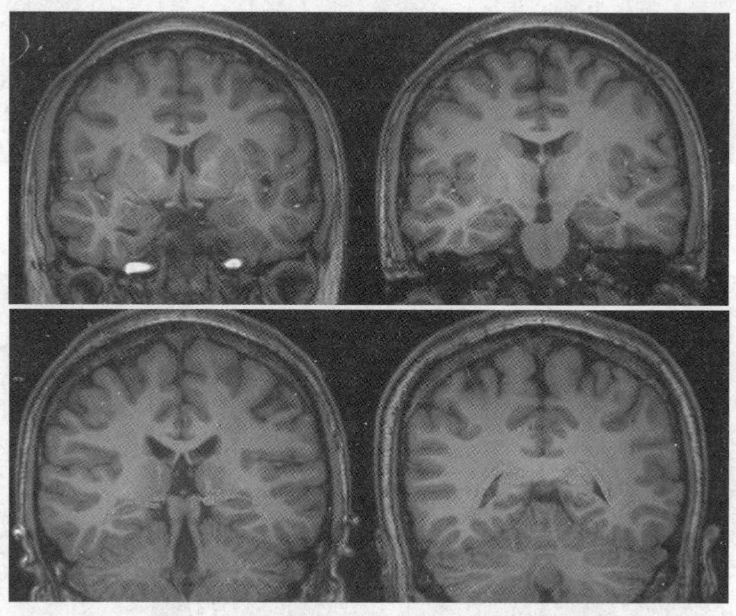

图4－31 ■胼胝体毯部　冠状解剖

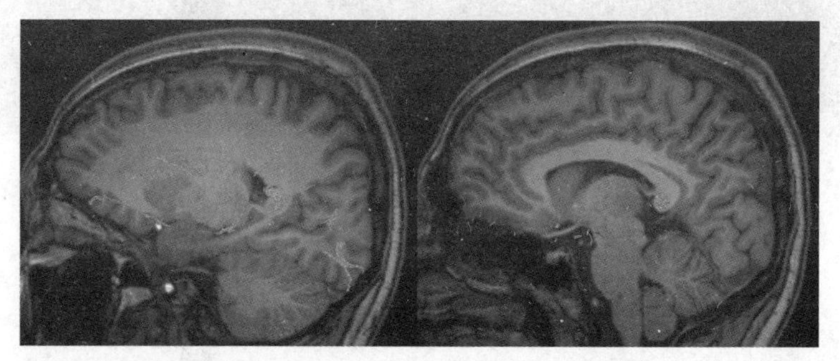

图4－32 ■胼胝体毯部　矢状解剖

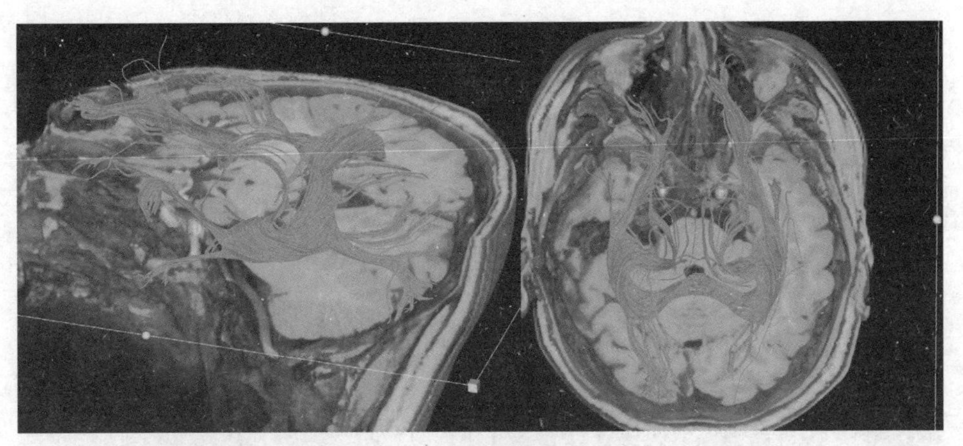

图4－33　■胼胝体毯部　三维影像

2. 前联合

前连合是在终板上方横过中线的一束连合纤维，主要连接两侧嗅球和两侧颞叶。部分前联合纤维束在胼胝体压部构成环路，每个人之间也存在个体差异。前联合发出前束、后束，分别到达颞叶底部的前方和后方（图4-34，图4-35）。

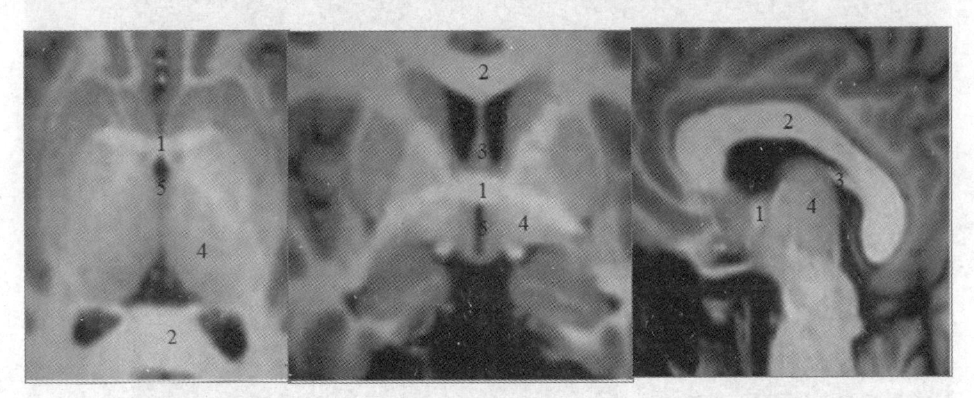

1.前联合。2.胼胝体。3.穹隆联合。4.丘脑。5.第三脑室。6.侧脑室。

图4－34

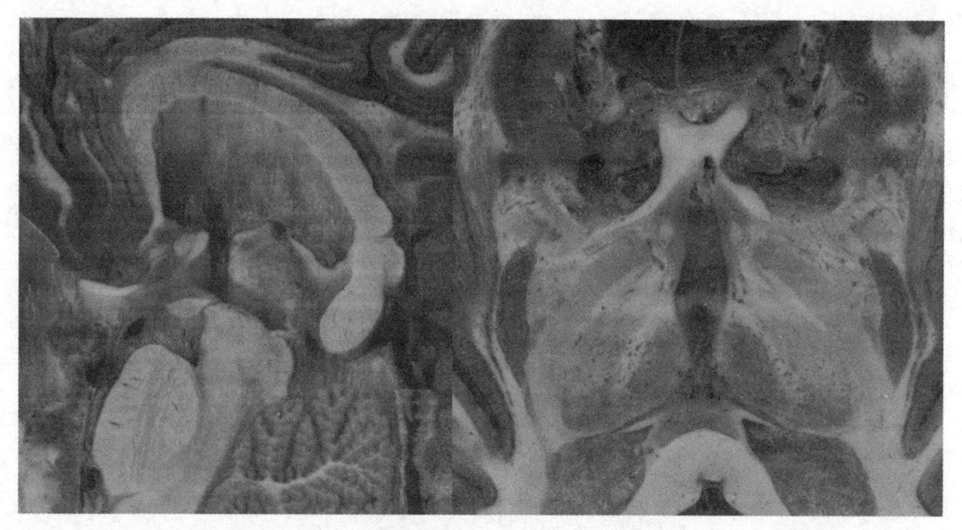

图4－35　断层解剖（图像由山东数字人科技股份有限公司提供）

1）前联合横断解剖

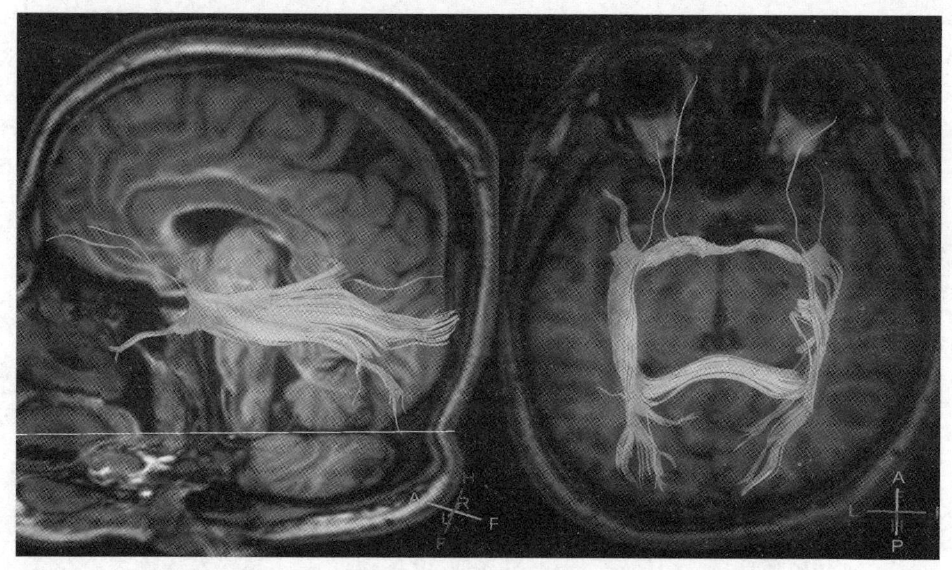

左侧面观　　上面观

图4－36　■前联合　病例1

前联合是在终板上方横过中线的一束联合纤维，主要连接两侧大脑半球的颞叶、枕叶。前联合纤维束与胼胝体毯部部分纤维相互融合。每个个体前联合形态都存在差异。上图中前联合数据分析显示Lines 1029；Voxels

2691; FA 0.501±0.178; ADC[$10^{-3}mm^2/s$]0.893±0.318; Length[mm] 111.64±84.51。

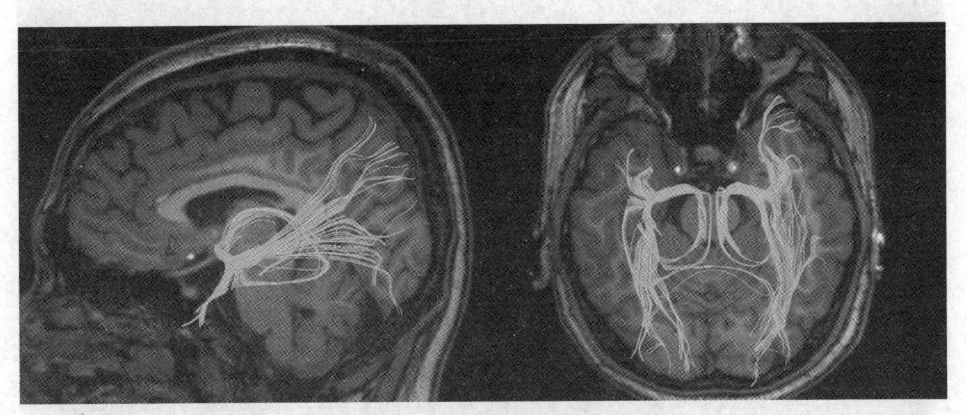

图4－37　前联合　病例2

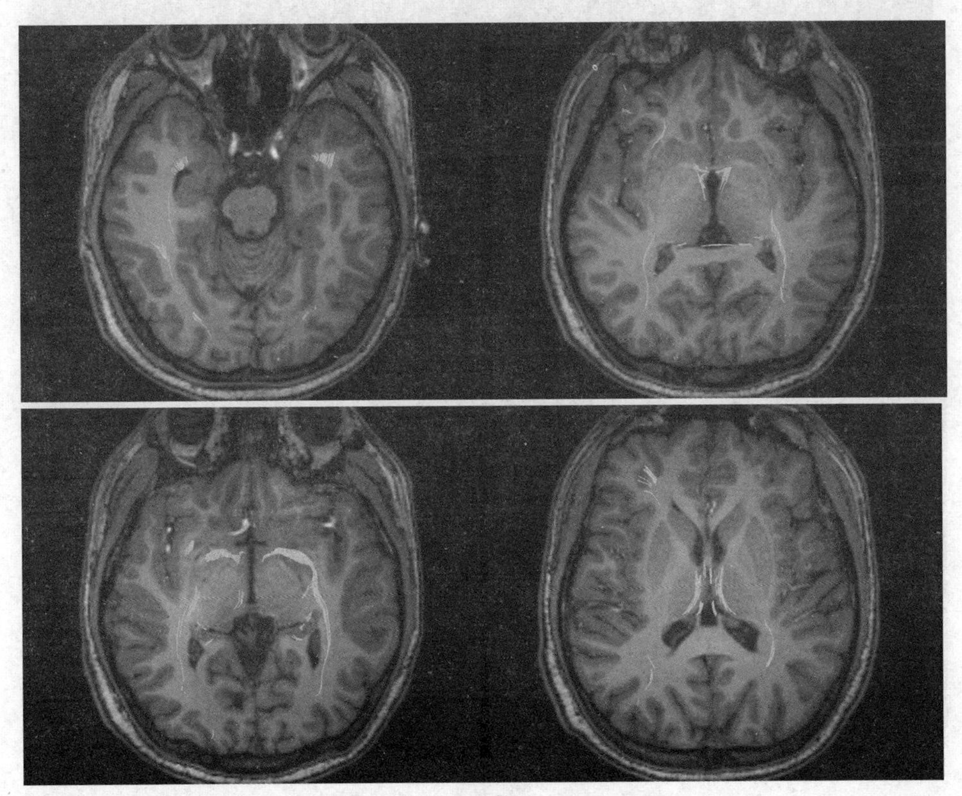

图4－38　前联合　横断解剖

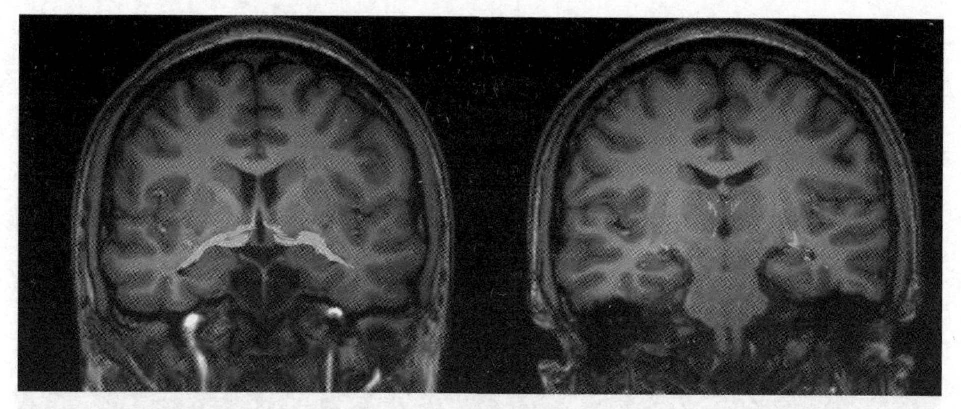

图4－39 ■前联合 冠状解剖

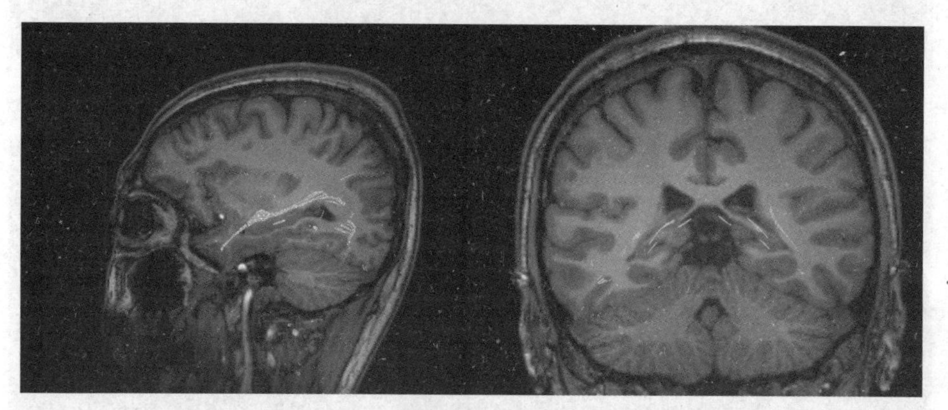

图4－40 ■前联合 冠状、矢状解剖

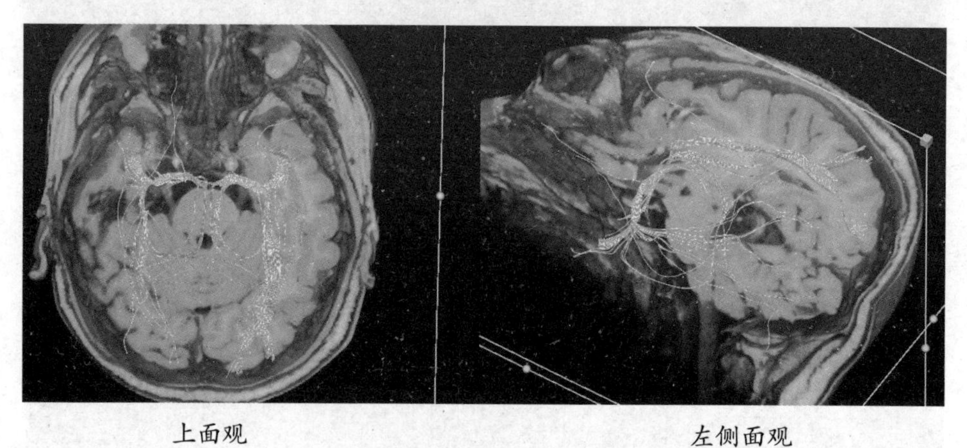

上面观 左侧面观

图4－41 ■前联合 三维影像

2）前联合与脑血管三维影像

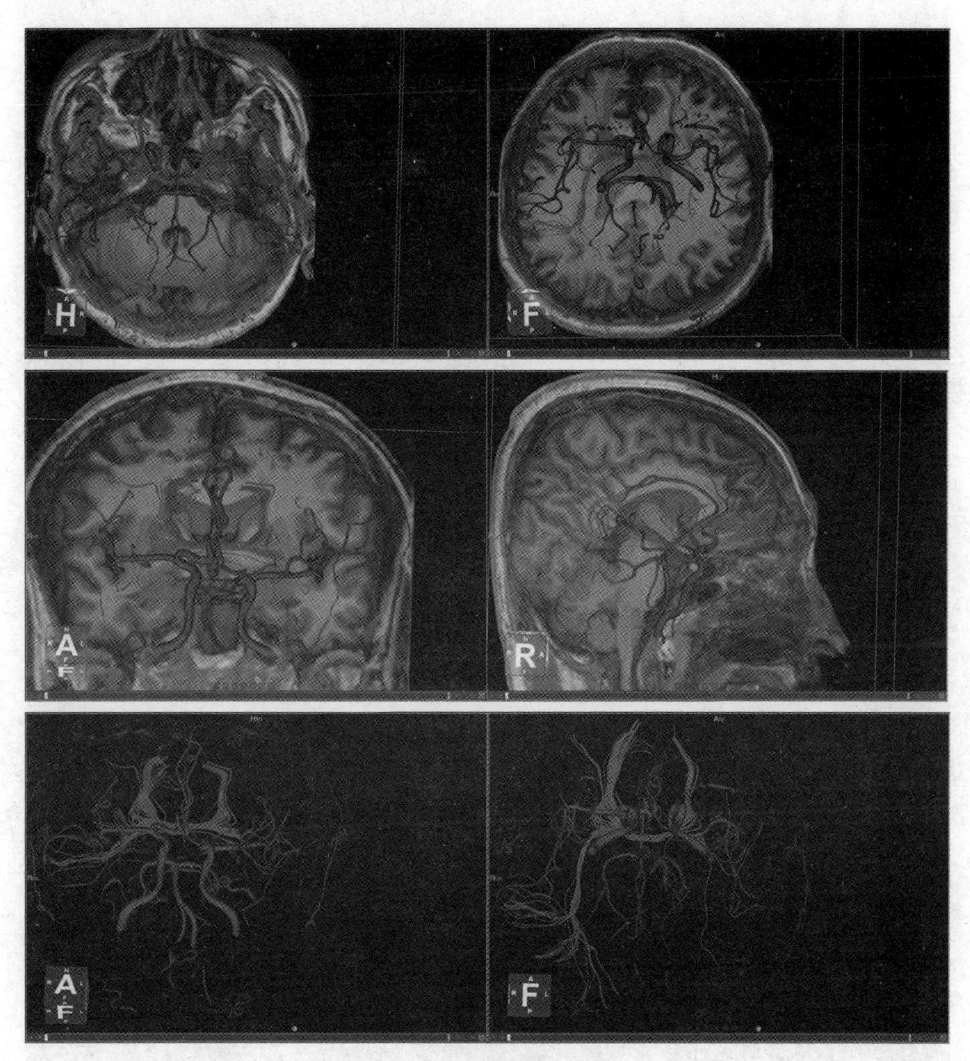

图4－42　■前联合　■脑血管

3）前联合与胼胝体解剖

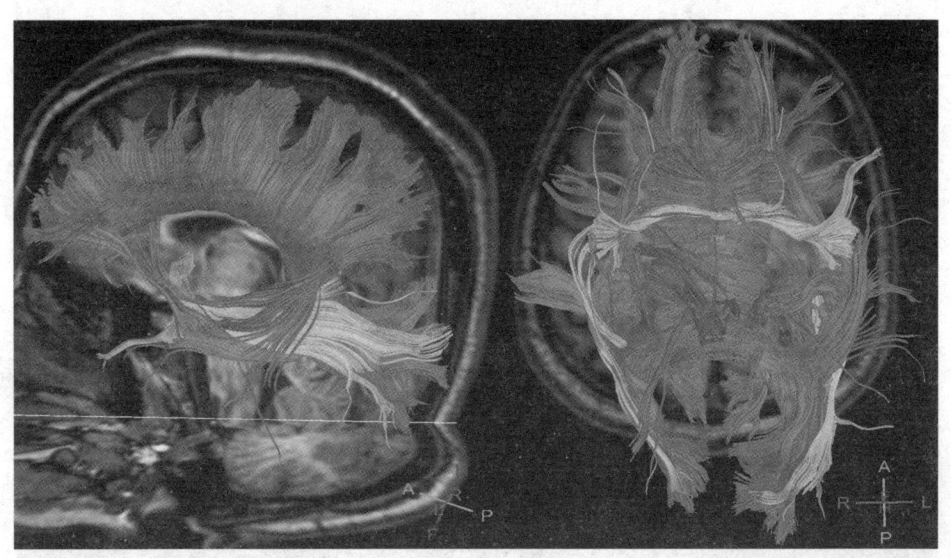

左侧面观　　　　　　　　　　　　　　　　下面观

图4－43　■胼胝体　■前联合　病例1

上图显示前联合纤维束的两端位于胼胝体毯部的前方和外侧，部分人群通过胼胝体压部构成一环路。部分人群两侧不对称，没有构成环路，前联合与胼胝体毯部的纤维束关系密切（图4-44）。

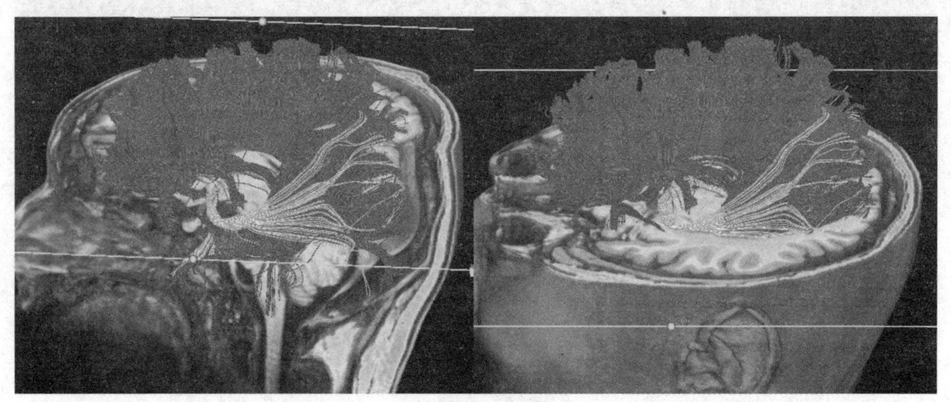

左侧面观　　　　　　　　　　　　　　　　左侧面观

图4－44　■胼胝体　■前联合　病例2

3. 穹隆

穹隆联系两侧海马。是海马主要的传出纤维，海马伞起自海马内缘，海马伞后行至胼胝体压部下方弯曲向前形成穹隆脚，在胼胝体下方前行形成穹隆体，至丘脑前缘向下，分离为两个穹窿柱，最后终止于乳头体。两侧穹隆经胼胝体的下方前行并互相靠近，于汇合处有大量纤维投射至对侧，形成三角形薄片，称为穹隆联合。穹隆联合部位发出向后上方纤维，贴近胼胝体外缘向上，经过半卵圆中心后方抵达中央前回和中央后回（图4-45）。

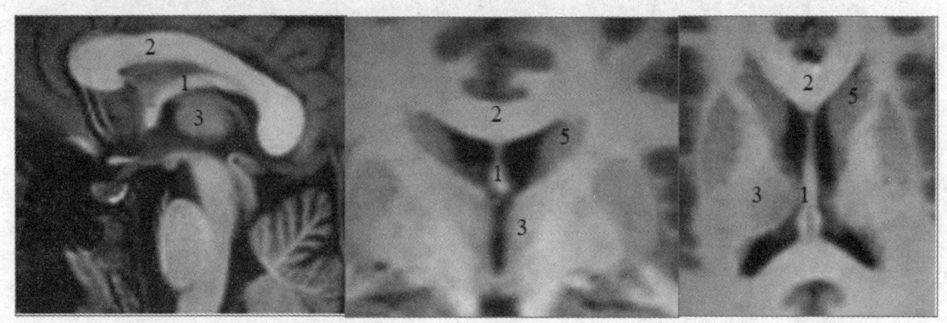

矢状位　　　　冠状位　　　　横断位

1.穹隆。2.胼胝体。3.丘脑。4.侧脑室。5.尾状核。

图4-45

1）穹隆横断解剖

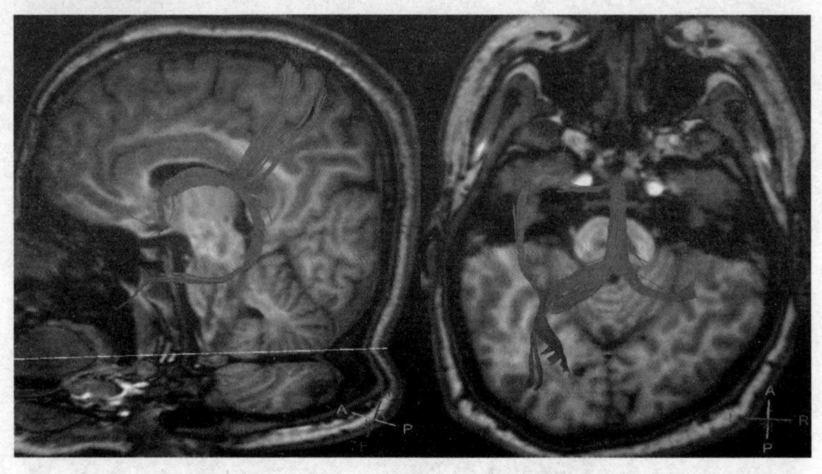

左侧面观　　　　上面观

图4-46 ■穹隆　病例1

穹隆弓形向后上至胼胝体下方，在中线两侧合成穹隆体，再向前分开形成两侧的穹隆柱，分别止于乳头体。穹隆脚两侧多不对称，位于前联合内侧，其发出向上的纤维束到达中央前回及中央后回。上图中穹隆联合数据分析显示Lines 1094; Voxels 1002; FA 0.369±0.210; ADC[$10^{-3}mm^2/s$] 1.618±0.993; Length[mm] 47.87±23.06（图4-47至图4-52）。

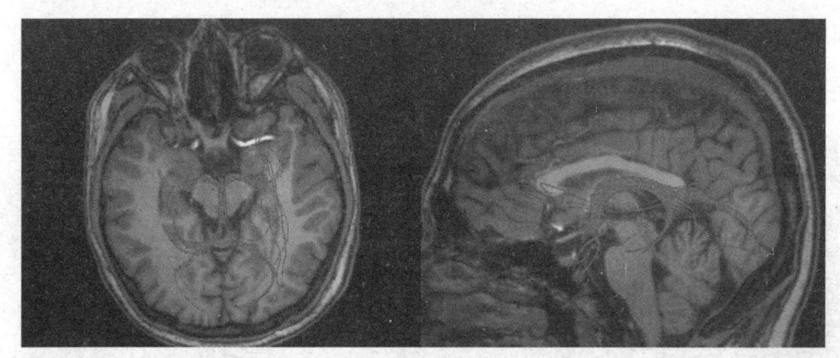

上面观　　　　　　左侧面观

图4-47 ■穹隆　病例2

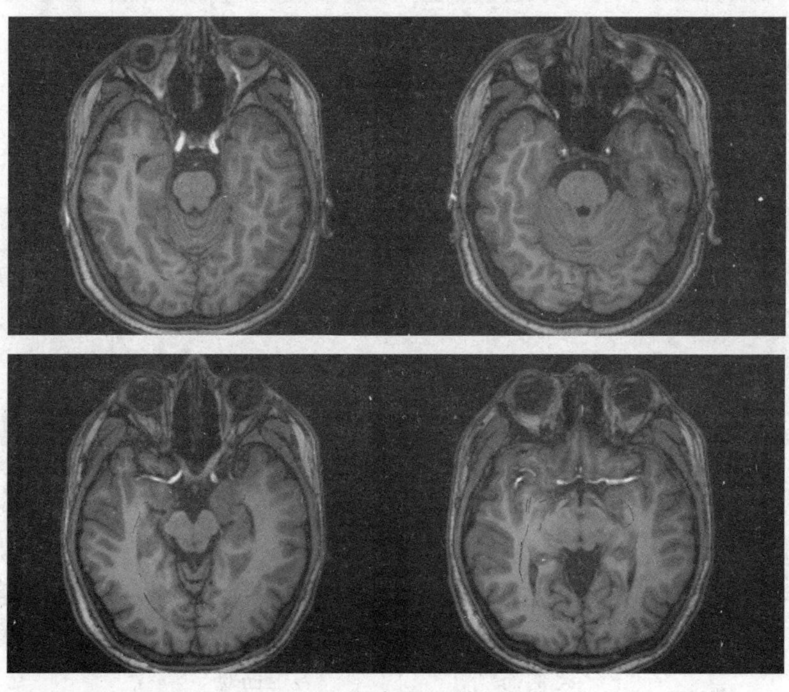

图4-48 ■穹隆　横断解剖

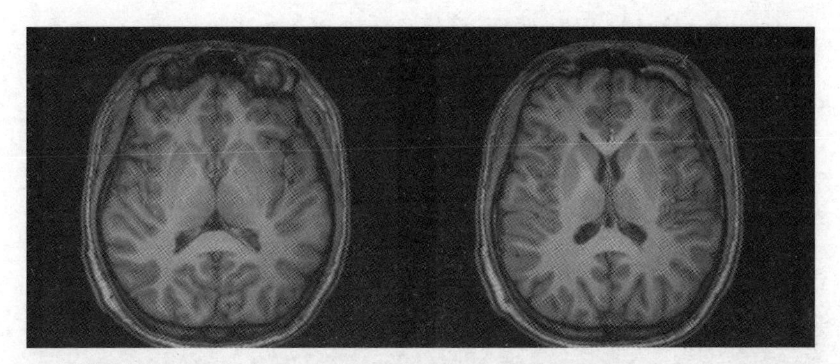

图4－49　■穹隆　横断解剖

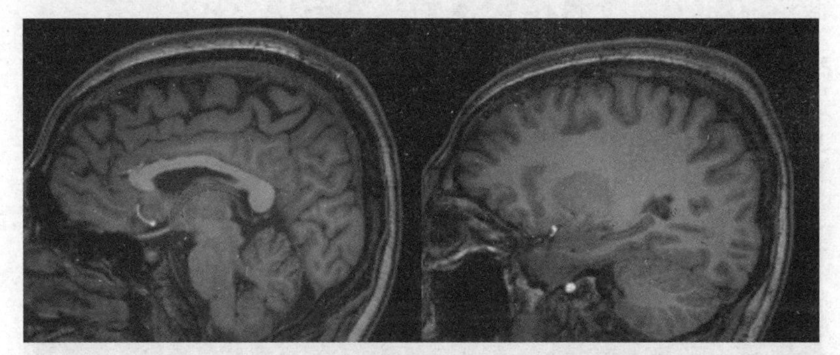

图4－50　■穹隆　矢状解剖

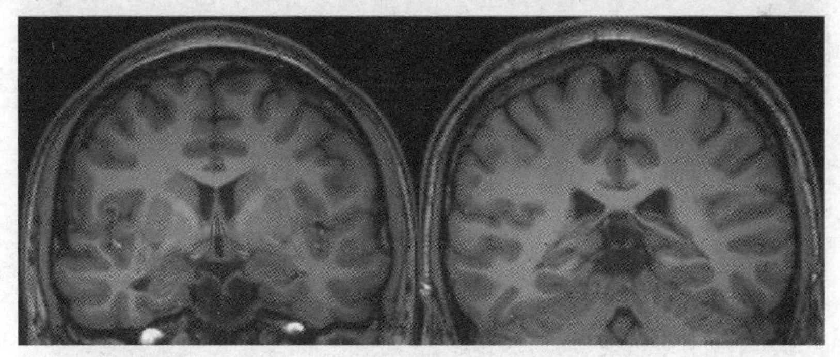

图4－51　■穹隆　冠状解剖

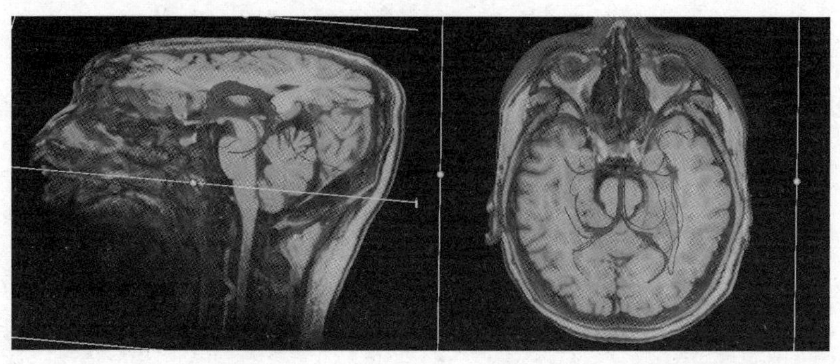

左侧面观　　　　上面观

图4－52 ■穹隆　三维影像

2）穹隆与脑血管三维影像

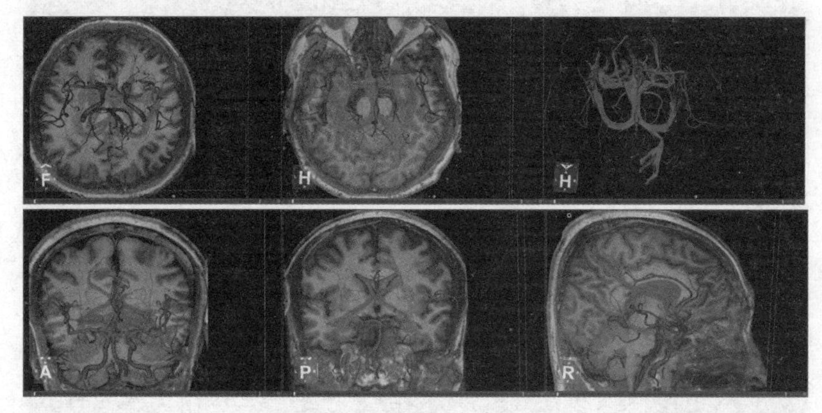

图4－53 ■穹隆 ■脑血管

3）穹隆与胼胝体、前联合横断解剖

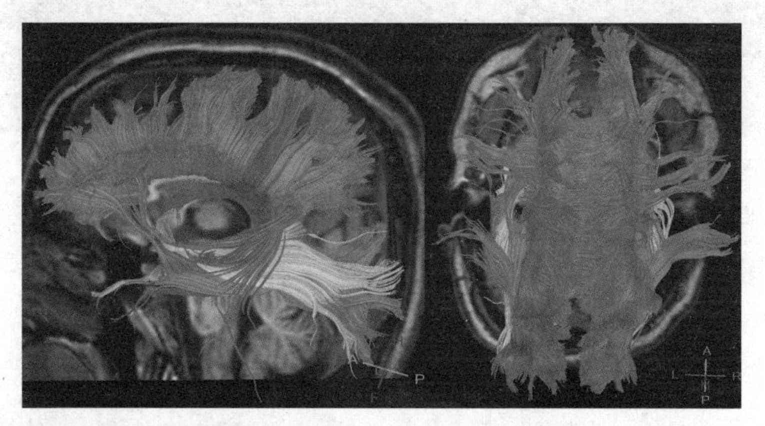

左侧面观　　　　上面观

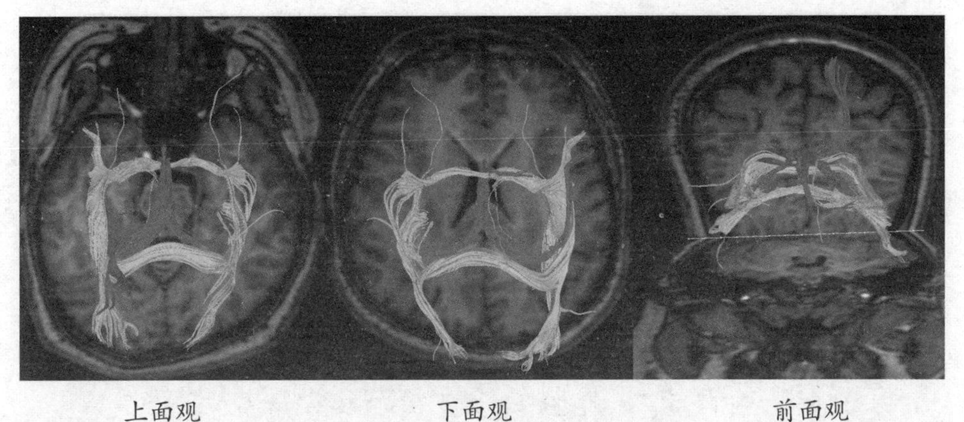

上面观　　　　　　　下面观　　　　　　　前面观

图4－54　■胼胝体　■穹隆　■前联合

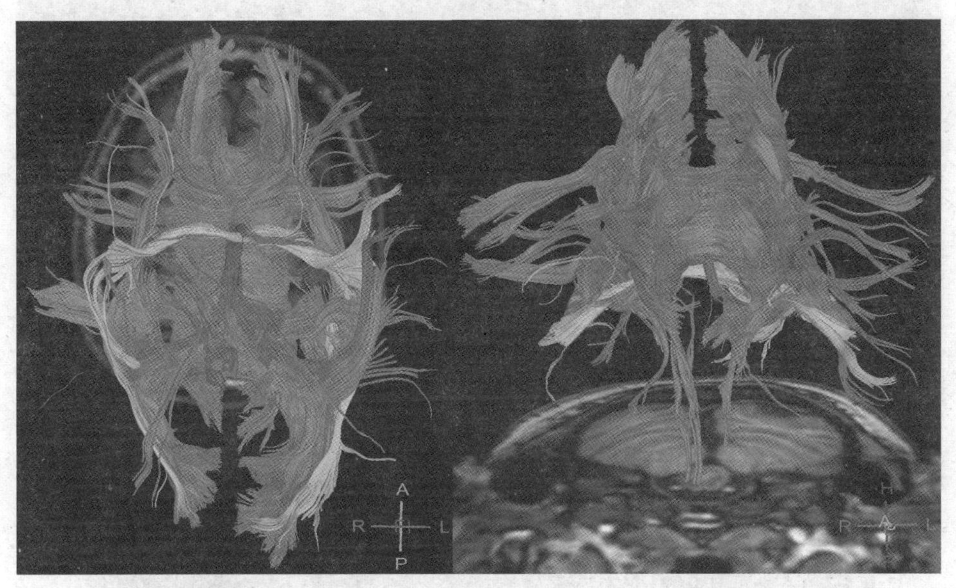

下面观　　　　　　　　　　前面观

图4－55　■胼胝体　■穹隆　■前联合　病例1

穹隆、前联合、胼胝体都属于联合纤维，并且纤维束分布到大脑的每个脑叶，将大脑完美连接成一个整体（图4-56至图4-58）。

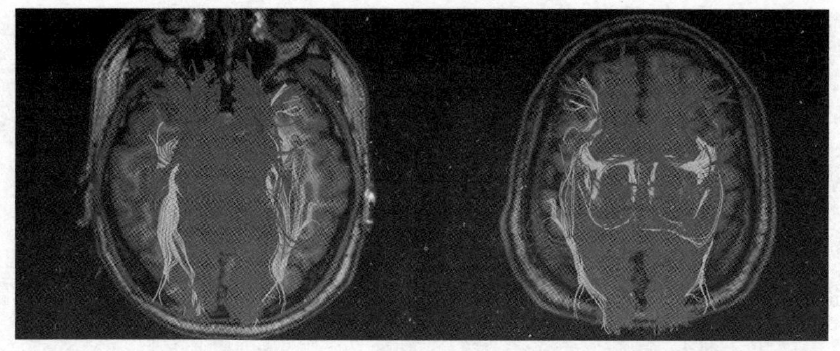

上面观　　　　　　　　　　下面观

图4－56 ■胼胝体 ■穹隆 ■前联合 病例2

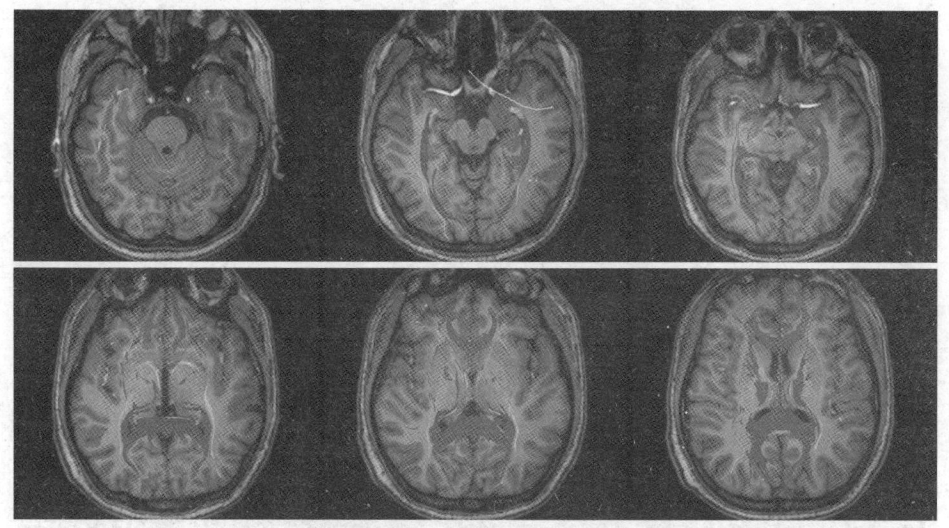

图4－57 ■胼胝体 ■穹隆 ■前联合 横断解剖

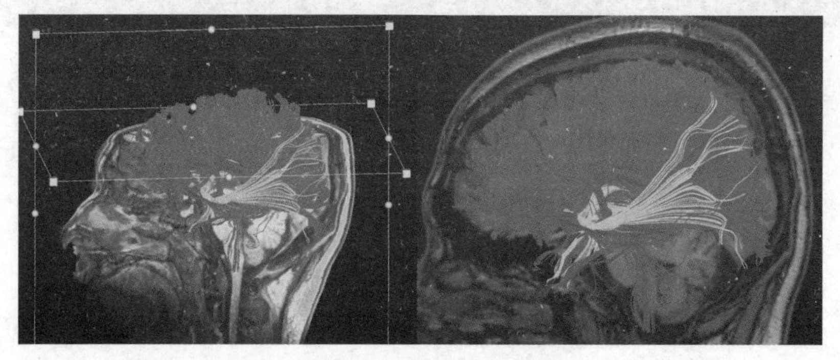

左侧面观　　　　　　　　左侧面观

图4－58 ■胼胝体 ■穹隆 ■前联合 三维影像

穹隆脚位于前联合内侧，两侧不对称，穹隆柱于中线部位贴邻前联合。穹隆联合发出向上纤维束到达中央前回及中央后回。

4. 后联合

后联合也是连接两侧大脑半球的纤维束，但位于丘脑后下方，顶盖部位发出，在胼胝体压部构成一个环路，大部分纤维束到达顶枕叶。有的病例中，不能将后联合做出（图4-59）。

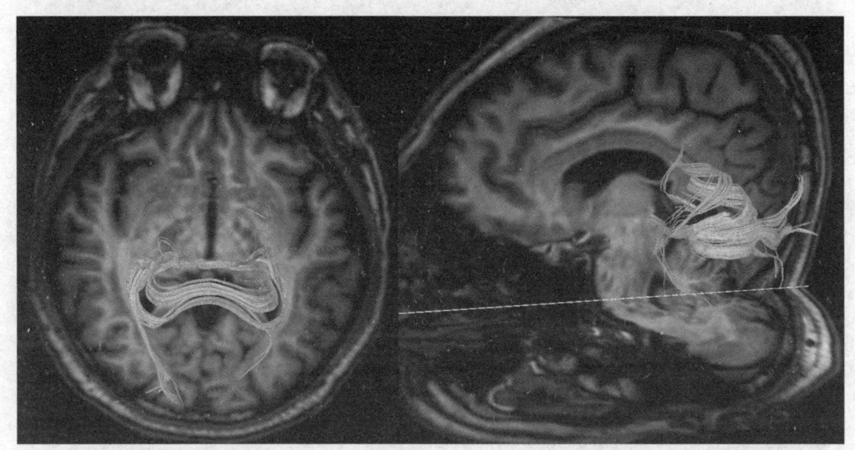

上面观　　左侧面观

图4-59 ■后联合 病例1

1）后联合纤维横断解剖

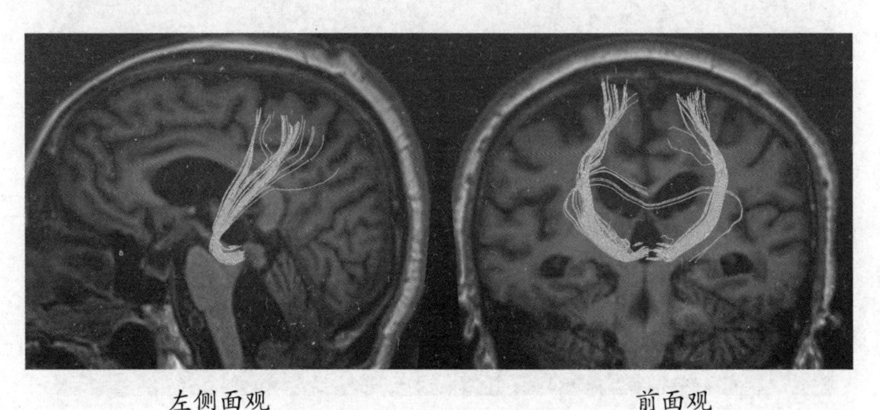

左侧面观　　前面观

图4-60 ■后联合 病例2

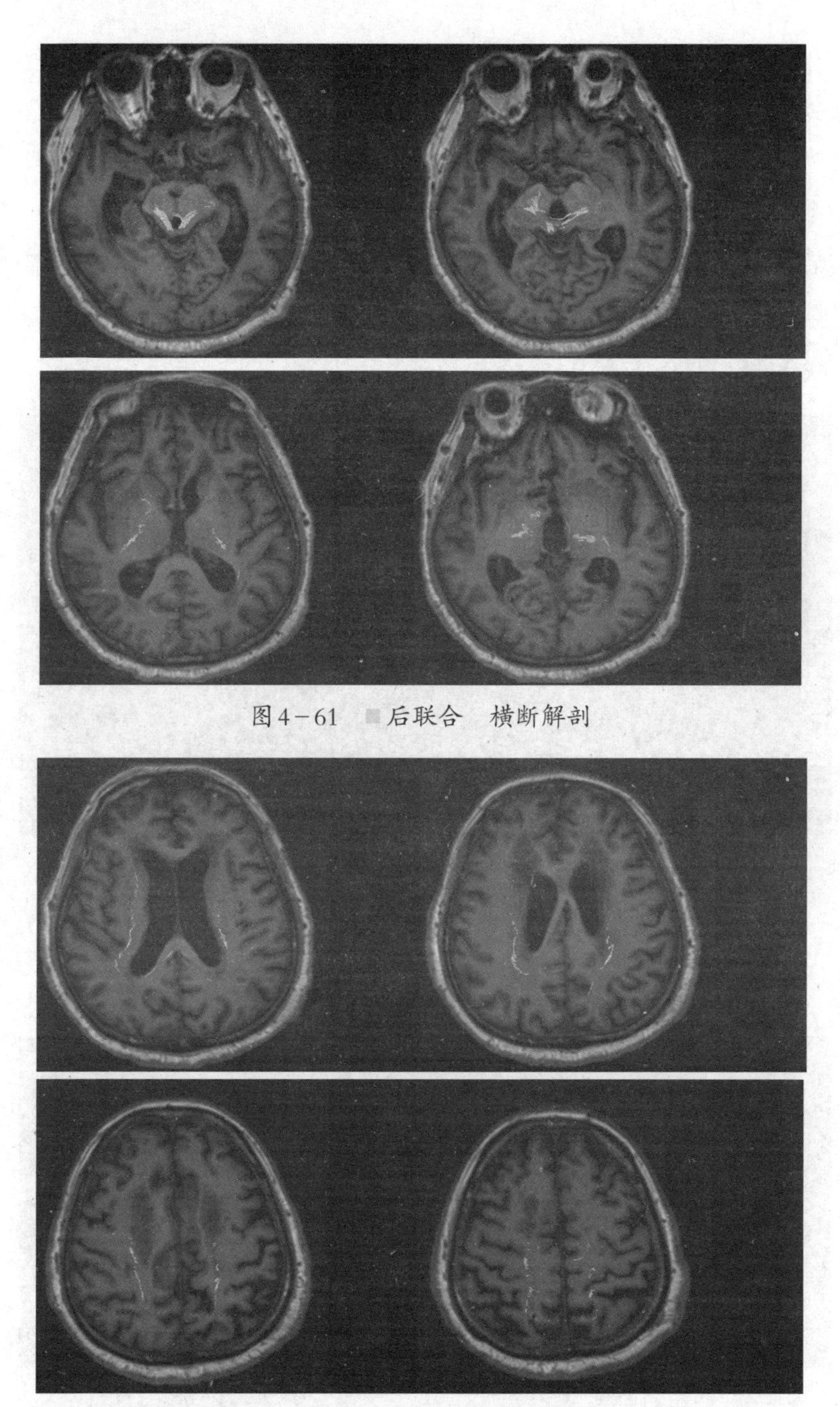

图 4－61 ■ 后联合 横断解剖

图 4－62 ■ 后联合 横断解剖

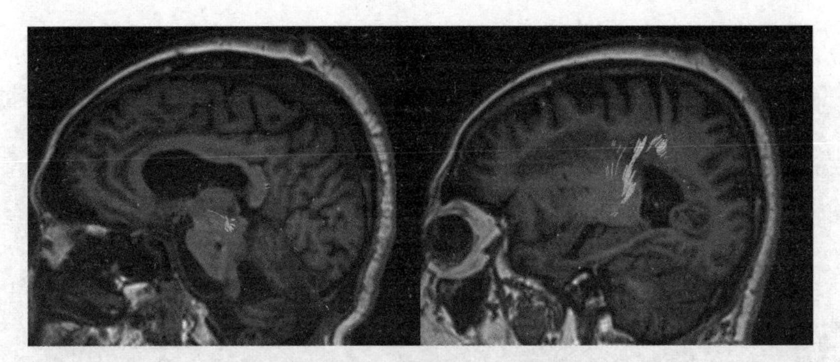

图 4－63　■ 后联合　矢状解剖

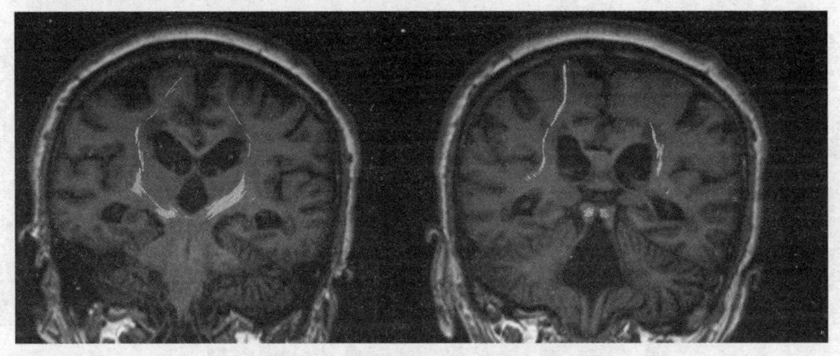

图 4－64　■ 后联合　冠状解剖

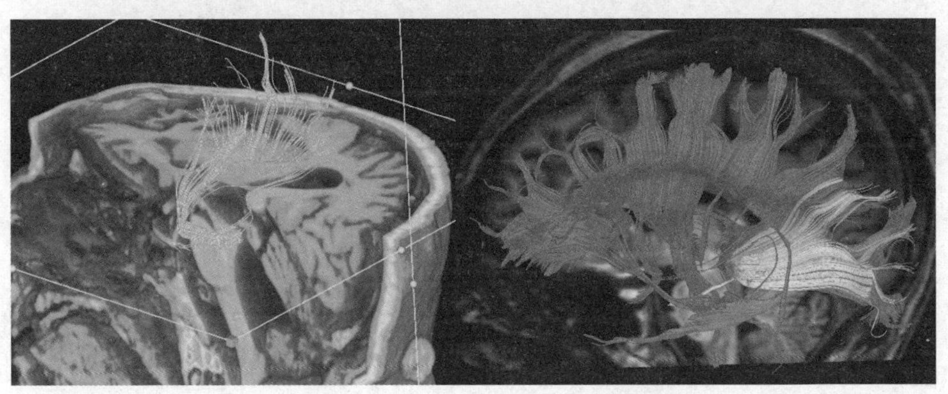

左侧面观　　　　左侧面观

图 4－65　■ 后联合　■ 胼胝体　三维影像

2）后联合与胼胝体横断解剖

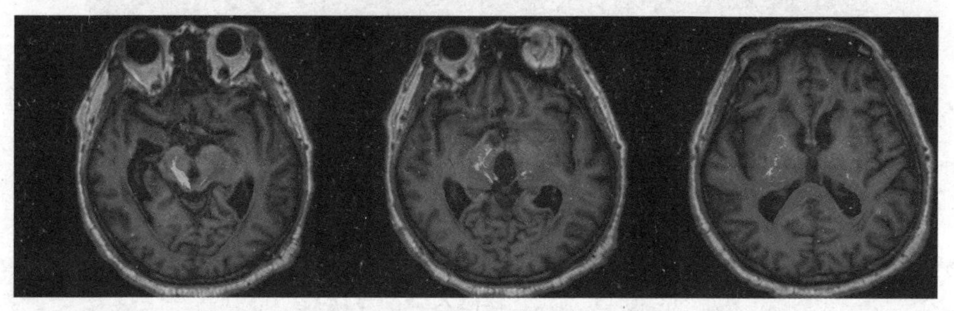

图4－66 ■后联合 ■胼胝体 横断解剖

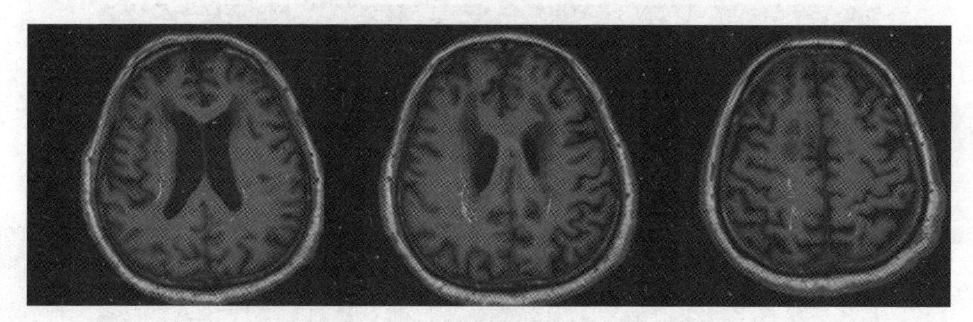

图4－67 ■后联合 ■胼胝体 横断解剖

第二节 联络纤维

1. 上纵束

上纵束位于尾状核外侧，呈前后走形，胼胝体下方，投射纤维内侧。它将额叶与顶叶联系起来，两侧不完全对称，其周围分布大量弓状纤维（图4-68，图4-69）。

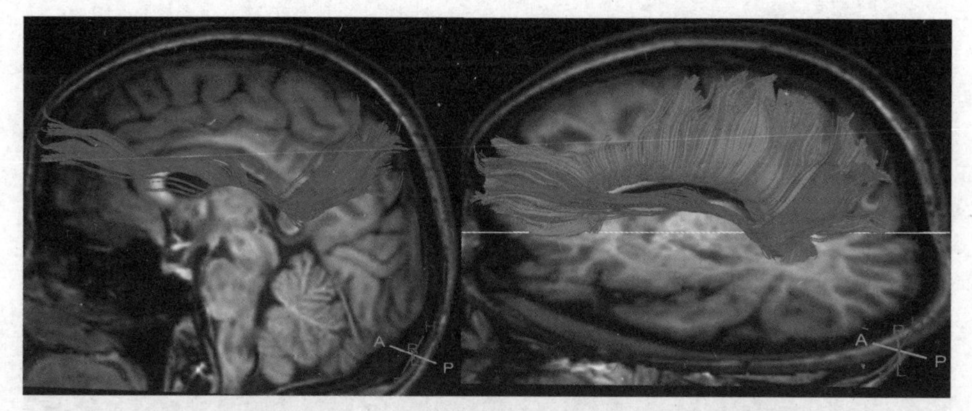

左侧面观　　　　左侧面观

图4－68　■胼胝体　■上纵束

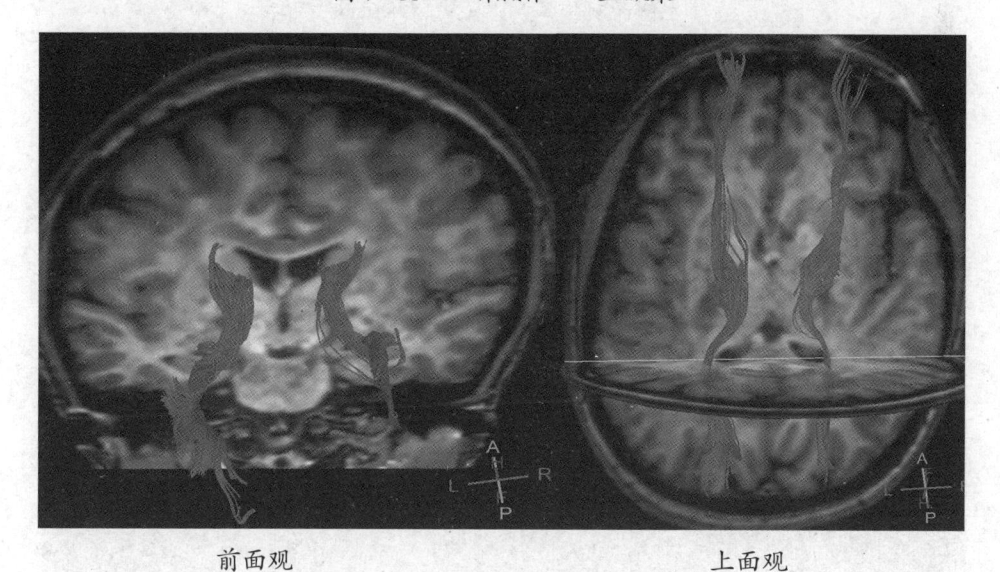

前面观　　　　上面观

图4－69　■上纵束　病例1

上图中左侧上纵束数据分析显示Lines 315；Voxels 701；FA 0.417±0.165；ADC[$10^{-3}mm^2/s$] 0.802±0.215；Length[mm] 97.23±22.21。两侧上纵束的神经纤维束根数、像素、长短、FA值均有差异。

1）上纵束横断解剖

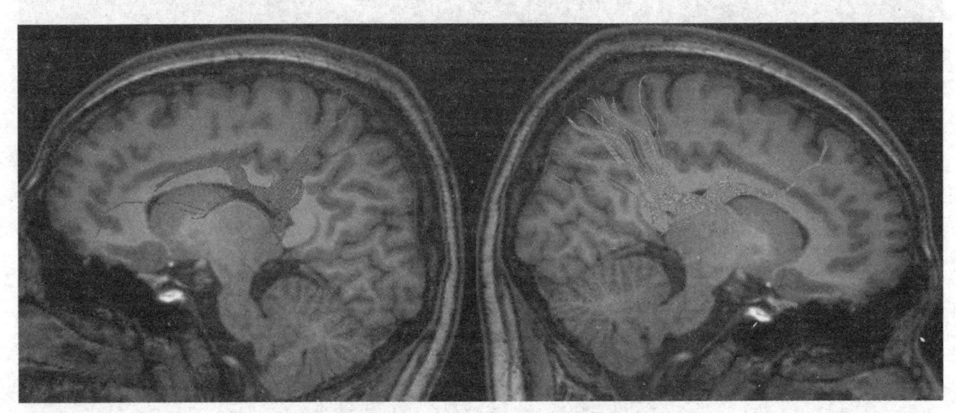

左侧面观　　右侧面观

图4－70　■■上纵束　病例2

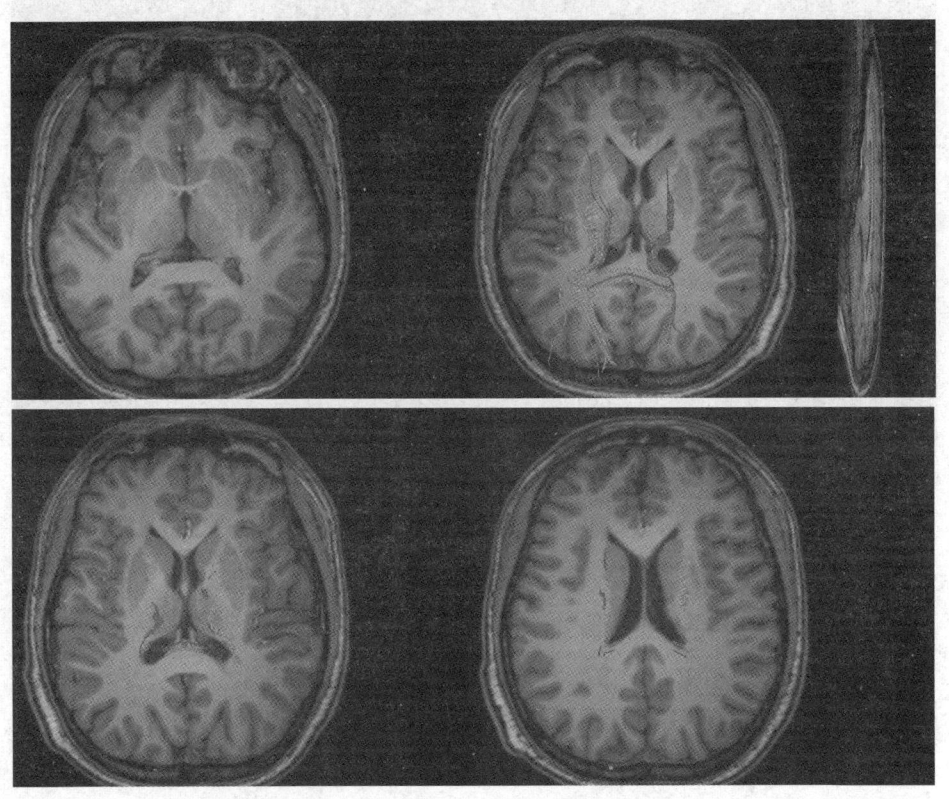

图4－71　■■上纵束　横断解剖

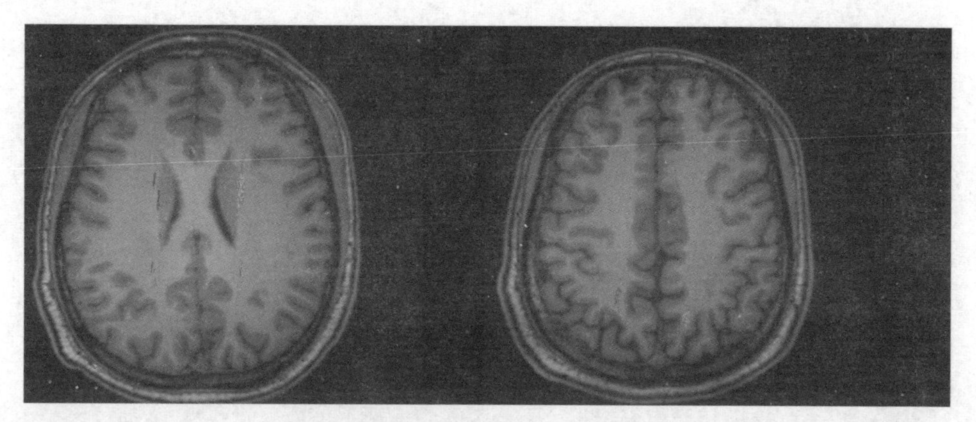

图4－72　■■上纵束　横断解剖

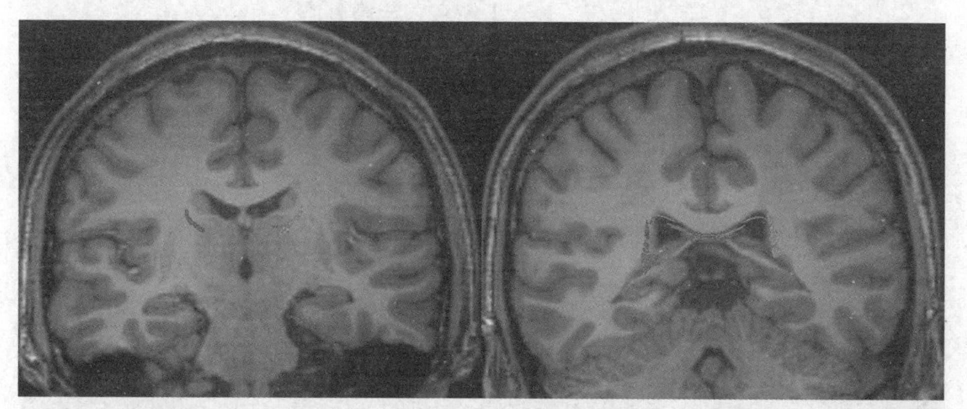

图4－73　■■上纵束冠状解剖

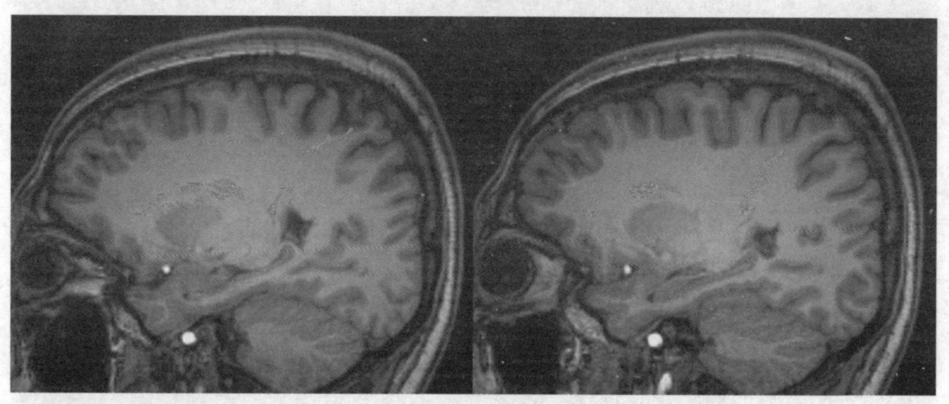

图4－74　■■上纵束　矢状解剖

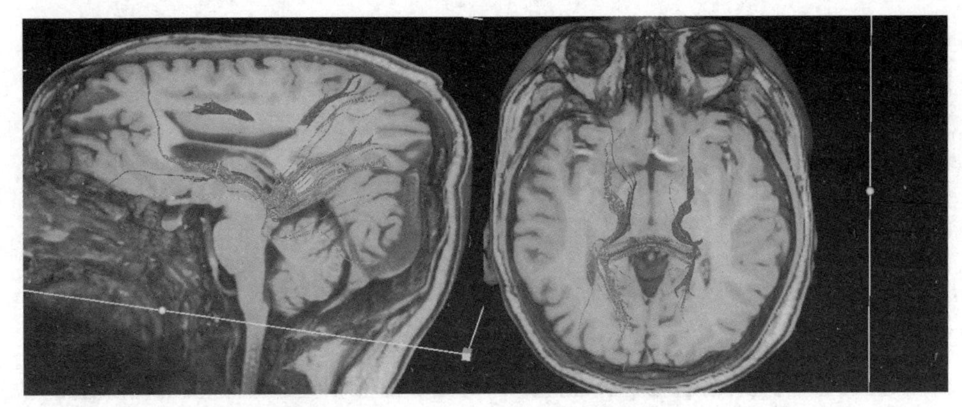

左侧面观　　　　　　　　　上面观

图4－75 ■■上纵束　三维影像

上纵束贴邻投射纤维束的内侧面，胼胝体的外侧面。前方到达额下回附近的大脑皮层或胼胝体侧缘，后方到达中央沟附近。两侧形态有差异。

2）上纵束与脑血管三维影像

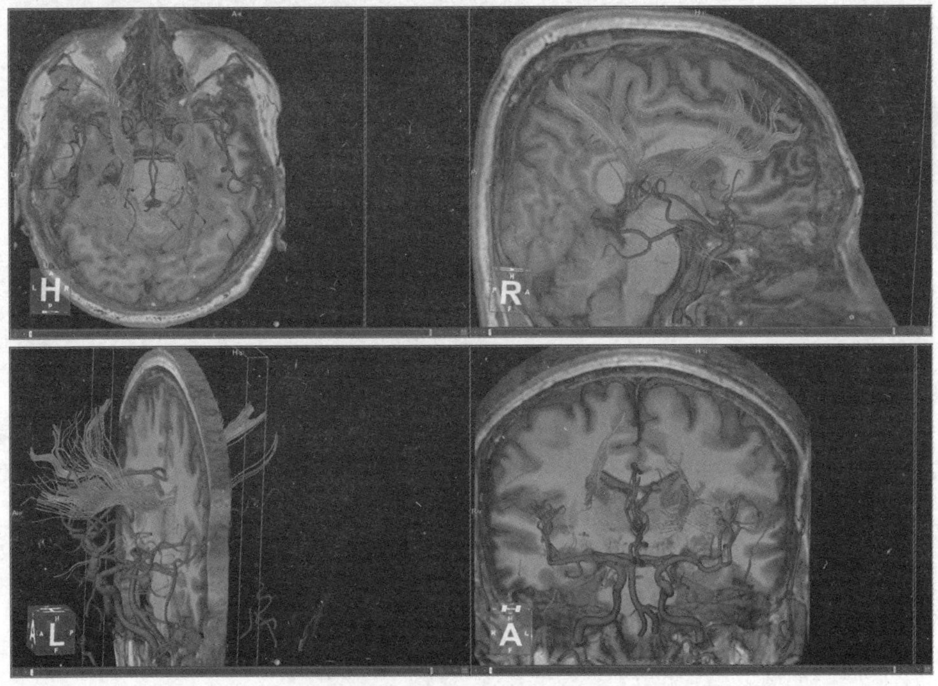

图4－76 ■上纵束 ■脑血管

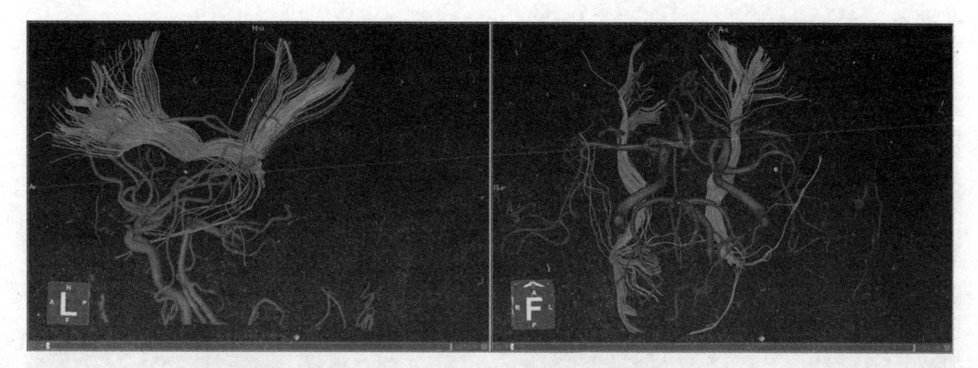

图4－77　■上纵束　■脑血管

3）上纵束与胼胝体横断解剖

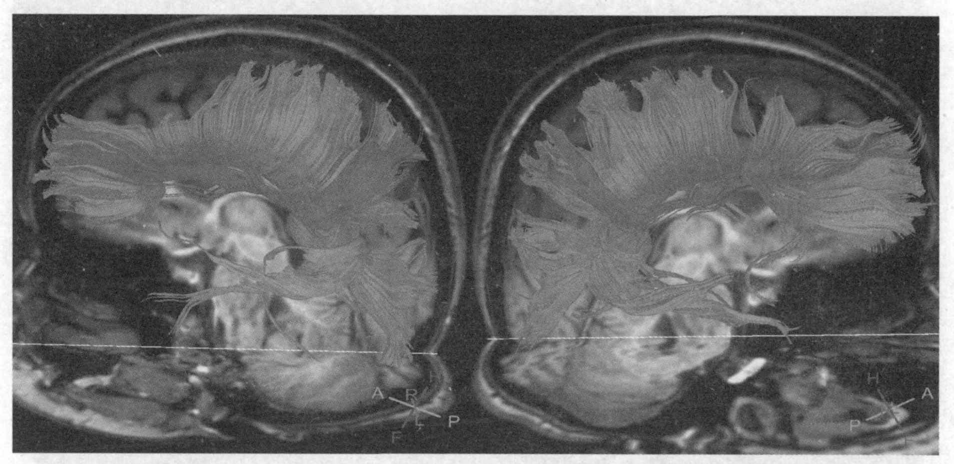

左侧面观　　　　右侧面观

图4－78　■上纵束　■胼胝体　病例1

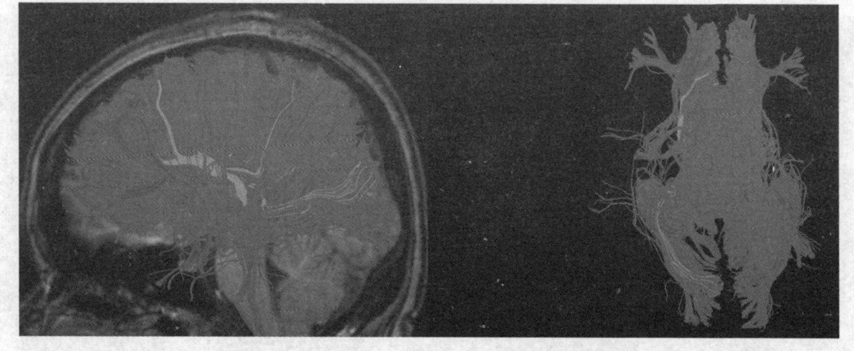

左侧面观　　　　上面观

图4－79　■■上纵束　■胼胝体　病例2

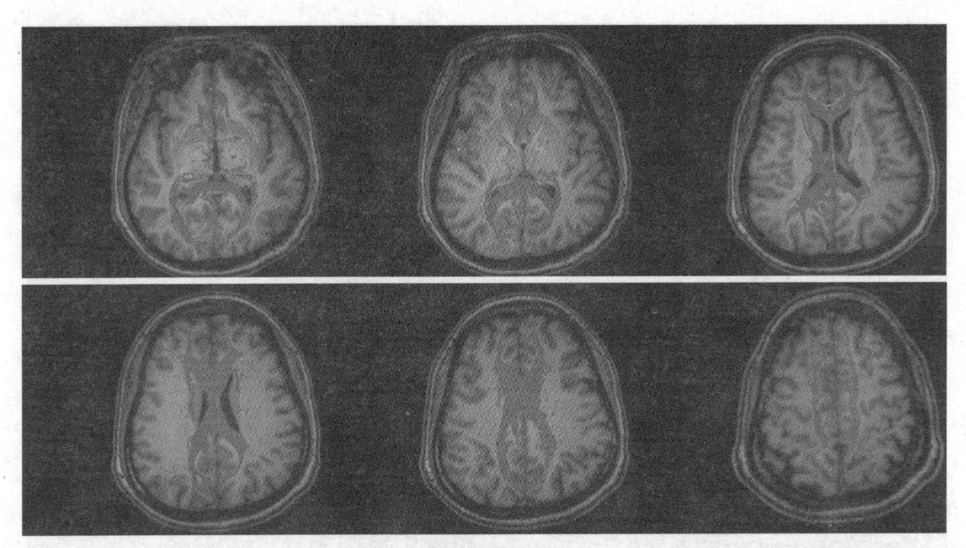

图4－80 ■■上纵束 ■胼胝体 横断解剖

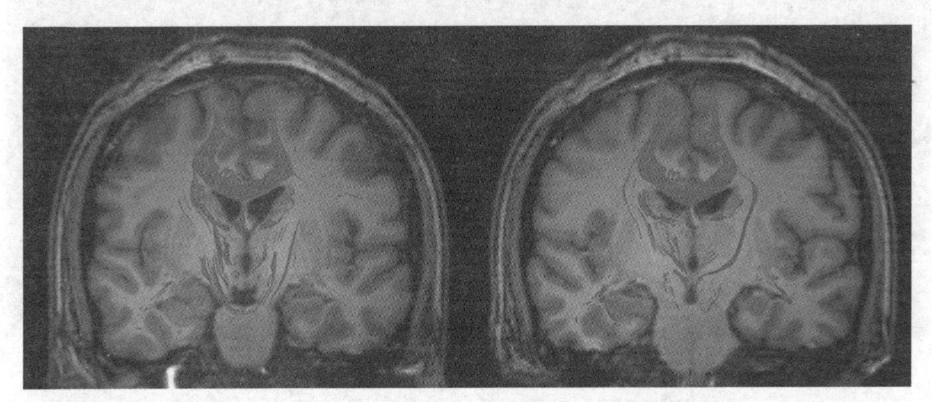

图4－81 ■■上纵束 ■胼胝体 冠状解剖

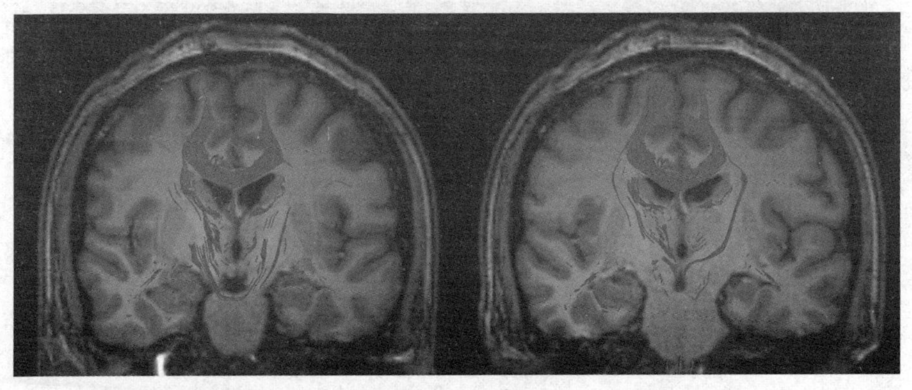

图4－82 ■■上纵束 ■胼胝体 失状解剖

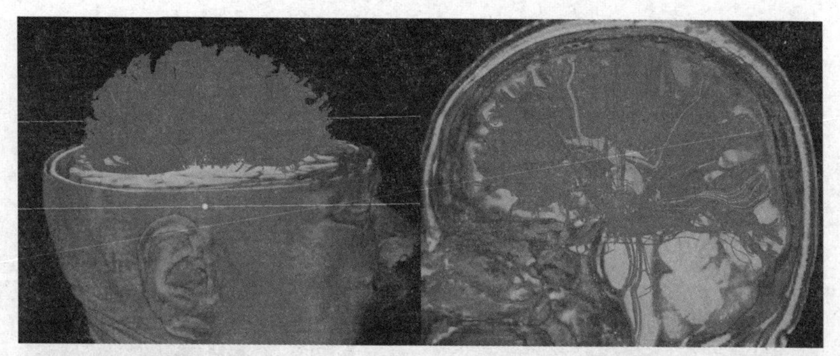

右侧面观　　　　左侧面观

图4－83　■■上纵束　■胼胝体　三维影像

2. 上额枕束

上额枕束呈“C”自形，位于胼胝体与侧脑室的外侧，和临近尾状核所构成的夹角内，前联合纤维束后内侧，前方与钩束上缘临近，内上方为穹隆体，下方有海马脚临近，是连接额颞顶叶联络纤维。

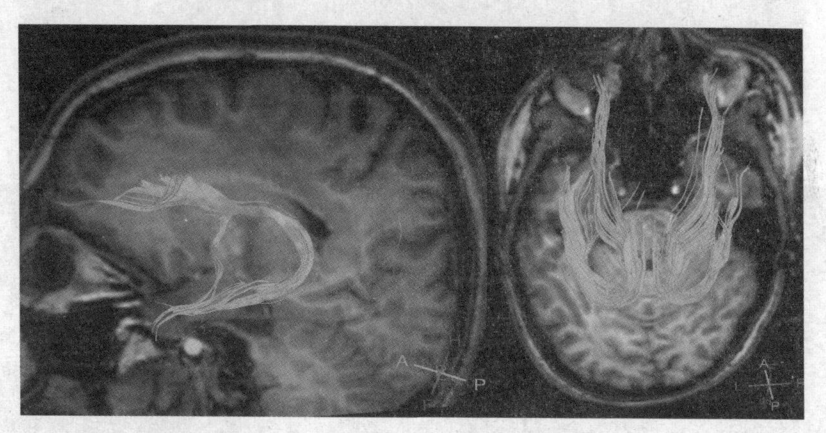

左侧面观　　　　上面观

图4－84　■上额枕束　病例1

两侧上额枕束呈弯曲向前的C字形，位于胼胝体下外侧，上方有上纵束，前端起于额下回的胼胝体侧缘，下端止于颞叶，上额枕束环绕着投射纤维，并将其包绕其中。上图中右侧上额枕束数据分析显示：Lines 1361；Voxels 3171；FA 0.482±0.173；ADC[$10^{-3}mm^2/s$] 0.848±0.272；Length[mm] 133.78±46.19。

1）上额枕束横断解剖

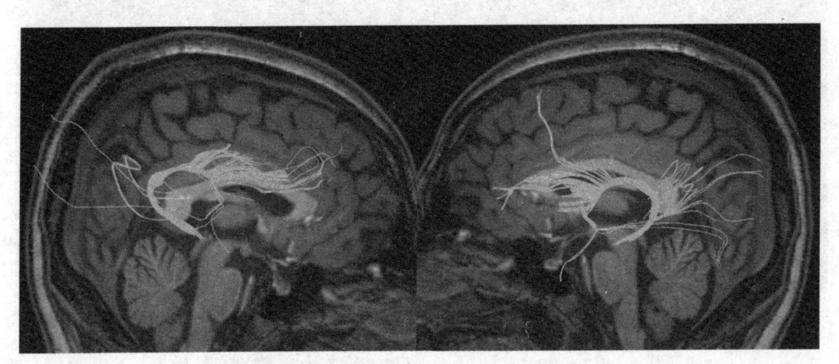

图4－85 ■上额枕束　病例2

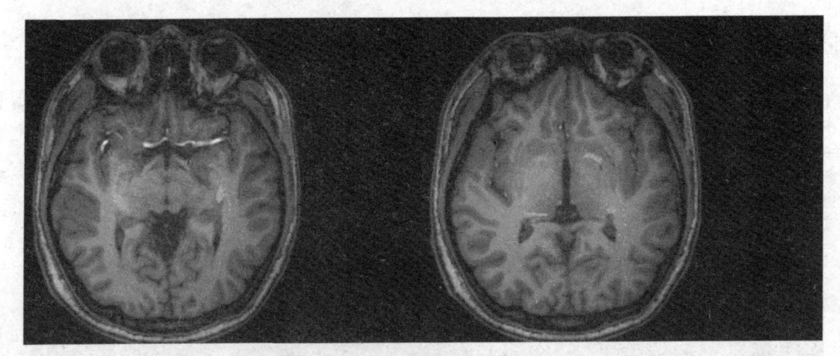

图4－86 ■上额枕束　横断解剖

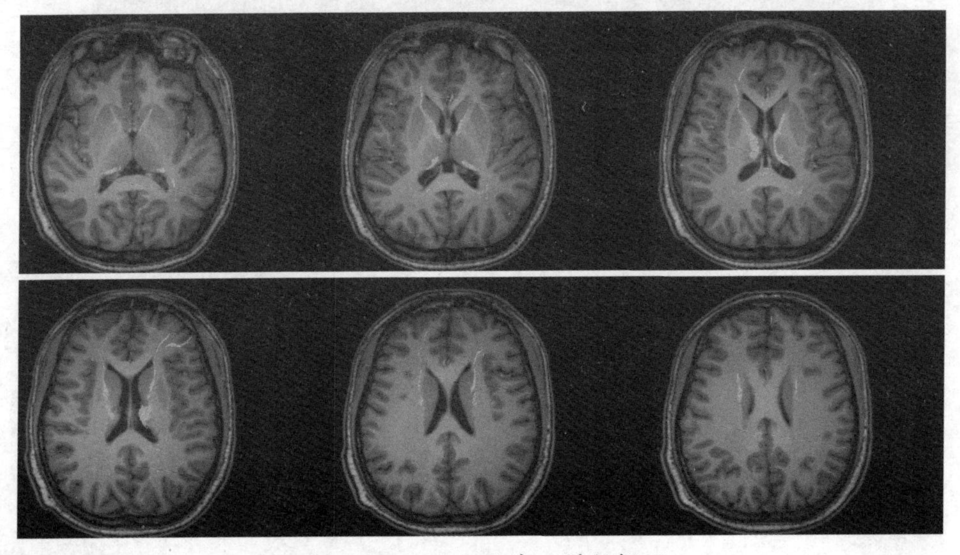

图4－87 ■上额枕束　横断解剖

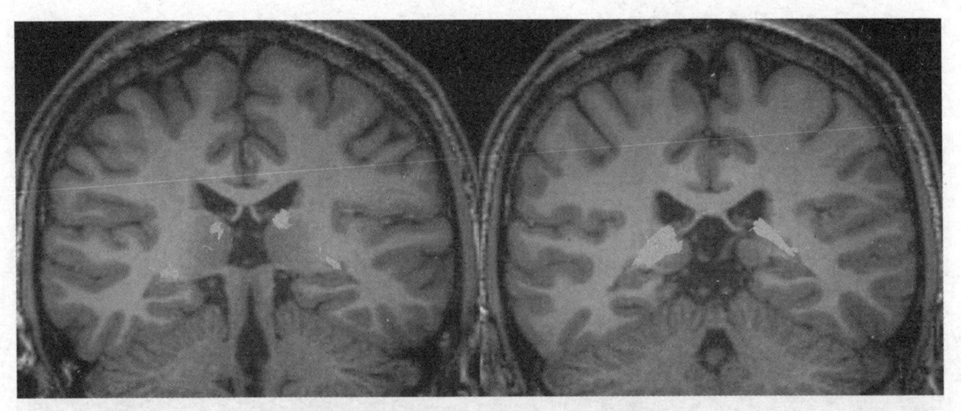

图4-88　■上额枕束　冠状解剖

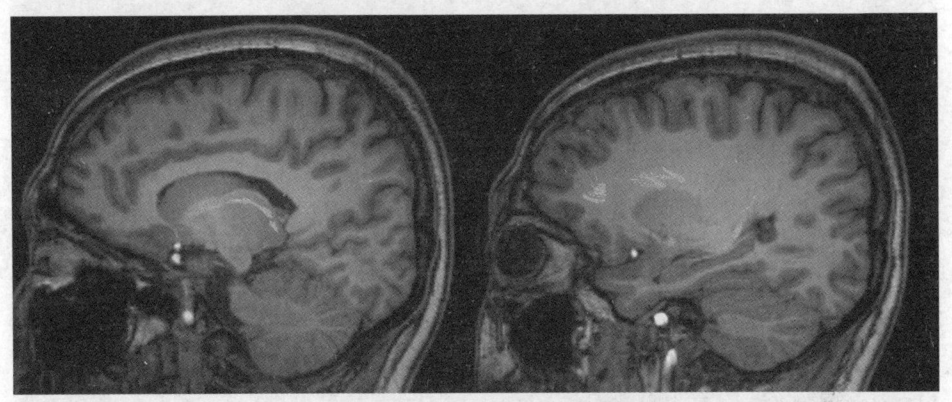

图4-89　■上额枕束　矢状解剖

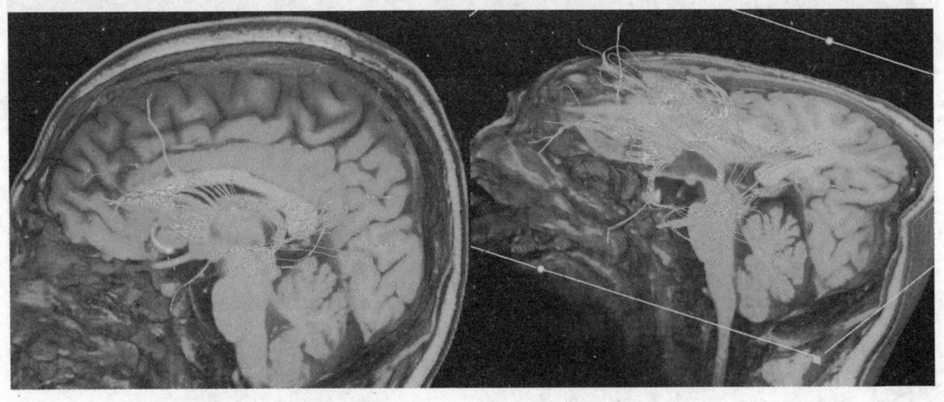

左侧面观　　　　　　　　左侧面观

图4-90　■上额枕束　三维影像

2）上额枕束与脑血管三维影像

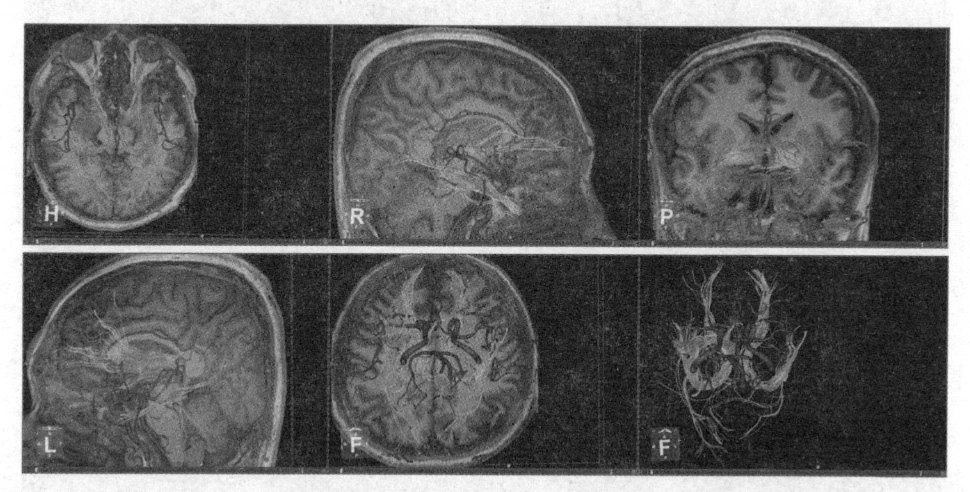

图4－91 ■上额枕束 ■脑血管

3）上额枕束与胼胝体横断解剖

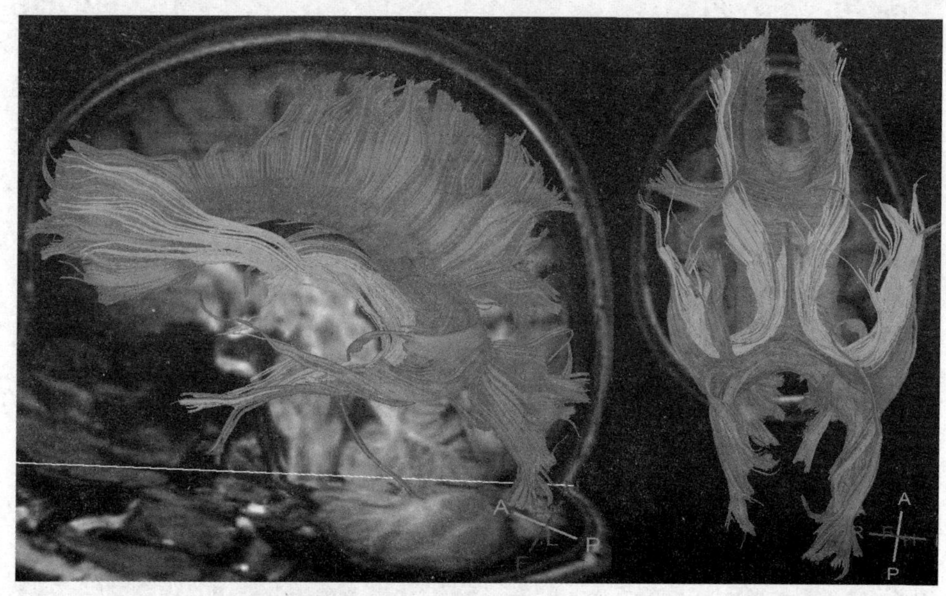

左侧面观　　　　　　　　　　下面观

图4－92 ■胼胝体 ■上额枕束 病例1

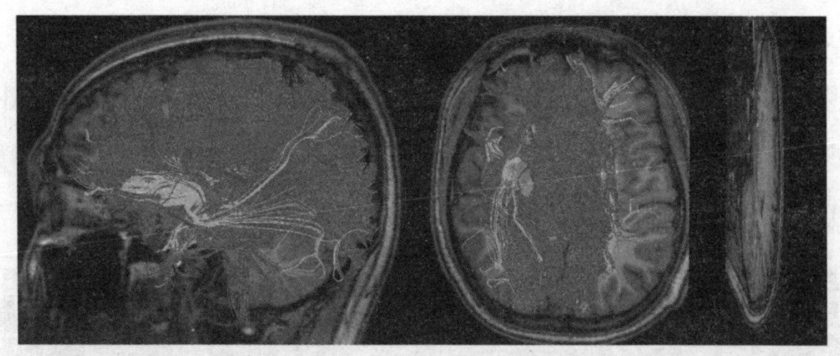

左侧面观　　　　　　上面观

图4-93　■胼胝体　■上额枕束　病例2

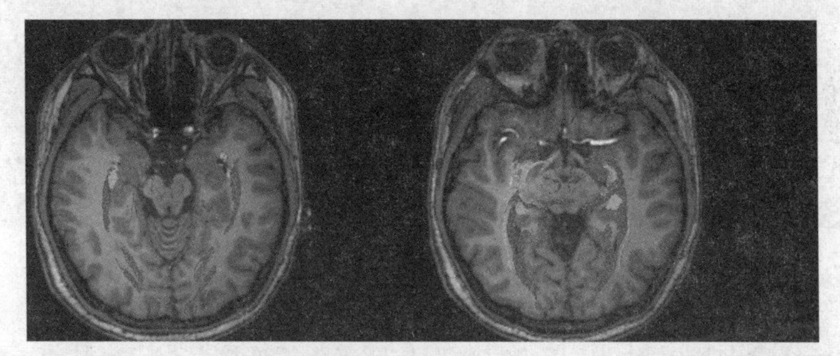

图4-94　■胼胝体　■上额枕束　横断解剖

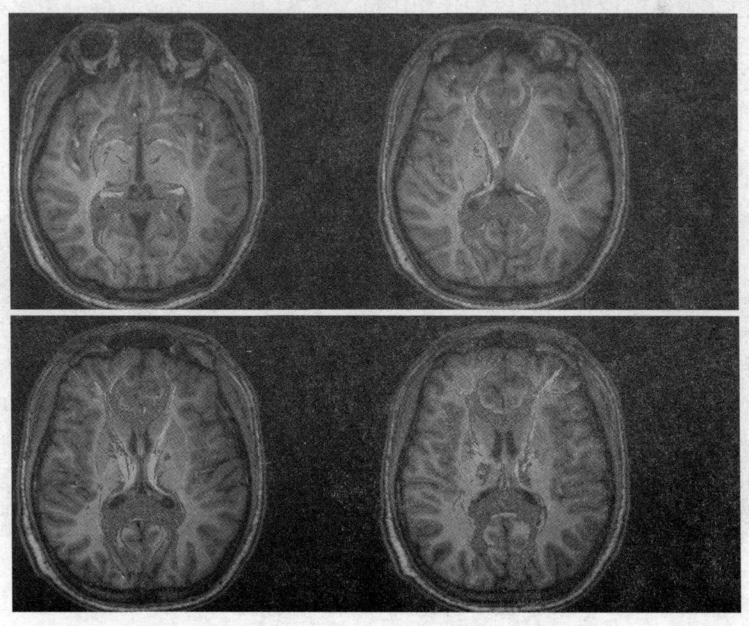

图4-95　■胼胝体　■上额枕束　横断解剖

3. 钩束

钩束是联系同侧额叶前部与颞叶前部的联络纤维束，在越过大脑外侧沟底时急转弯呈钩状，靠近脑岛的前下部，联系额极与颞极，位于胼胝体前外下方，下额枕束前端包绕钩束（图4-96）。

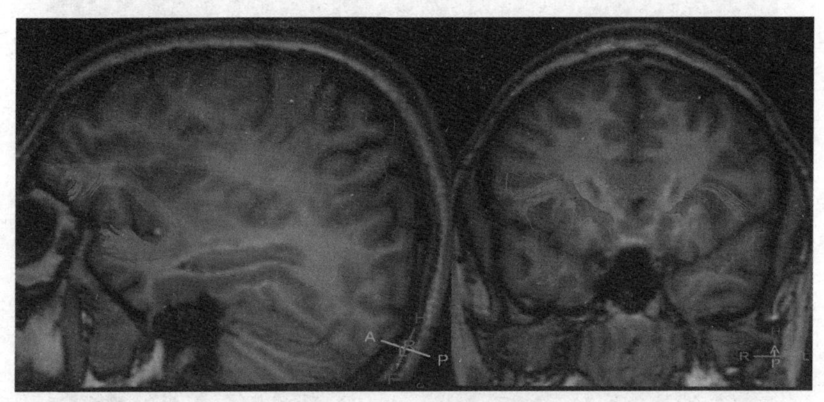

左侧面观　　　　前面观

图4-96 ■钩束　病例1

钩束绕过大脑外侧裂底部，将额极与颞极皮层连接，与下额枕束前端相临近，并和部分下额枕束的纤维到达额下回。上图中右侧钩束数据分析显示Lines 1867; Voxels 1065; FA 0.371±0.147; ADC[$10^{-3}mm^2/s$] 0.917±0.246; Length[mm] 76.64±22.61。

1）钩束横断解剖

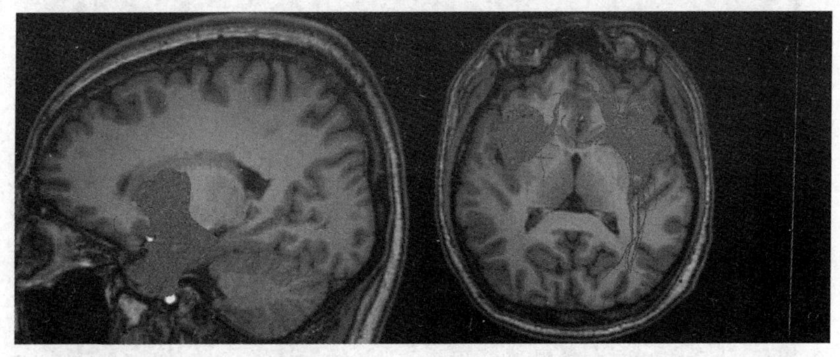

左侧面观　　　　上面观

图4-97 ■钩束　病例2

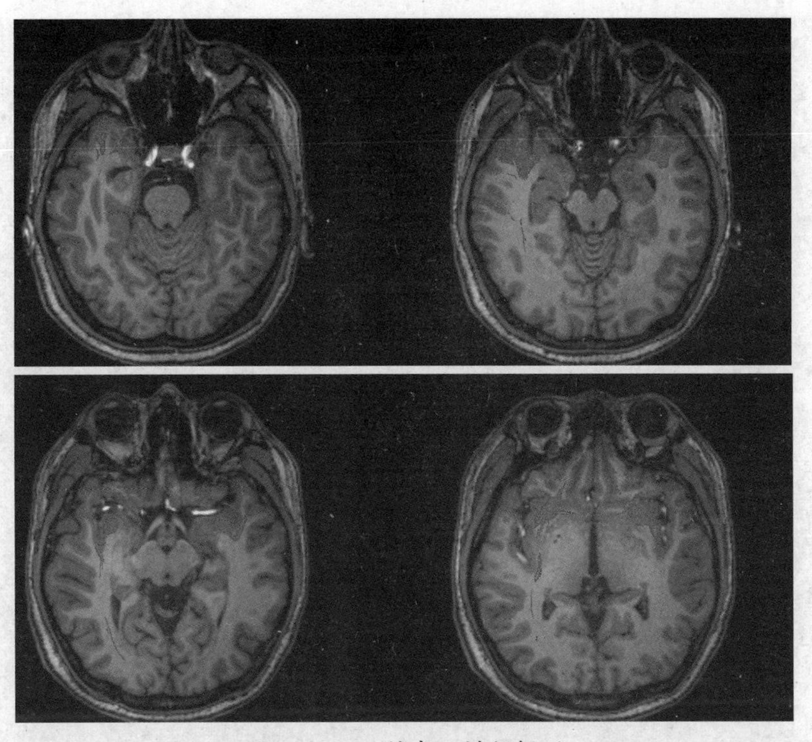

图4－98　■钩束　横断解剖

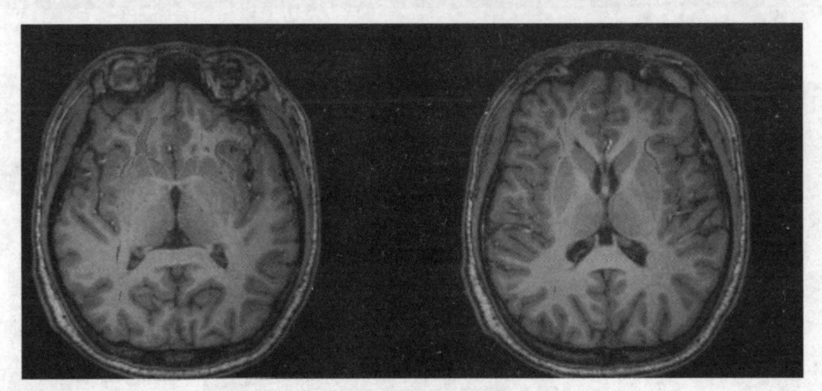

图4－99　■钩束　横断解剖

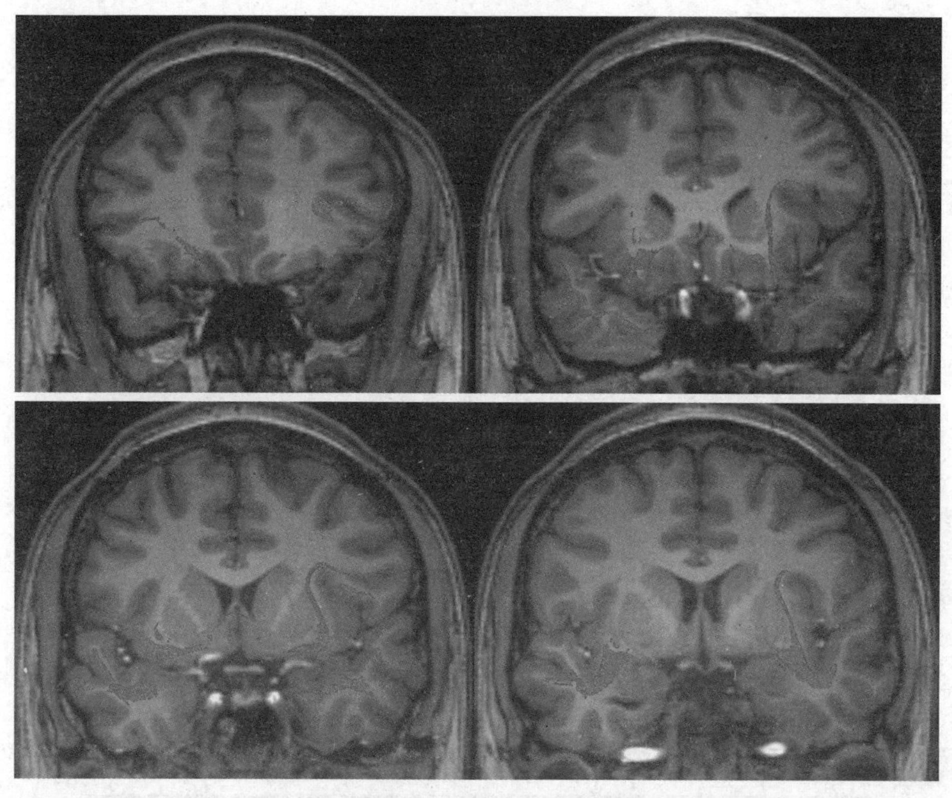

图4－100 ■钩束 冠状解剖

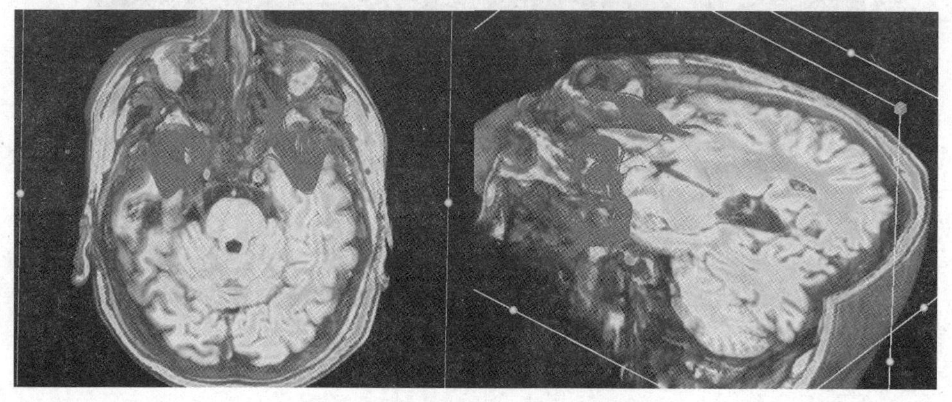

图4－101 ■钩束 三维影像

2）钩束与脑血管三维影像

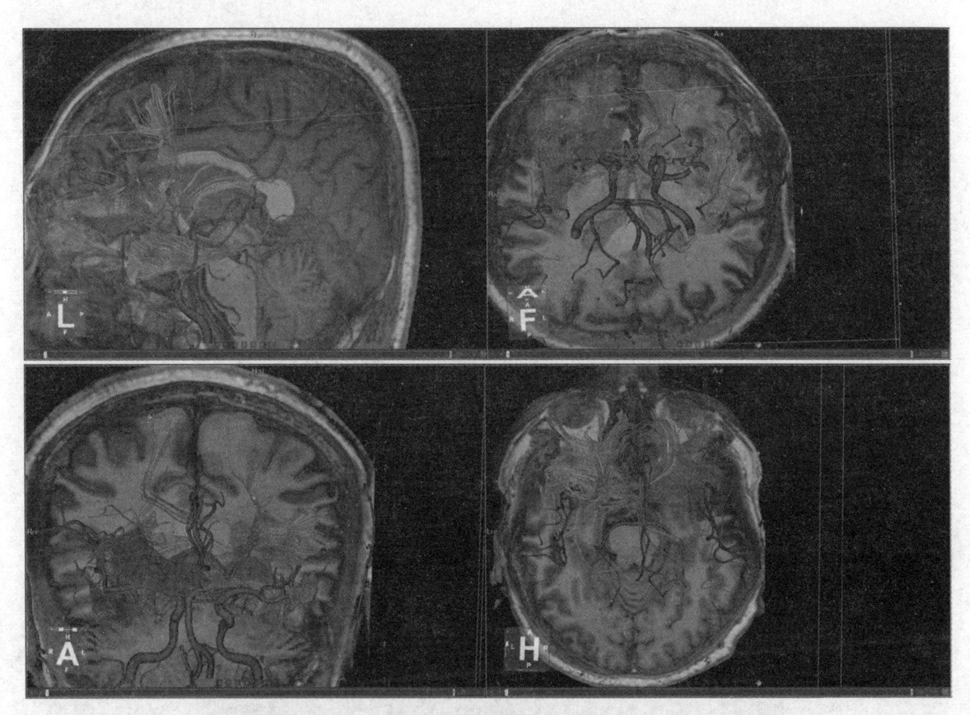

图4－102　■钩束　■脑血管

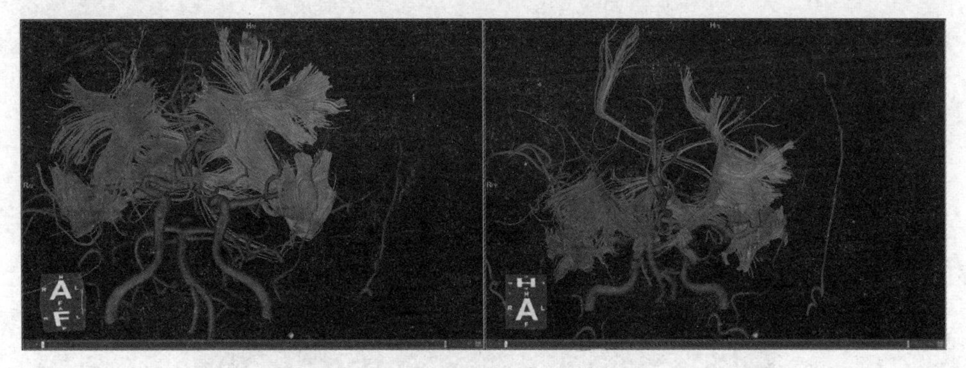

图4－103　■钩束　■脑血管

3）钩束与胼胝体横断解剖

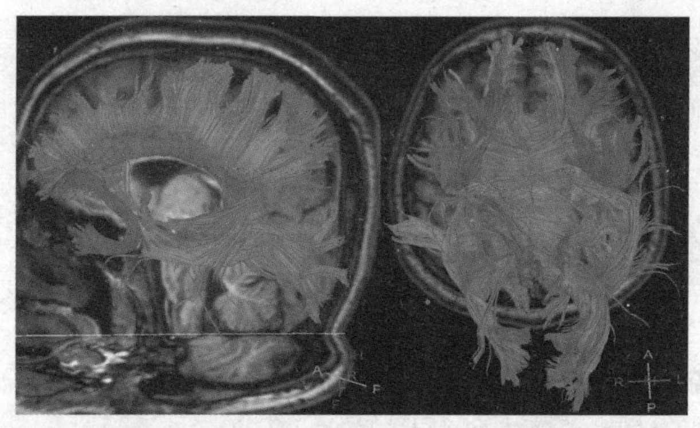

左侧面观　　　　　　　　下面观

图4－104　■胼胝体　■钩束　病例1

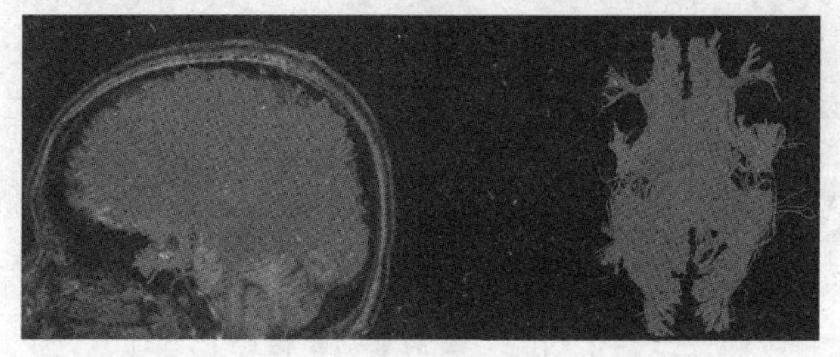

左侧面观　　　　　　　　下面观

图4－105　■胼胝体　■钩束　病例2

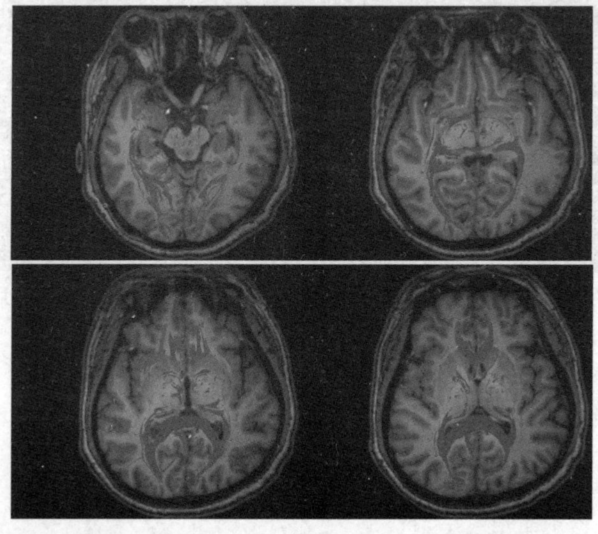

图4－106　■胼胝体　■钩束　横断解剖

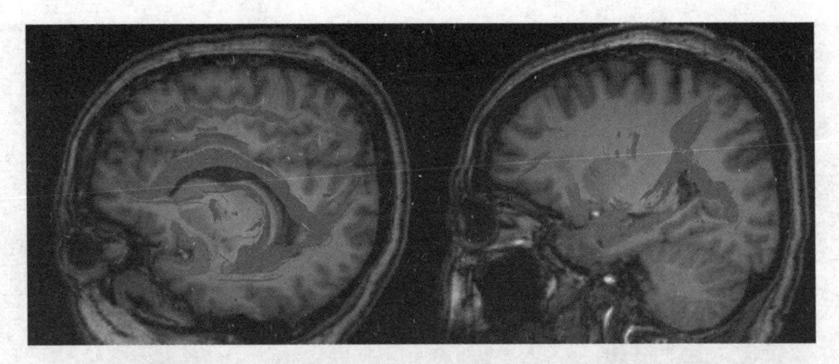

图4-107　■胼胝体　■钩束　失状解剖

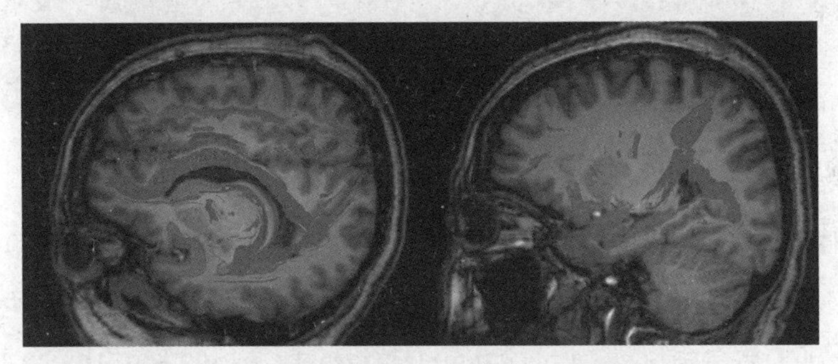

图4-108　■胼胝体　■钩束　冠状解剖

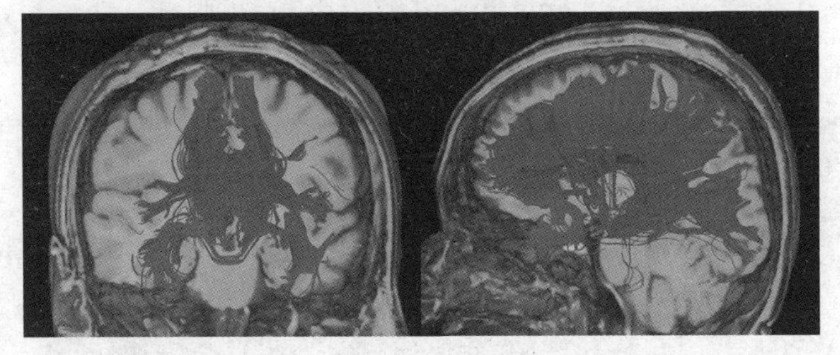

图4-109　■胼胝体　■钩束　三维影像

4. 下额枕束

下额枕束走形于外囊，扁平向后，前端起自额下回，发出纤维到达顶枕叶，其内部有胼胝体压部纤维束融于其中，内侧走形的是前联合，外侧毗邻下纵束，前方环抱钩束，在胼胝体联合纤维的环绕下，与两侧大脑半球的额、颞、顶、枕、岛叶相联络（图4-110）。

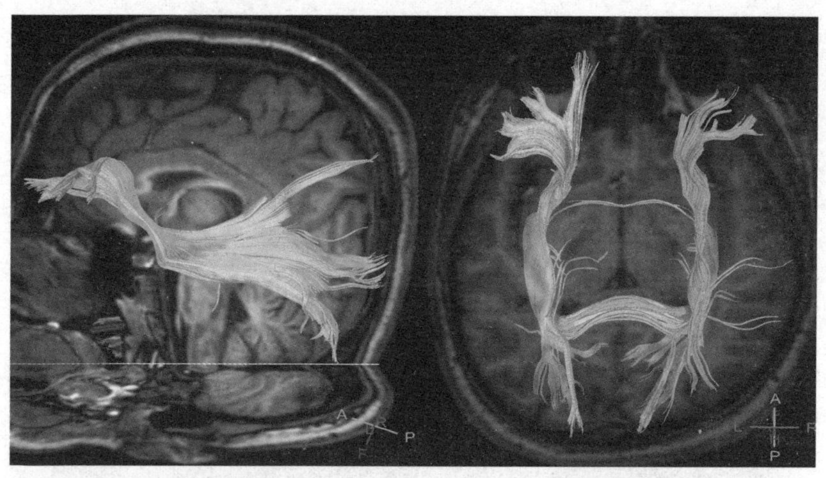

左侧面观　　　　　　　　　　上面观

图4－110　■左侧下额枕束　■右侧下额枕束　病例1

两侧下额枕束通过胼胝体压部纤维束将其联系在一起，并且有前联合、胼胝体纤维束参与其中，使得两侧大脑半球的信息得到充分共享，上图中左侧下额枕束数据分析显示Lines 1361；Voxels 3171；FA 0.482±0.173；ADC[10^{-3}mm^2/s] 0.886±0.335；Length[mm] 97.7±36.25)。

1）下额枕束横断解剖

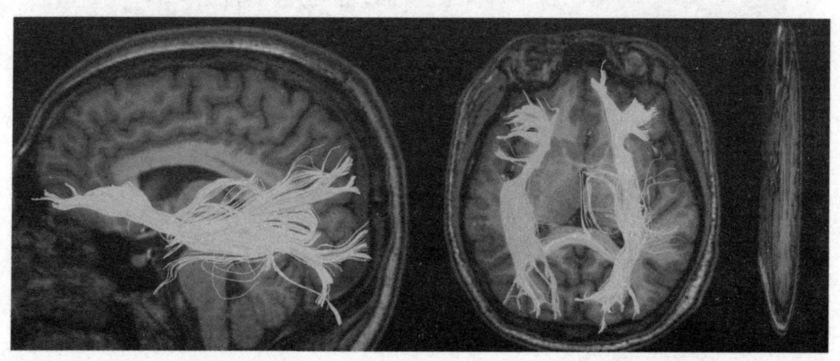

左侧面观　　　　　　　　　　上面观

图4－111　■左侧下额枕束　■右侧下额枕束　病例2

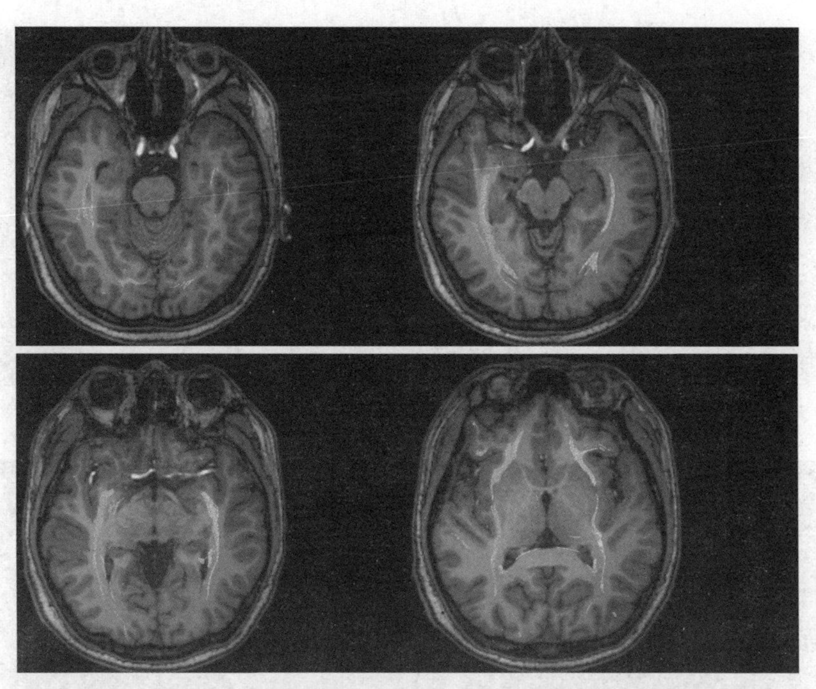

图4－112　■左侧下额枕束　■右侧下额枕束　横断解剖

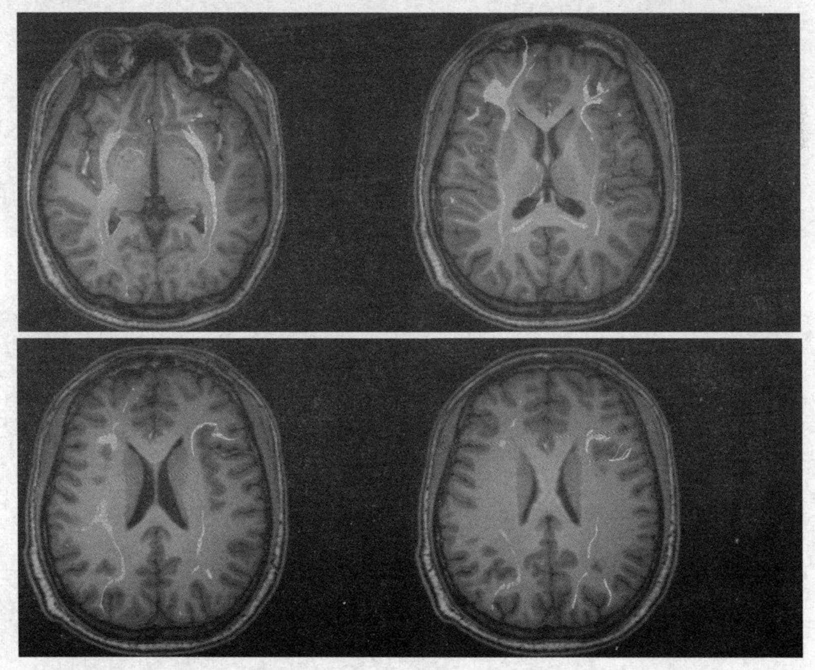

图4－113　■左侧下额枕束　■右侧下额枕束　横断解剖

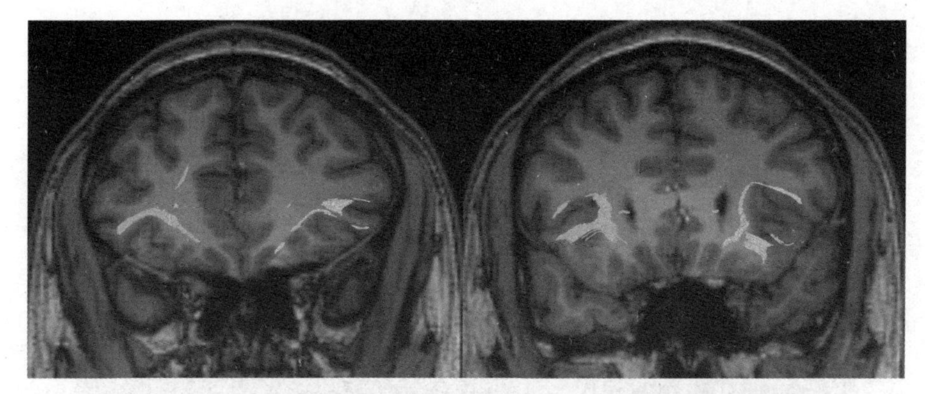

图4－114 ■左侧下额枕束 ■右侧下额枕束 冠状解剖

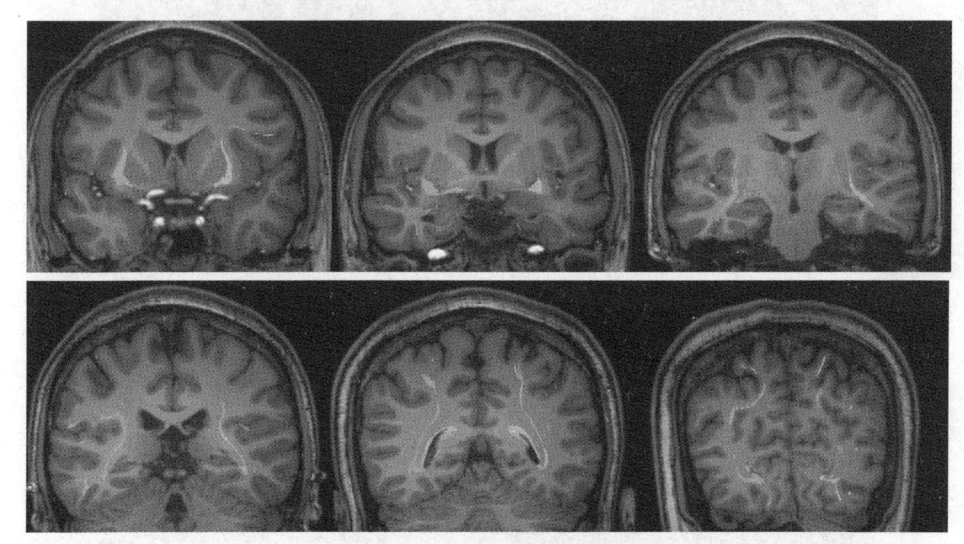

图4－115 ■左侧下额枕束 ■右侧下额枕束 冠状解剖

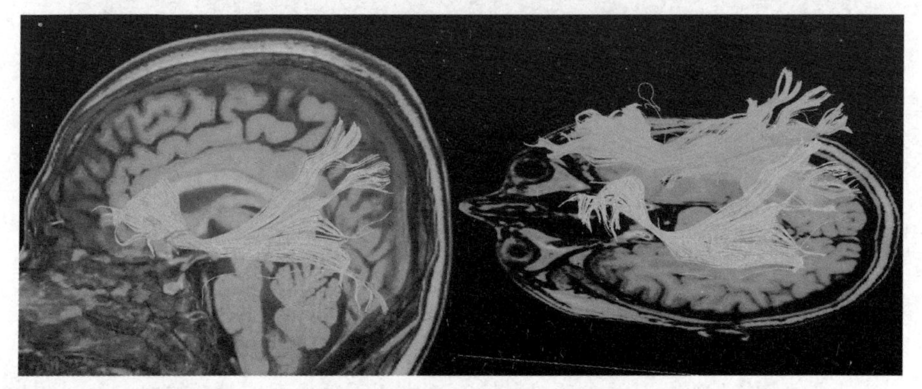

图4－116 ■左侧下额枕束 ■右侧下额枕束 三维影像

2）下额枕束与脑血管三维影像

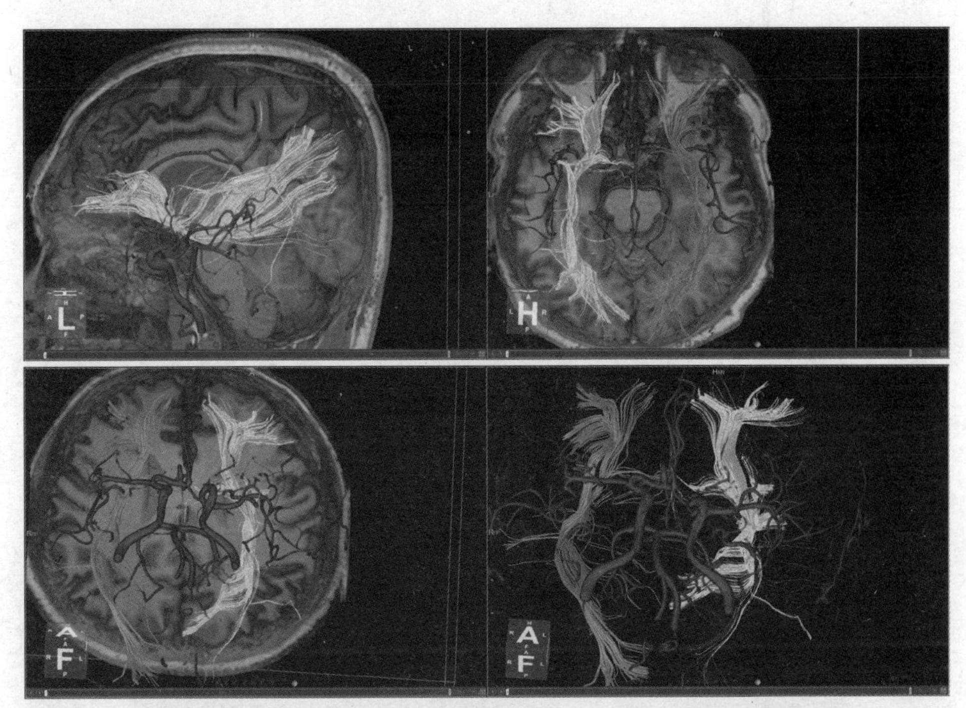

图4－117　■左侧下额枕束　■右侧下额枕束　■脑血管

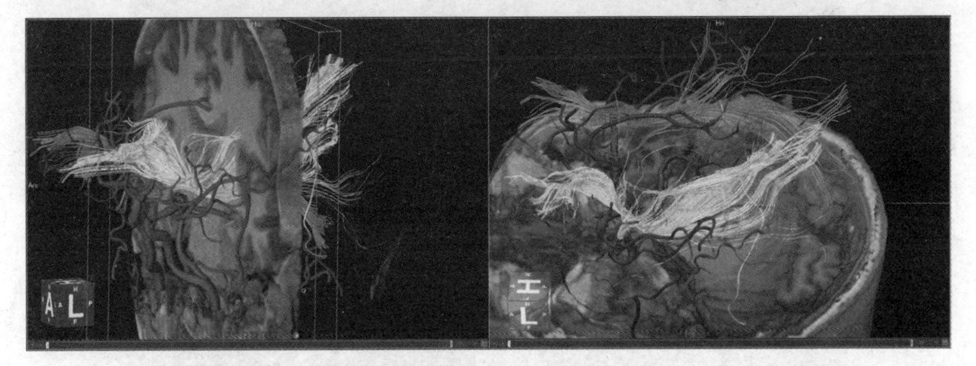

图4－118　■左侧下额枕束　■右侧下额枕束　■脑血管

3）下额枕束与钩束横断解剖

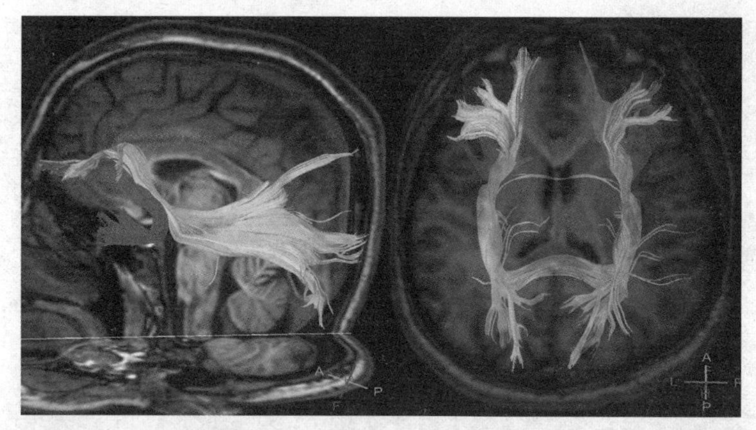

左侧面观　　　　　　　　上面观

图4－119　■左侧下额枕束　■右侧下额枕束　■钩束　病例1

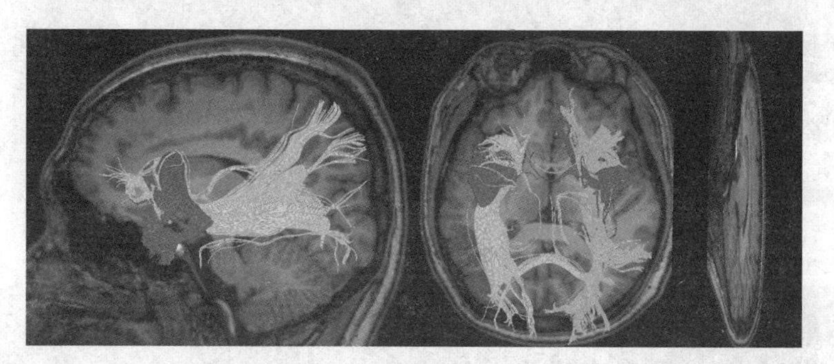

左侧面观　　　　　　　　上面观

图4－120　■左侧下额枕束　■右侧下额枕束　■钩束　病例2

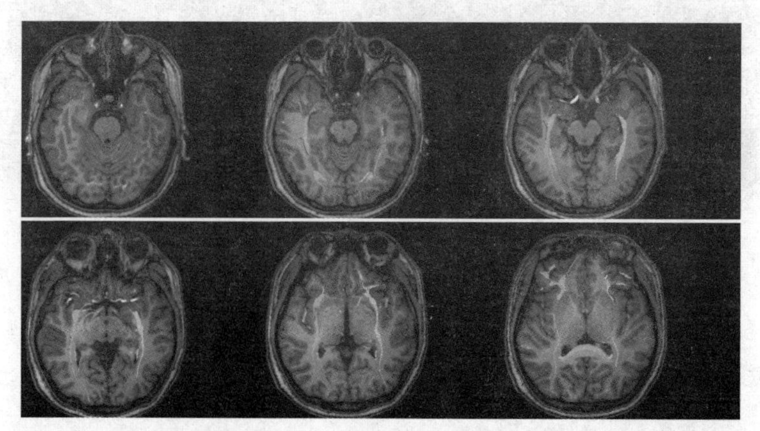

图4－121　■左侧下额枕束　■右侧下额枕束　■钩束　横断解剖

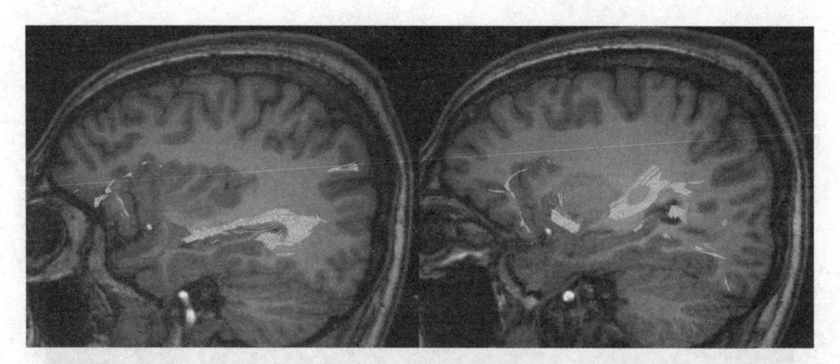

图4－122　■左侧下额枕束　■右侧下额枕束　■钩束　矢状解剖

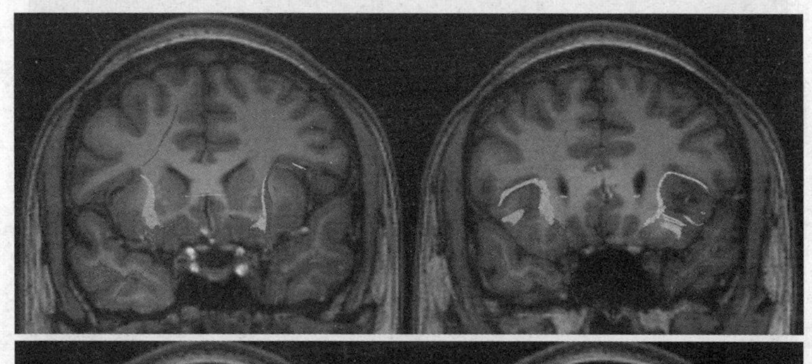

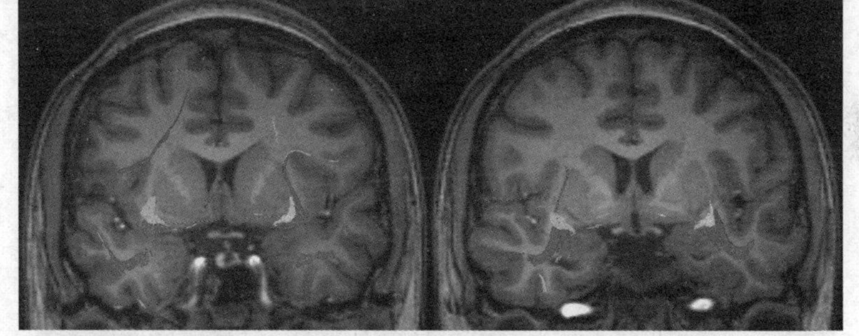

图4－123　■左侧下额枕束　■右侧下额枕束　■钩束　冠状解剖

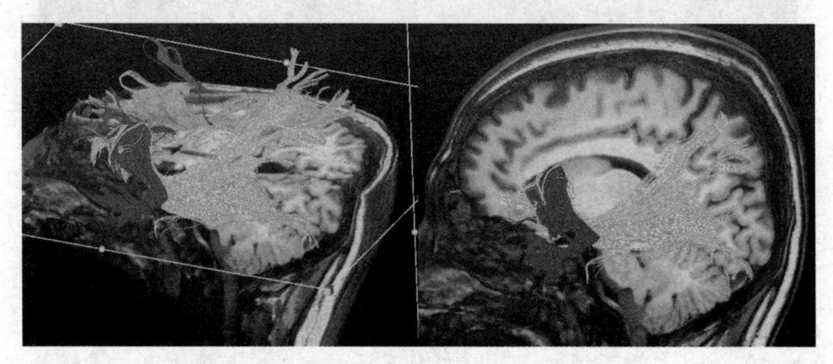

图4－124　■左侧下额枕束　■右侧下额枕束　■钩束　三维影像

4）下额枕束与上额枕束横断解剖

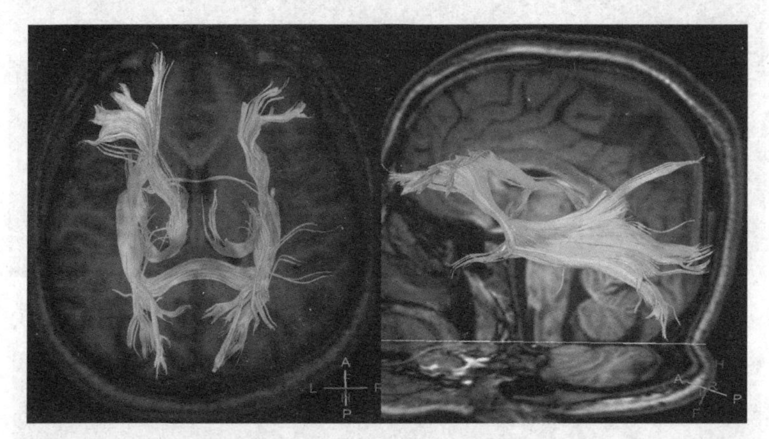

上面观　　　　左侧面观

图4－125　■左侧下额枕束　■右侧下额枕束　■上额枕束　病例1

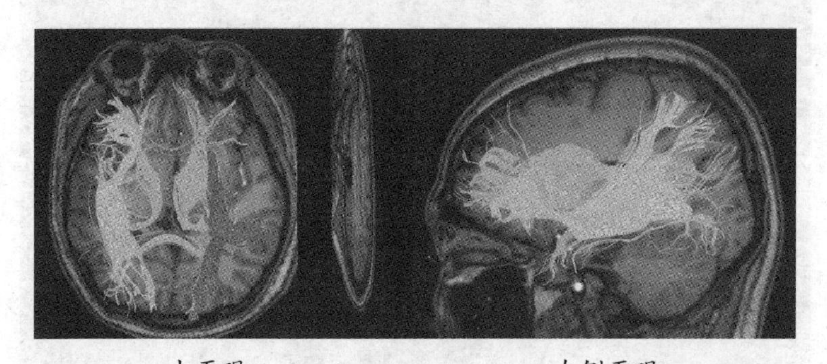

上面观　　　　左侧面观

图4－126　■左侧下额枕束　■右侧下额枕束　■上额枕束　病例2

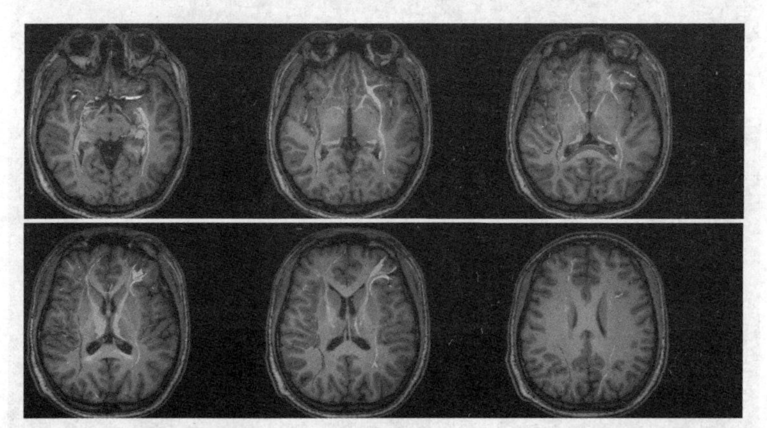

图4－127　■左侧下额枕束　■右侧下额枕束　■上额枕束　横断解剖

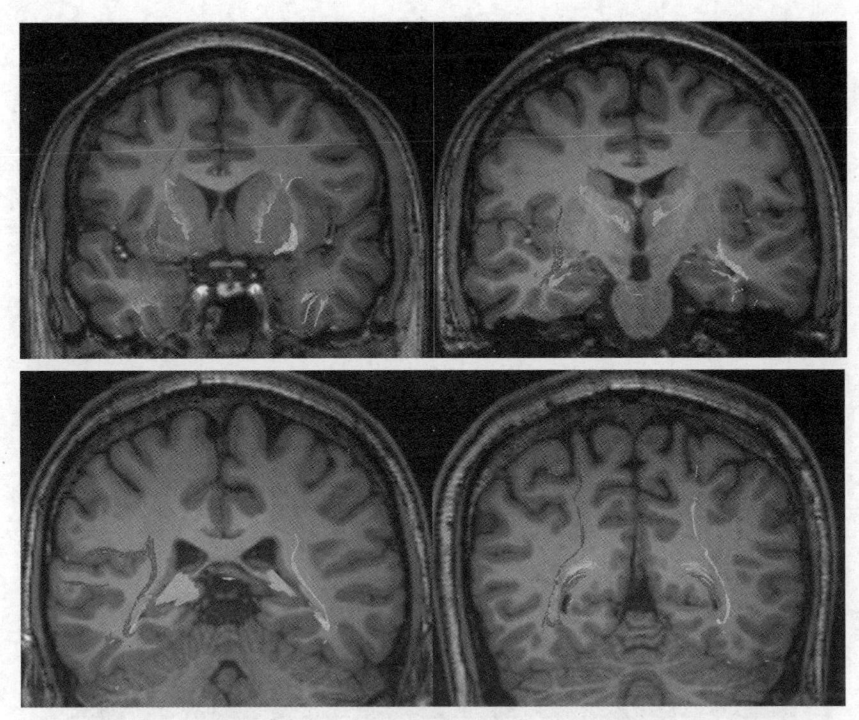

图4－128　■左侧下额枕束　■右侧下额枕束　■上额枕束　冠状解剖

5）下额枕束与上纵束横断解剖

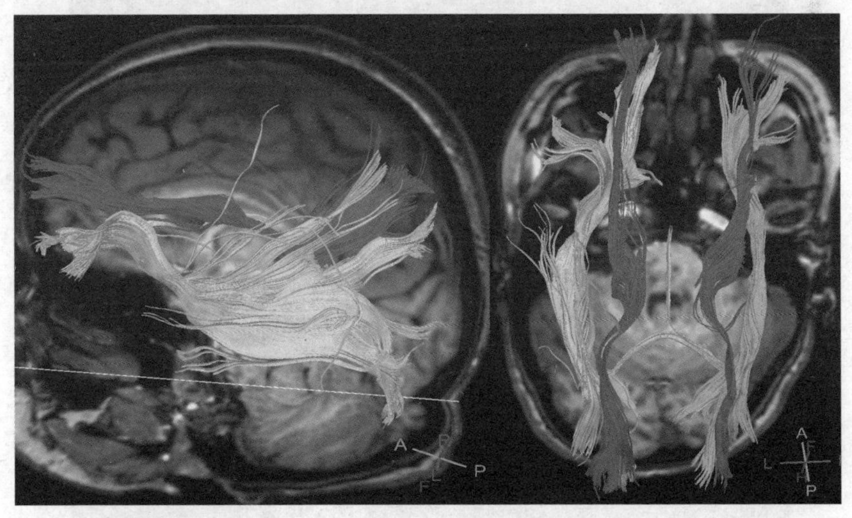

左侧面观　　　　上面观

图4－129　■左侧下额枕束　■右侧下额枕束　■上纵束　病例1

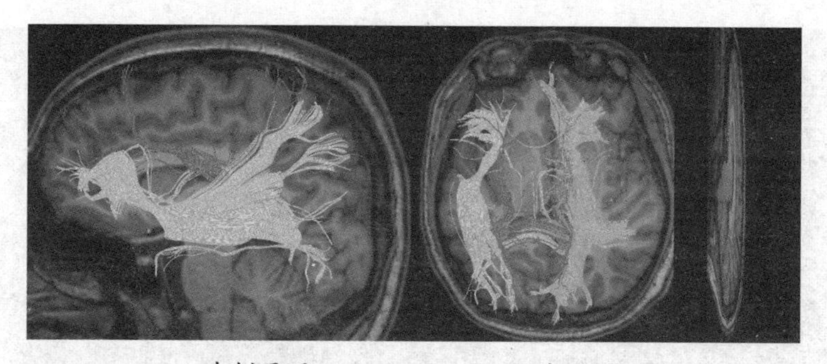

左侧面观　　　　上面观

图4－130　■左侧下额枕束　■右侧下额枕束　■■上纵束　病例2

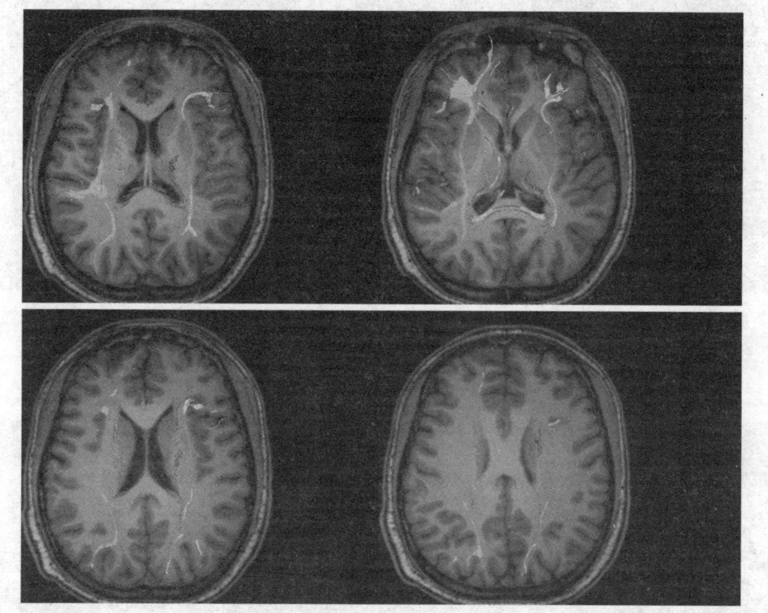

图4－131　■左侧下额枕束　■右侧下额枕束　■■上纵束　横断解剖

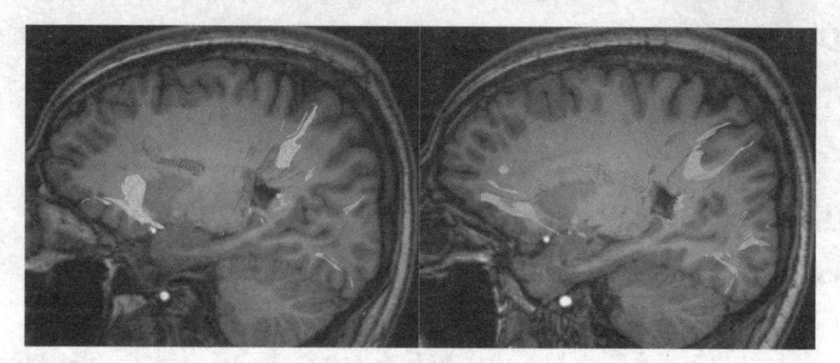

图4－132　■左侧下额枕束　■右侧下额枕束　■■上纵束　矢状解剖

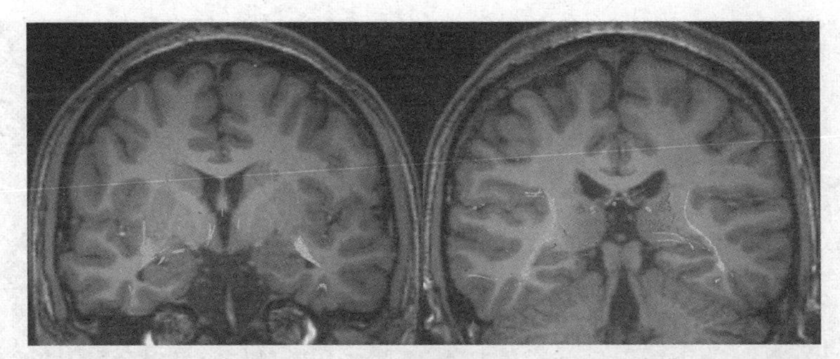

图4－133 ■左侧下额枕束 ■右侧下额枕束 ■■上纵束 冠状面解剖

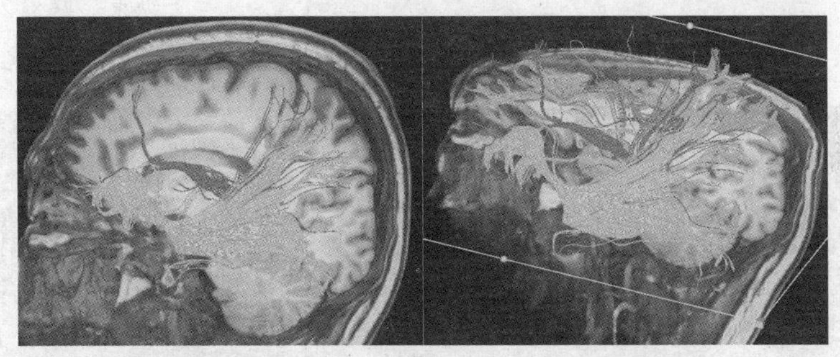

左侧面观　　左侧面观

图4－134 ■左侧下额枕束 ■右侧下额枕束 ■■上纵束 三维影像

6）下额枕束与胼胝体、钩束横断解剖

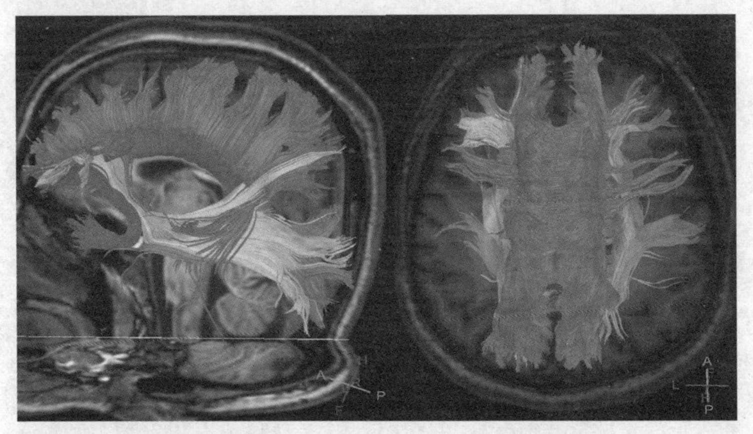

左侧面观　　上面观

图4－135 ■左侧下额枕束 ■右侧下额枕束 ■钩束 ■胼胝体 病例1

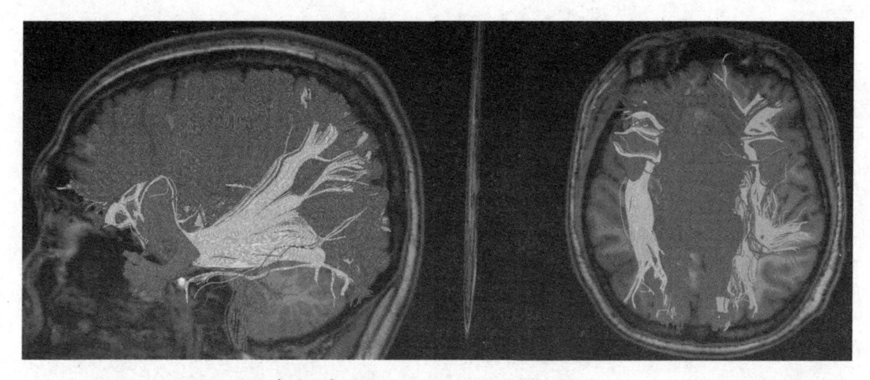

图4－136 ■左侧下额枕束 ■右侧下额枕束 ■钩束 ■胼胝体 病例2

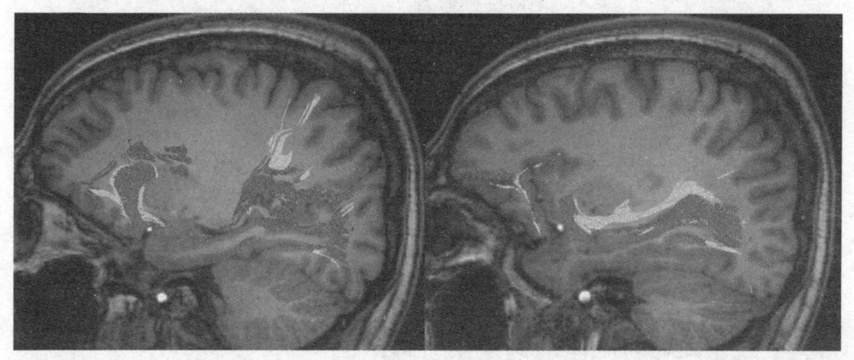

图4－137 ■左侧下额枕束 ■右侧下额枕束 ■钩束 ■胼胝体 矢状解剖

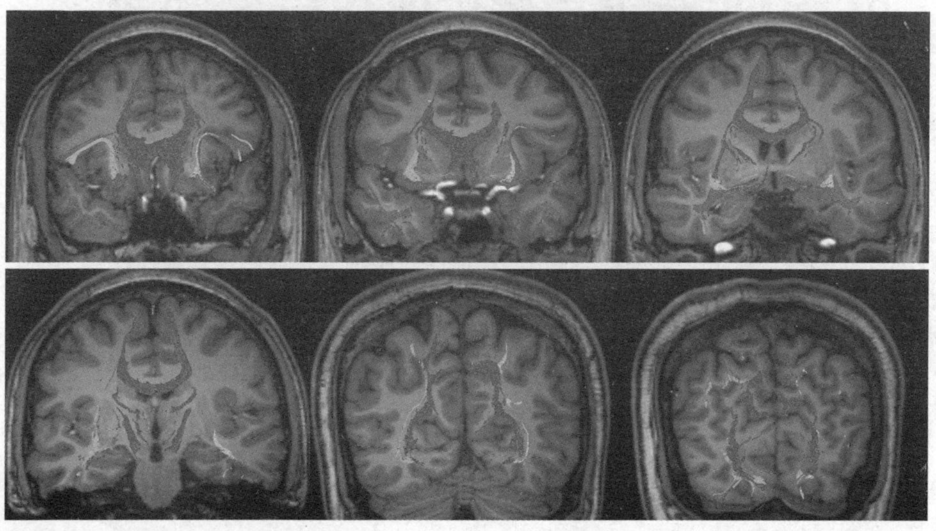

图4－138 ■左侧下额枕束 ■右侧下额枕束 ■钩束 ■胼胝体 冠状解剖

5. 下纵束

下纵束位于颞枕叶，走形贴近下额枕束外侧。紧邻侧脑室下角的外侧面，从枕极向颞极延伸，横穿颞叶长轴，连接颞叶与枕叶皮质，亦称枕颞束，其内有胼胝体毯部纤维束参与其中，联系两侧下纵束，并在其外侧包绕（图4-139）。

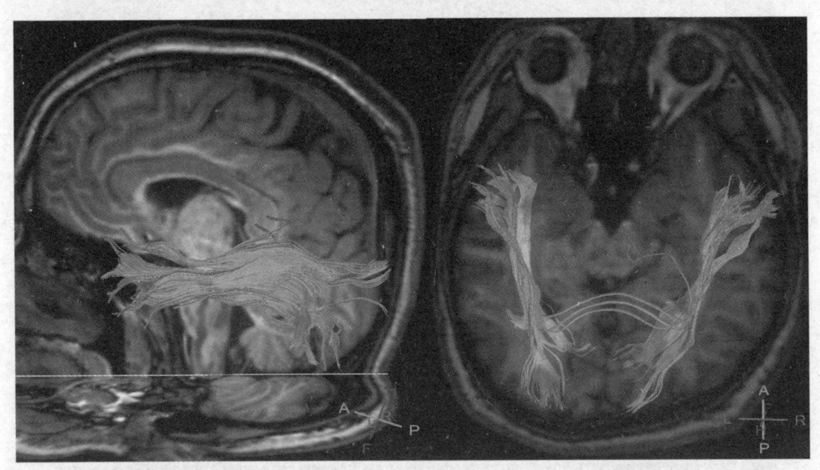

左侧面观　　上面观

图4-139　■下纵束　病例1

下纵束主要是联系枕叶及颞叶，其纤维束前后方向走形，位于下额枕束外侧，其外侧有弓状束及弓状纤维。上图中左侧下纵束数据分析显示Lines 1904；Voxels 1831；FA 0.444±0.155；ADC[$10^{-3}mm^2/s$] 0.826±0.154；Length[mm] 75.28±15.81。

1）下纵束横断解剖

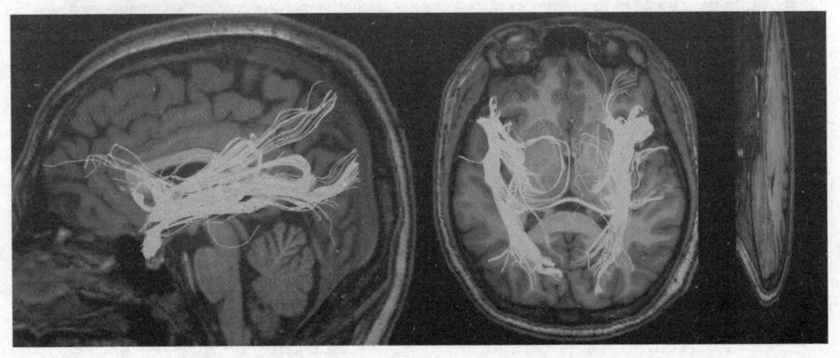
图4-140　■下纵束　病例2

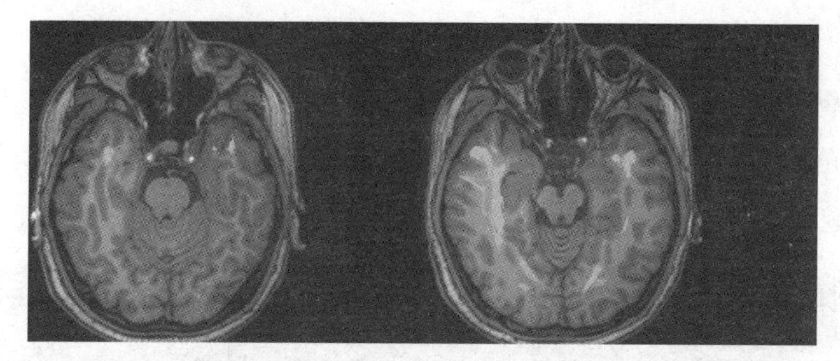

图4－141 ■ 下纵束　横断解剖

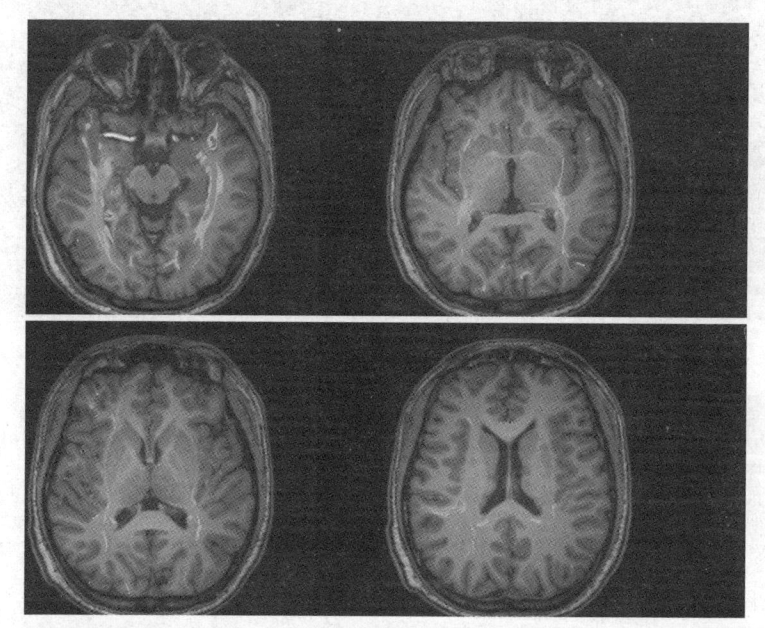

图4－142 ■ 下纵束　横断解剖

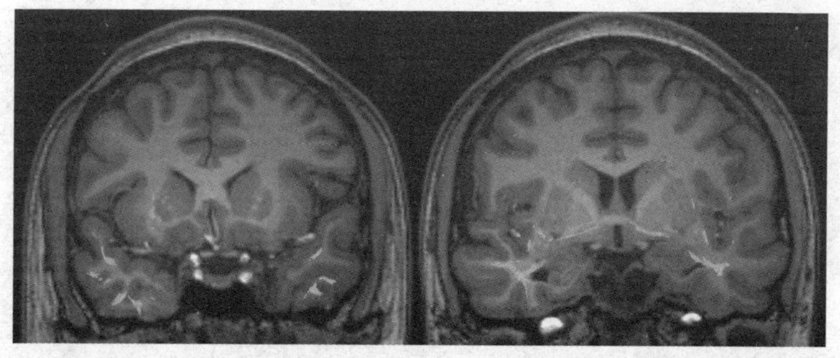

图4－143 ■ 下纵束　冠状解剖

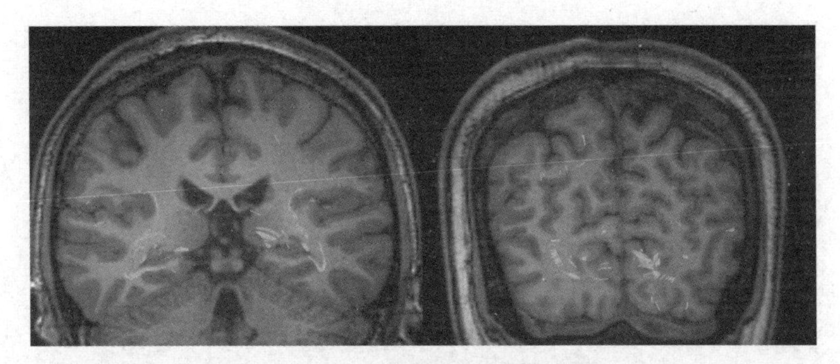

图 4－144　■下纵束　冠状解剖

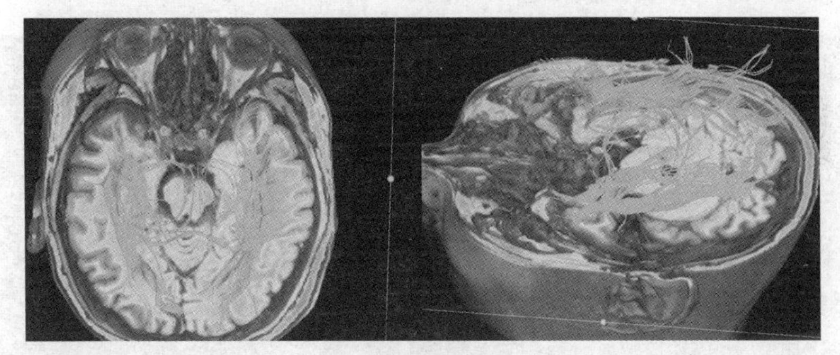

图 4－145　■下纵束　三维影像

2）下纵束与脑血管三维影像

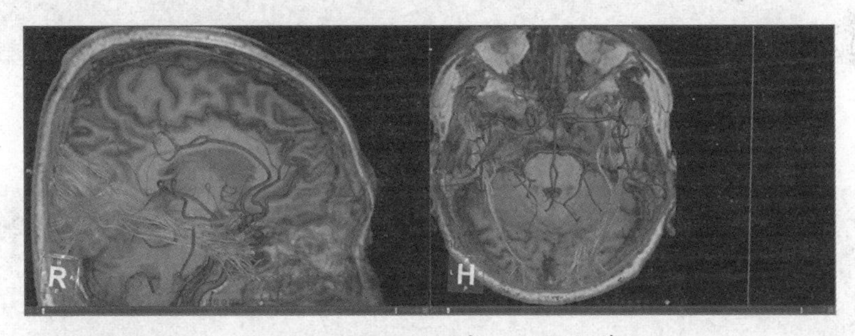

图 4－146　■下纵束　■脑血管

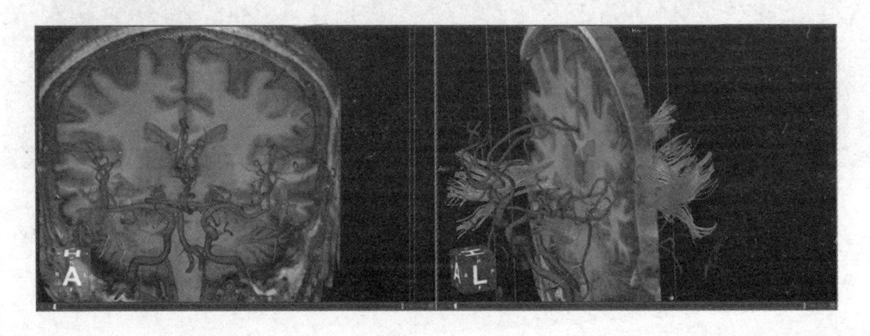

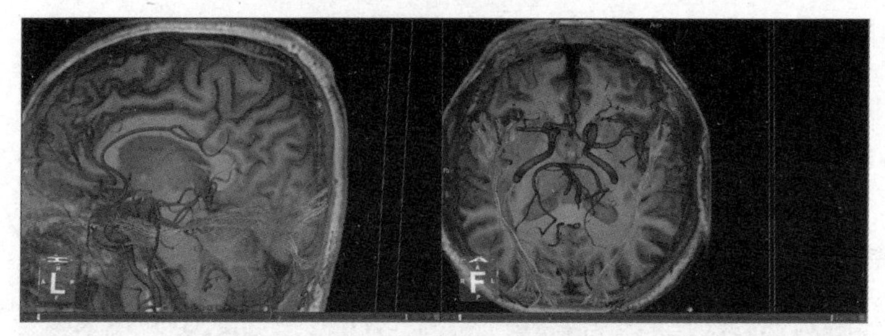

图4－147 ■下纵束 ■脑血管

3）下纵束与下额枕束横断解剖

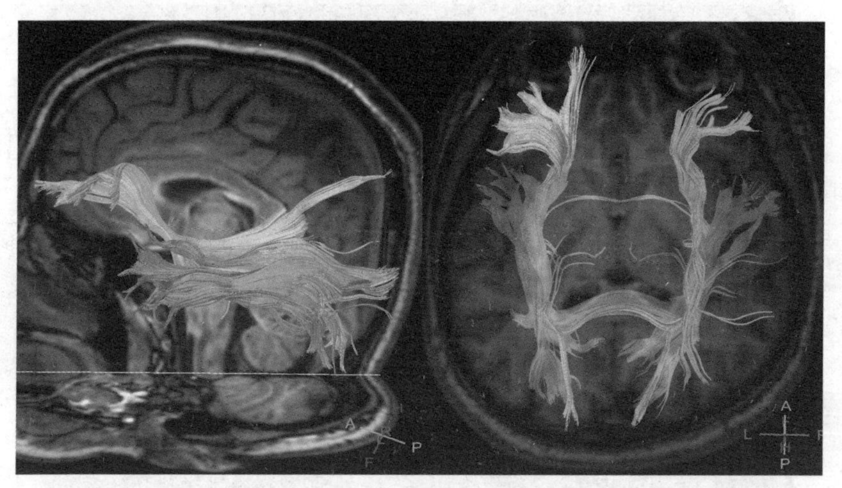

左侧面观 上面观

图4－148 ■左侧下额枕束 ■右侧下额枕束 ■下纵束 病例1

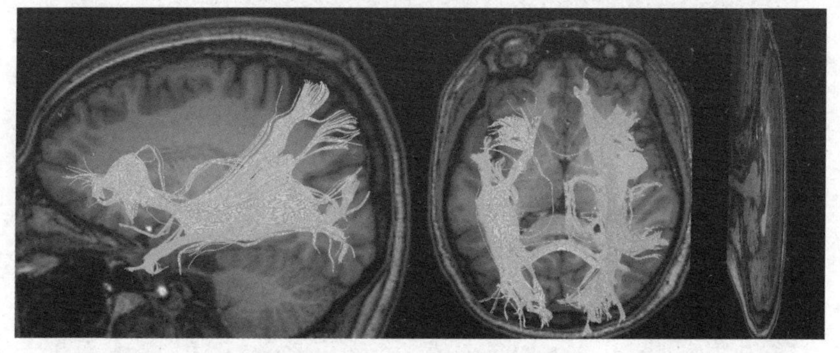

左侧面观 上面观

图4－149 ■左侧下额枕束 ■右侧下额枕束 ■下纵束 病例2

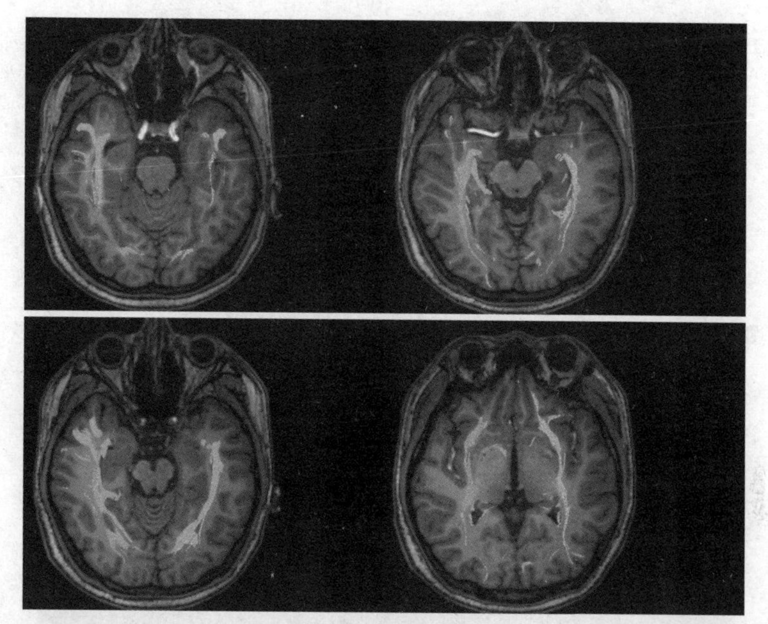

图4－150　■ 左侧下额枕束　■ 右侧下额枕束　■ 下纵束　横断解剖

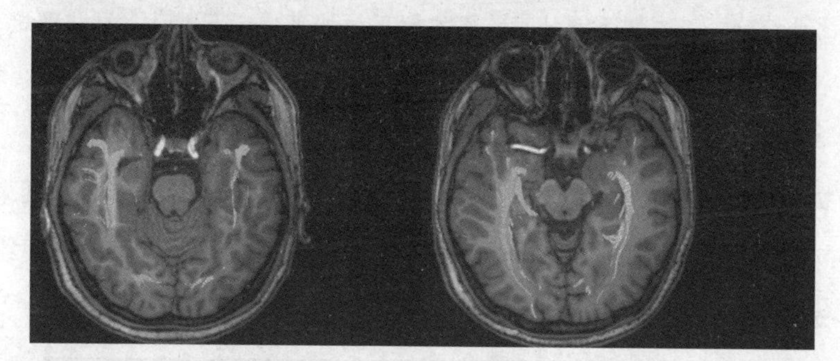

图4－151　■ 左侧下额枕束　■ 右侧下额枕束　■ 下纵束　横断解剖

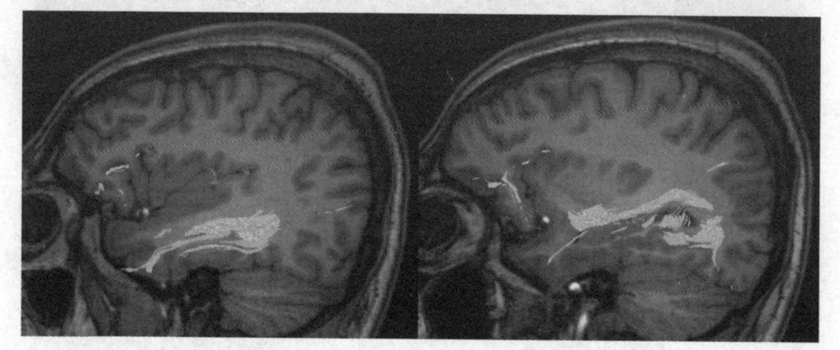

图4－152　■ 左侧下额枕束　■ 右侧下额枕束　■ 下纵束　矢状解剖

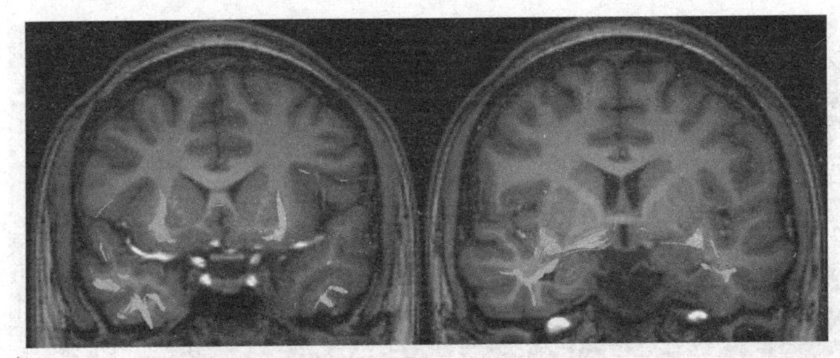

图4－153 ■左侧下额枕束 ■右侧下额枕束 ■下纵束 冠状解剖

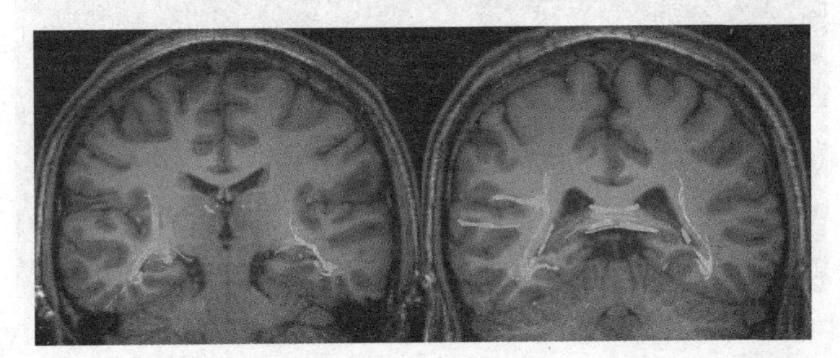

图4－154 ■左侧下额枕束 ■右侧下额枕束 ■下纵束 冠状解剖

6. 弓状束

弓状束环绕外侧沟后端，连接额颞顶叶，部分人群是一个单独纤维束构成，部分人群由两个弓状束贴邻而围成，其内侧为下纵束、下额枕束、投射纤维等，外侧为弓状纤维（图4-155）。

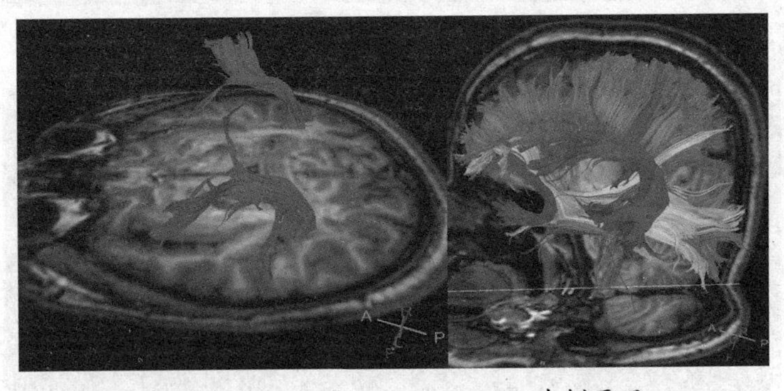

左侧面观　　左侧面观

■弓状束 ■左侧下额枕束 ■钩束 ■胼胝体 病例1

图4－155 弓状束在大脑内的位置走形

弓状束位于投射纤维、下额枕束、下纵束外侧，其联系广泛，纤维束到达额、颞、顶叶。在其周围，有很多小的弓状束及弓状纤维，使得其连接范围大大增加。在优势半球该束受损，可导致明显的认知障碍。上图中左侧弓状束数据分析显示Lines 1541；Voxels 1151；FA 0.417±0.153；ADC[$10^{-3}mm^2/s$] 0.767±0.133；Length[mm] 80.02±18.12。

1）弓状束横断解剖

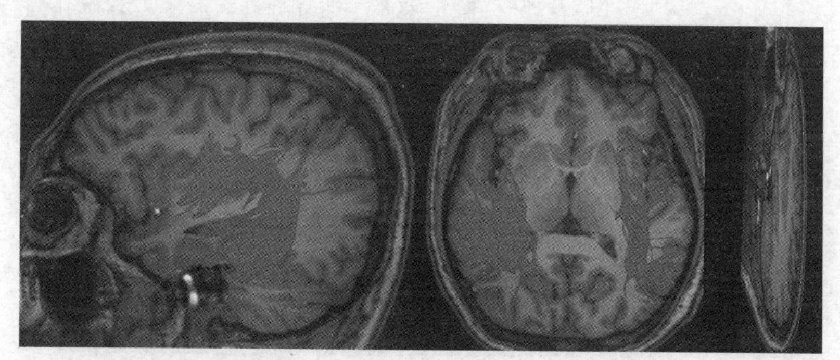

左侧面观　　　　　　　　　　　　上面观

图4－156　■弓状束　病例2

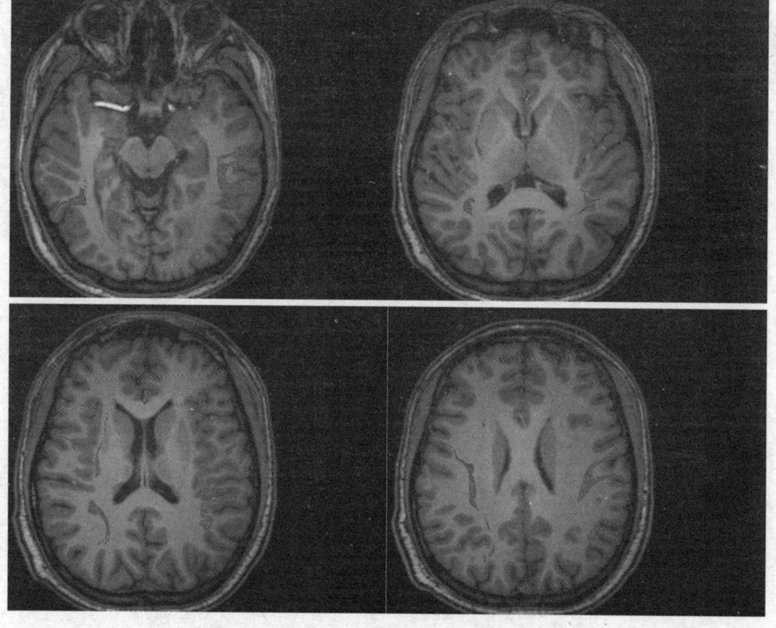

图4－157　■弓状束　横断解剖

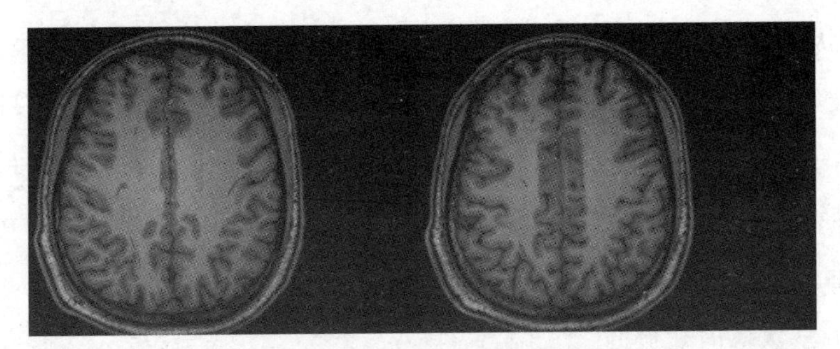

图4－158 ■弓状束 横断解剖

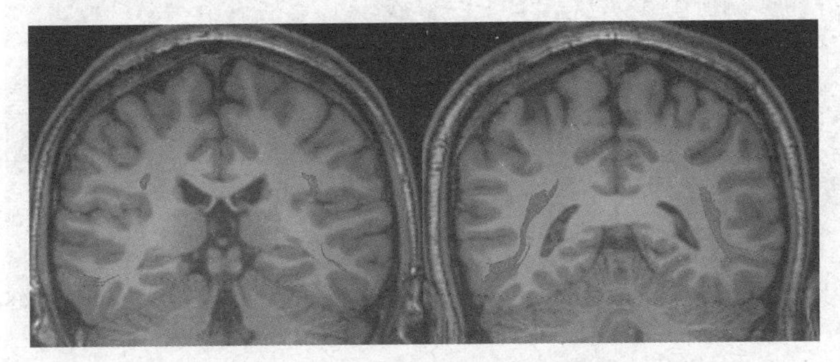

图4－159 ■弓状束 冠状解剖

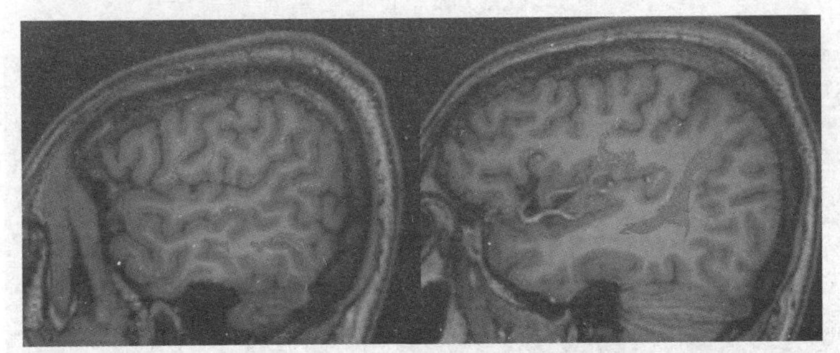

图4－160 ■弓状束 矢状解剖

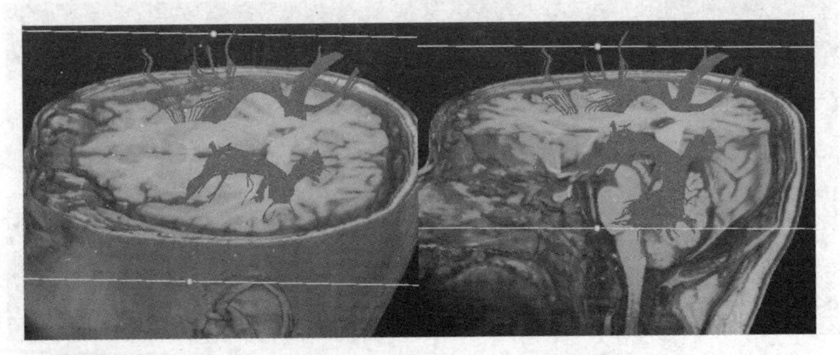

图4－161 ■弓状束 三维影像

2）弓状束与脑血管三维影像

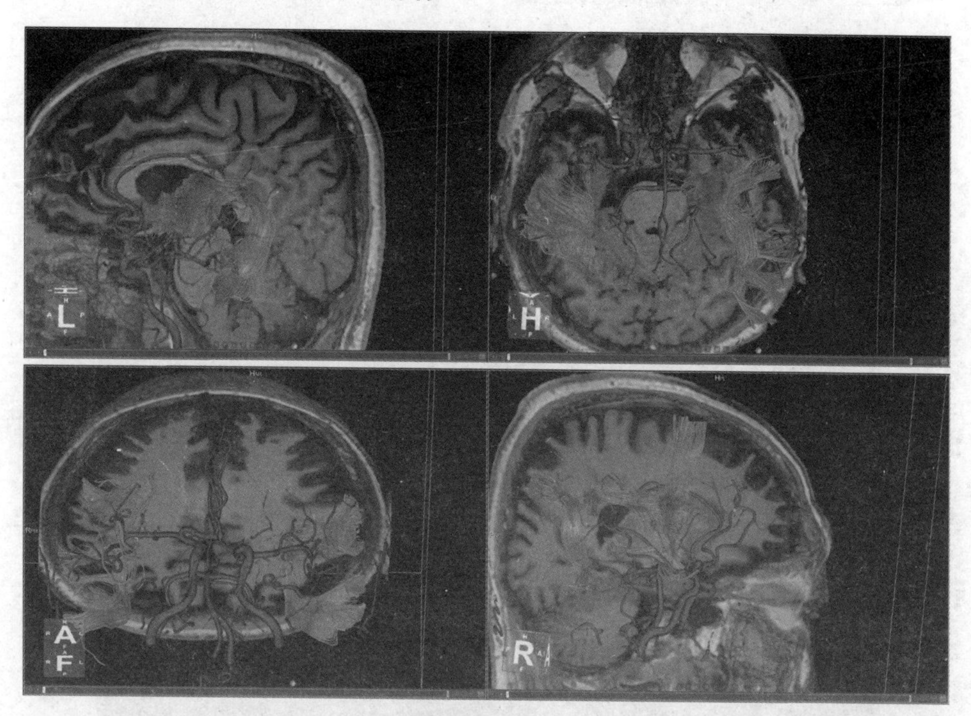

图4－162　■弓状束　■脑血管

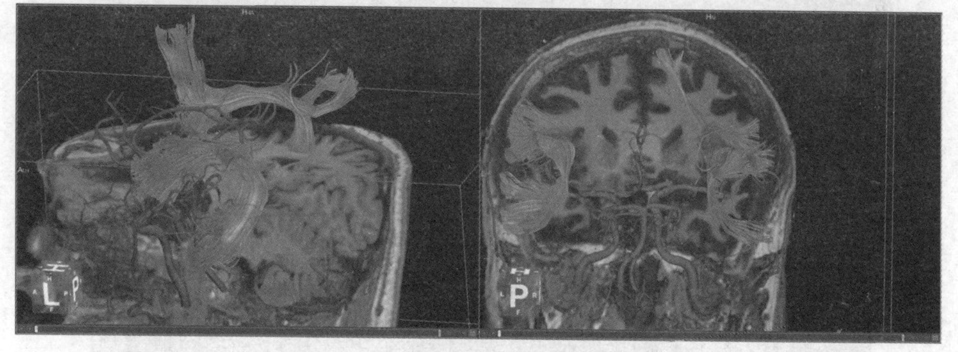

图4－163　■弓状束　■脑血管

2）弓状束与下额枕束横断解剖

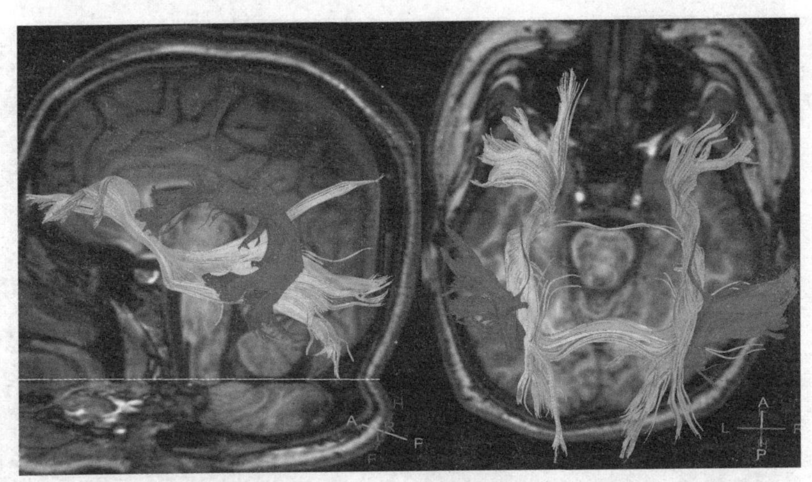

左侧面观　　上面观

图4－164　■左侧下额枕束　■右侧下额枕束　■弓状束　病例1

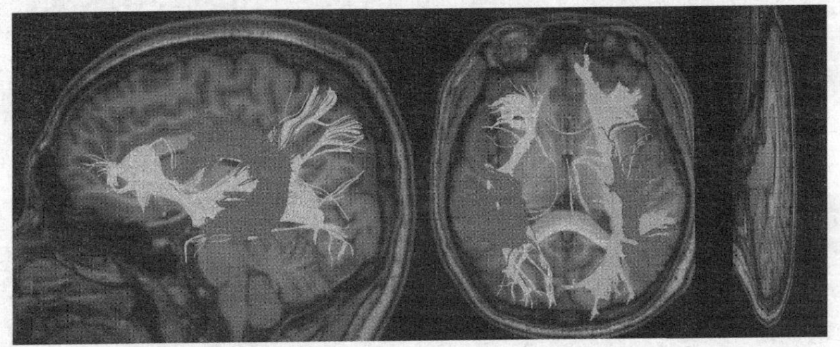

左侧面观　　上面观

图4－165　■左侧下额枕束　■右侧下额枕束　■弓状束　病例2

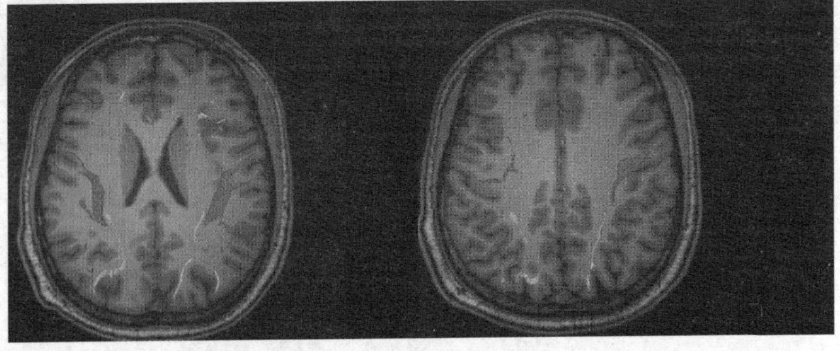

图4－166　■左侧下额枕束　■右侧下额枕束　■弓状束　横断解剖

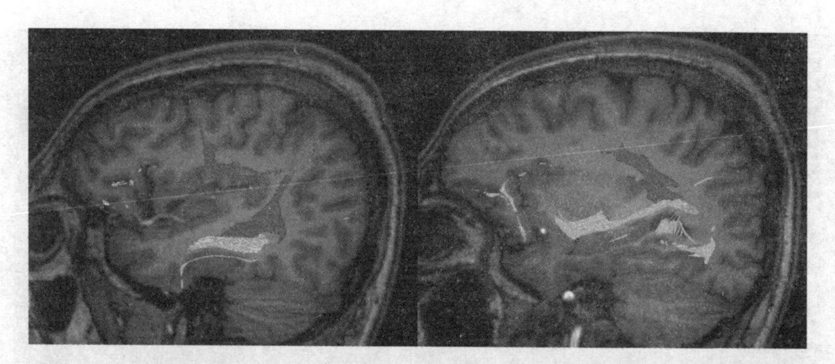

图4－167　■左侧下额枕束　■右侧下额枕束　■弓状束　矢状解剖

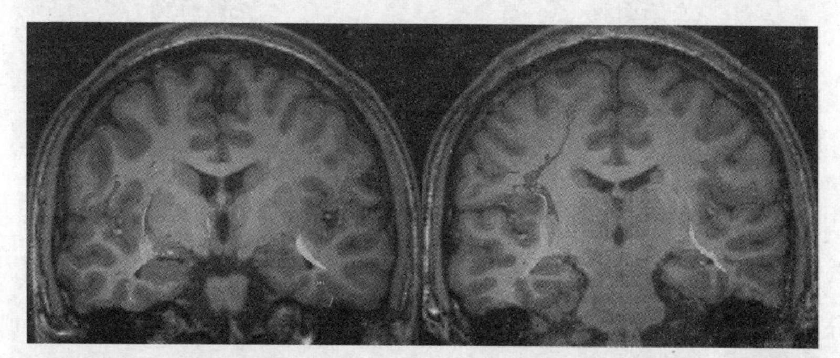

图4－168　■左侧下额枕束　■右侧下额枕束　■弓状束　冠状解剖

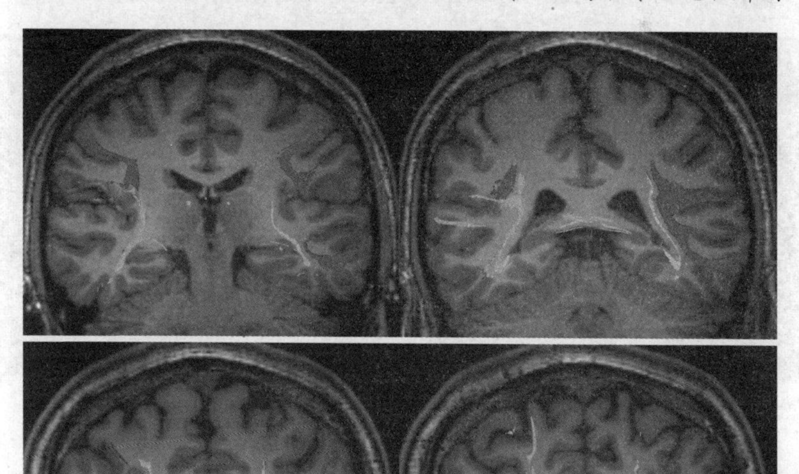

图4－169　■左侧下额枕束　■右侧下额枕束　■弓状束　冠状解剖

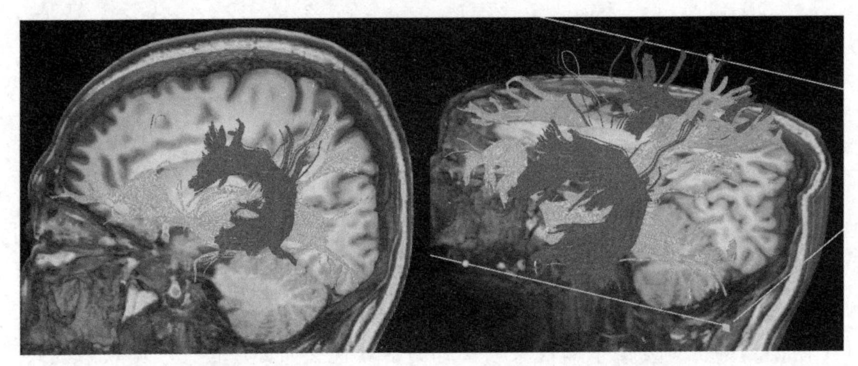

左侧面观　　左侧面观

图4－170　■左侧下额枕束　■右侧下额枕束　■弓状束　三维影像

7. 扣带束

扣带束回位于大脑半球内侧面，由胼胝体向上发出的纤维束包绕其中，位于胼胝体沟与扣带沟之间。它向后在胼胝体压部处弯曲，它的前端围绕胼胝体膝部。分为前部、水平部、压部、后部。旁正中矢状位显示该束轮廓与胼胝体类似，扣带束使大脑的新皮层与边缘叶系统相互连接（图4－171）。

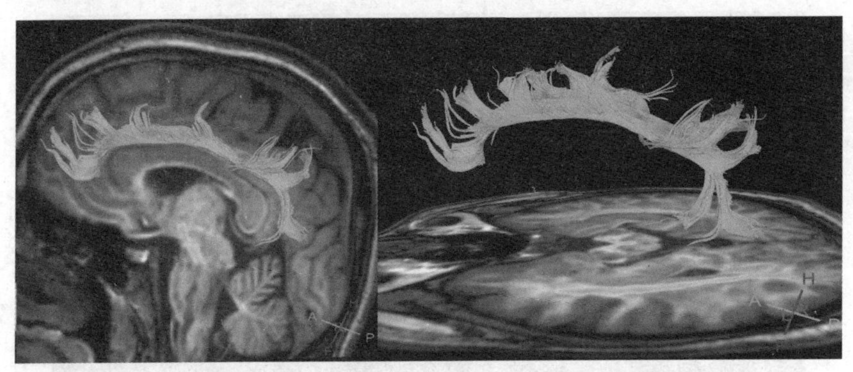

左侧面观　　左侧面观

图4－171　■扣带束　病例1

扣带束由胼胝体纤维束包绕，下方与海马纤维束相联系，自前方额叶弯曲向后到顶叶、枕叶。上图中扣带束数据分析显示Lines 3983; Voxels 2632; FA 0.391±0.168; ADC[$10^{-3}mm^2/s$] 0.835±0.174; Length[mm] 86.58±25.25。

1）扣带束横断解剖

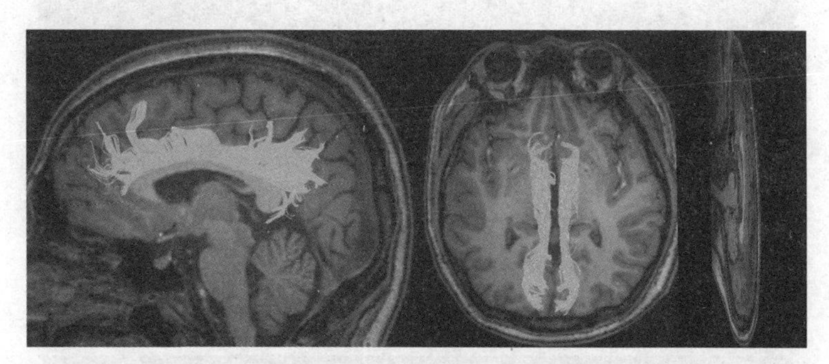

图4-172　■扣带束　病例2

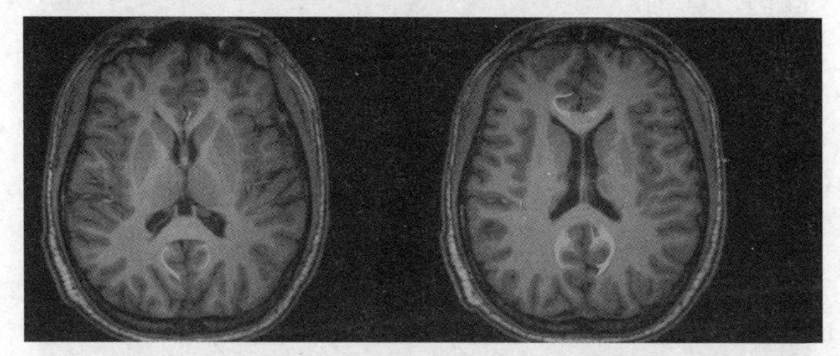

图4-173　■扣带束　横断解剖

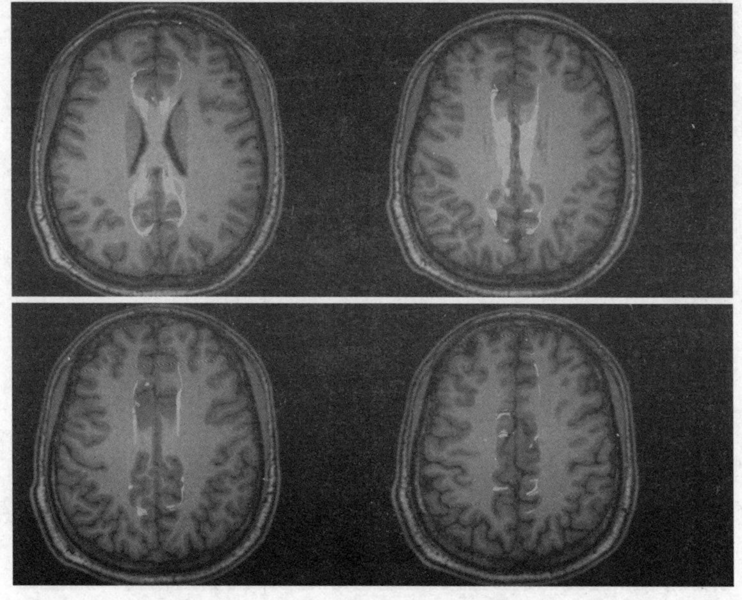

图4-174　■扣带束　横断解剖

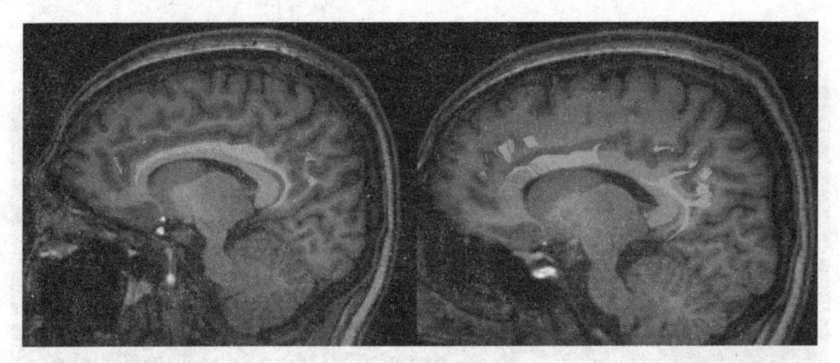

图4－175 ■扣带束 矢状解剖

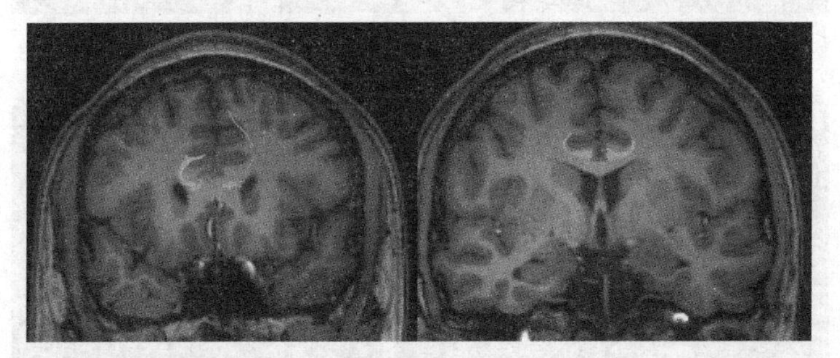

图4－176 ■扣带束 冠状解剖

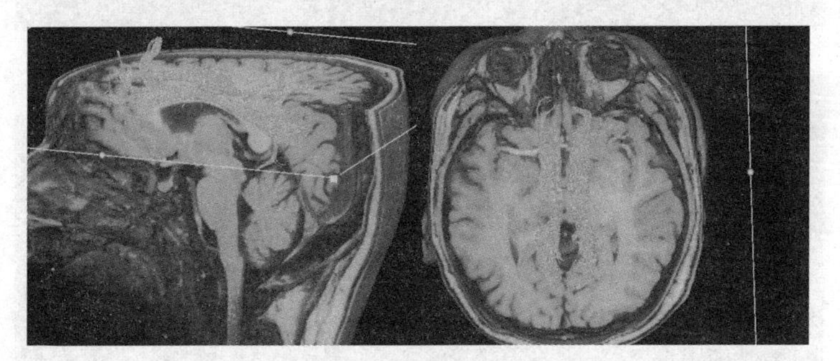

图4－177 ■扣带束 三维影像

2）扣带束与脑血管三维影像

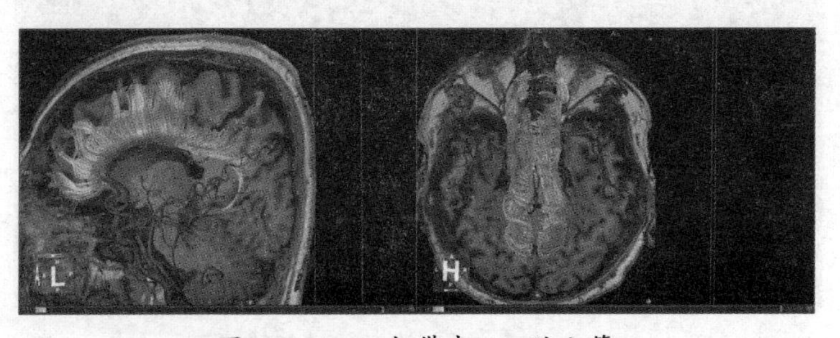

图4－178 ■扣带束 ■脑血管

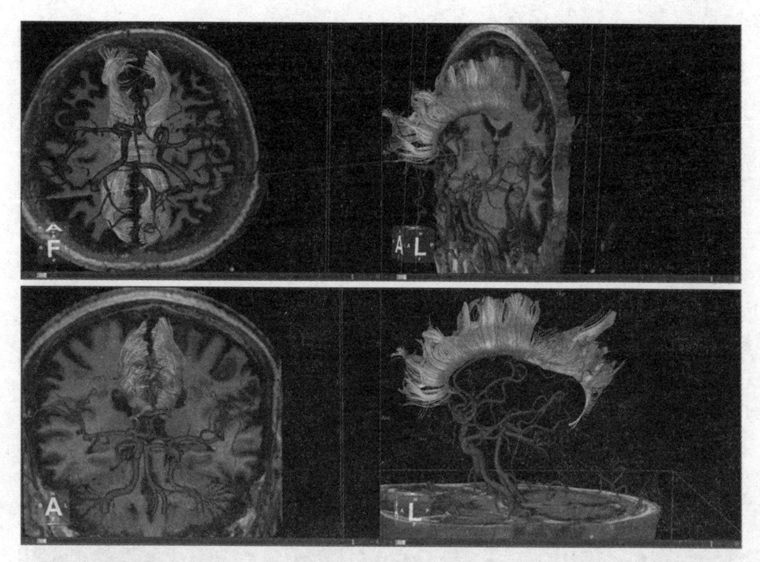

图4－179　■扣带束　■脑血管

3）扣带束与胼胝体横断解剖

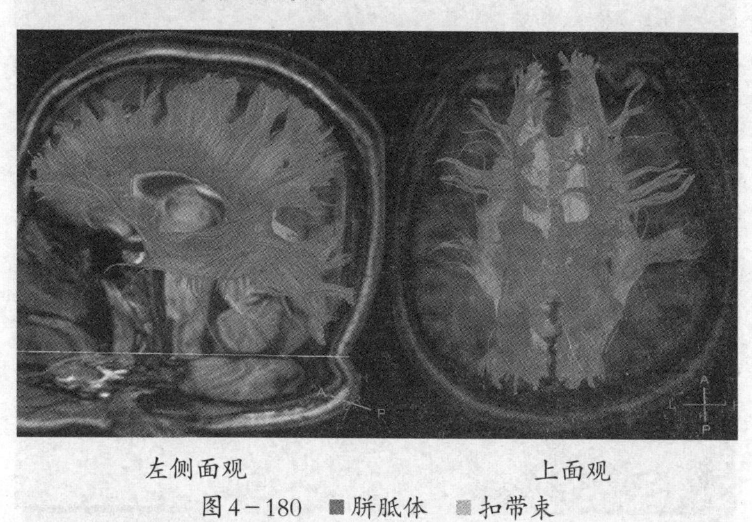

左侧面观　　上面观

图4－180　■胼胝体　■扣带束

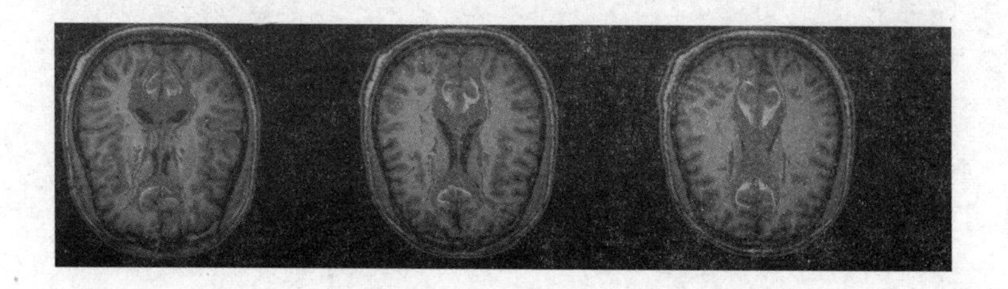

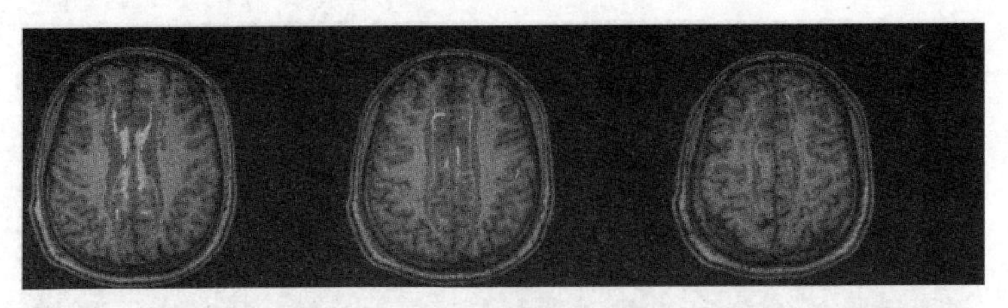

图4－181 ■胼胝体 ■穹隆联合 ■扣带束 横断解剖

4）扣带束与弓状束、下纵束、胼胝体横断解剖

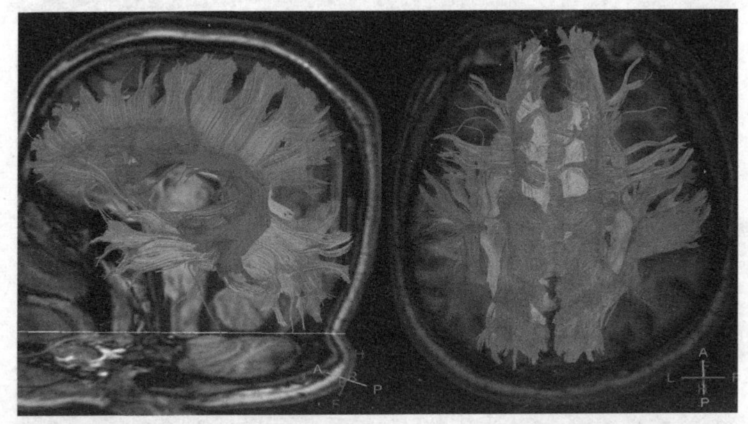

左侧面观 上面观

图4－182 ■胼胝体 ■弓状束 ■扣带束 ■下纵束 病例1

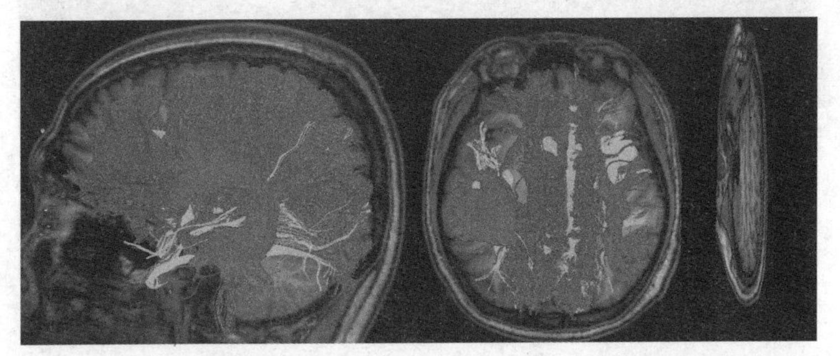

左侧面观 上面观

图4－183 ■胼胝体 ■弓状束 ■扣带束 ■下纵束 病例2

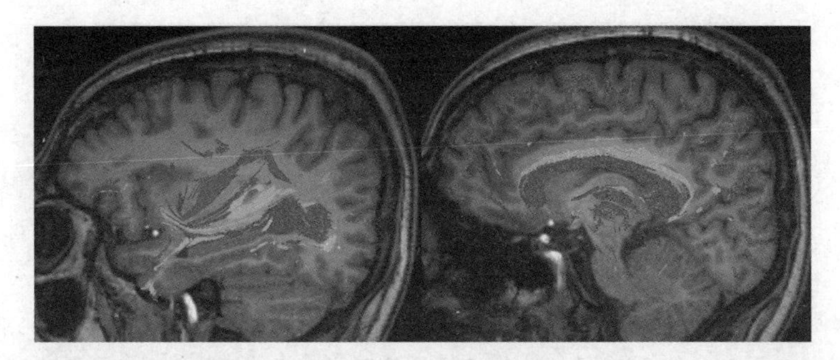

图4－184　■胼胝体　■弓状束　■扣带束　■下纵束　矢状解剖

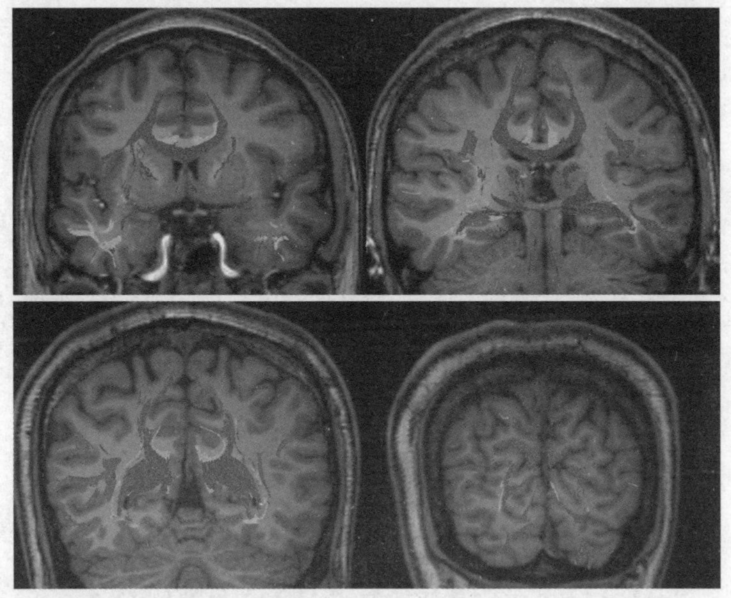

图4－185　■胼胝体　■弓状束　■扣带束　■下纵束　冠状解剖

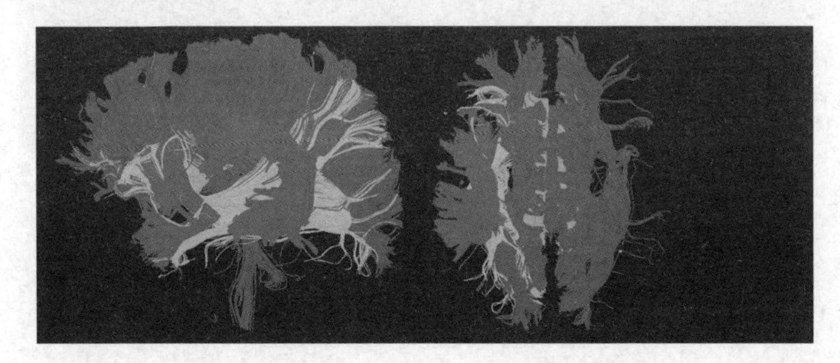

左侧面观　　上面观

■胼胝体　■弓状束　■扣带束　■下纵束　■钩束　■左侧下额枕束

图4－186　三维影像

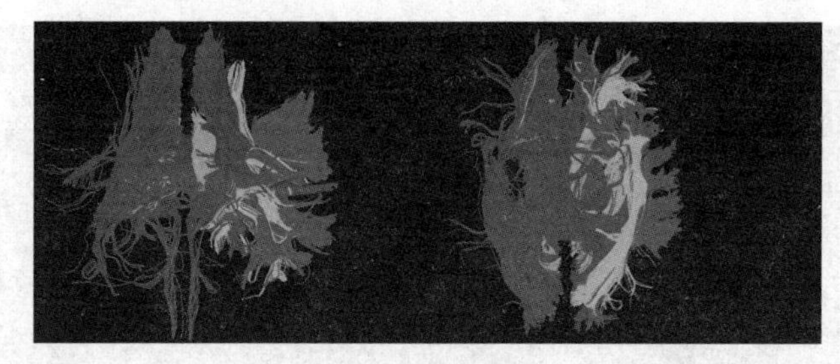

■胼胝体 ■弓状束 ■扣带束 ■下纵束 ■钩束 ■左侧下额枕束

图4-187 三维影像

第三节 联络纤维横断解剖

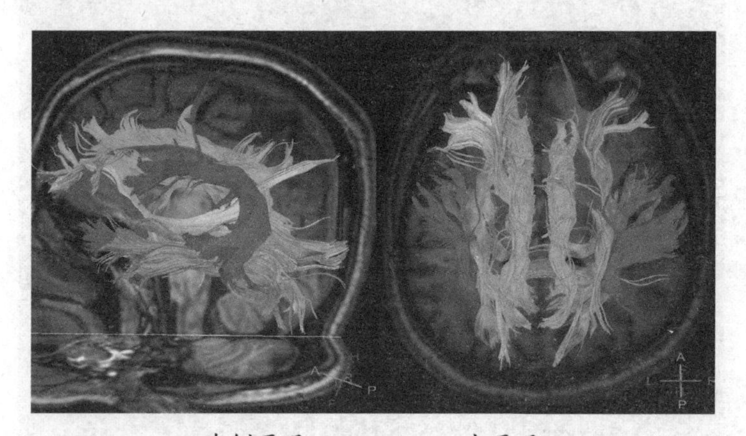

左侧面观 上面观

图4-188 ■弓状束 ■扣带束 ■下纵束 ■钩束 ■左侧下额枕束 ■右侧下额枕束 病例1

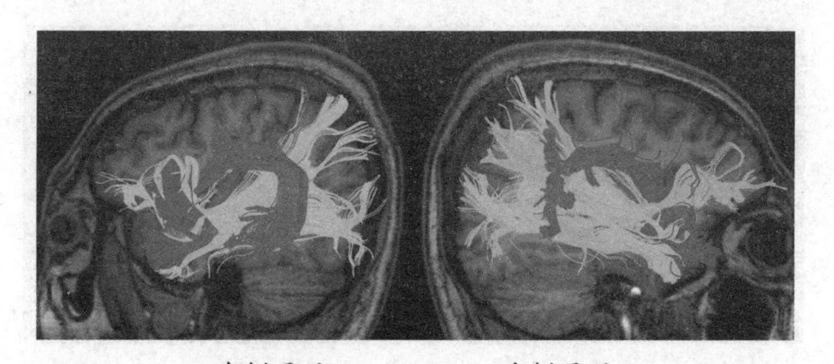

左侧面观 右侧面观

图4-189 ■弓状束 ■扣带束 ■下纵束 ■钩束 ■左侧下额枕束 ■右侧下额枕束 病例2

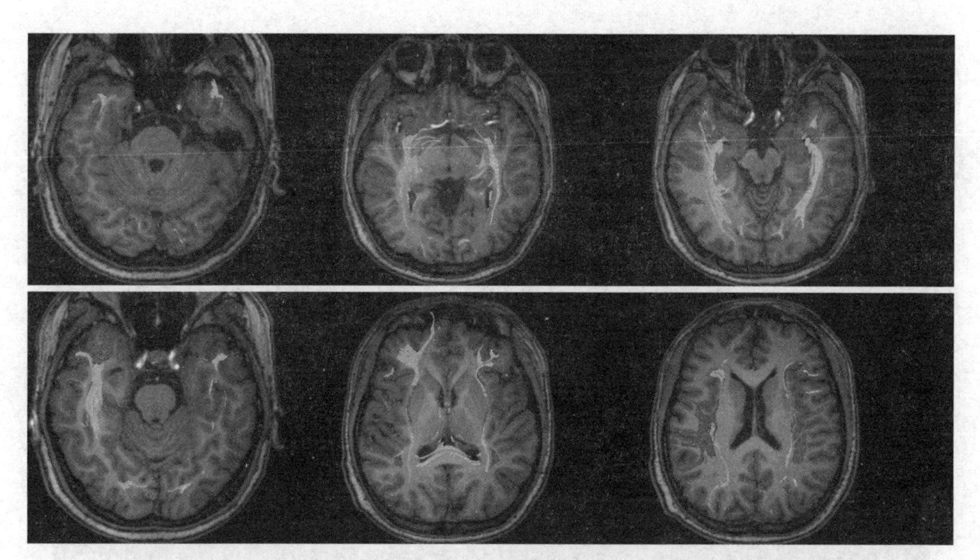

■弓状束　■下纵束　■钩束　■左侧下额枕束　■右侧下额枕束

图4－190　联络纤维横断解剖

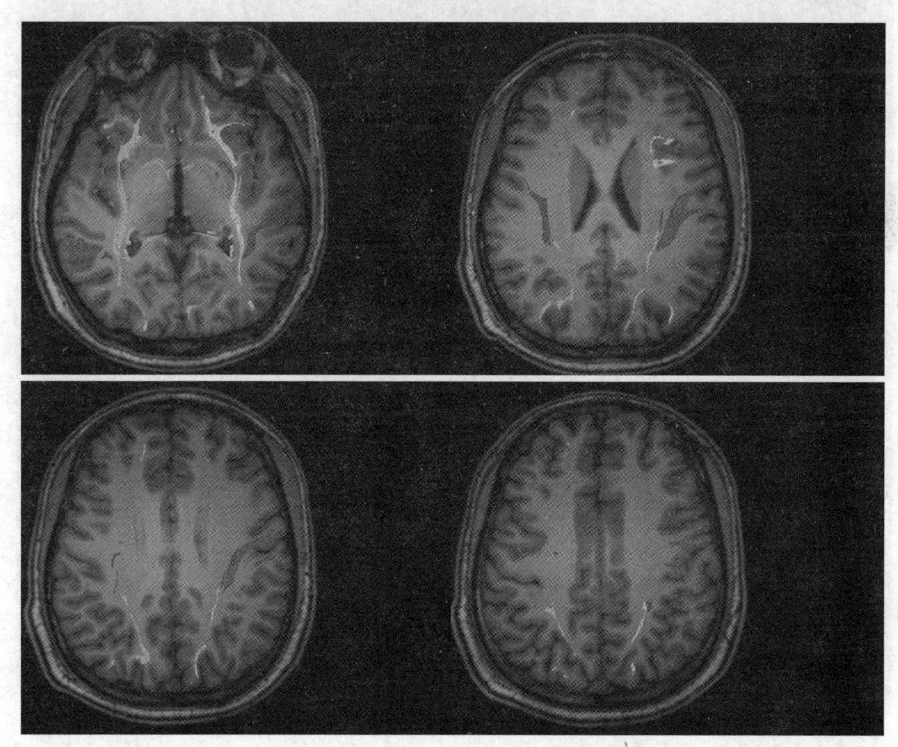

■弓状束　■扣带束　■下纵束　■钩束　■左侧下额枕束　■右侧下额枕束

图4－191　联络纤维横断解剖

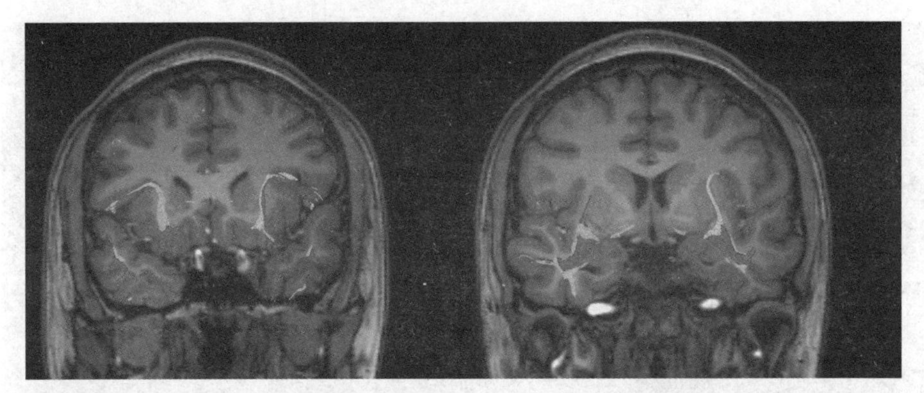

■弓状束 ■扣带束 ■下纵束 ■钩束 ■左侧下额枕束 ■右侧下额枕束

图4－192　联络纤维冠状解剖

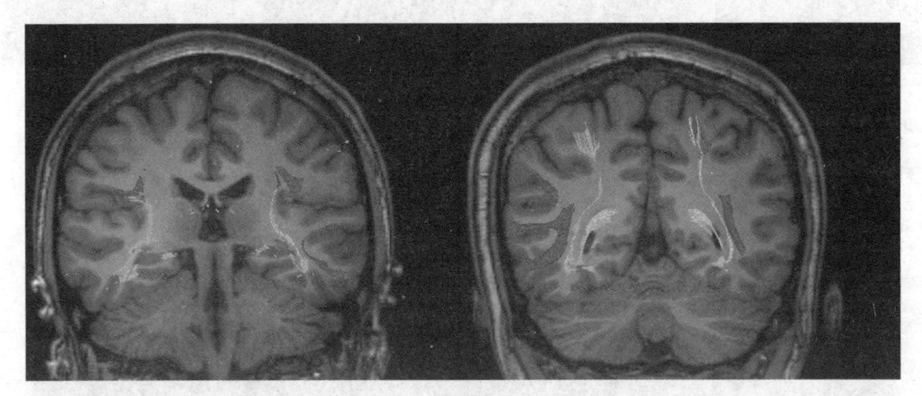

■弓状束 ■扣带束 ■下纵束 ■钩束 ■左侧下额枕束 ■右侧下额枕束

图4－193　联络纤维冠状解剖

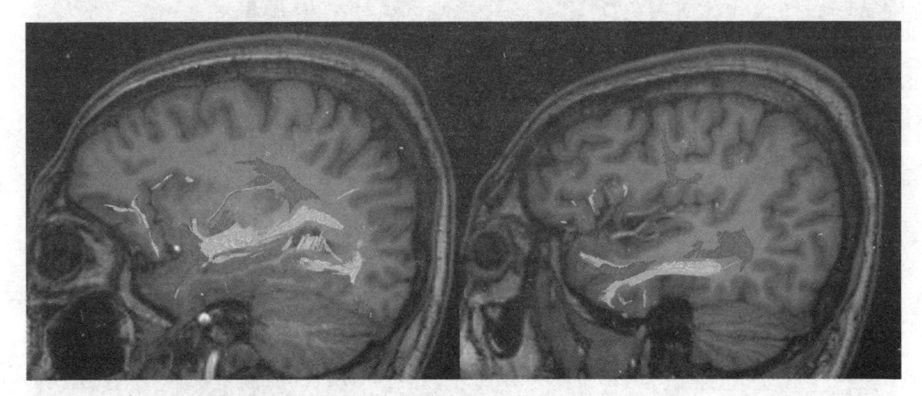

■弓状束 ■扣带束 ■下纵束 ■钩束 ■左侧下额枕束 ■右侧下额枕束

图4－194　联络纤维矢状解剖

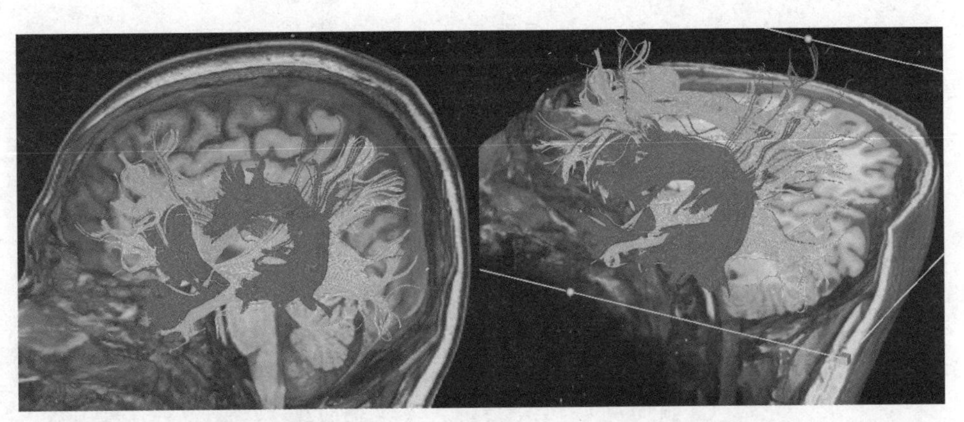

左侧面观　　左侧面观

■弓状束 ■扣带束 ■下纵束 ■钩束 ■左侧下额枕束 ■右侧下额枕束

图4－195　联络纤维三维影像

第四节　神经纤维束与血管

1）神经纤维束与血管三维影像

病例1（图4-196至图4-198）：

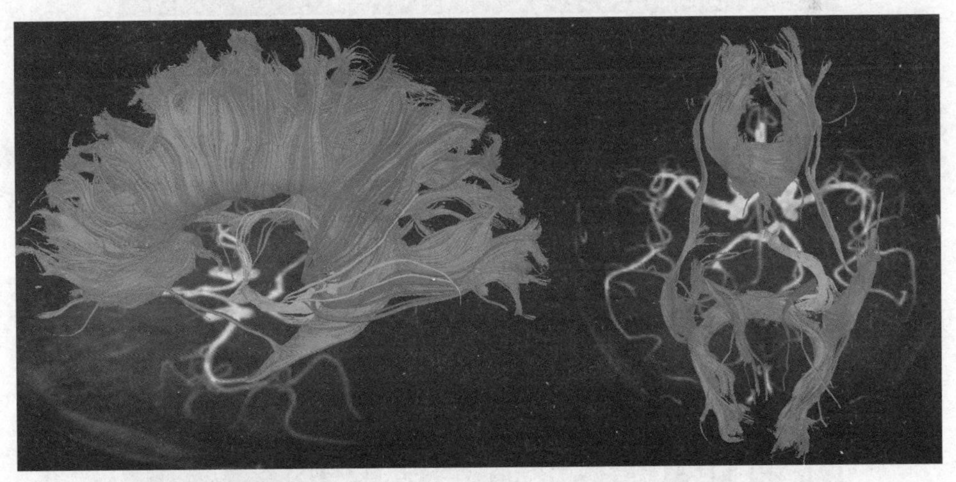

左侧面观　　下面观

图4－196

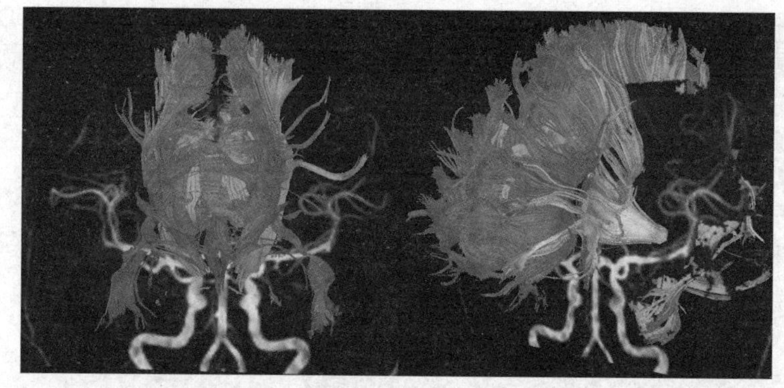

前面观　　　　左侧面观

图4－197

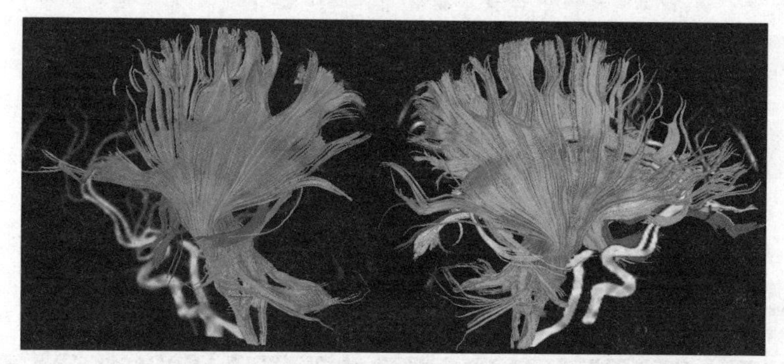

左侧面观　　　　右侧面观

图4－198 ■穹隆 ■扣带束 ■投射纤维 ■扣带束 ■胼胝体

病例2:

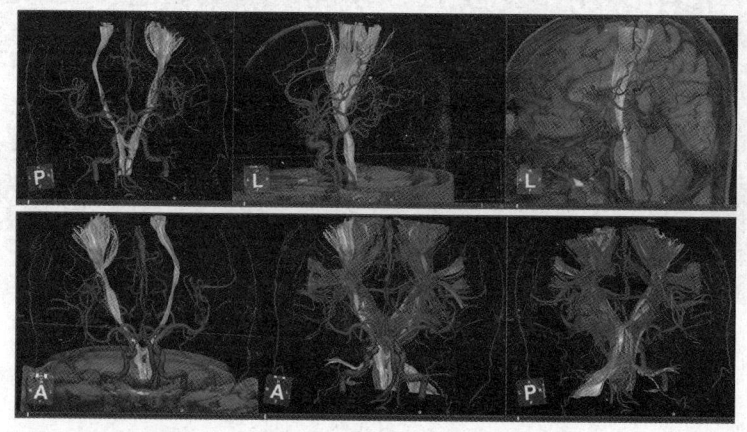

图4－199　神经纤维束与血管三维影像

神经主要是对人体进行协调、指挥，它分中枢神经和周围神经两大系统，比如大脑、脊髓就是中枢神经，还有植物神经，还有我们的周围神经都属于神经系统。血管对人体的各个组织、器官进行供血，分布于全身各个组织，分为大血管、中血管还有毛细血管。如果血管有病变，会引起神经系统供血不足，诱发神经变性、脑梗塞、脑出血、慢性脑缺血，有的严重的会导致患者痴呆（图4-200）。

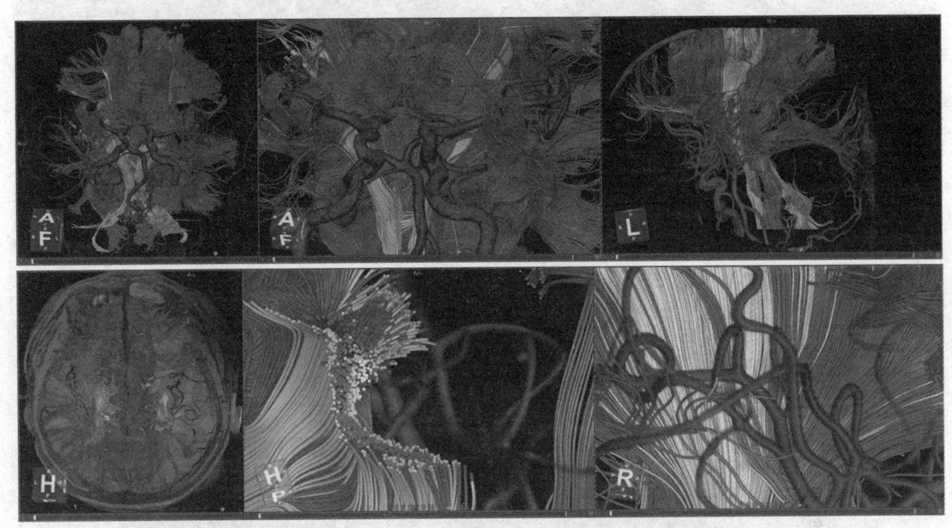

图4－200　神经纤维束与血管三维影像

病例3：

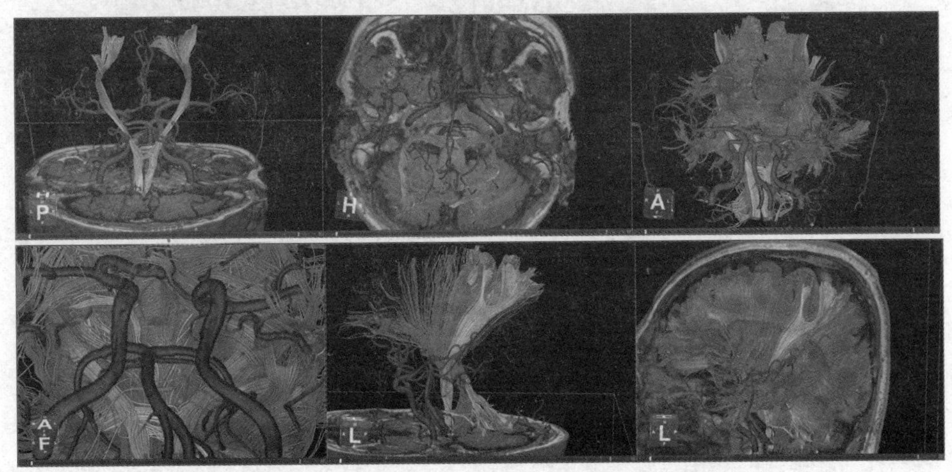

图4－201　神经纤维束与血管三维影像

病例4：

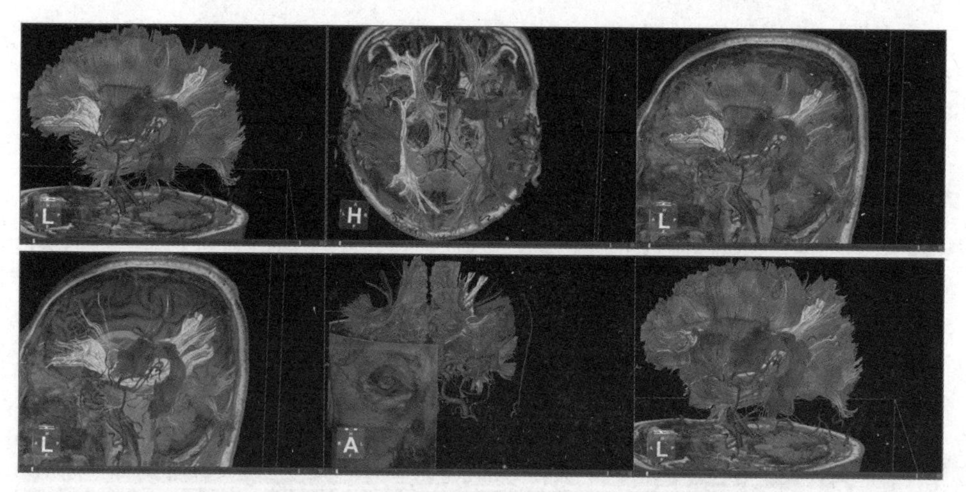

图4-202　神经纤维束与血管三维影像

2）神经纤维束与血管横断解剖

病例1（图4-203至图4-205）：

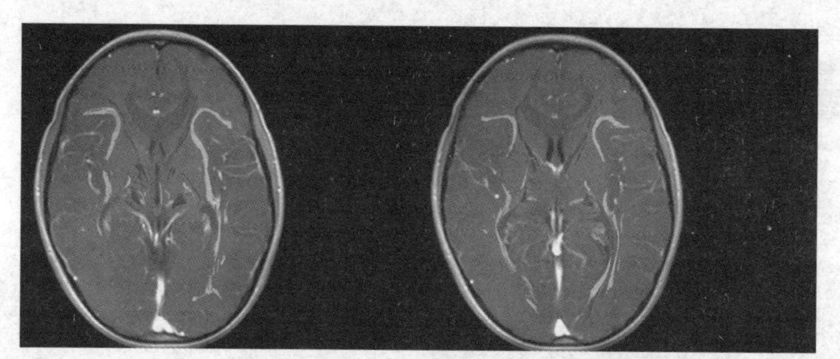

■左侧下额枕束　■右侧下额枕束　■皮质脊髓束　■胼胝体侧束　■胼胝体

图4-203　神经纤维束与血管横断解剖

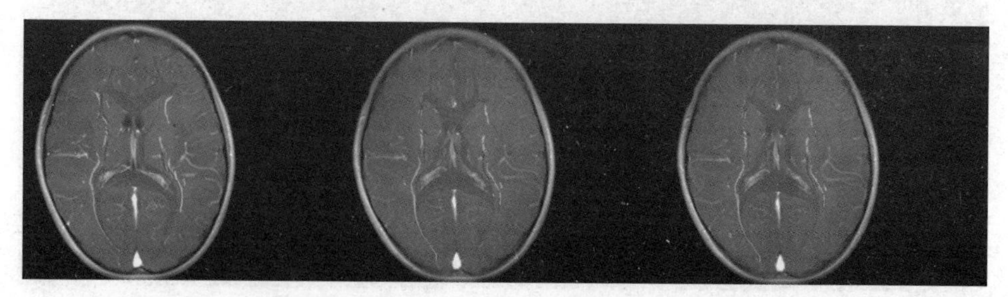

■左侧下额枕束　■右侧下额枕束　■皮质脊髓束　■胼胝体侧束　■胼胝体

图4-204　神经纤维束与血管横断解剖

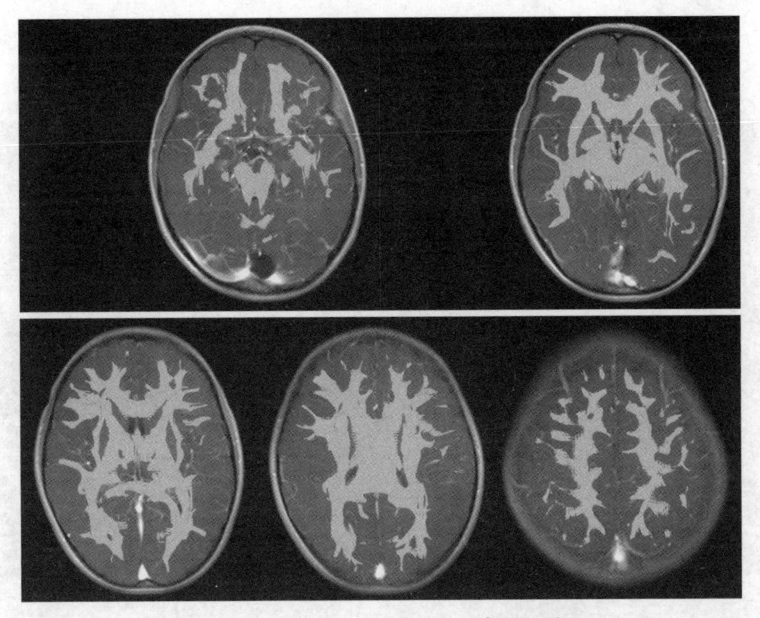

图4－205　神经纤维束与血管横断解剖

病例2（图4-206）：

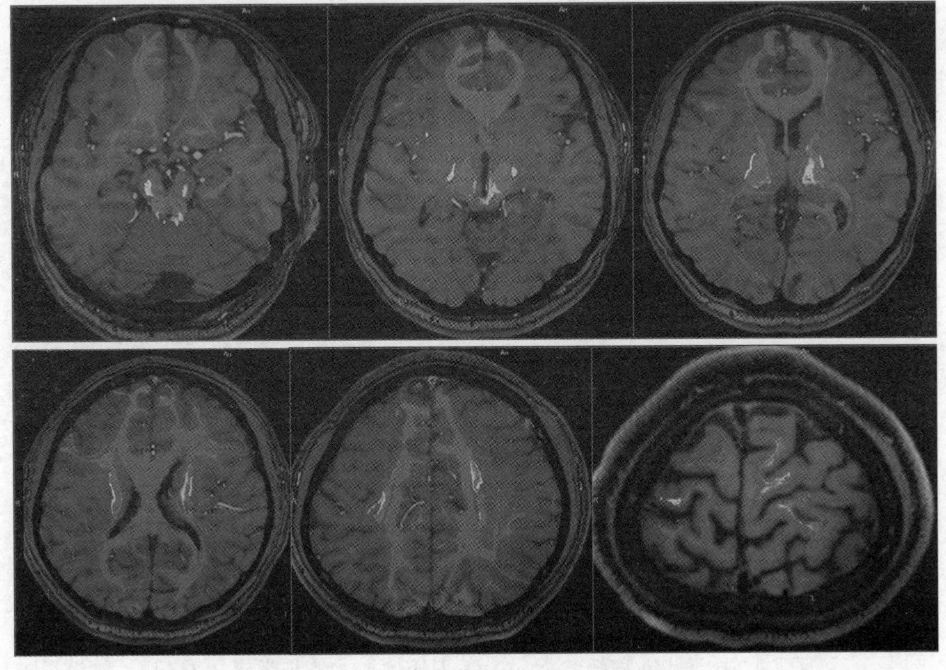

图4－206　神经纤维束与血管横断解剖

第五节　海马纤维束

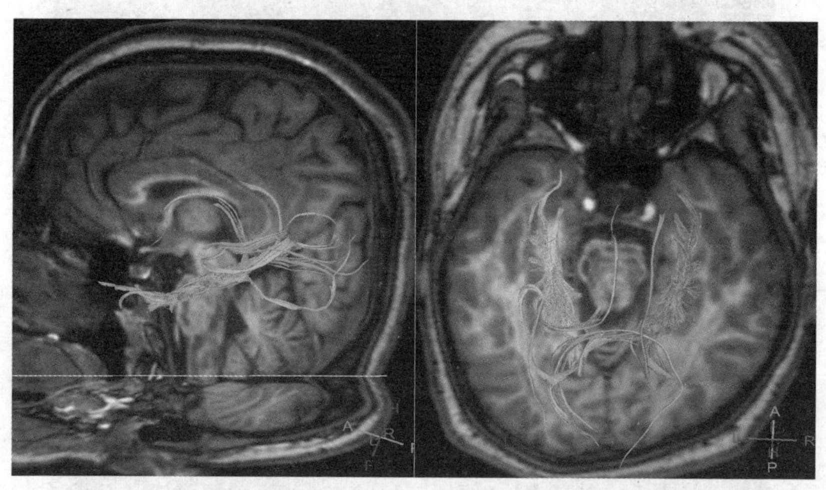

左侧面观　　上面观

图4-207　■海马纤维束　■海马纤维束

海马与学习、记忆、注意、情绪、感知觉信息的处理及运动功能有密切关系。两侧海马纤维束均有神经纤维的互相联系，数据分析显示：Lines 1267; Voxels 1060; FA 0.390±0.188; ADC[$10^{-3}mm^2/s$ 0.945±0.438; Length[mm] 47.96±27.03（图4-208）。

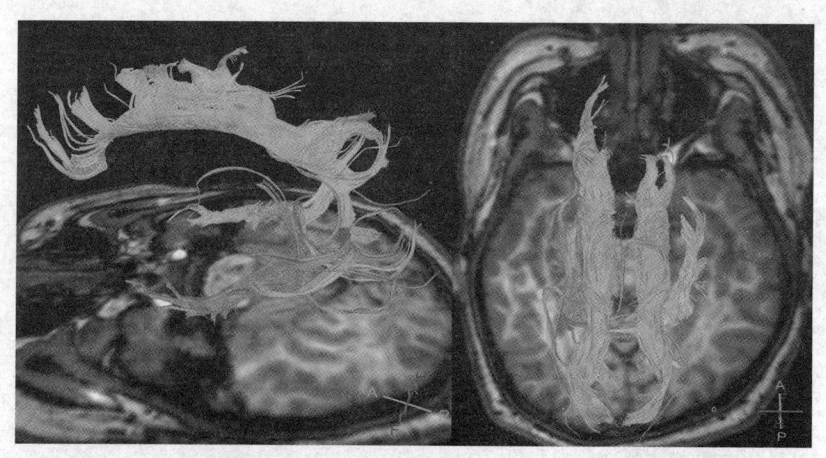

左侧面观　　上面观

图4-208　■海马纤维束　■海马纤维束　■扣带束　病例1

1. 海马纤维束横断解剖

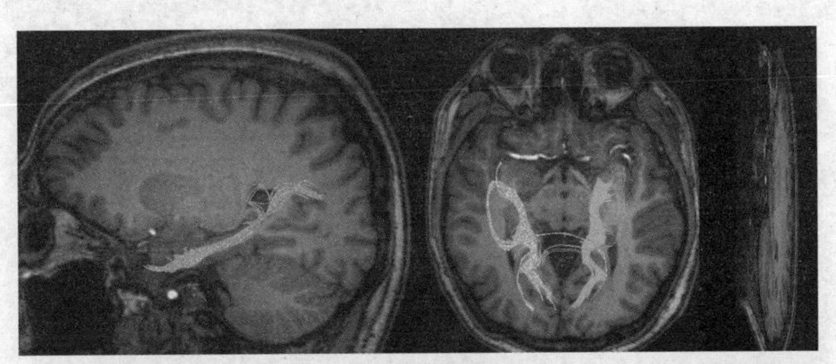

图4－209　■海马纤维束　■海马纤维束　病例2

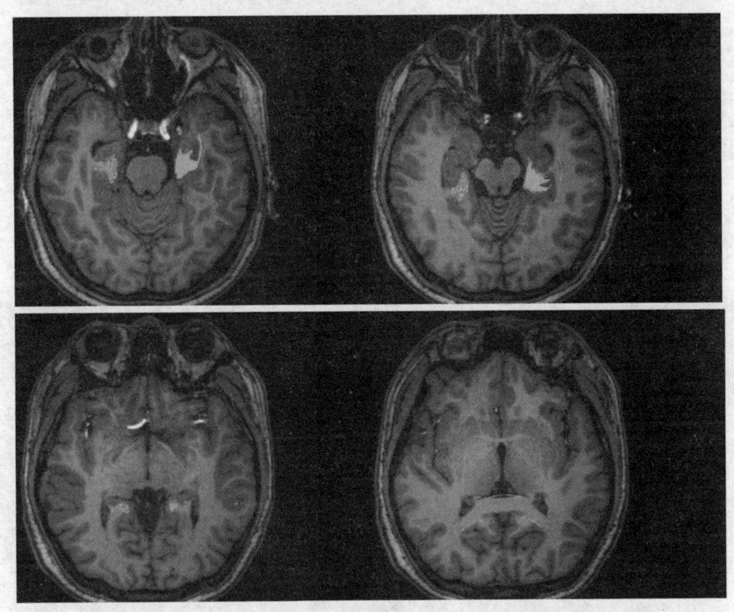

图4－210　■■海马纤维束　横断解剖

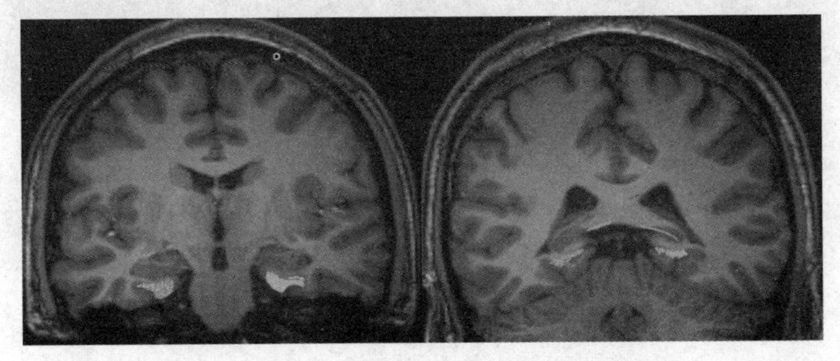

图4－211　■■海马纤维束　冠状解剖

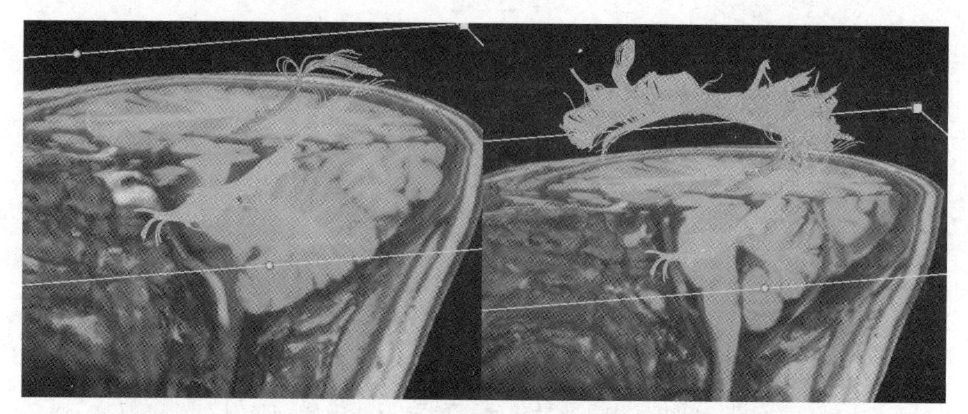

图4-212 ■海马纤维束 ■海马纤维束 ■扣带束 三维影像

海马结构包括海马及其附近的齿状回、束状回、胼胝体上回、海马回钩和下脚在内的完整结构和功能体。与学习、记忆、注意、情绪、感知觉信息的处理及运动功能有密切关系。

2. 海马与脑血管三维影像

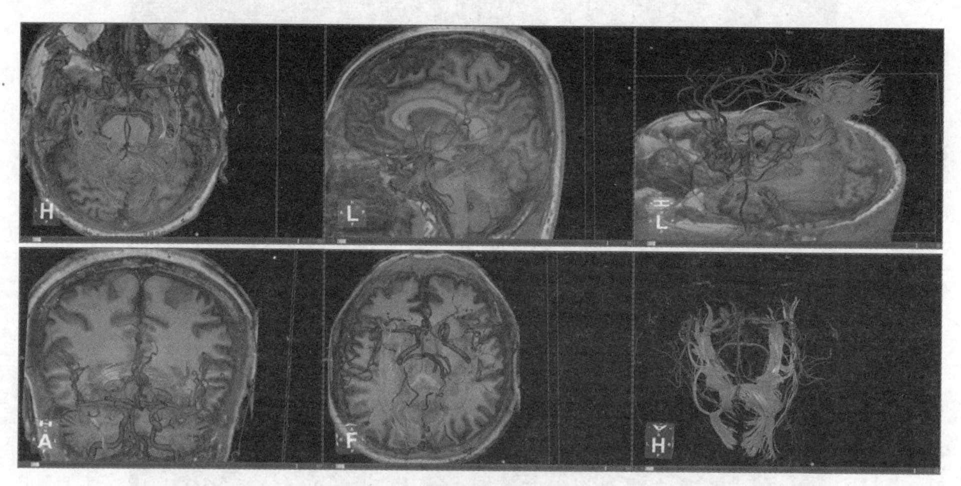

图4-213 ■海马纤维束 ■海马纤维束 ■脑血管

3. 海马纤维束与胼胝体、扣带束横断解剖

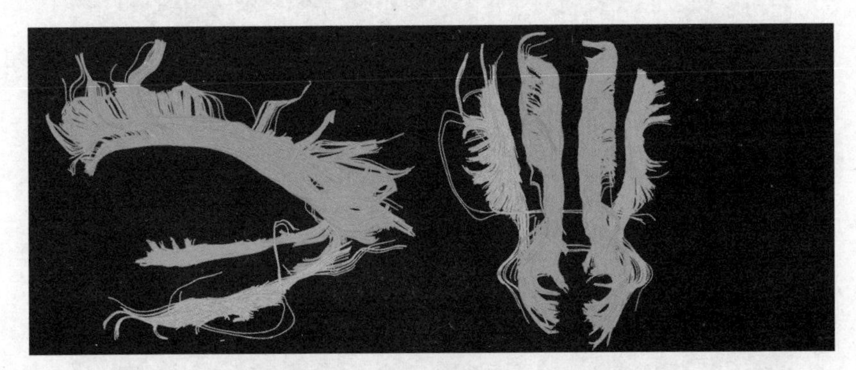

左侧面观　　上面观

图 4－214

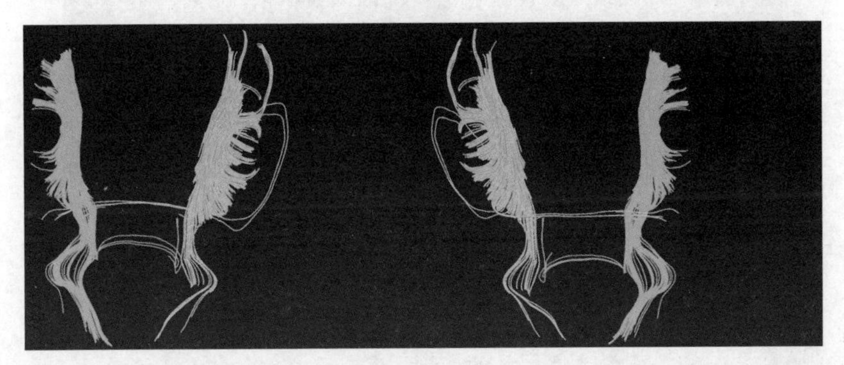

图 4－215 ■海马纤维束 ■海马纤维束 ■扣带束 海马纤维束三维影像

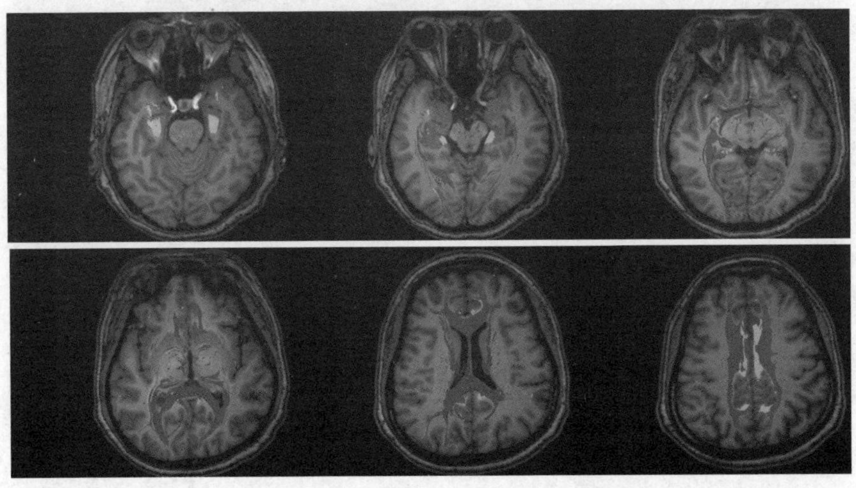

图 4－216 ■海马纤维束 ■海马纤维束 ■胼胝体 横断解剖

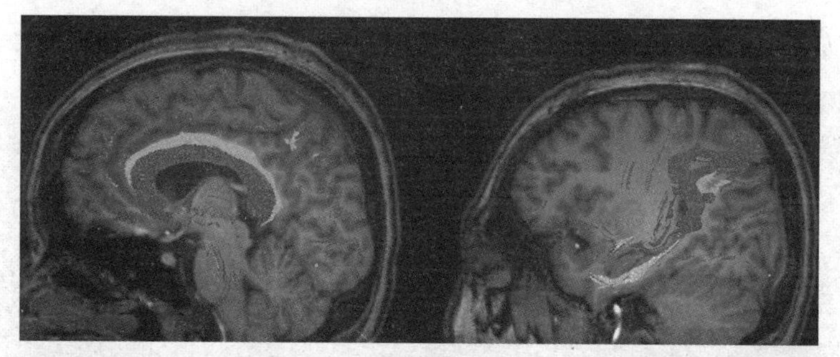

图4-217 ■海马纤维束 ■海马纤维束 ■胼胝体 失状解剖

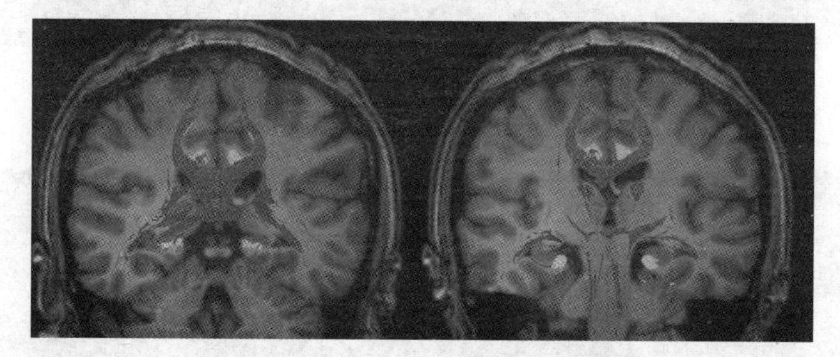

图4-218 ■海马纤维束 ■海马纤维束 ■胼胝体 冠状解剖

第六节 弓状纤维

1. 短弓状纤维横断解剖

在大脑的表面，分布着无数弓状纤维，他们将联合、联络、投射纤维的信息投射到相应大脑皮层，扩大了记忆面积，使得两侧大脑半球成为一个真正意义上的整体（图4-219）。

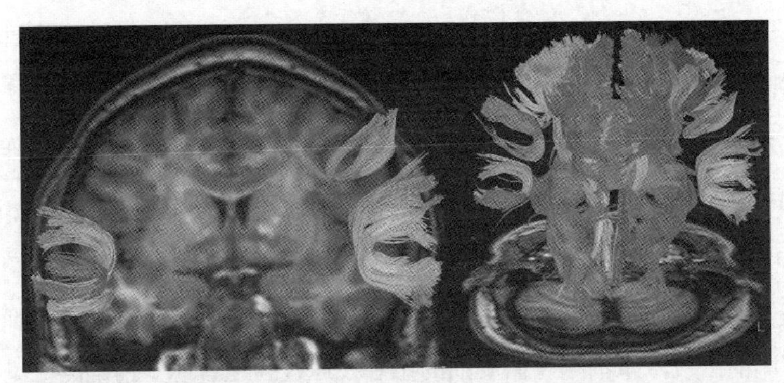

后面观　　后面观

图4-219　■■■■■■■弓状纤维 ■胼胝体 ■扣带束

弓状纤维联系相邻的脑回之间，自一个脑回绕过脑沟深面走行到相邻的脑回；所以弓状纤维内有双向的神经冲动传递。弓状纤维的在在使相邻脑回之间互通信息，保证了大脑半球内广泛的信息交换（图4-220）。

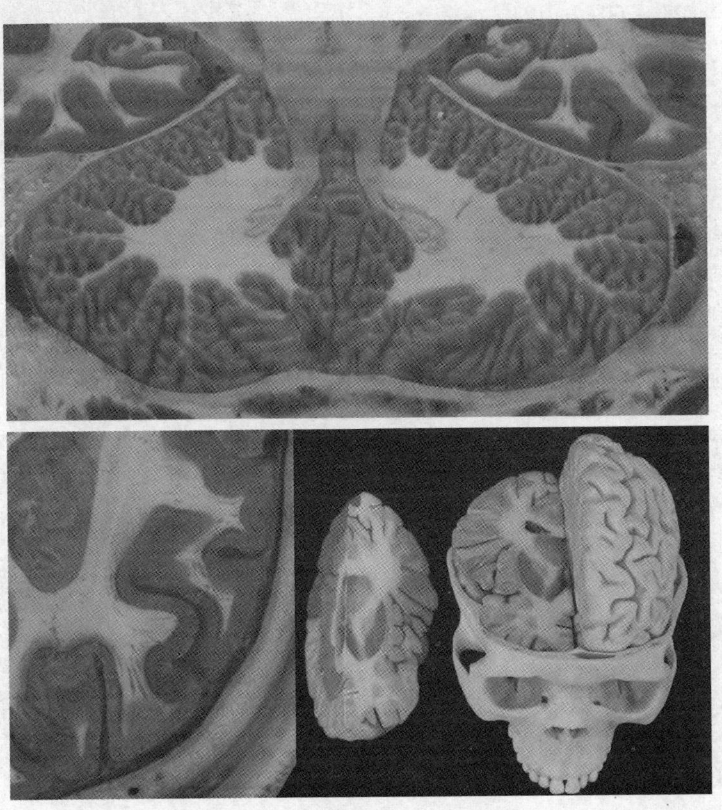

图4-220　颅脑横断解剖及3D打印图像由山东数字人科技股份有限公司提供

上图显示小脑、大脑及3D打印显示弓状纤维解剖，3D打印作为具有代表性的前沿技术之一，已经逐渐应用到医疗行业，为医疗领域带来了新的机会。既可以辅助医生进行精准的手术规划，提高手术的成功率，又便于医务工作者与患者针对手术方案进行沟通和交流。作为手术实施过程中的辅助手术工具，3D打印手术导板可以帮助医务工作者准确实施手术方案。3D打印在牙科领域的应用主要集中在金属牙齿、隐形牙套设计及制作等方面。目前，很多医务工作者正通过3D打印前沿技术来治疗骨骼受损的患者。通过为患者建立精确的三维骨骼物理模型，医务工作者可以进一步观察患者的骨质情况极骨骼受损的具体部位，并制定相应的治疗方案。康复医疗器械设计较为复杂，传统数控机床受到加工角度等因素的限制往往难以实现较好的效果。利用3D打印技术后，康复医疗器械的制造工艺得到了进一步提升。制作单个定制化康复医疗器械的成本下降、制作周期也进一步缩短（图4-221）。

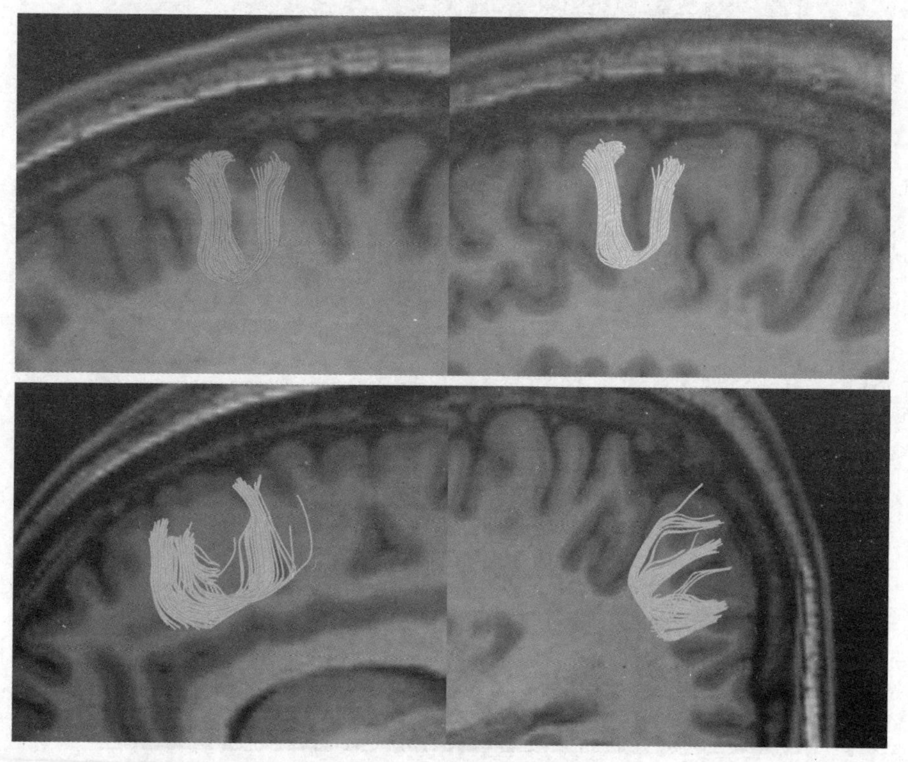

图4-221 ■■■■ 弓状纤维

2. 长弓状纤维横断解剖

长弓状纤维联系不相邻之间的脑回，它的内部包绕着短弓状纤维，有的连接相邻脑叶（图4-222，图4-223）。

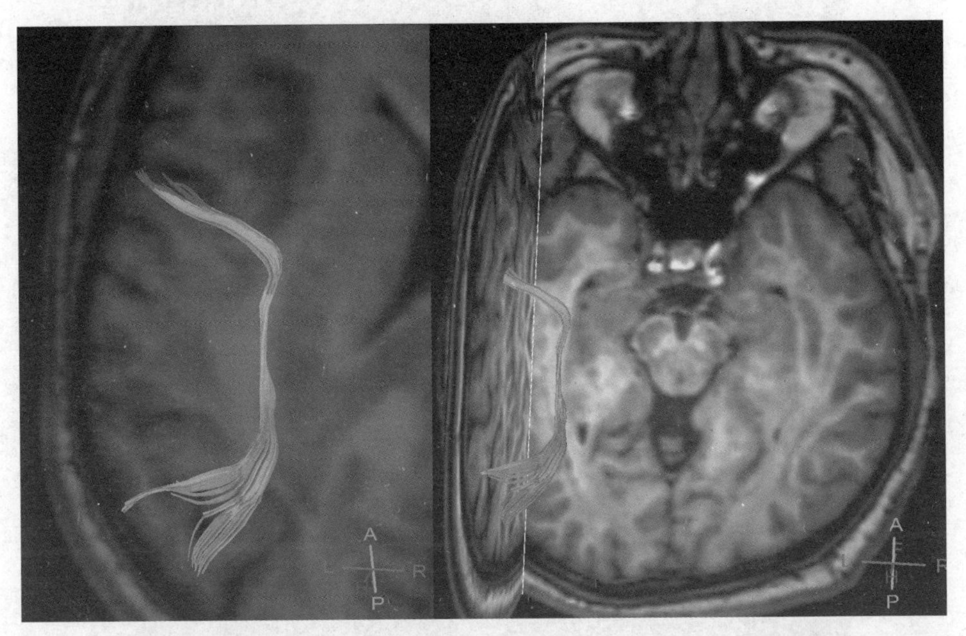

图4－222　■长弓状纤维

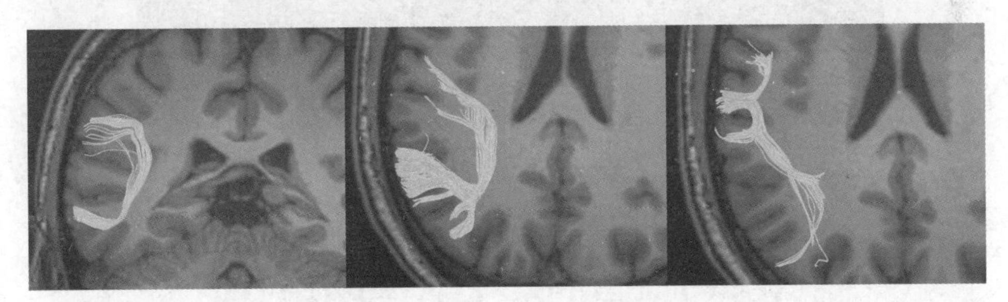

图4－223　■长弓状纤维

在大脑表面，分布着大量的短弓状纤维联系相邻脑回，其大小不同、方向各异，并有长弓状纤维参与其中，长弓状纤维位于短弓状纤维的深面，并将其包绕，可能有助于大脑皮层信息的综合传导，在记忆存储及提取上可能起到很大作用。

3. 短纤维断层解

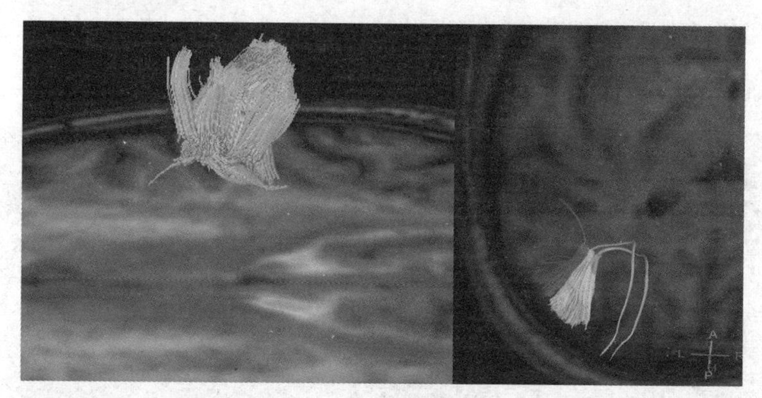

左侧面观　　上面观

图4-224　■■短纤维

贴邻弓状纤维的末端，也有很多短的纤维，投射到大脑皮层，增加了皮层投射面积（图4-225）。

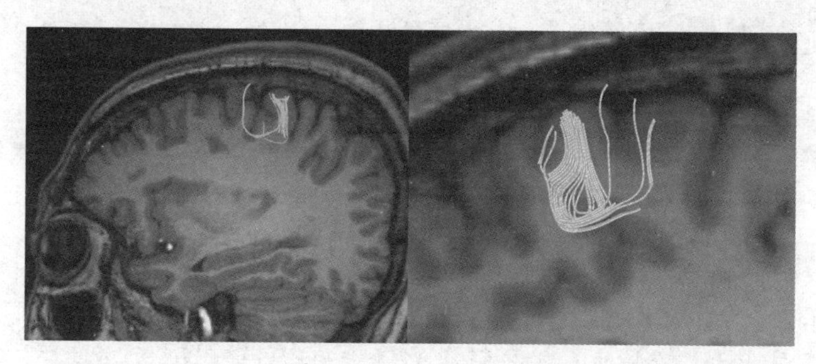

图4-225　■短纤维

第七节　桥横纤维横断解剖

桥横纤维位于脑桥中部，其前方为两侧的皮质脊髓束，后方为Wernekink连合、胼胝体侧束、脊髓丘脑束等，两侧为小脑中脚（图4-226至图4-229）。

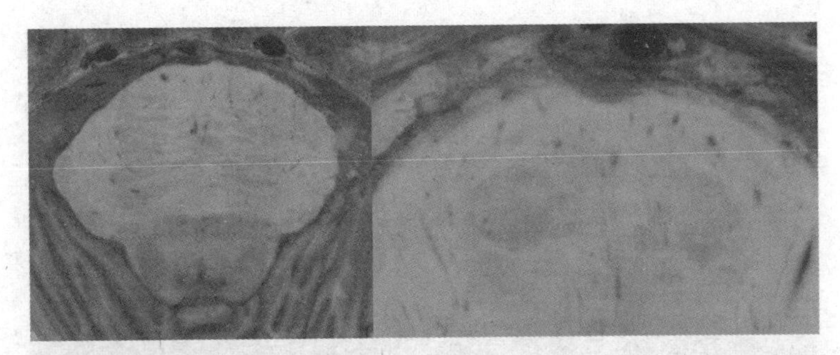

图4－226　脑桥断层解剖（图像由山东数字人科技股份有限公司提供）

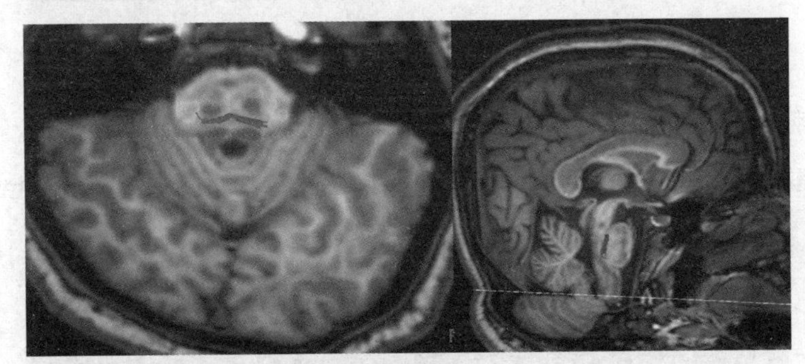

上面观　　右侧面观

图4－227　■桥横纤维

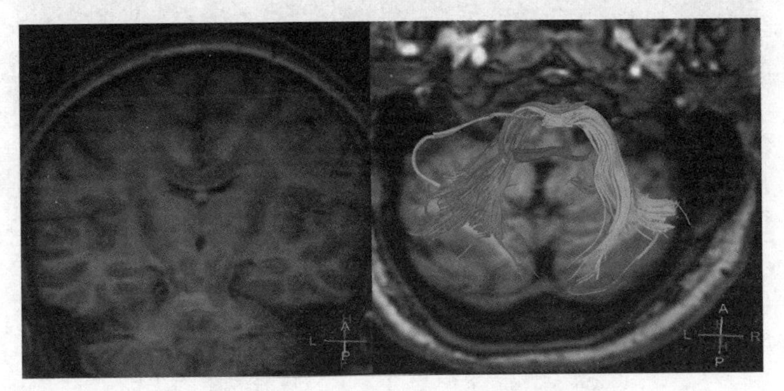

后面观　　上面观

图4－228　■桥横纤维　■■小脑中脚

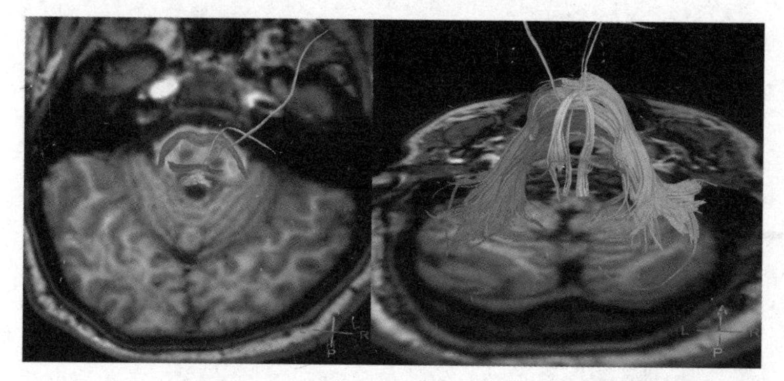

上面观　　后面观

图4-229 ■桥横纤维 ■Wernekink连合 ■■小脑中脚

小脑中脚纤维束部分连接两侧小脑半球，部分止于脑桥中线附近。小脑中脚分为前束、后束，中间相隔皮质脊髓束，每个人的小脑中脚纤维束也有差异(图4-230)。

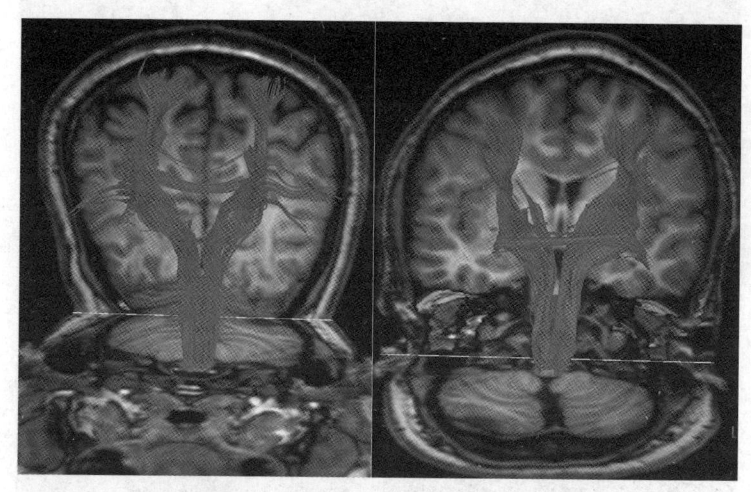

前面观　　后面观

图4-230 ■胼胝体侧束 ■桥横纤维

桥横纤维为位于皮质脊髓束与胼胝体侧束之间的短纤维，位于脑桥。多系统萎缩（multiple system atrophy，缩写为MSA）中，桥横纤维变性可出现“十字征”(图4-231)。

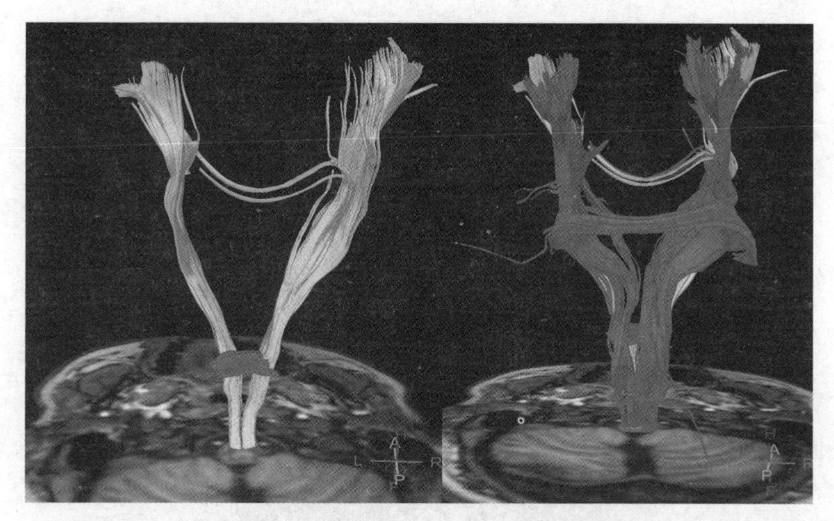

后面观　　　　　　　　　　　　后面观

图4-231 ■桥横纤维 ■皮质脊髓束 ■胼胝体侧束

桥横纤维与皮质脊髓束、胼胝体侧束的位置毗邻关系

第八节　乳头体

乳头体是下丘脑腹侧面的灰白色圆或卵圆形隆起。位于脚间窝的前方，漏斗的后方，其后缘是中脑和间脑的分界标志。内含乳头体内侧、中间和外侧核，内侧核最大，中间核最小。主要接受穹窿纤维，发出乳头主束，分为乳头丘脑束和乳头被盖束，分别止于丘脑前核和中脑被盖，是边缘系统的一部分。乳头体纤维束部分下行到达脑干，也有部分纤维束到达小脑（图4-232至图4-234）。

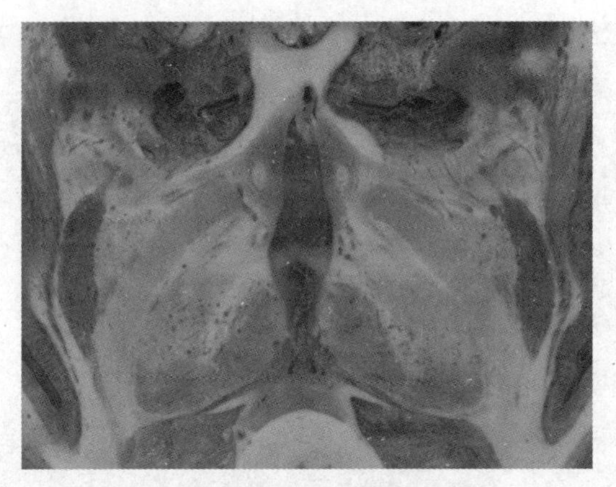

图4－232　乳头体断层解剖（图像由山东数字人科技股份有限公司提供）

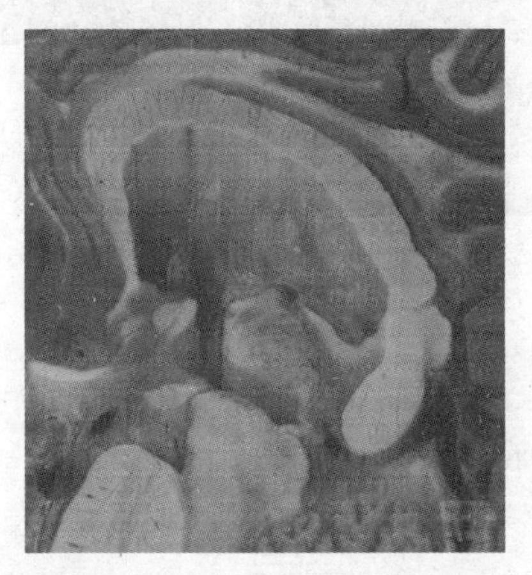

图4－233　乳头体断层解剖（图像由山东数字人科技股份有限公司提供）

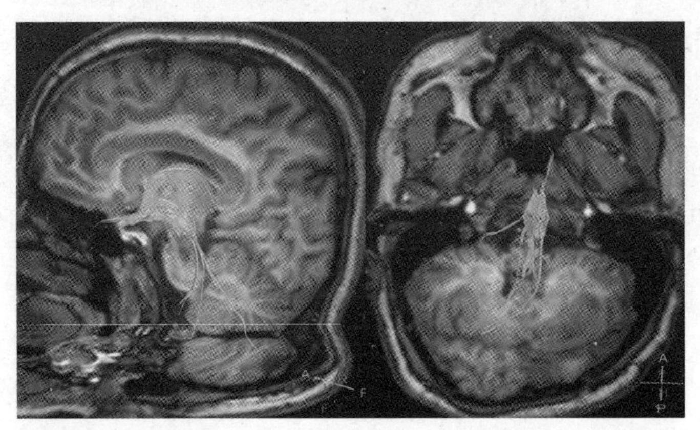

左侧面观　　　　上面观

图4－234　■乳头体　病例1

1. 乳头体纤维横断解剖

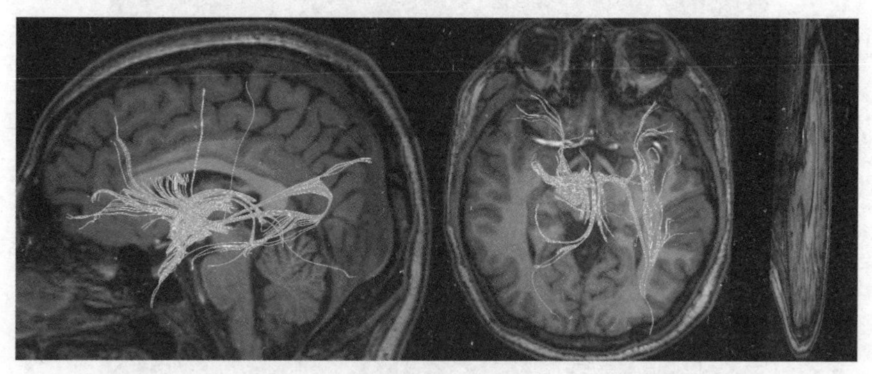

左侧面观　　　　　　上面观

图 4－235　■乳头体　病例 2

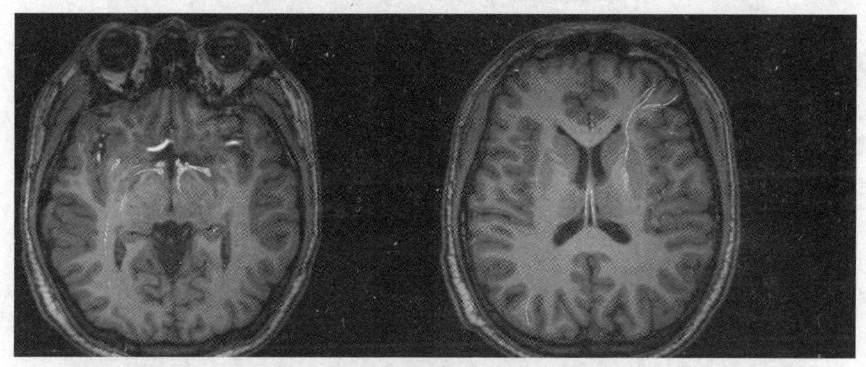

图 4－236　■乳头体　横断解剖

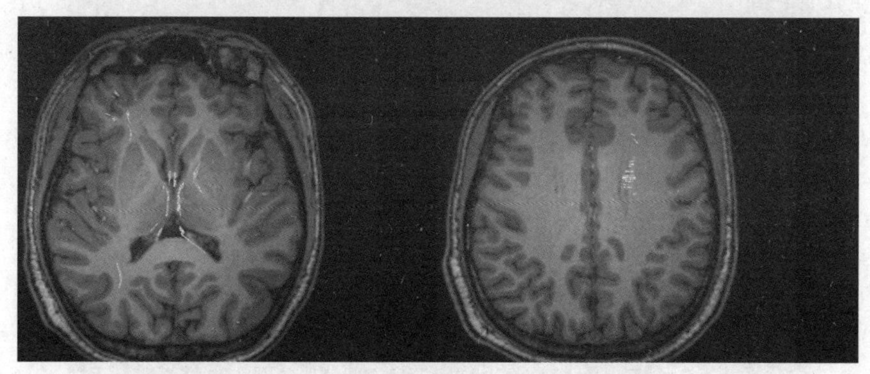

图 4－237　■乳头体　横断解剖

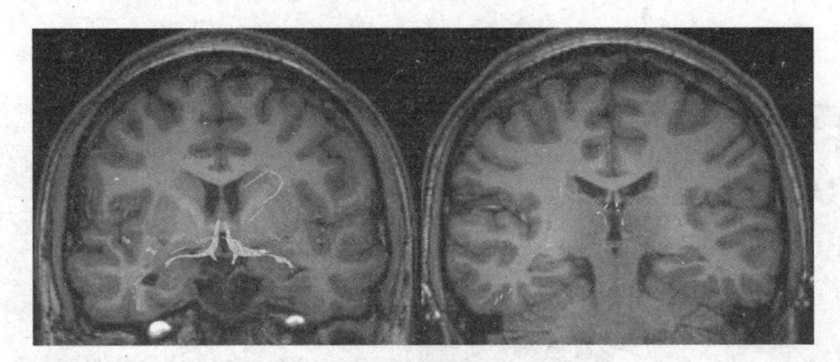

图4－238 ■乳头体 冠状解剖

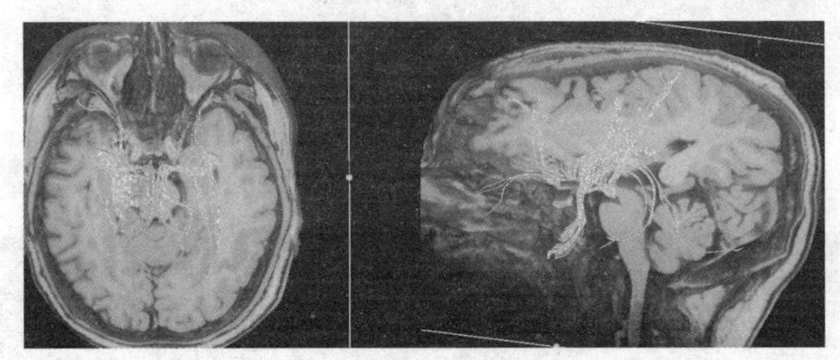

上面观 左侧面观

图4－239 ■乳头体 三维影像

2. 乳头体纤维与视神经、穹隆横断解剖

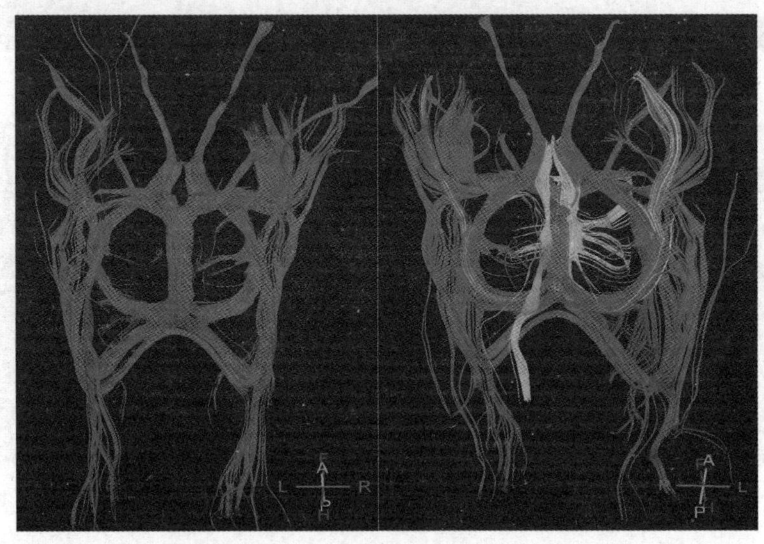

上面观 上面观

图4－240 ■乳头体 ■视神经 ■穹隆

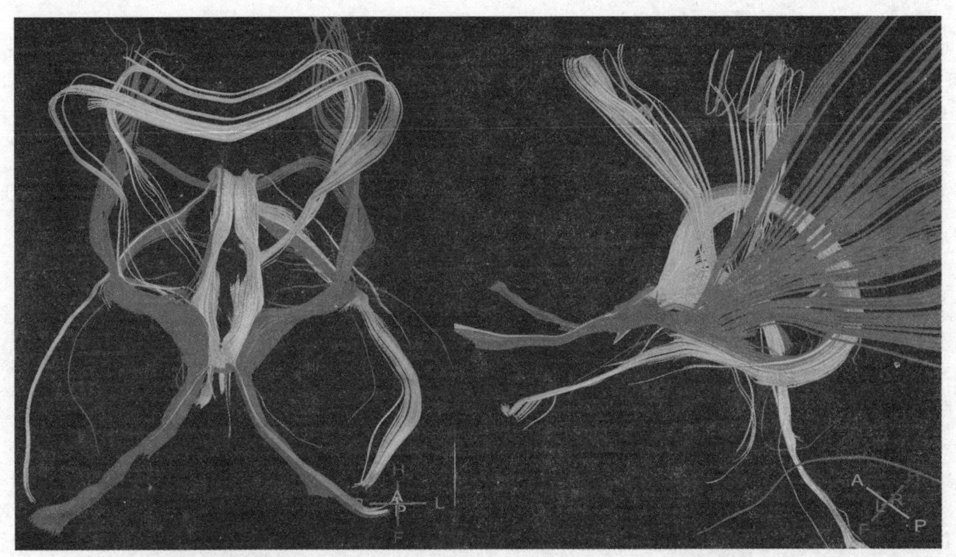

前面观　　　　　　　　　　左侧面观

图4－241　■乳头体　■视神经　■穹隆

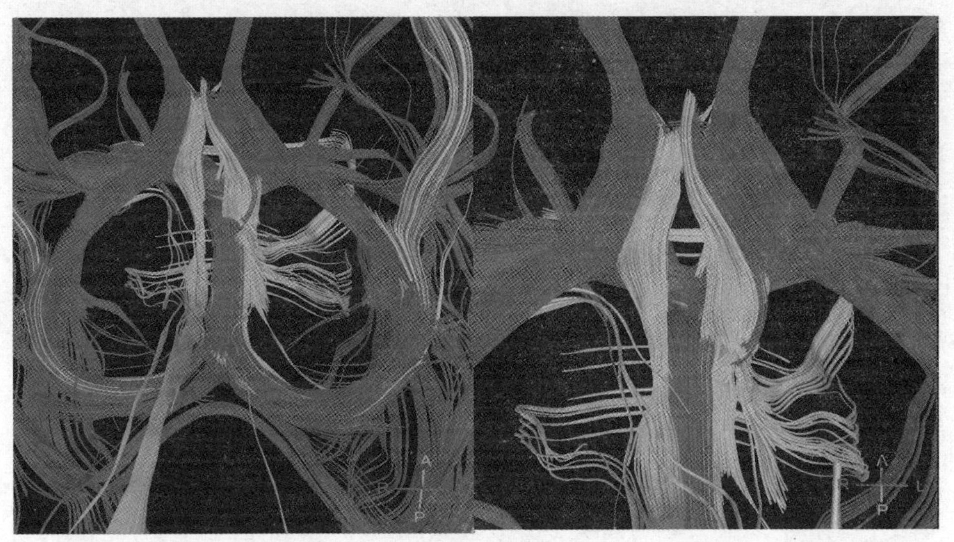

上面观　　　　　　　　　　下面观

图4－242　■乳头体　■视神经　■穹隆

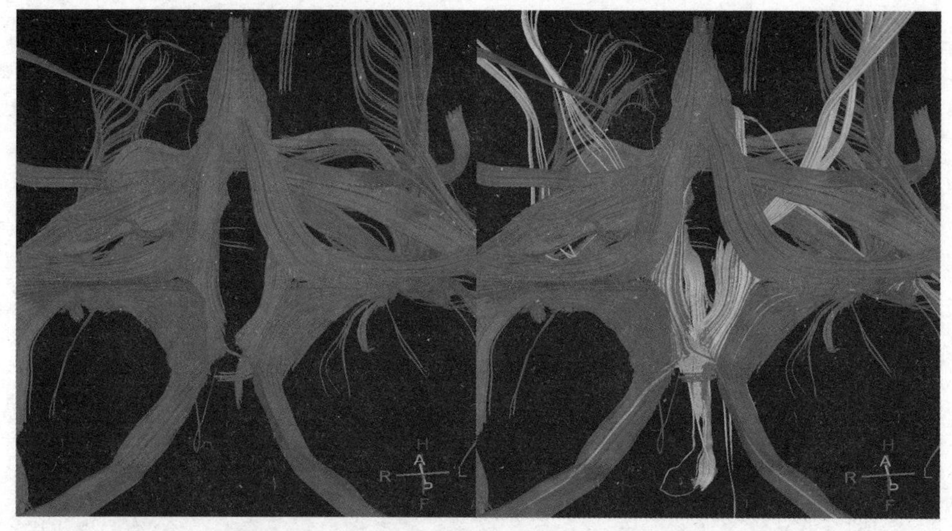

前面观　　　　前面观

图4－243　乳头体　■视神经　■穹隆

第九节　额斜束

1. 额斜束横断解剖

额斜束位于胼胝体体部前半，上方起自额上回，沿胼胝体侧缘斜向外下走行，下面到额中回及额下回（Broca区），贴附于胼胝体两侧，后方为投射纤维到达额顶叶皮层，两侧额斜束之间有通过胼胝体的神经纤维束连接，额斜束上方为大量弓状纤维连接到广泛额叶皮层，下方为投射纤维，并与之相联络，该束纤维每个人都有，但形态略有差异。该纤维束可能在信息传导到大脑皮层方面有着重要中继作用（图4-244至图4-249）。

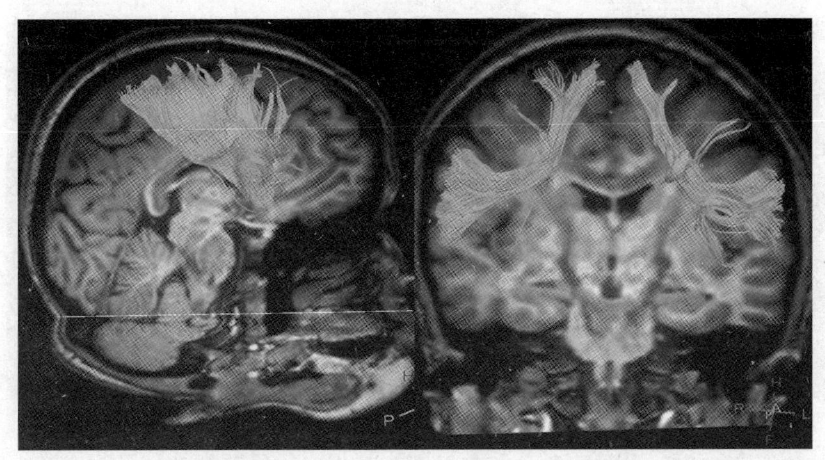

右侧面观　　　　　　　　　　后面观

图 4-244　■额斜束

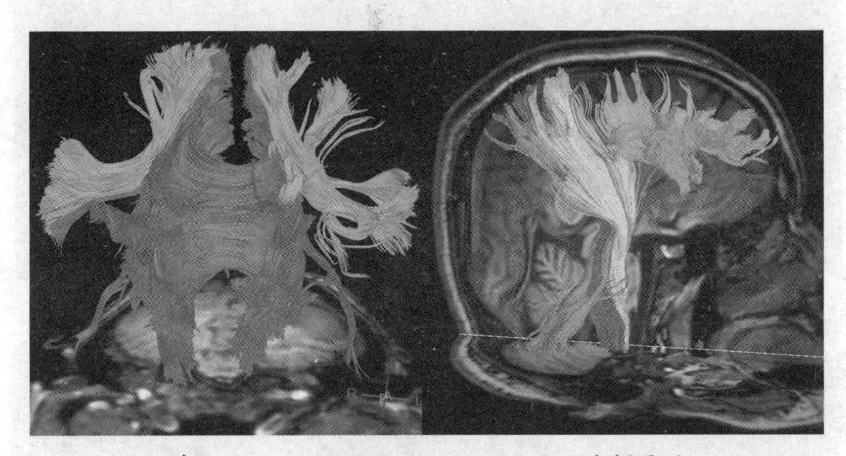

前面观　　　　　　　　　　右侧面观

图 4-245　■额斜束　■皮质脊髓束　■胼胝体侧束　■皮质小脑束　■胼胝体

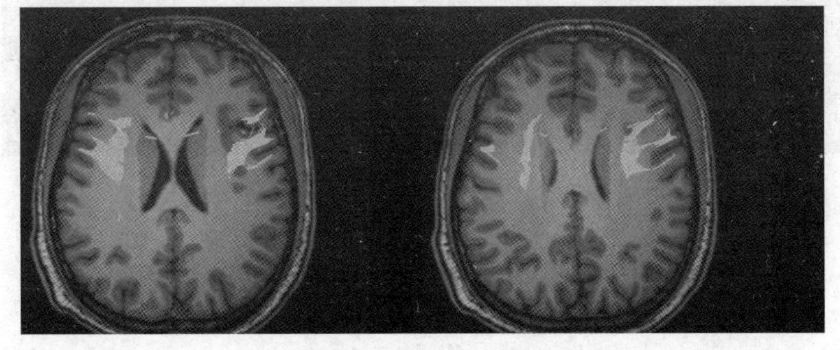

图 4-246　■额斜束　横断解剖

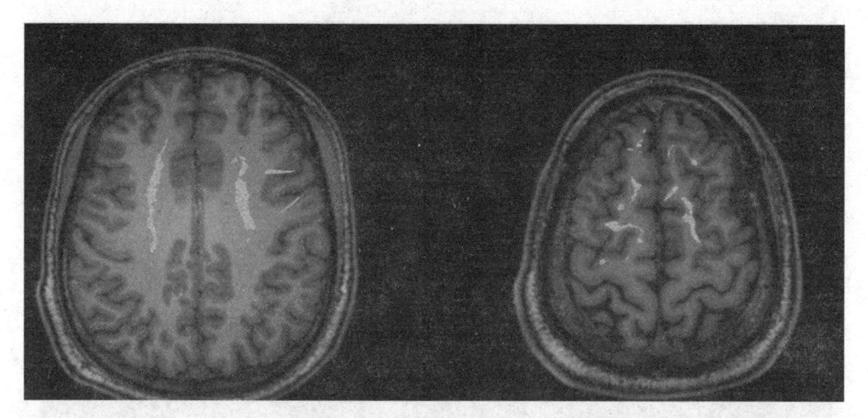

图4－247 ■额斜束 横断解剖

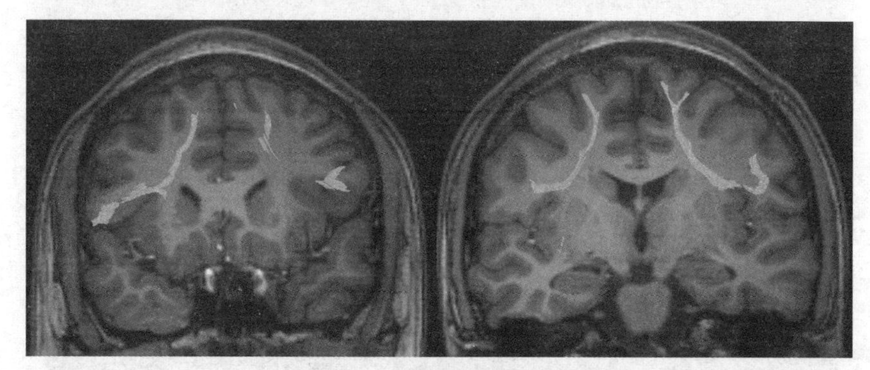

图4－248 ■额斜束 冠状解剖

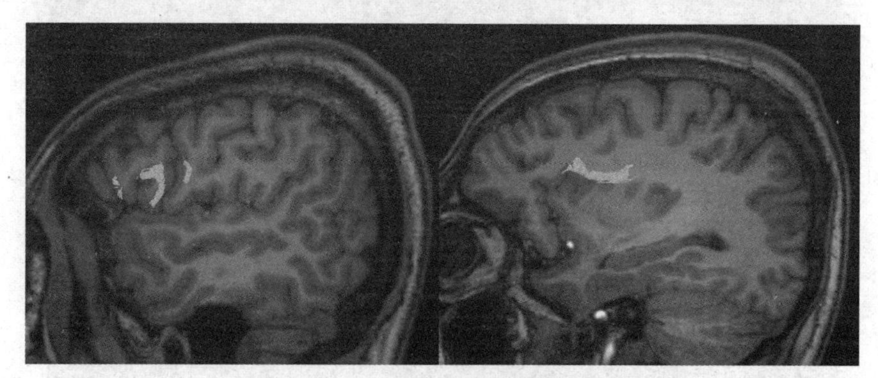

图4－249 ■额斜束 失状解剖

2. 额斜束与胼胝体横断解剖

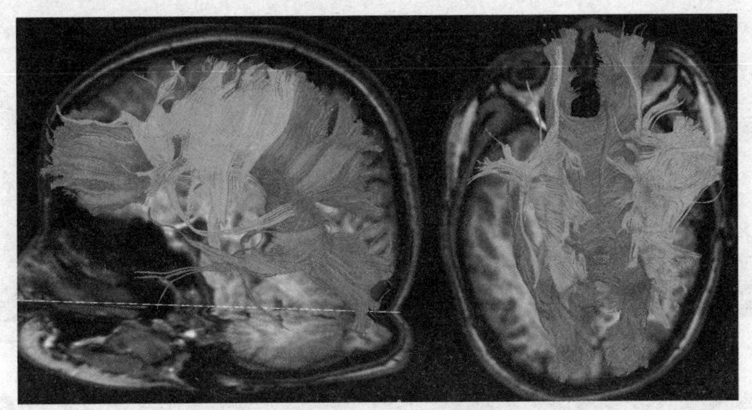

上面观　　　　　　　　上面观

图4－250　■胼胝体　■额斜束　病例1

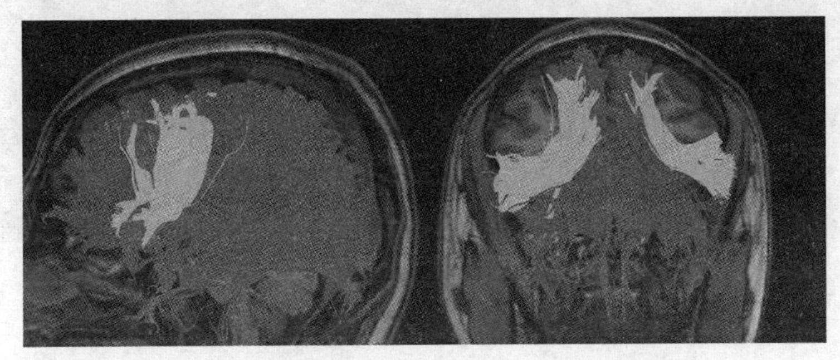

左侧面观　　　　　　　前面观

图4－251　■额斜束　■胼胝体　病例2

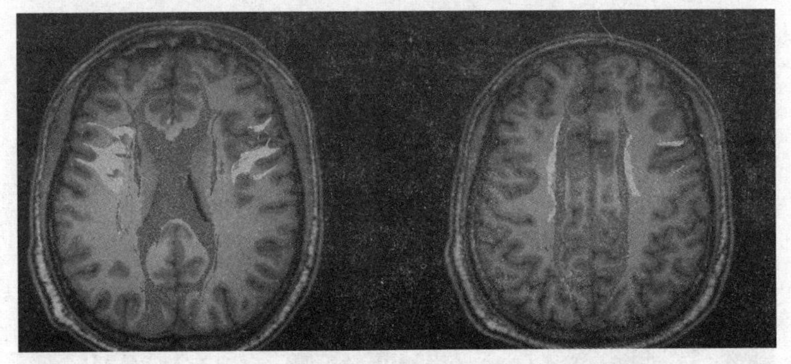

图4－252　■额斜束　■胼胝体　横断解剖

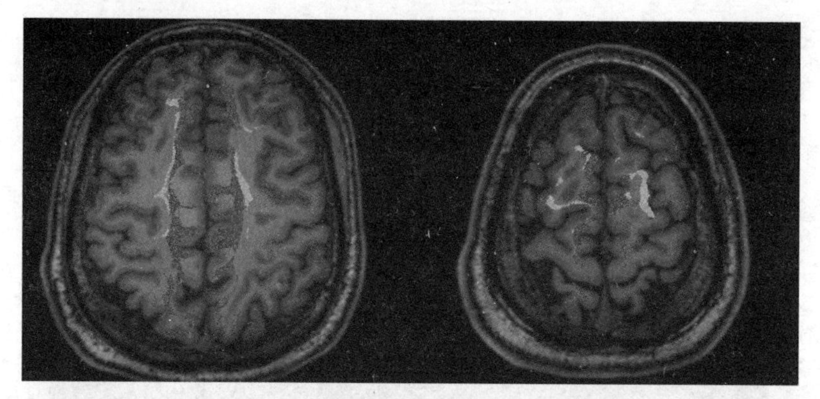

图4－253 ■额斜束 ■胼胝体 横断解剖

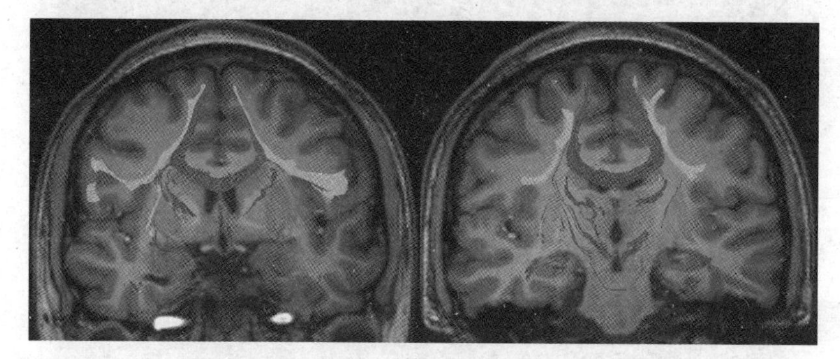

图4－254 ■额斜束 ■胼胝体 冠状解剖

第十节 视神经、视束横断解剖

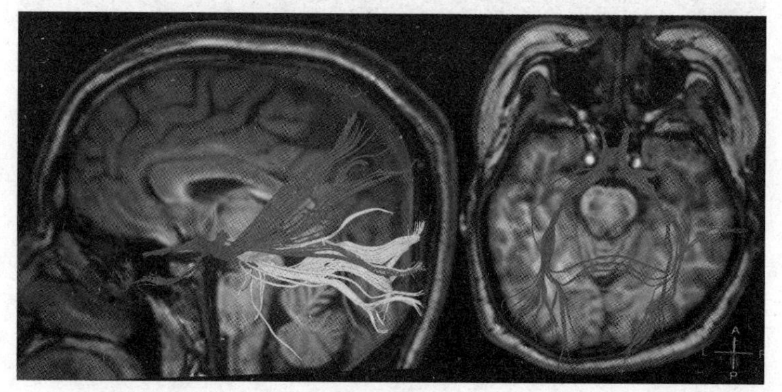

左侧面观 上面观

图4－255 ■视神经＋视束 ■视辐射 病例1

视神经为特殊躯体感觉神经，传导视觉冲动，始于视网膜节细胞，汇成视神经盘后穿过巩膜，构成视神经。再经视束止于外侧膝状体，传导视觉冲动。视束有纤维束直接到达中央后回皮层，部分纤维束到达颞极，位于前联合内侧（图4-256至图4-261）。

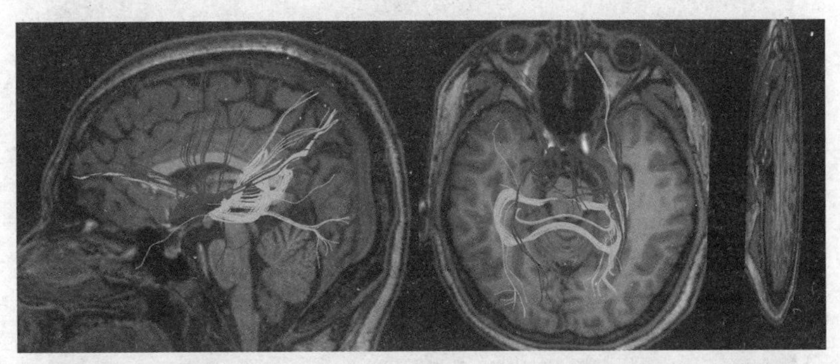

左侧面观　　上面观

图4－256　■视神经＋视束　■视辐射　病例2

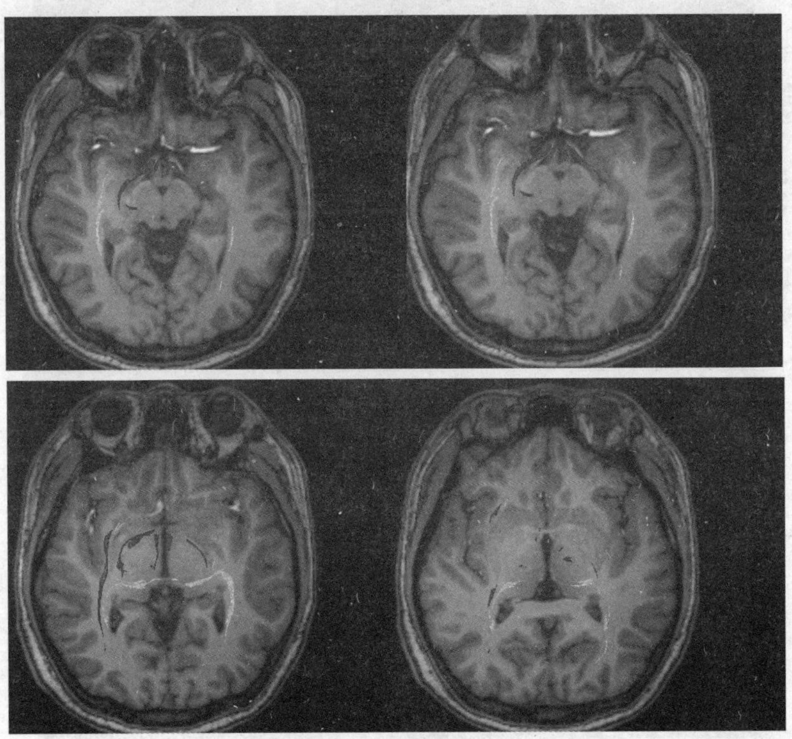

图4－257　■视神经＋视束　■视辐射　横断解剖

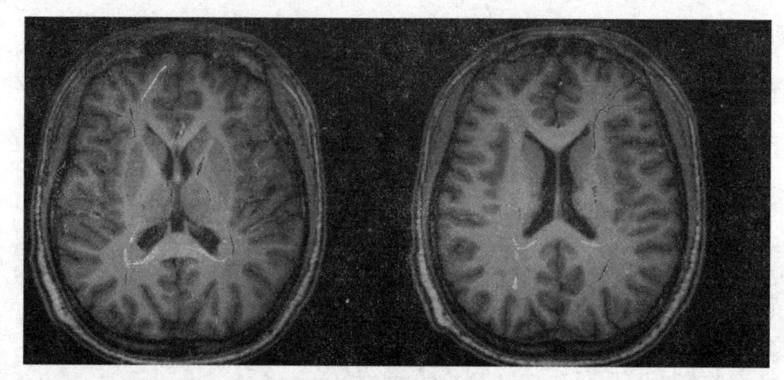

图4-258 ■视神经+视束 ■视辐射 横断解剖

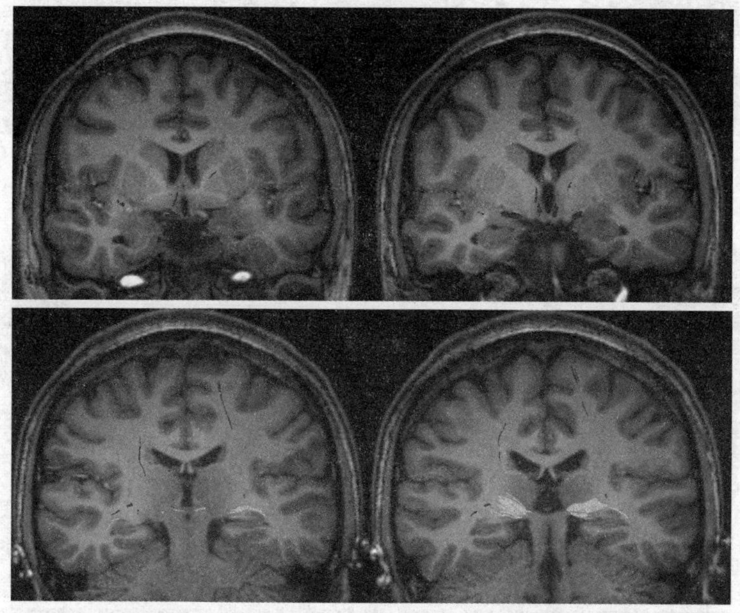

图4-259 ■视神经+视束 ■视辐射 冠状解剖

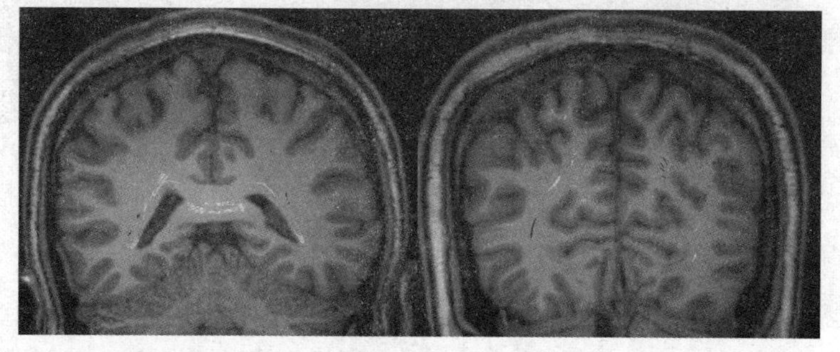

图4-260 ■视神经+视束 ■视辐射 冠状解剖

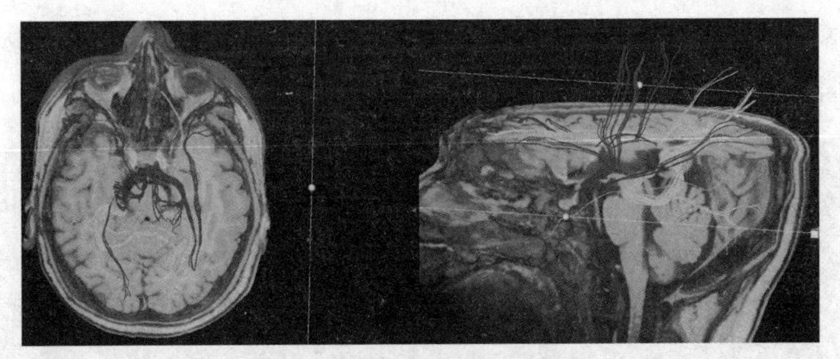

图4－261　■视神经＋视束　■视辐射　三维影像

第十一节　三叉神经横断解剖

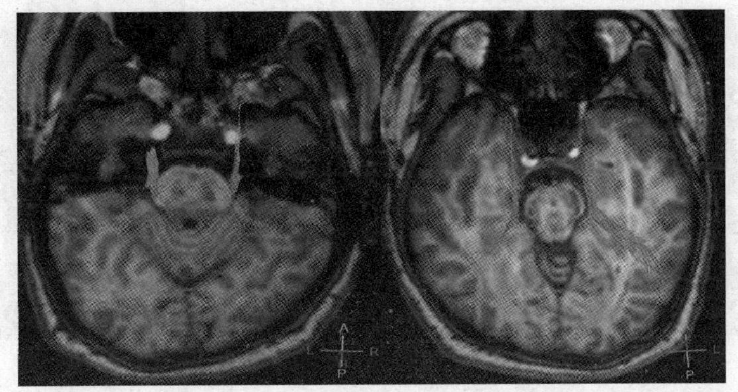

上面观　　　　　　　　上面观

图4－262　■三叉神经

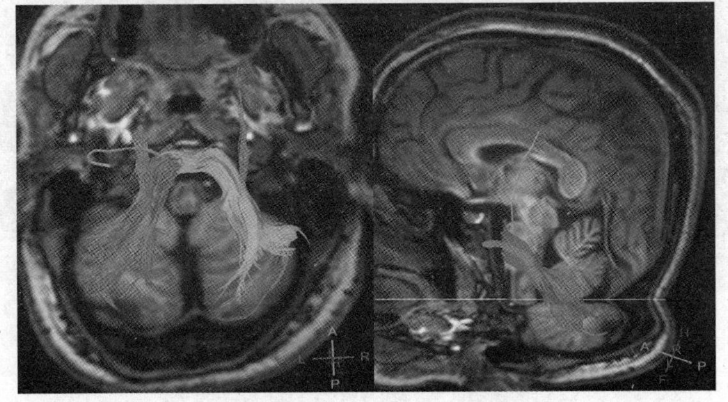

图4－263　■三叉神经　　■■小脑中脚　病例1

两侧三叉神经在大脑内的位置走行显示，其进入脑干后，沿着小脑中脚外侧缘向后走行进入小脑（图4-264至图4-268）。

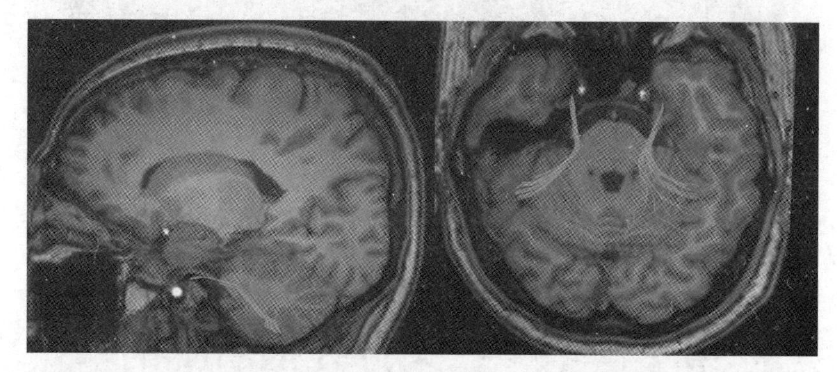

图4-264 ■三叉神经 病例2

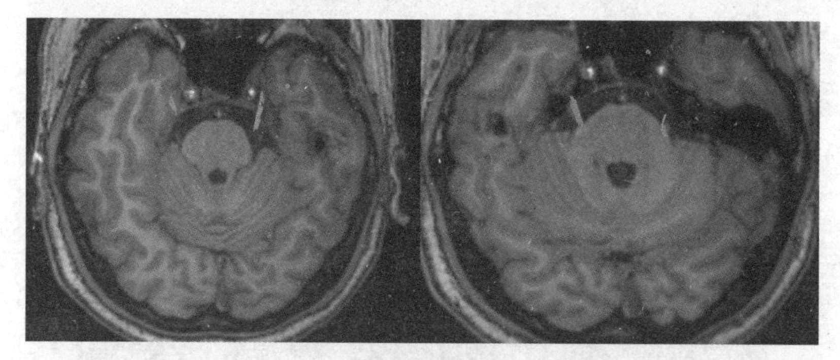

图4-265 ■三叉神经 横断解剖

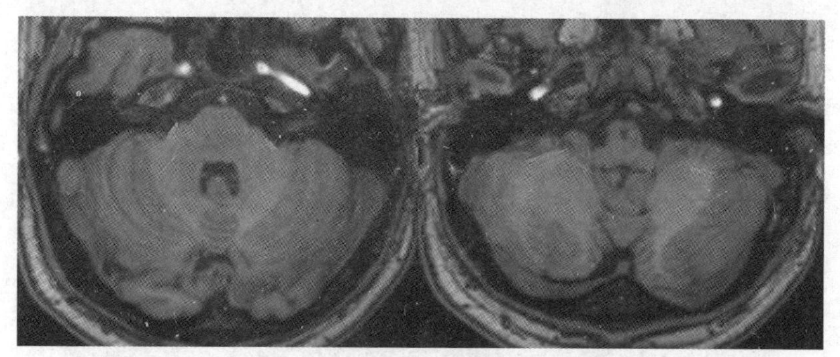

图4-266 ■三叉神经 横断解剖

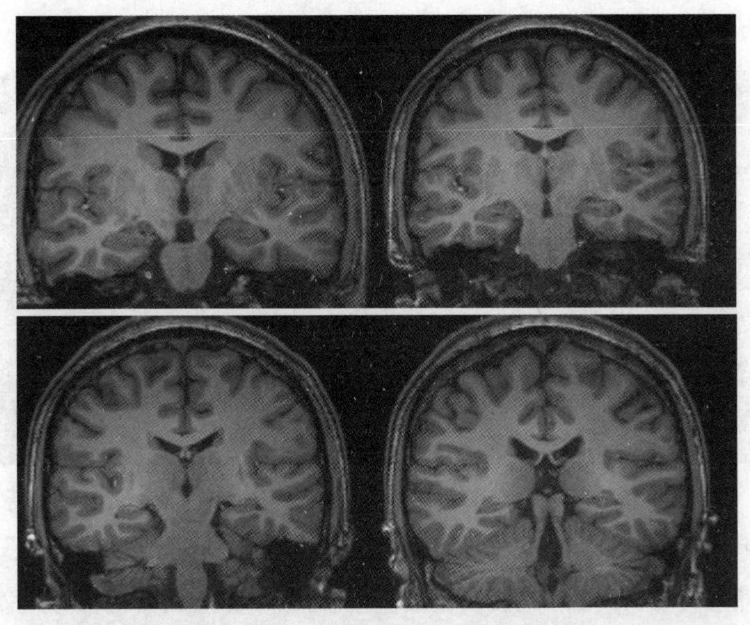

图4-267 ■三叉神经 冠状解剖

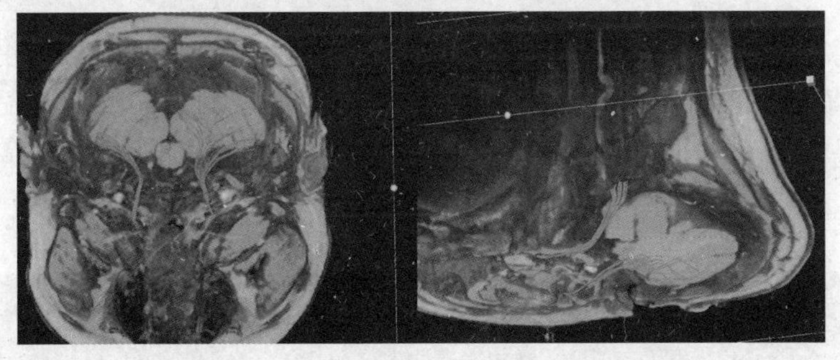

上面观 左侧面观

图4-268 ■三叉神经 三维影像

第十二节 岛叶纤维束

1. 岛叶纤维束横断解剖

岛叶又称脑岛（insula），也称瑞尔氏（Reil）岛，位于外侧沟底，借其周围的环状沟与额、颞、顶叶分界。藏于大脑外侧沟深部的脑叶，被顶、额、颞叶所覆盖。其功能可能与内脏自主神经等有关（图4-269）。

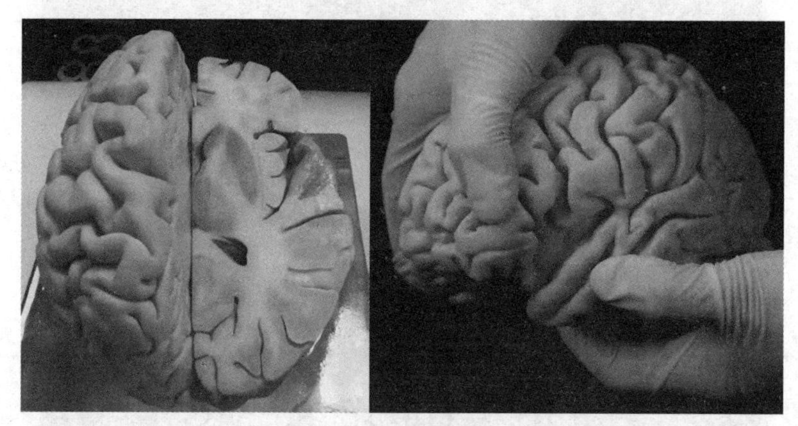

图4－269　颅脑3D打印图像由山东数字人科技股份有限公司提供

岛叶藏于大脑外侧沟的深部，呈圆锥形。岛叶也是皮质的一部分，由于周围的皮质发育较快，岛叶的皮质遂被包埋于深部。遮盖岛叶的部分，总称为岛盖，由于邻近各叶都参与岛盖的形成，所以有额盖、顶盖和颞盖之分。拉开或切除岛盖，可见脑岛约成三角形（即圆锥形），其尖朝向前穿质，尖的内侧稍隆起，称其为岛阈。脑岛周围绕以环状沟。在脑岛上有斜向前的脑岛中央沟，分脑岛为较大的前部和较小的后部。前部被沟分成3～4个岛短回，其后部即岛长回。脑岛覆盖于屏状核的外面，脑岛的皮质在环状沟处移行于岛盖皮质（图4-270）。

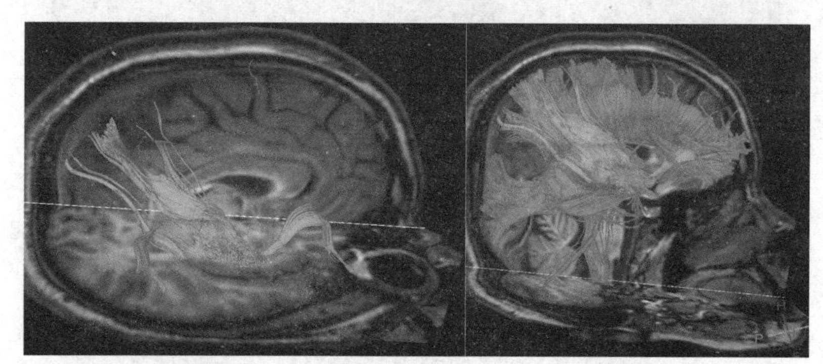

右侧面观　　　　右侧面观

图4－270　■胼胝体　■岛叶纤维束　病例1

岛叶纤维束起自顶叶，斜行向前外下走行，止于岛叶皮层，内侧为投射纤维，下方为下额枕束，其与投射纤维之间为豆状核（图4-271至图4-275）。

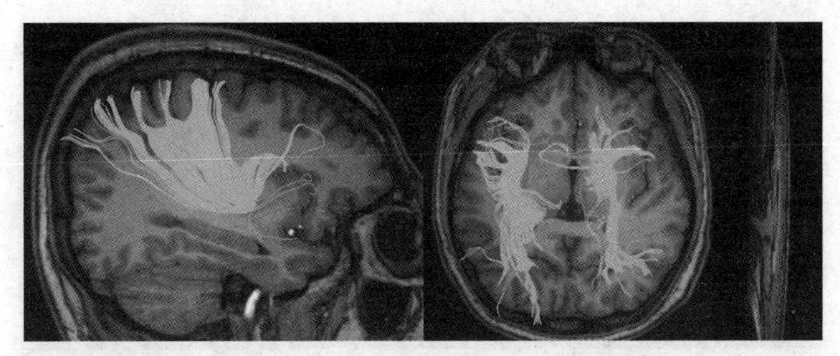

图4－271　■岛叶纤维束　病例2

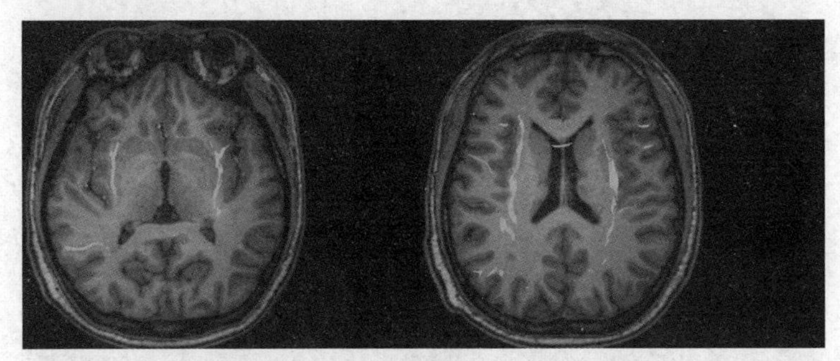

图4－272　■岛叶纤维束　横断解剖

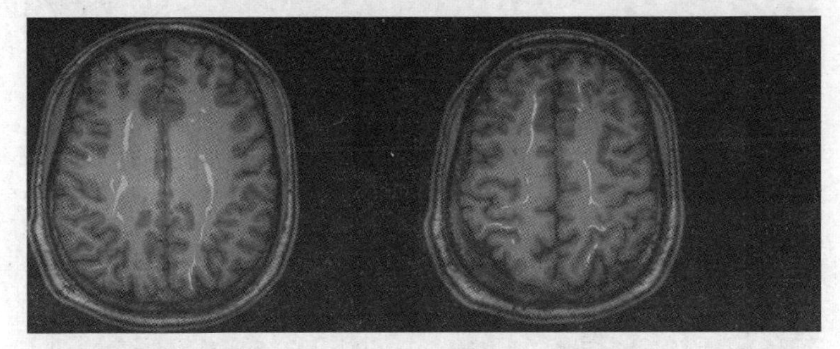

图4－273　■岛叶纤维束　横断解剖

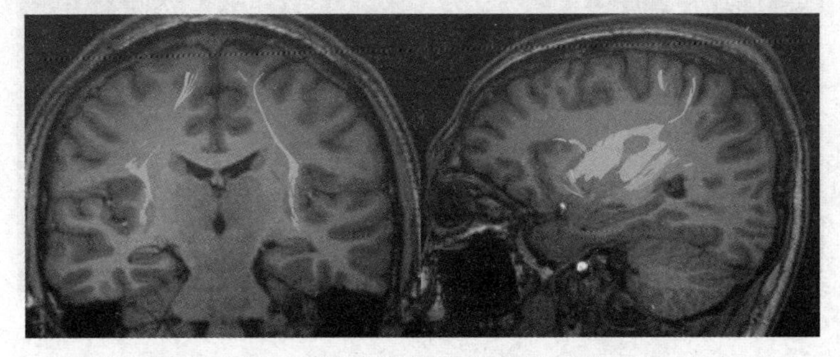

图4－274　■岛叶纤维束冠状、矢状面解剖

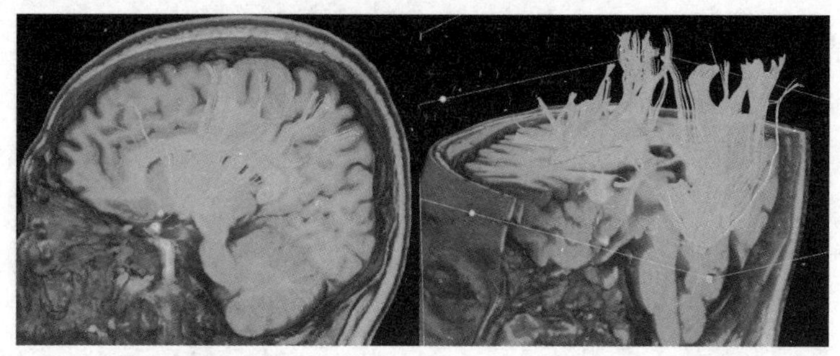

左侧面观　　　　左侧面观

图4－275　■岛叶纤维束　三维影像

2. 岛叶纤维束与下额枕束、投射纤维横断解剖

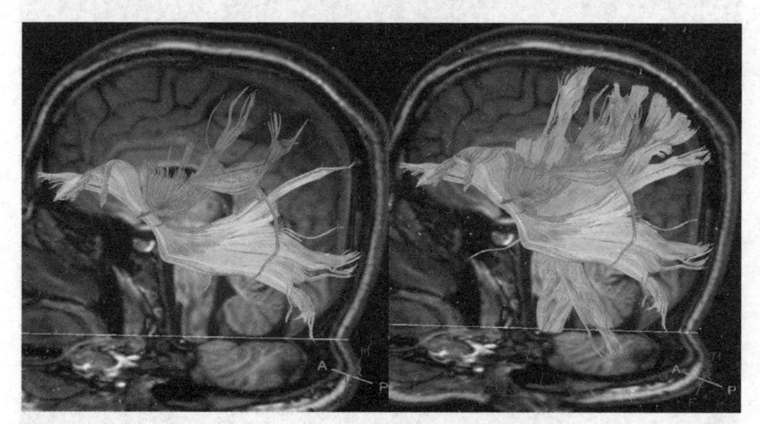

左侧面观　　　　左侧面观

图4－276

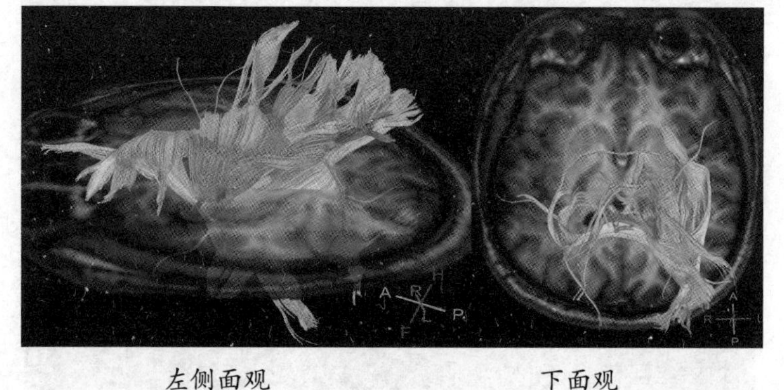

左侧面观　　　　下面观

图4－277

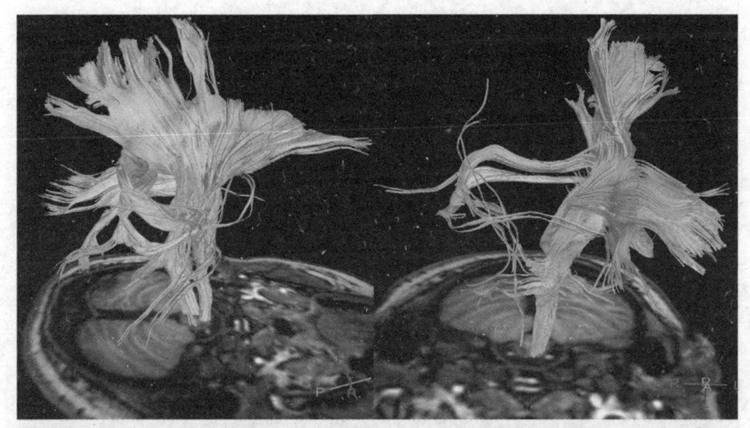

右侧面观　　　　　　　　前面观

图4－278　■岛叶纤维束　■投射纤维　■下额枕束

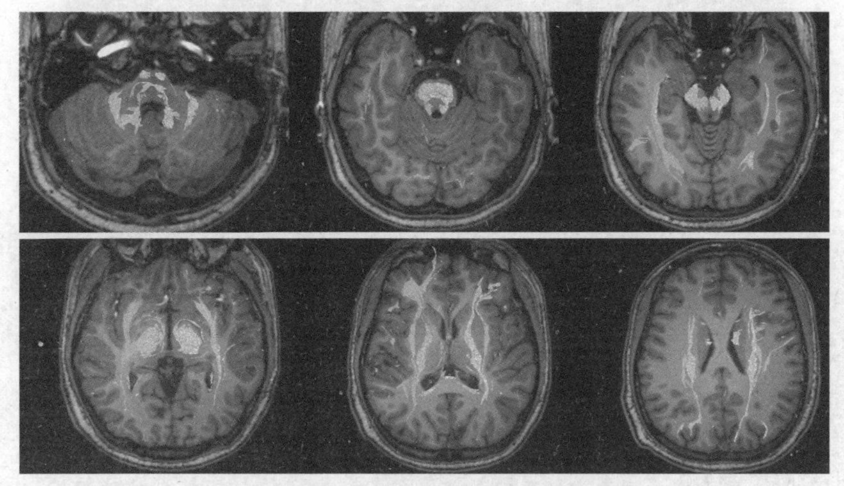

图4－279　■岛叶纤维束　■投射纤维　■下额枕束　横断解剖

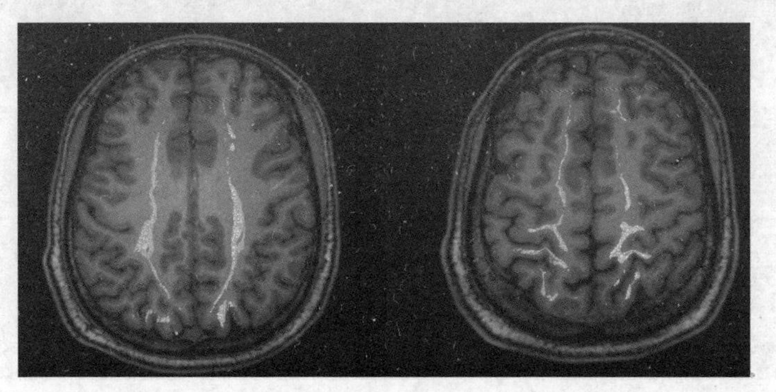

图4－280　■岛叶纤维束　■投射纤维　■下额枕束　横断解剖

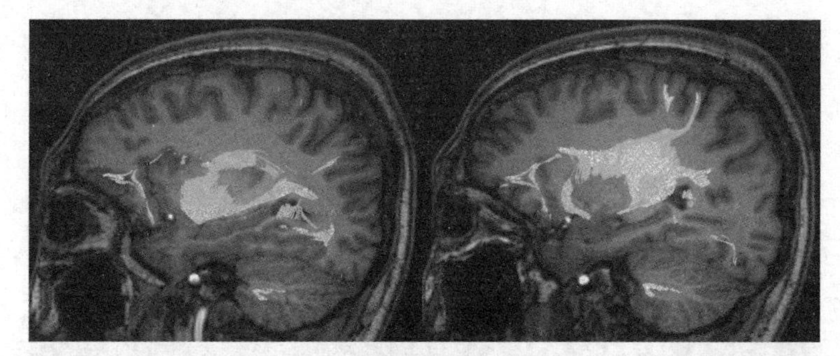

图4-281 ■岛叶纤维束 ■■投射纤维 ■■下额枕束 矢状面解剖

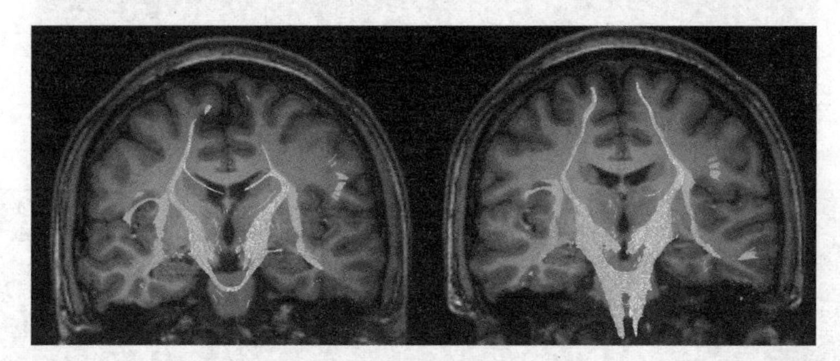

图4-282 ■岛叶纤维束 ■■投射纤维 ■■下额枕束 冠状解剖

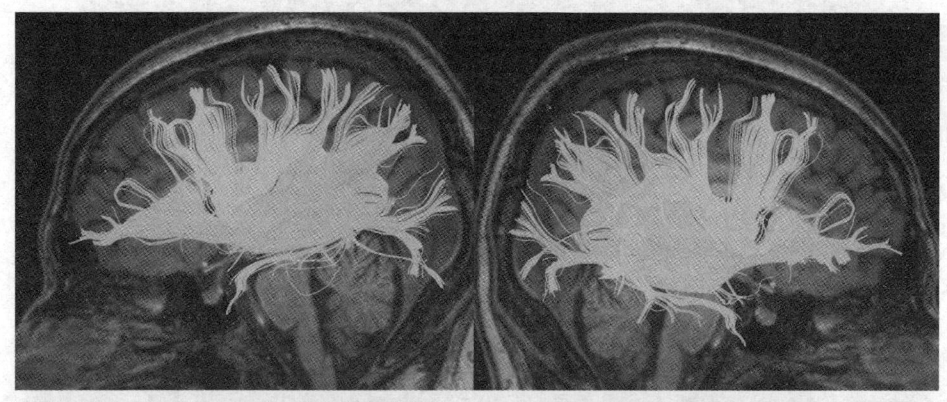

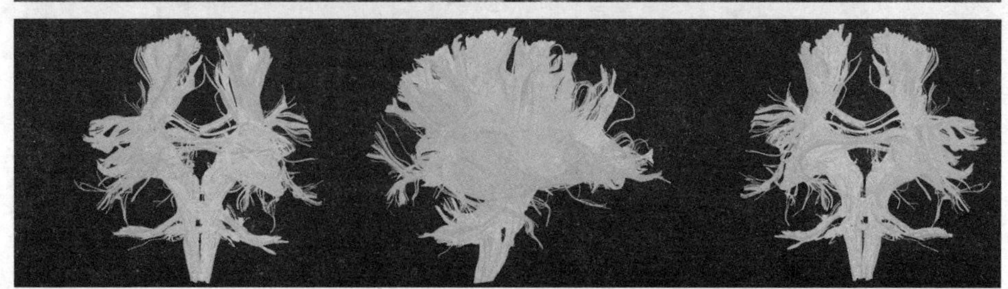

图4-283 ■岛叶纤维束 ■■投射纤维 ■下额枕束 三维影像

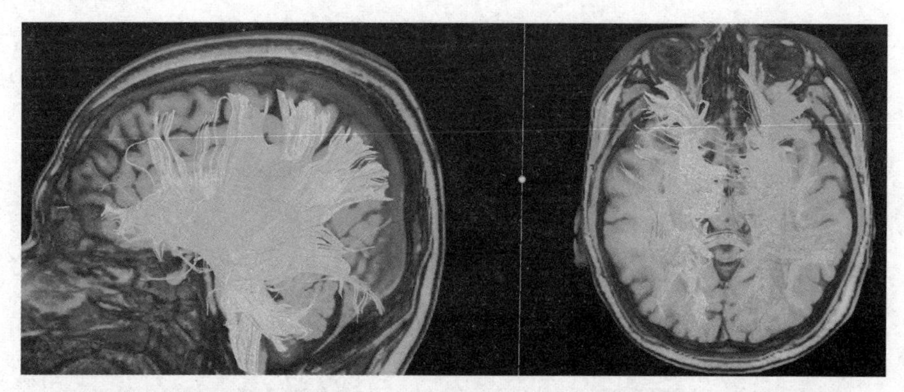

图4-284　■岛叶纤维束　■■投射纤维　■下额枕束　三维影像

第十三节　Wernekink连合纤维束横断解剖

中脑存在众多连接小脑的神经纤维，中线旁区域分布小脑齿状核中间核发出的纤维，经小脑上脚在脑桥上部交叉后，部分止于对侧中脑的红核，成为Wernekink交叉，双侧纤维在中脑导水管前方中脑下部旁正中区交叉形成Wernekink连合（图4-285至图4-291）。

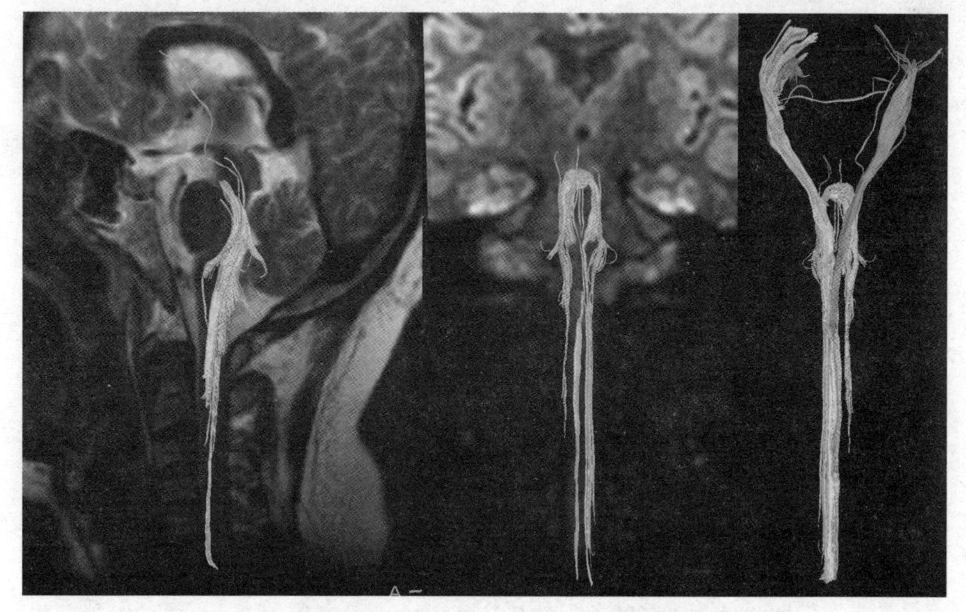

图4-285　■Wernekink连合　■　■皮质脊髓束　病例1

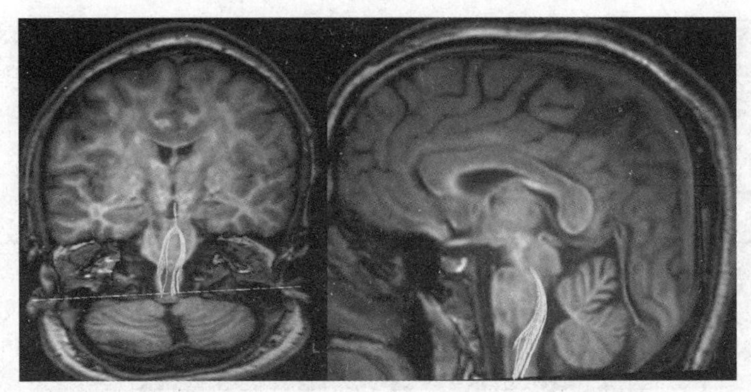

图4－286 Wernekink连合 病例2

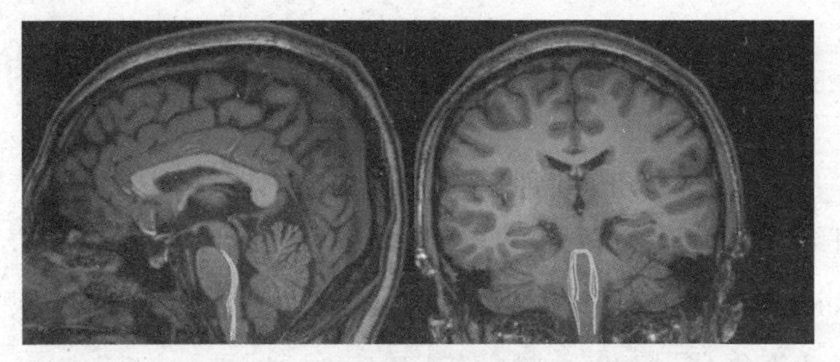

图4－287 Wernekink连合 病例3

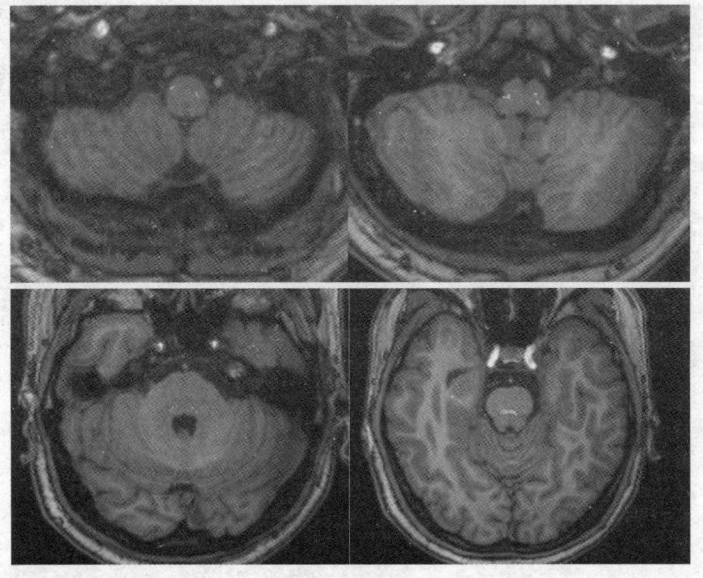

图4－288 Wernekink连合 横断解剖

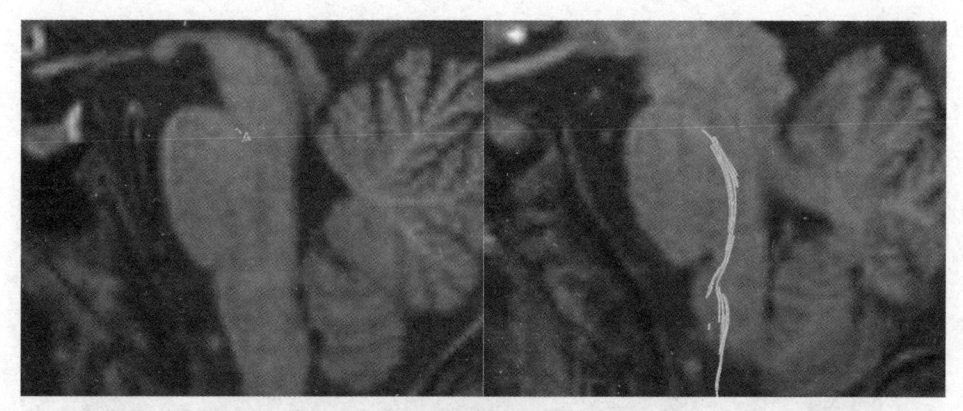

图4－289　■Wernekink连合　失状解剖

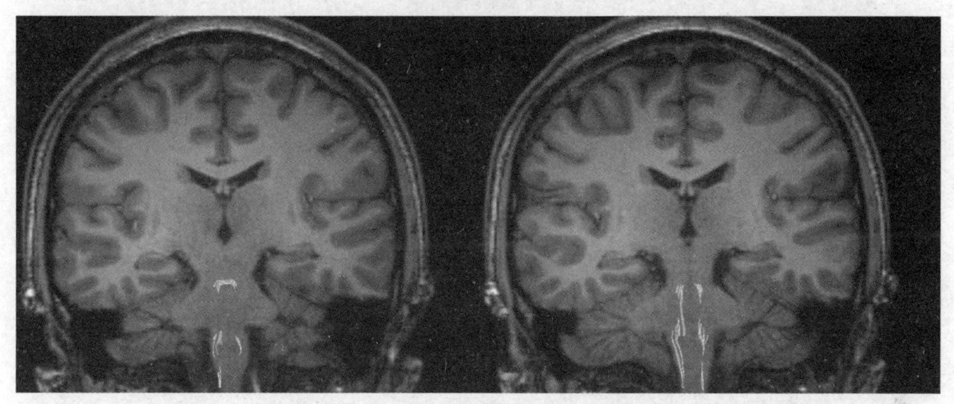

图4－290　■Wernekink连合　冠状解剖

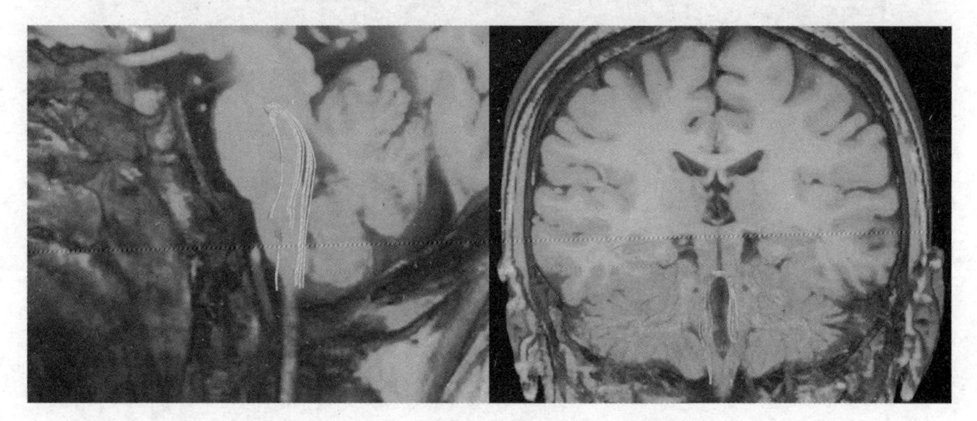

图4－291　■Wernekink连合　三维影像

第十四节　颞叶丘脑束

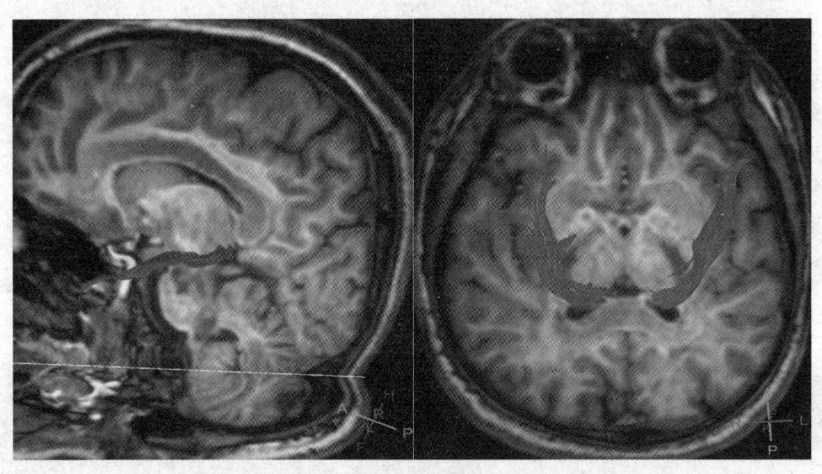

左侧面观　　　　　　　　　　　下面观

图4－292　■颞叶丘脑束　病例1

颞叶丘脑束起自颞极，止于丘脑后方，与上额枕束毗邻，其功能尚进一步研究。

1. 颞叶丘脑束横断解剖

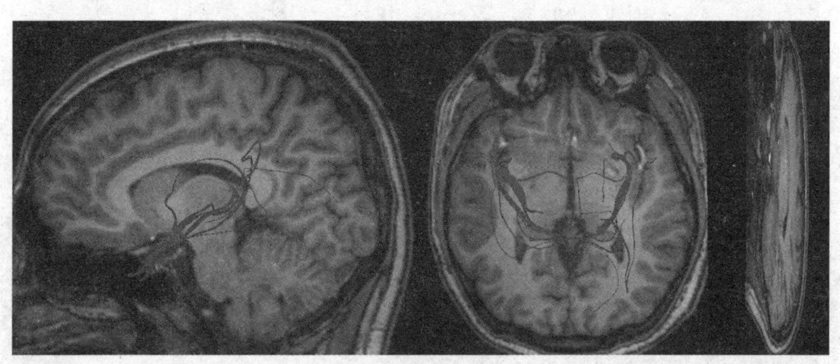

左侧面观　　　　　　　　　　　上面观

图4－293　■颞叶丘脑束　病例2

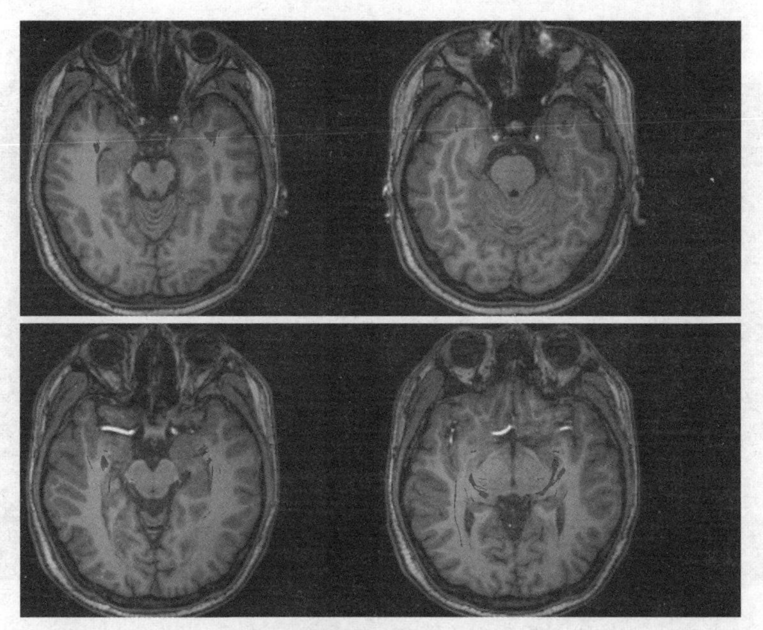

图4－294 ■颞叶丘脑束 横断解剖

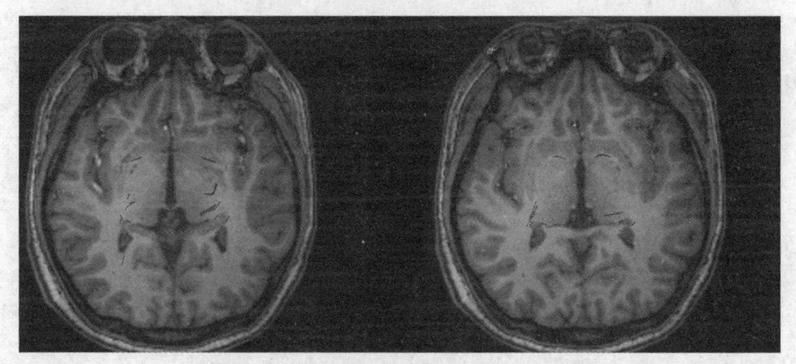

图4－295 ■颞叶丘脑束 横断解剖

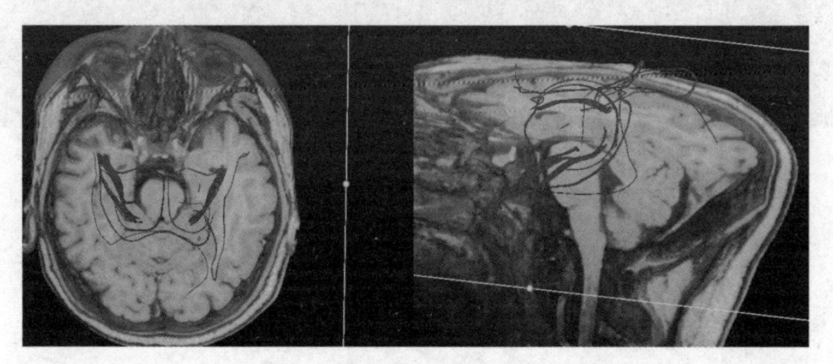

图4－296 ■颞叶丘脑束 三维影像

2. 颞叶丘脑束与海马纤维束横断解剖

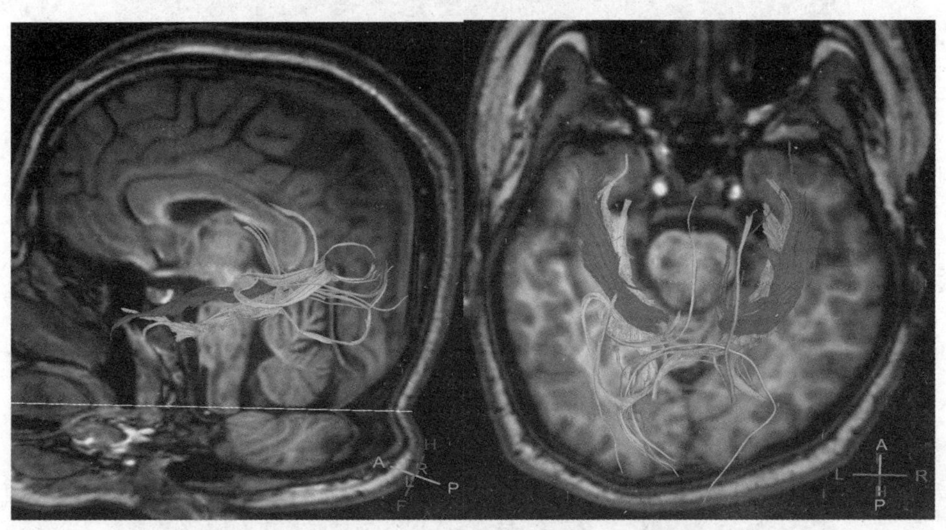

左侧面观　　　　　　　　　　　下面观

图 4－297　■颞叶丘脑束　■■海马纤维束

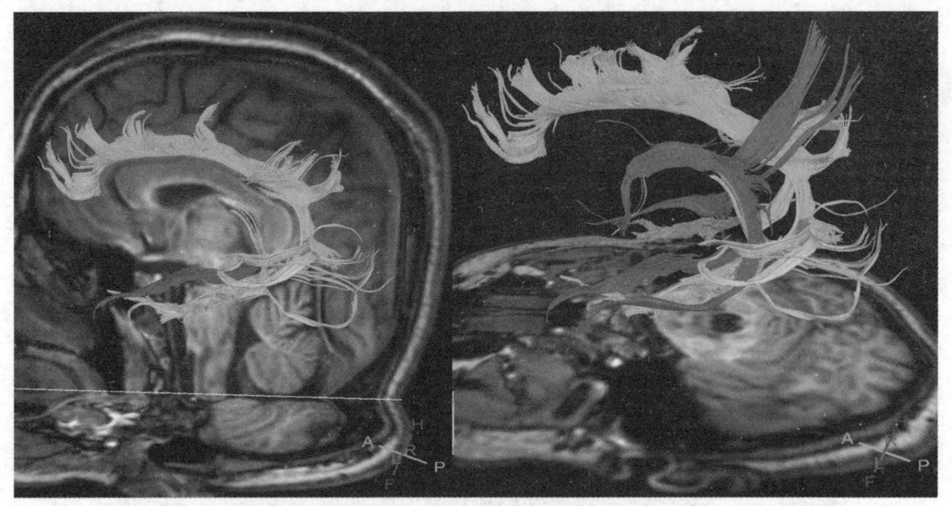

左侧面观　　　　　　　　　　　左侧面观

图 4－298　■颞叶丘脑束　■■海马纤维束　■扣带束　■穹隆

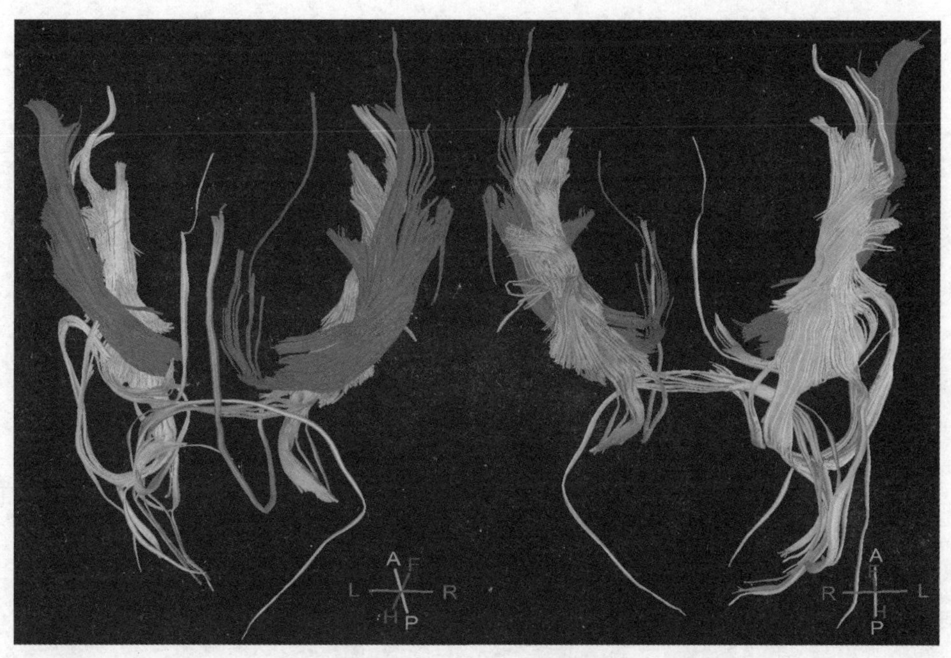

下面观　　　　　　　　上面观

图4－299　■颞叶丘脑束　■■海马纤维束　病例1

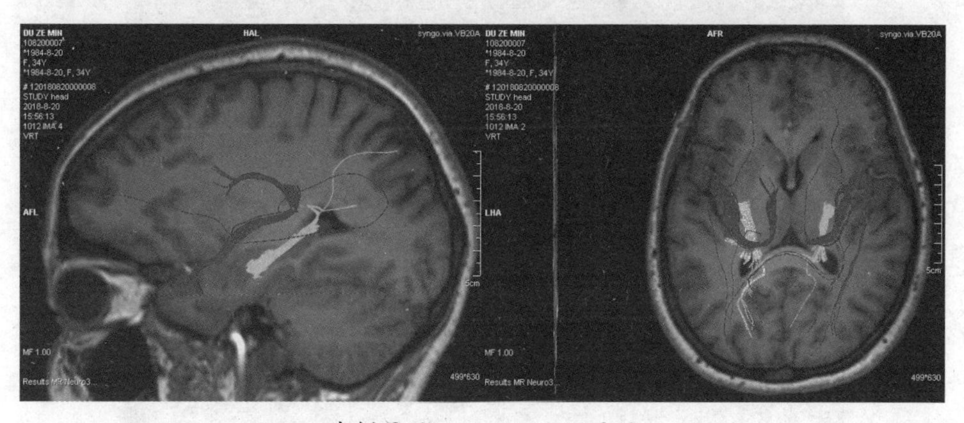

左侧面观　　　　　　　下面观

图4－300　■颞叶丘脑束　■■海马纤维束　病例2

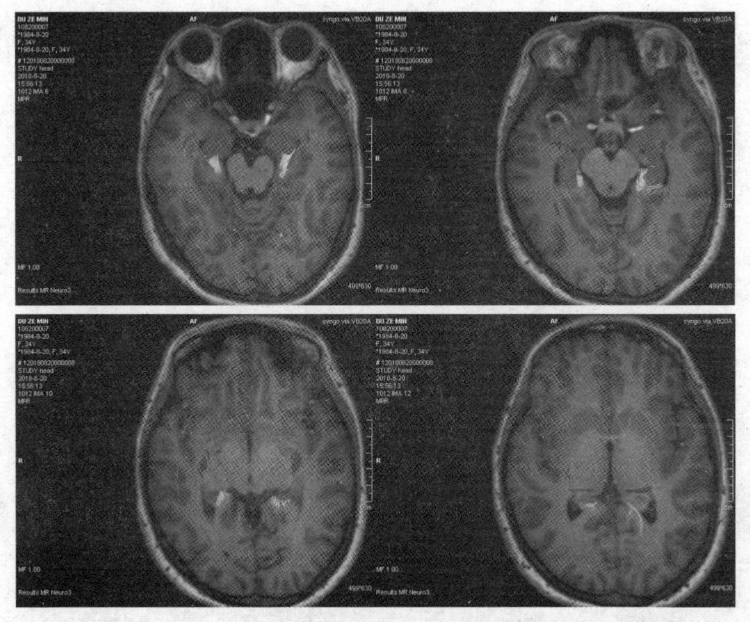

图4－301 ■颞叶丘脑束 ■■海马纤维束 横断解剖

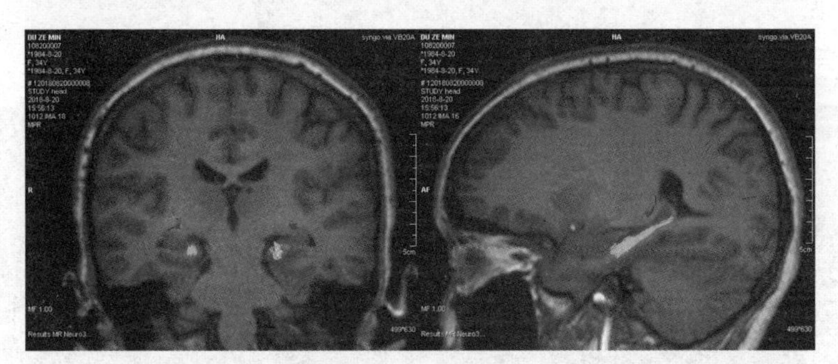

图4－302 ■颞叶丘脑束 ■■海马纤维束 冠状、失状解剖

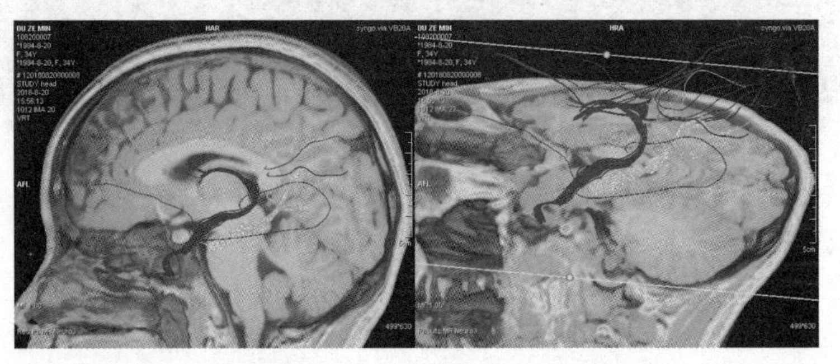

左侧面观　　　　　左侧面观

图4－303 ■颞叶丘脑束 ■■海马纤维束 三维影像

第十五节　额岛束

额岛束起于额下回，终止于岛叶纤维束附近，位于下额枕束外侧（图4-304）。

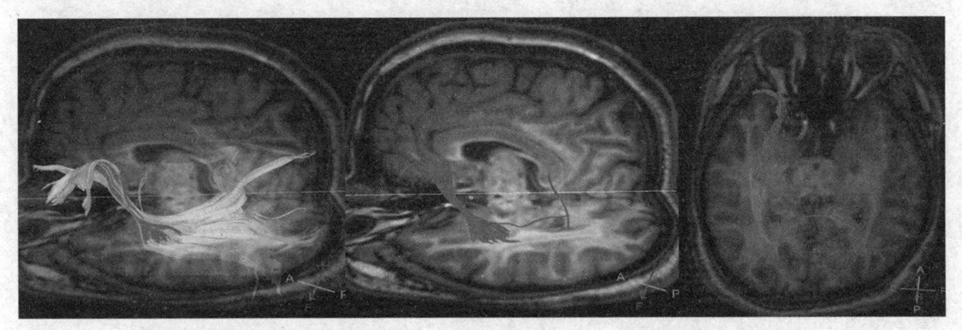

左侧面观　　　　左侧面观　　　　上面观

图4-304　■下额枕束　■额岛束

第五章

投射纤维

第一节　皮质脊髓束

投射纤维是连接大脑皮质、脑深部核团、脑干、小脑和脊髓的纤维，包括传入和传出纤维。典型代表有皮质脊髓束、皮质脑桥束、皮质延髓束、皮质小脑束等。大部分紧贴胼胝体的外缘，投射到相对应的大脑皮层，部分投射到胼胝体侧缘（图5-1，图5-2）。

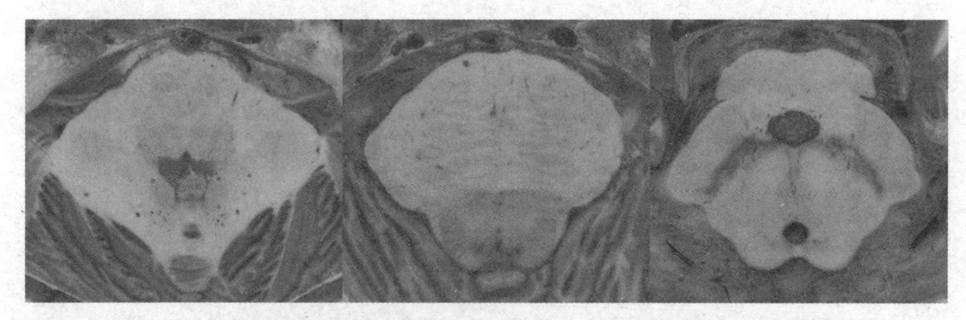

图5－1　脑干断层解剖（图像由山东数字人科技股份有限公司提供）

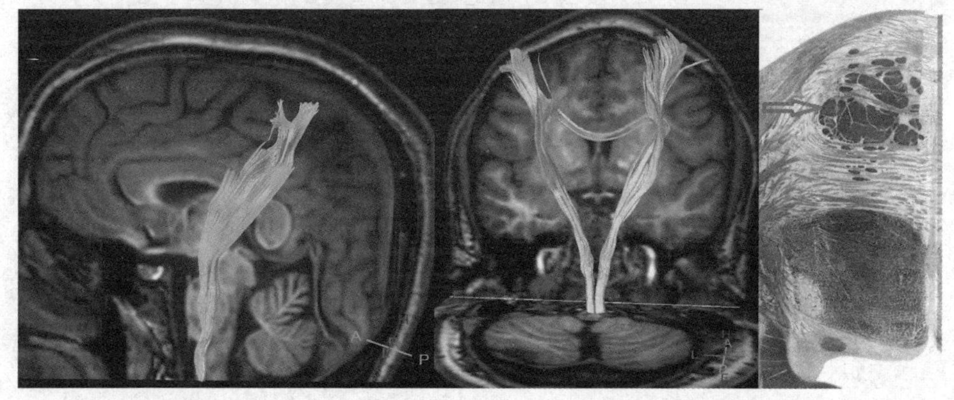

左侧面观　　后面观　　脑桥横断面解剖图

图5－2　■皮质脊髓束　红色箭头所指为左侧皮质脊髓束、皮质脑桥束　病例1

中央前回、中央后回区域锥体细胞的轴突集合组成皮质脊髓束，经内囊后肢下行，至延髓锥体，部分纤维左右相互交叉，形成锥体交叉。交叉后的纤维至对侧脊髓外侧索的后外侧部下行，形成皮质脊髓侧束。皮质脊髓侧束的纤维在下行过程中陆续止于同侧脊髓各节的前角运动细胞，主要是前角外侧核，发出纤维经脊神经根至脊神经，支配四肢带肌和四肢肌。在延髓内没有交叉的纤维则在同侧脊髓前索内下行，于脊髓前正中裂的两侧形成皮质脊髓前束，其纤维逐节经白质前连合交叉终止于对侧的前角运动细胞，部分不交叉的纤维中继后终于同侧前角运动神经细胞，主要支配躯干肌。所以，躯干肌是受两侧大脑皮质支配，而上下肢肌只受对侧大脑皮质支配。

1）皮质脊髓束横断解剖

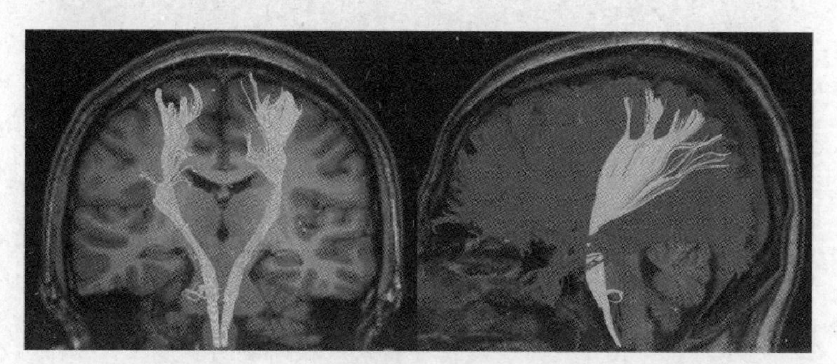

图5－3　■皮质脊髓束　■胼胝体　病例2

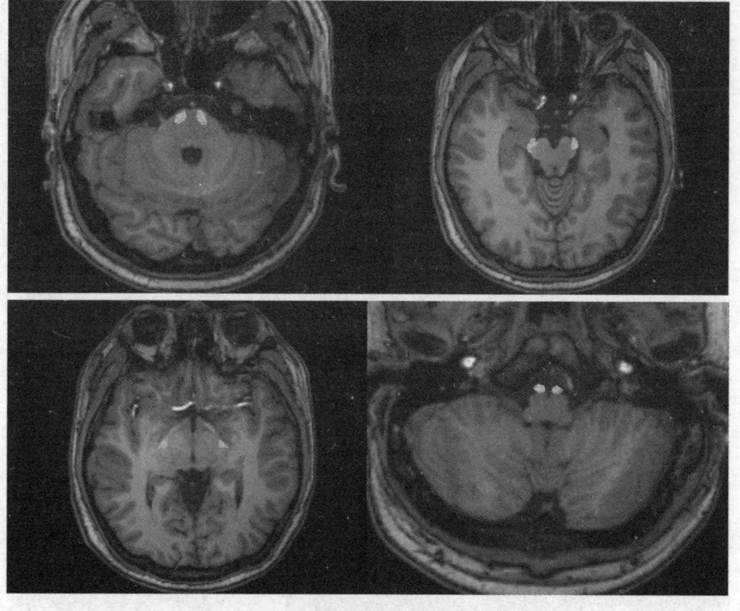

图5－4　■皮质脊髓束　横断解剖

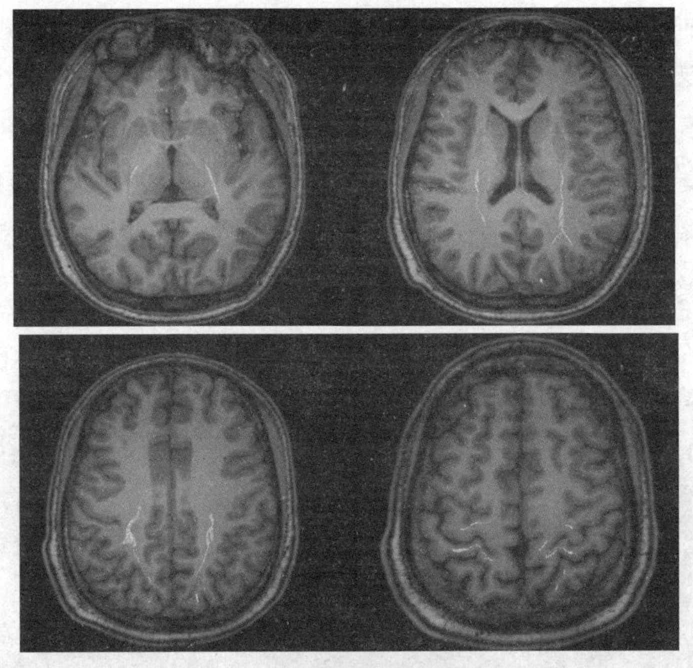

图5-5 ■皮质脊髓束 横断解剖

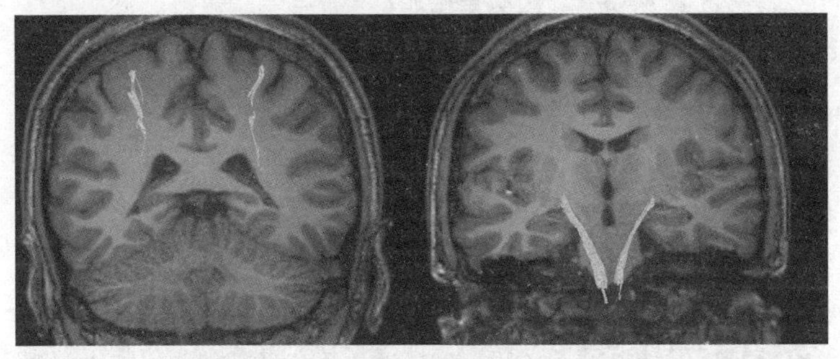

图5-6 ■皮质脊髓束 冠状解剖

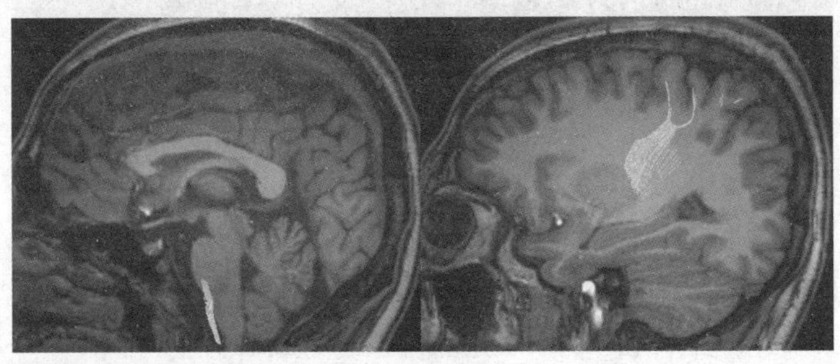

图5-7 ■皮质脊髓束 失状解剖

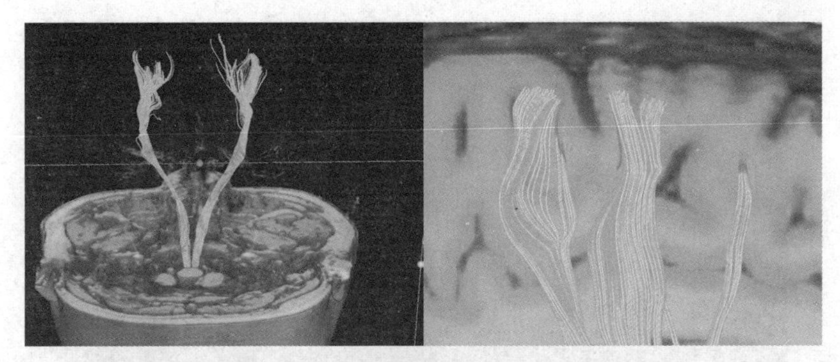

图5－8　■皮质脊髓束　三维影像

2）皮质脊髓束与胼胝体横断解剖

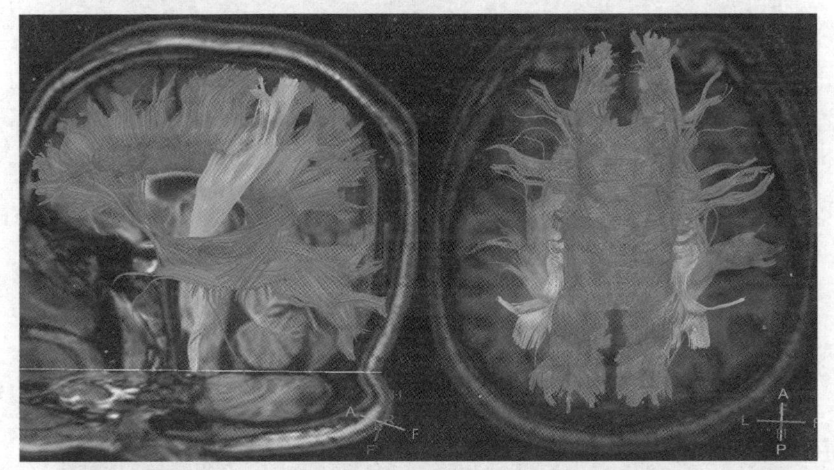

左侧面观　　　　上面观

图5－9　■皮质脊髓束　■胼胝体　病例1

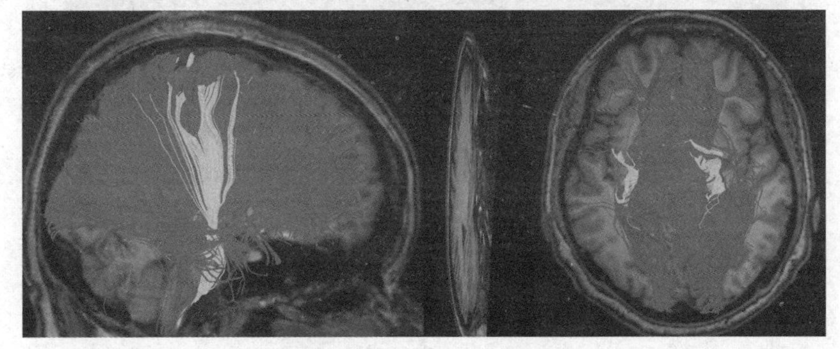

右侧面观　　　　上面观

图5－10　■皮质脊髓束　■胼胝体　病例2

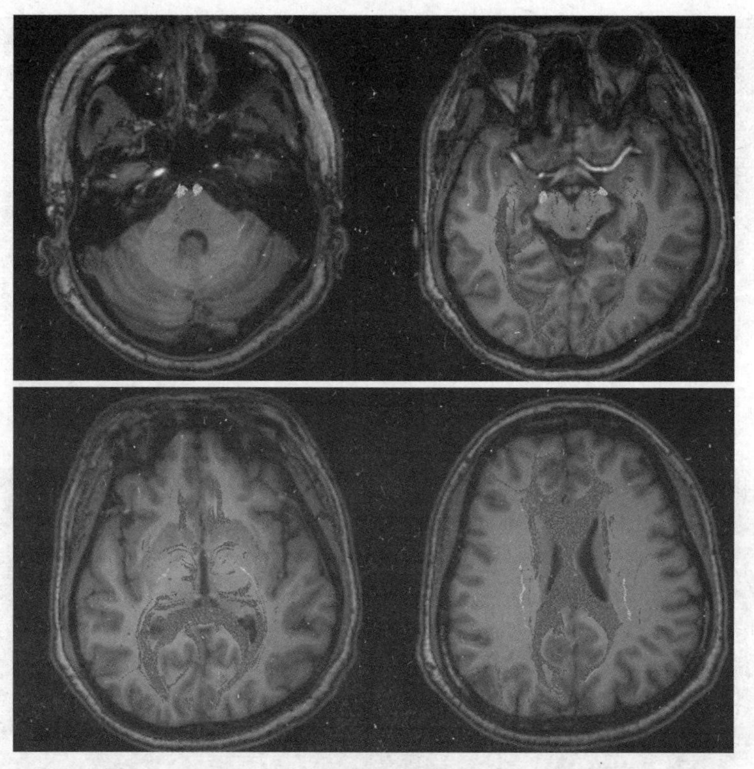

图5-11 ■皮质脊髓束 ■胼胝体 横断解剖

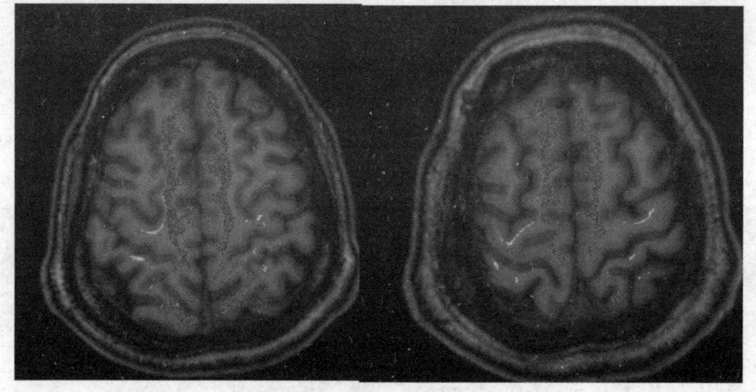

图5-12 ■皮质脊髓束 ■胼胝体 横断解剖

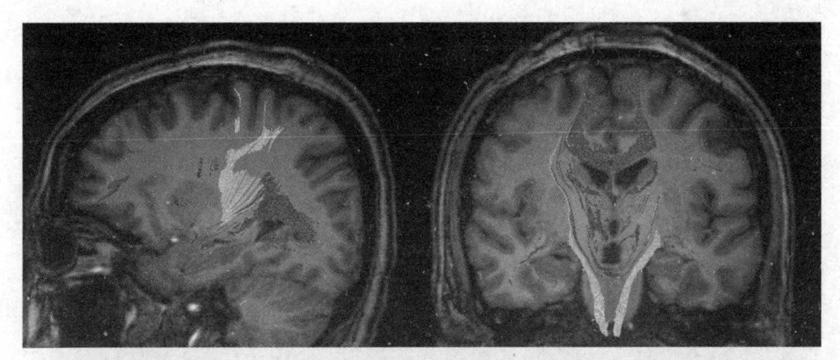

图5－13　■皮质脊髓束　■胼胝体失状　冠状解剖

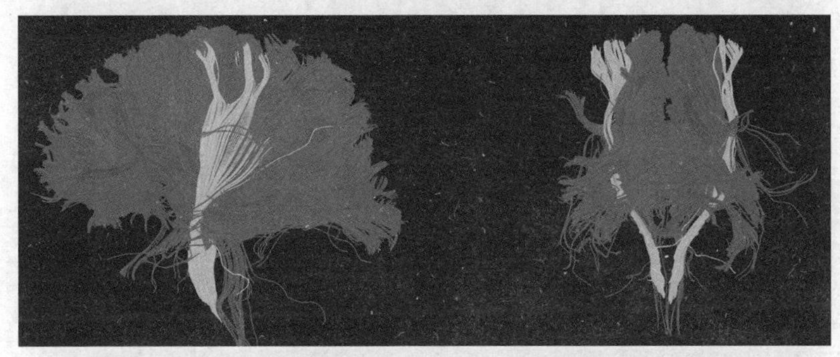

左侧面观　　　　　　前面观

图5－14　■皮质脊髓束　■胼胝体　三维影像

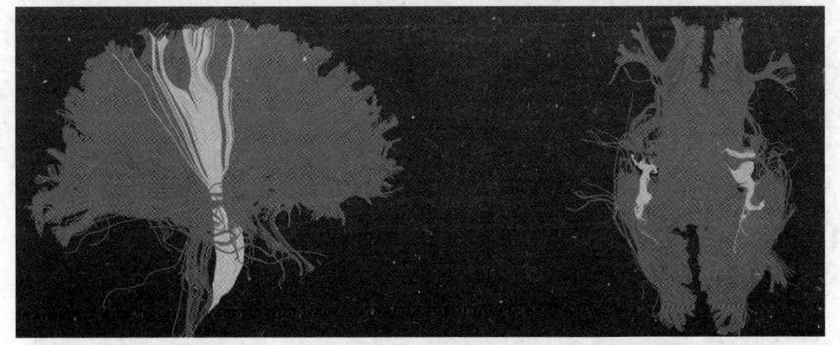

图5－15　■皮质脊髓束　■胼胝体　三维影像

第二节 脐胝体侧束

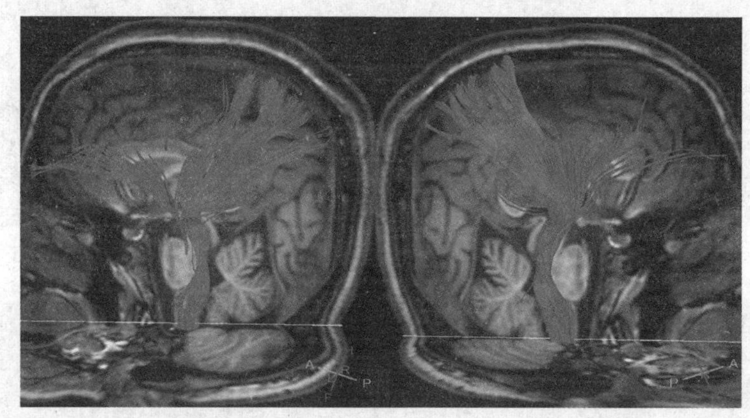

左侧面观　　　　右侧面观

图5－16 ■胼胝体侧束　病例1

1. 胼胝体侧束横断解剖

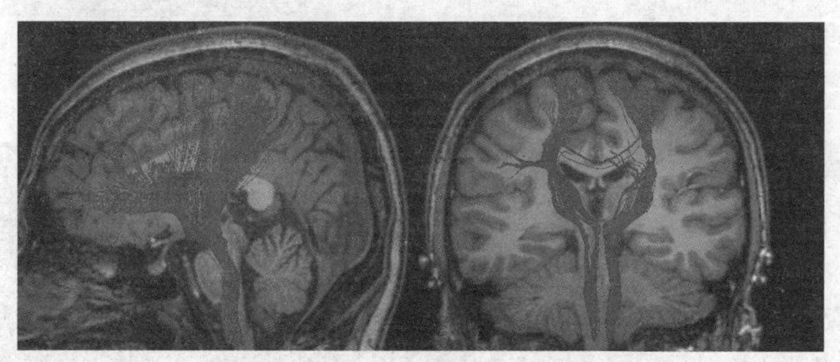

左侧面观　　　　前面观

图5－17 ■胼胝体侧束　病例2

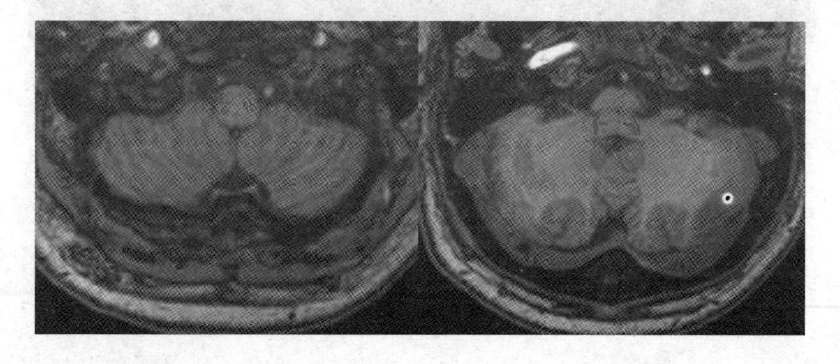

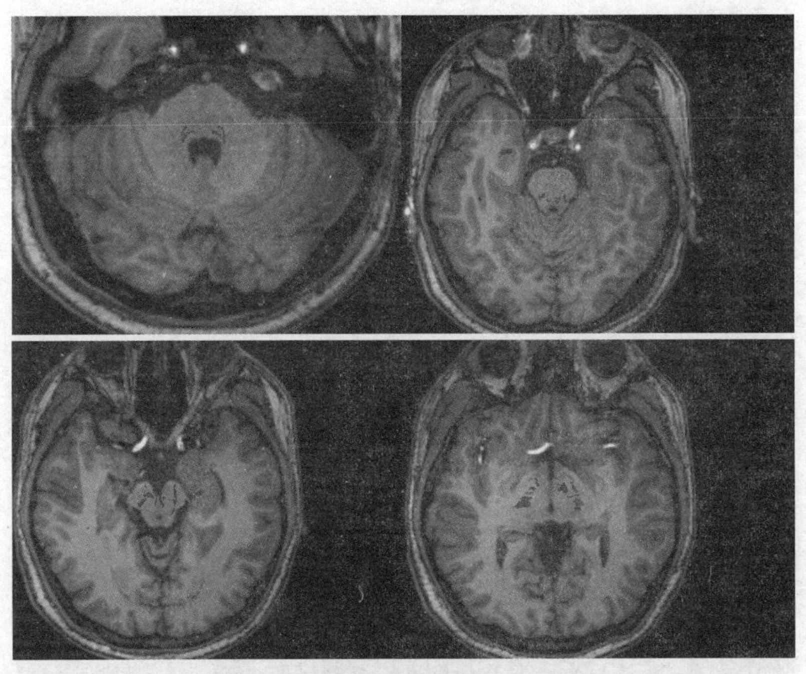

图5－18 ■胼胝体侧束　横断解剖

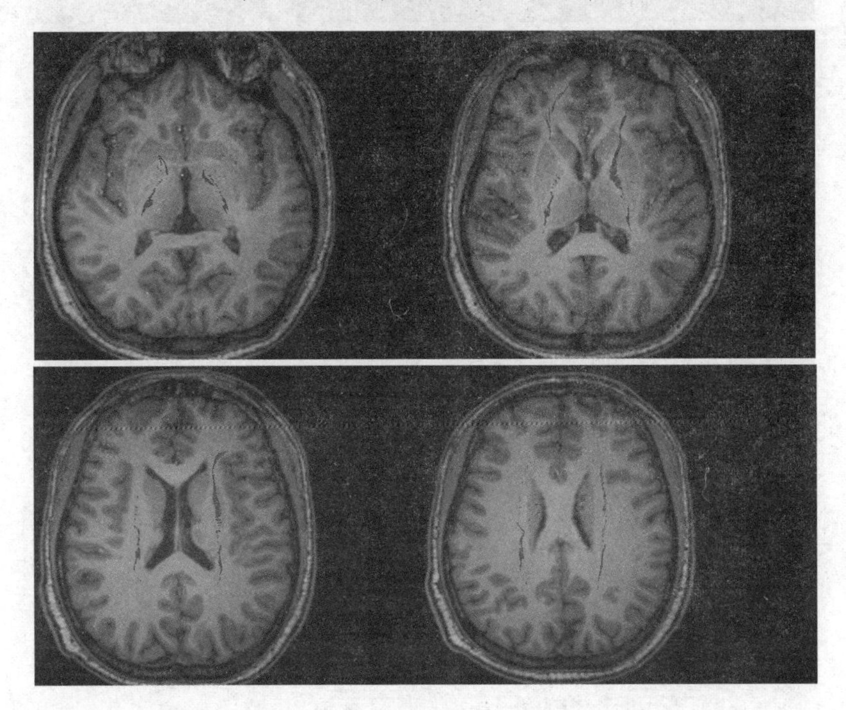

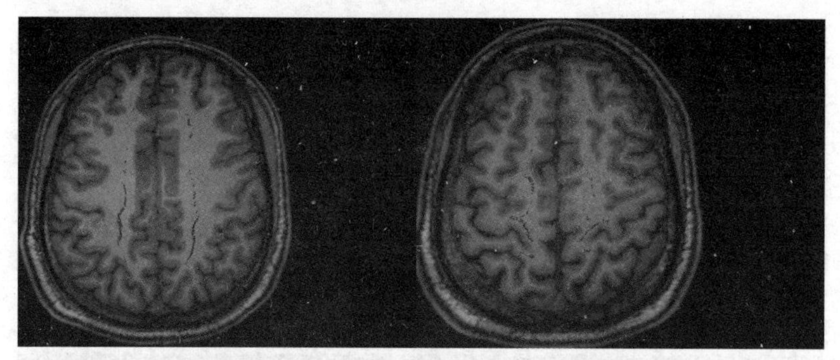

图5－19　■胼胝体侧束　横断解剖

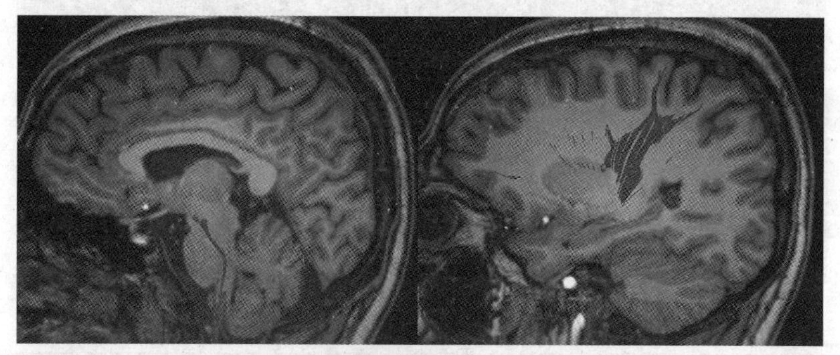

图5－20　■胼胝体侧束　矢状解剖

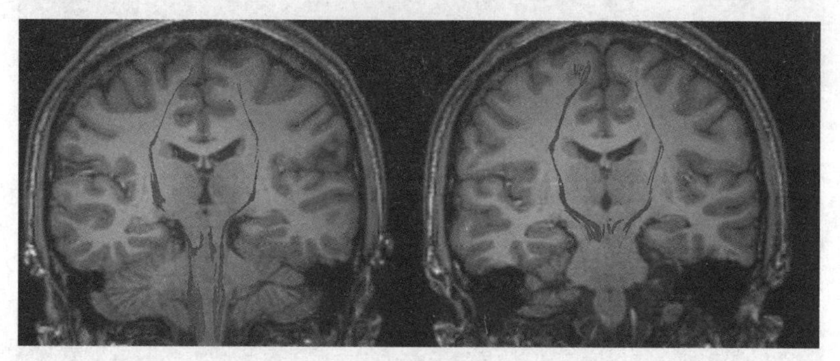

图5－21　■胼胝体侧束　冠状解剖

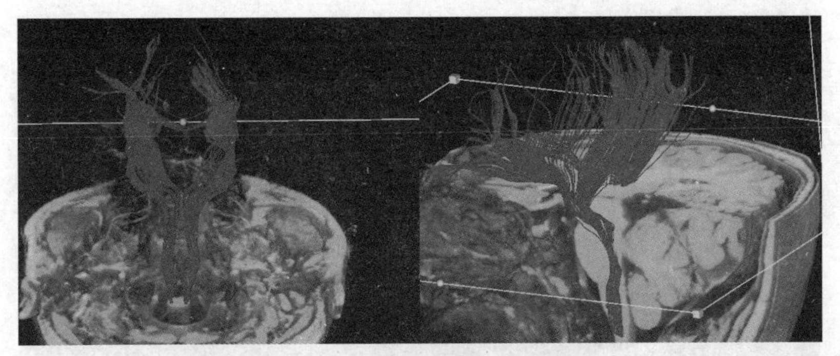

后面观　　　　　　　　左侧面观

图5－22　■胼胝体侧束　三维影像

2. 胼胝体侧束与皮质脊髓束横断解剖

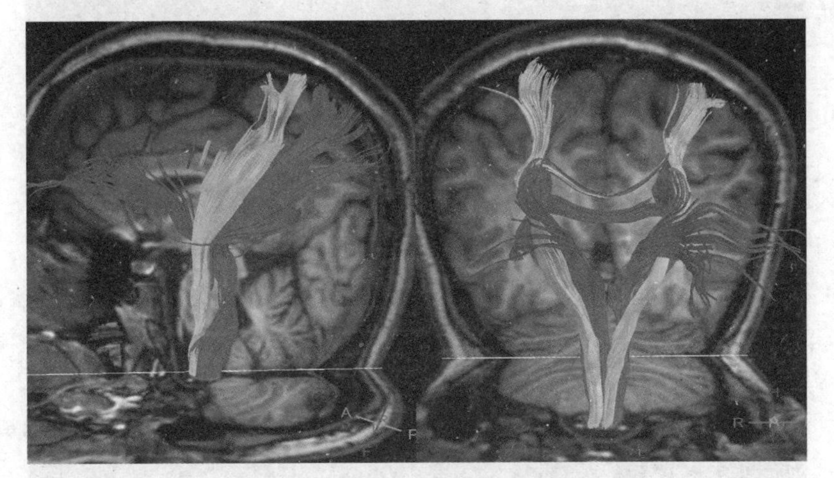

左侧面观　　　　　　　　前面观

图5－23　■皮质脊髓束　■胼胝体侧束　病例1

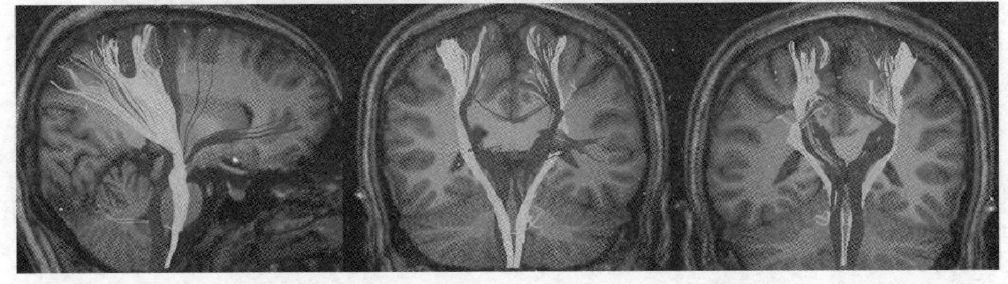

右侧面观　　　　　　前面观　　　　　　后面观

图5－24　■皮质脊髓束　■胼胝体侧束　病例2

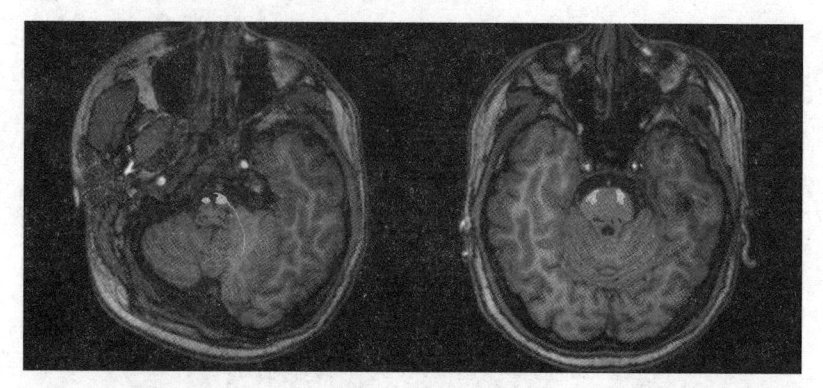

图5-25 ■皮质脊髓束 ■脑桥体侧束 横断解剖

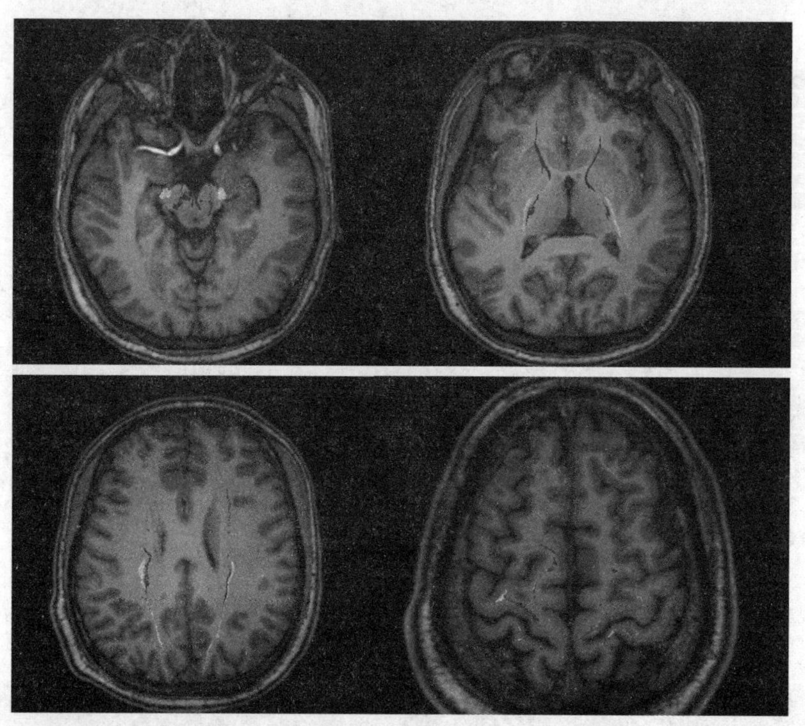

图5-26 ■皮质脊髓束 ■脑桥体侧束 横断解剖

第三节　丘脑前辐射

1. 丘脑前辐射横断解剖

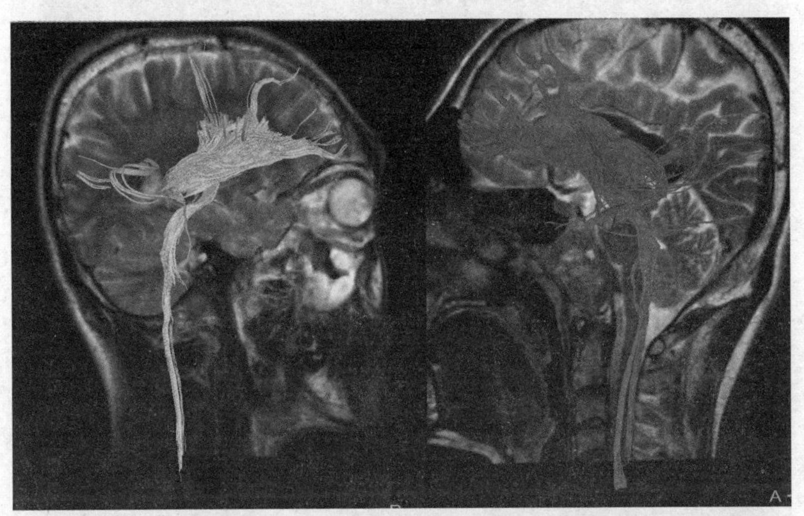

右侧面观　　　　　　　　　　左侧面观

图5－27　■■丘脑前辐射

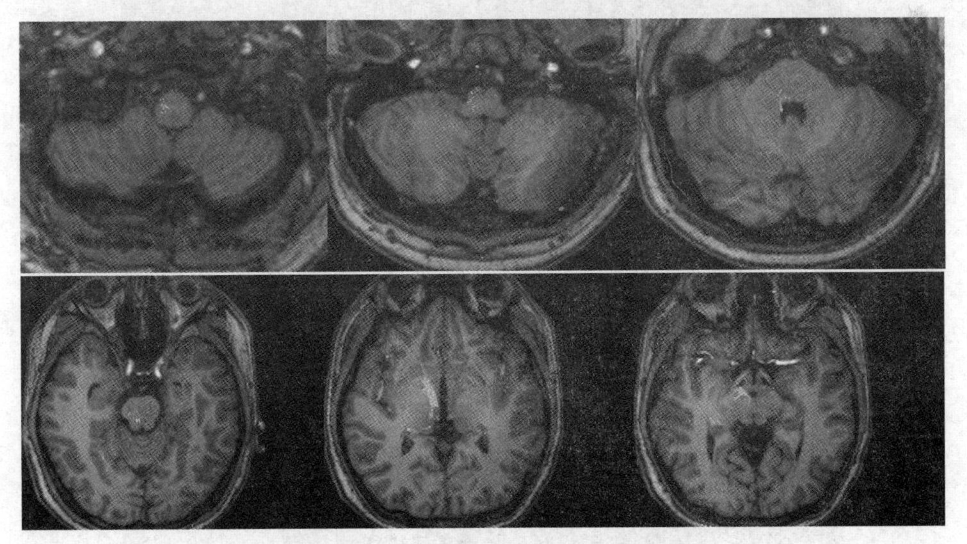

图5－28　■■丘脑前辐射　横断解剖

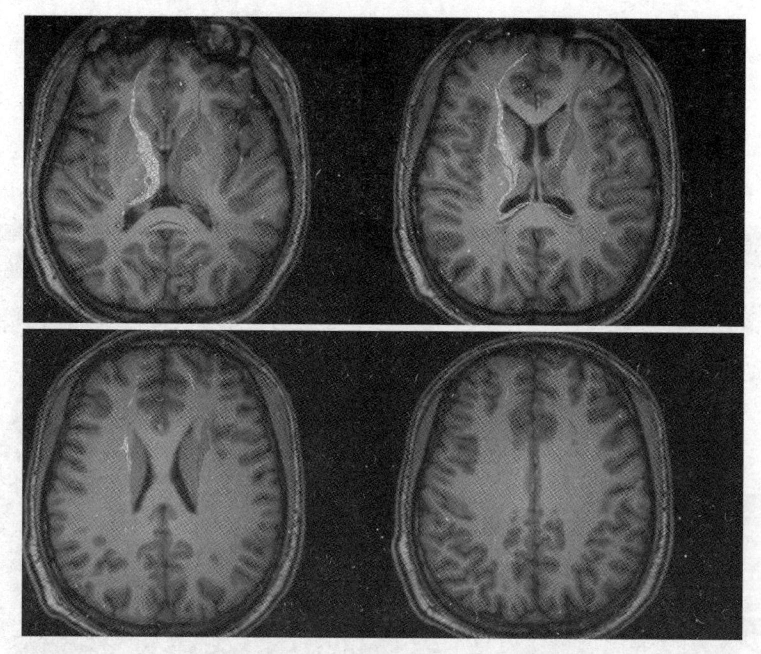

图5－29　■■丘脑前辐射　横断解剖

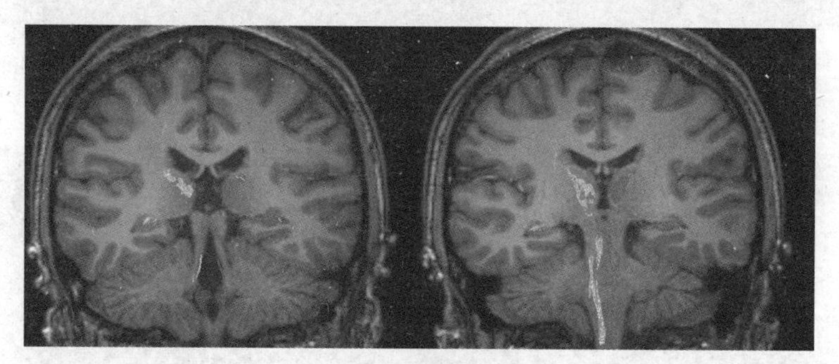

图5－30　■■丘脑前辐射　冠状解剖

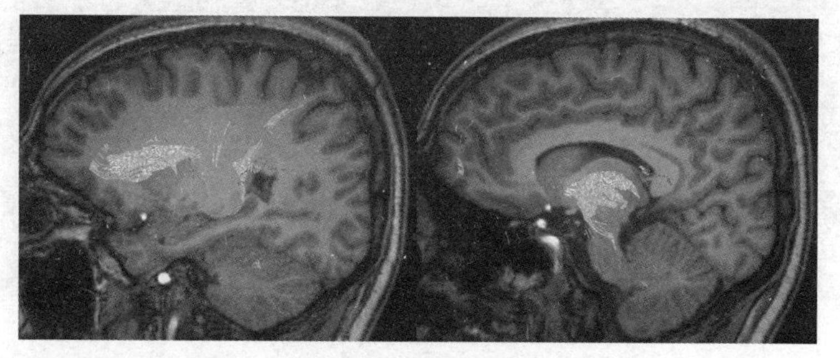

图5－31　■■丘脑前辐射　失状解剖

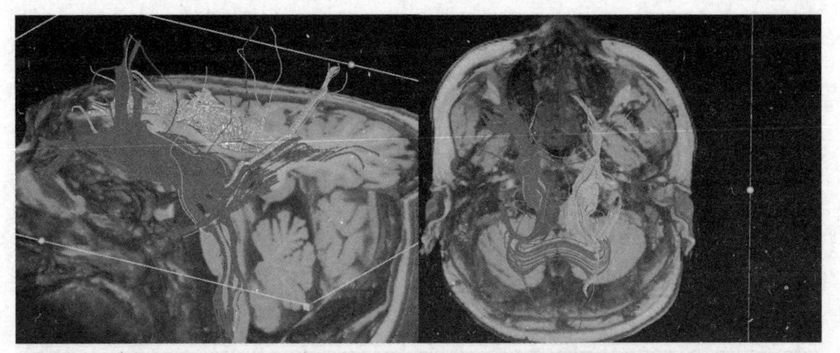

左侧面观　　上面观

图5-32　丘脑前辐射　三维影像

2. 丘脑前辐射与下额枕束横断解剖

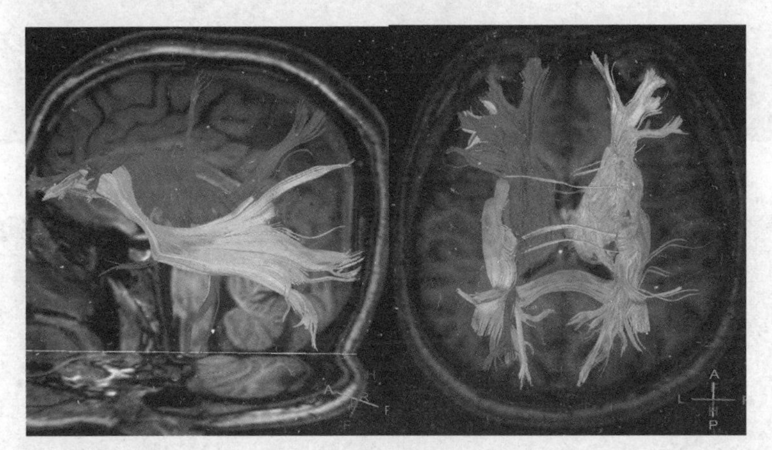

左侧面观　　上面观

图5-33　丘脑前辐射　下额枕束　病例1

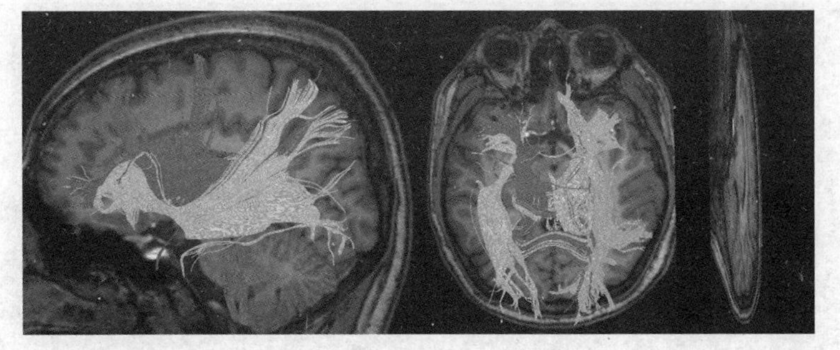

图5-34　丘脑前辐射　下额枕束　病例2

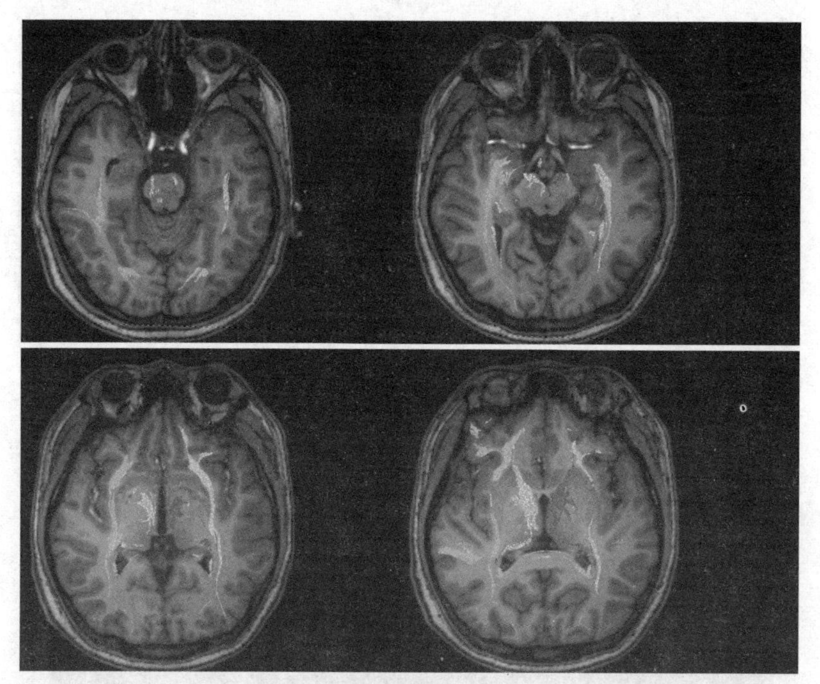

图5－35 ■■丘脑前辐射 ■■下额枕束 横断解剖

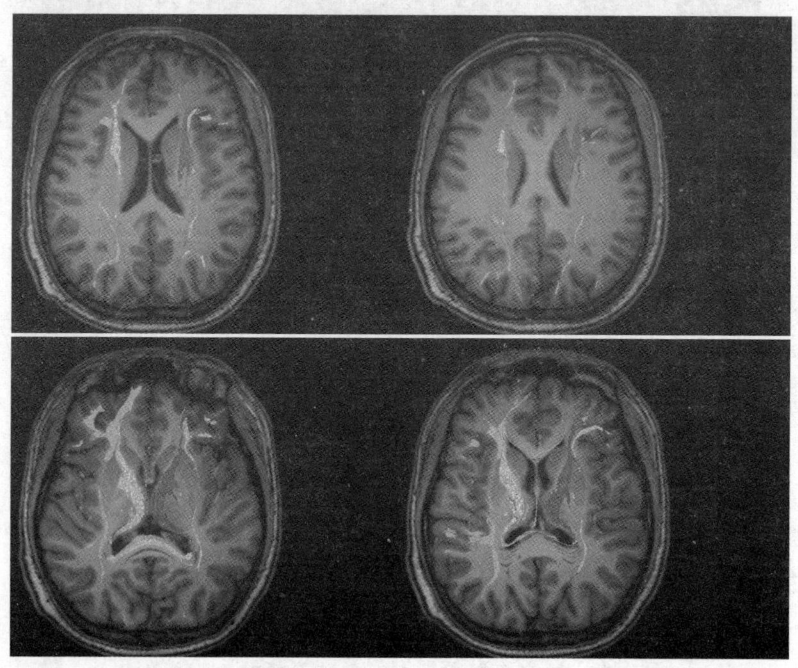

图5－36 ■■丘脑前辐射 ■■下额枕束 横断解剖

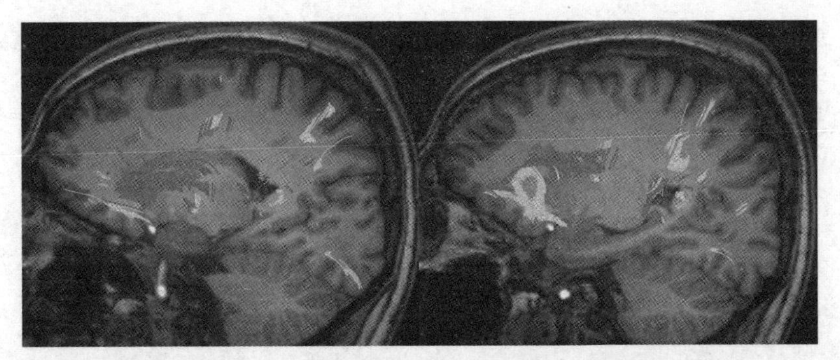

图5－37　■■丘脑前辐射　■■下额枕束　失状解剖

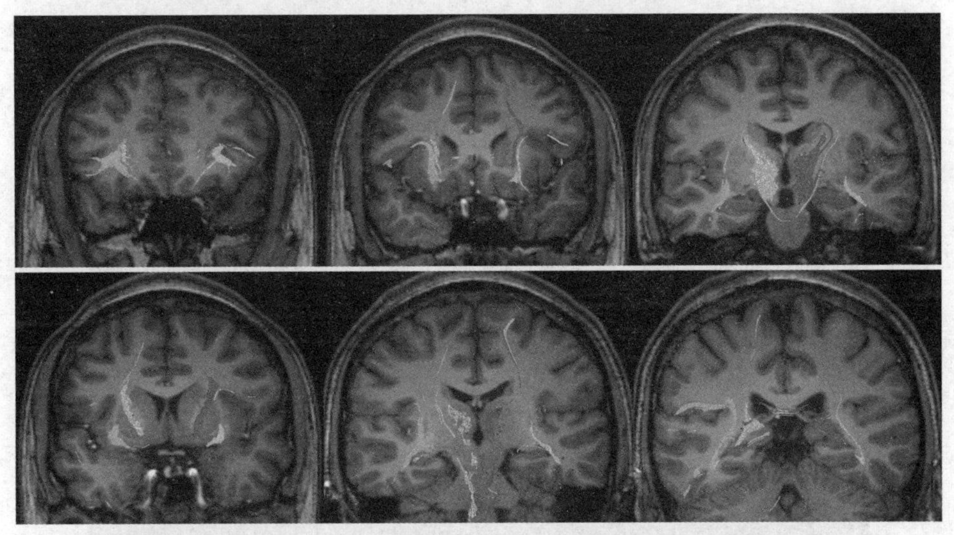

图5－38　■■丘脑前辐射　■■下额枕束　冠状解剖

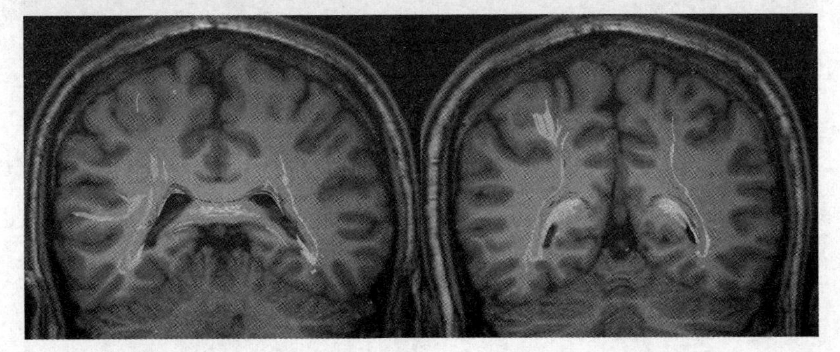

图5－39　■■丘脑前辐射　■■下额枕束　冠状解剖

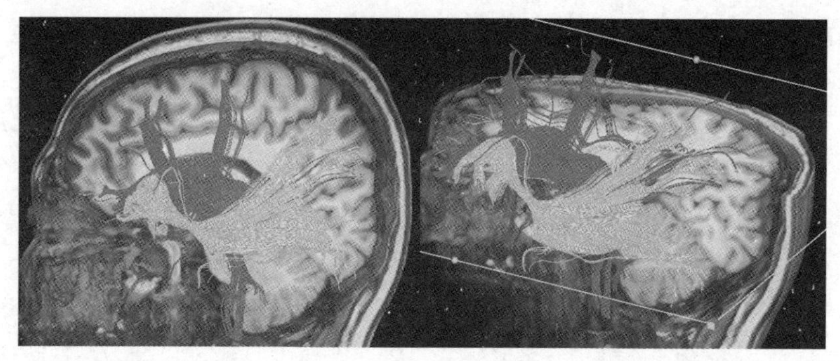

图5-40 ■■丘脑前辐射 ■■下额枕束 三维影像

第四节 皮质小脑束

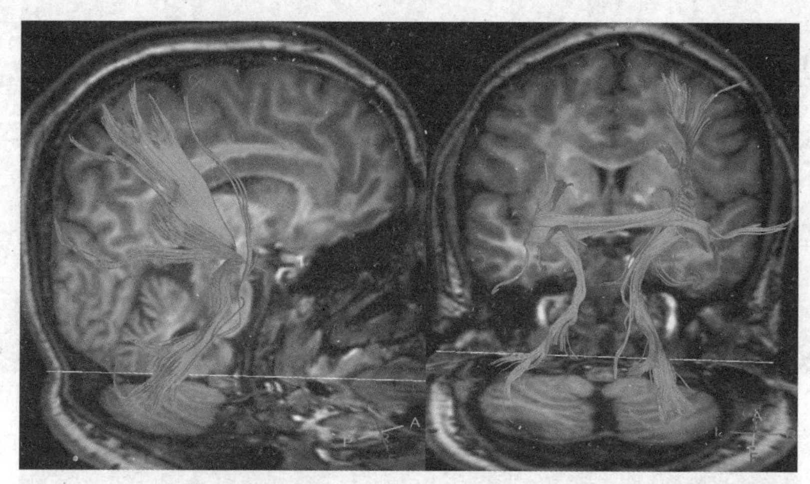

右侧面观 后面观

图5-41 ■皮质小脑束 病例1

皮质小脑束起于中央前回、中央后回及额上回，由皮层发出后，经内囊后肢、中脑、脑桥、桥臂进入小脑，两侧皮质小脑束不完全对称，在部分人群中，皮质小脑束并有纤维束通过胼胝体两侧相互联系。

1. 皮质小脑束横断解剖

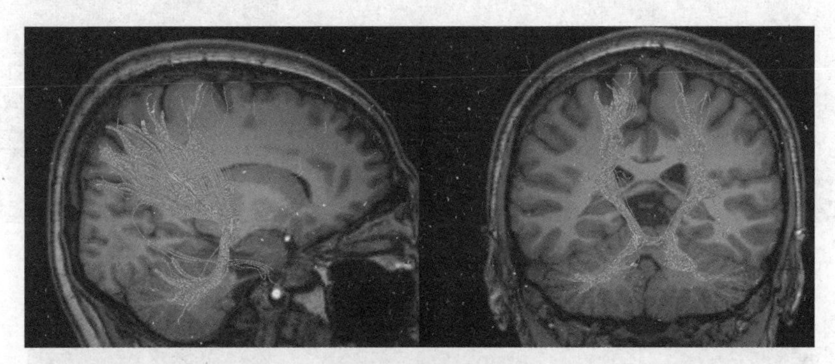

图5－42　■皮质小脑束　病例2

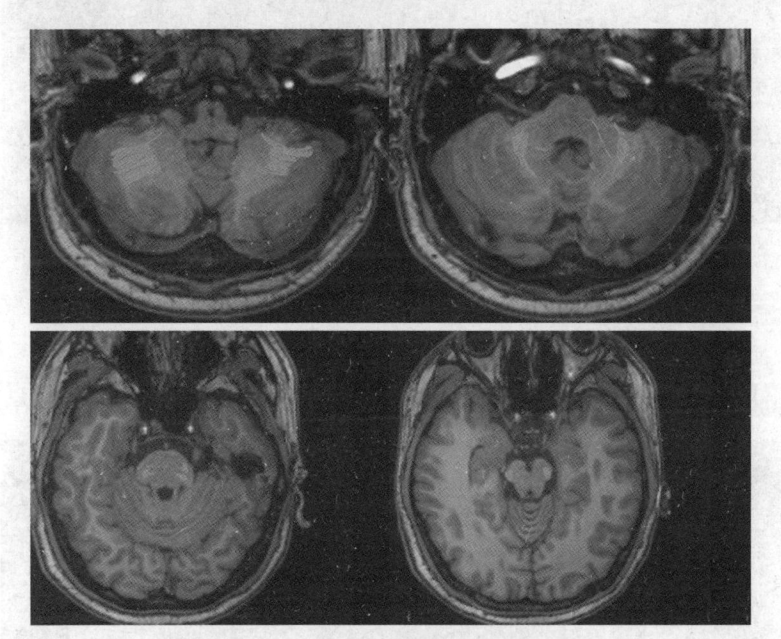

图5－43　■皮质小脑束　横断解剖

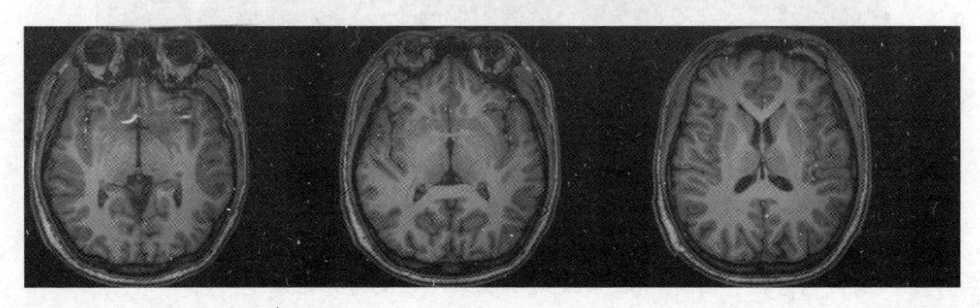

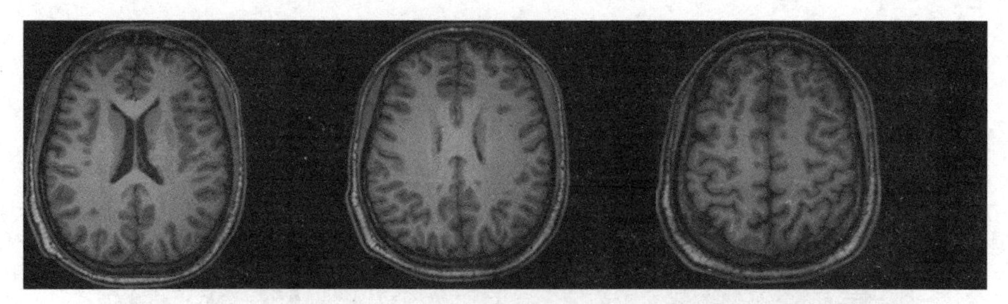

图5-44 ■皮质小脑束 横断解剖

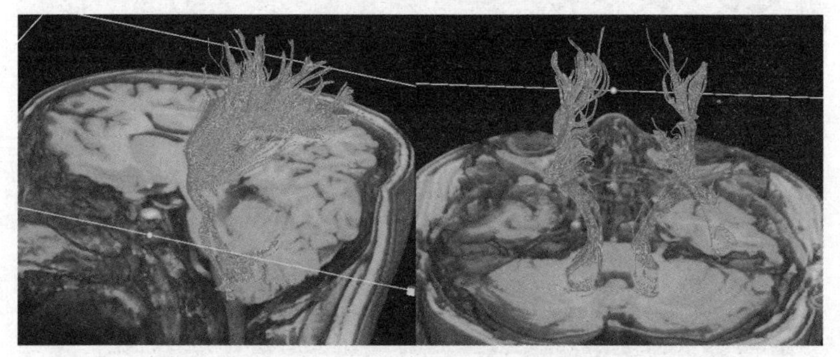

左侧面观 后面观

图5-45 ■皮质小脑束 三维影像

2. 皮质小脑束与皮质脊髓束横断解剖

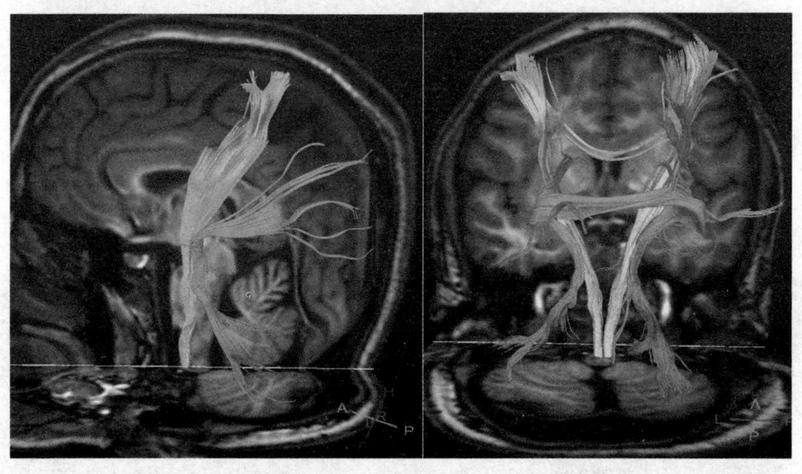

左侧面观 后面观

图5-46 ■皮质小脑束 ■皮质脊髓束

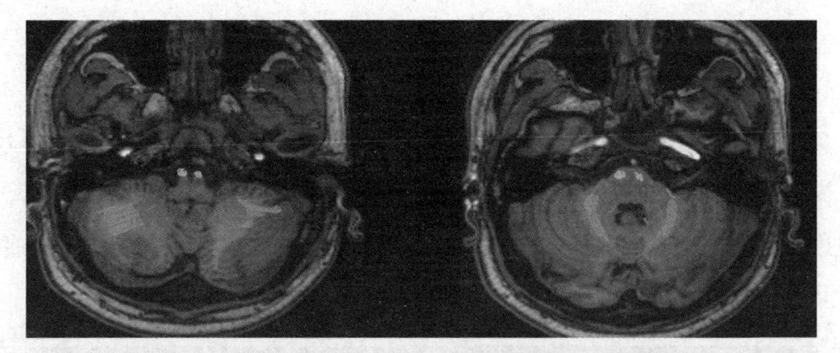

图5－47　■皮质小脑束　■皮质脊髓束　横断解剖

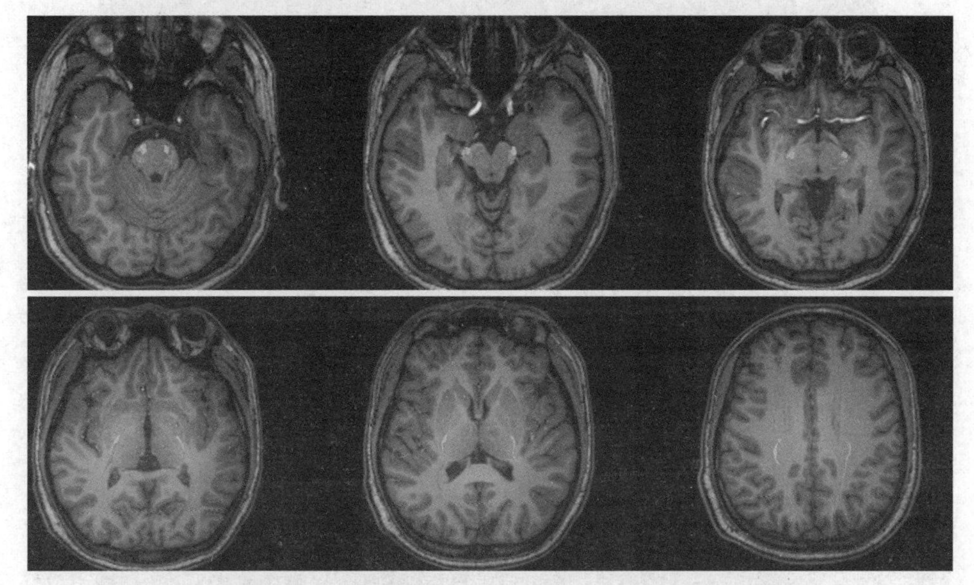

图5－48　■皮质小脑束　■皮质脊髓束　横断解剖

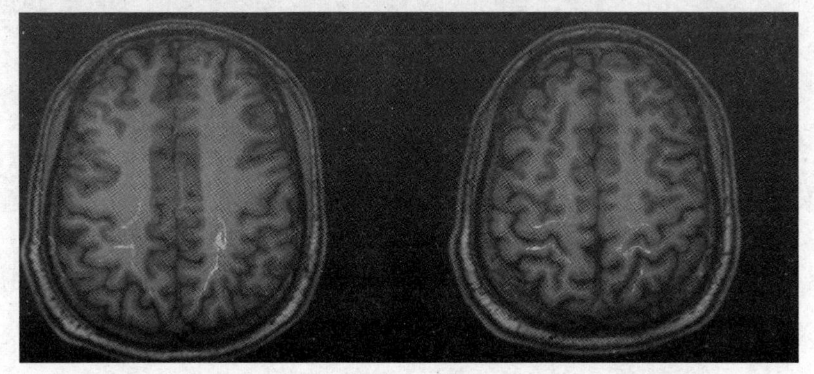

图5－49　■皮质小脑束　■皮质脊髓束　横断解剖

第五节　交叉的皮质小脑束横断解剖

交叉的皮质小脑束起自中央前回及其前方大脑皮层，部分纤维束起自额下回，少量纤维通过胼胝体起自对侧大脑半球，经内囊下行，在脑桥前缘交叉到对侧并进入小脑半球。大部分人群呈一侧优势型，另一侧纤维束稀疏或不能追踪出（图5-50，图5-51）。

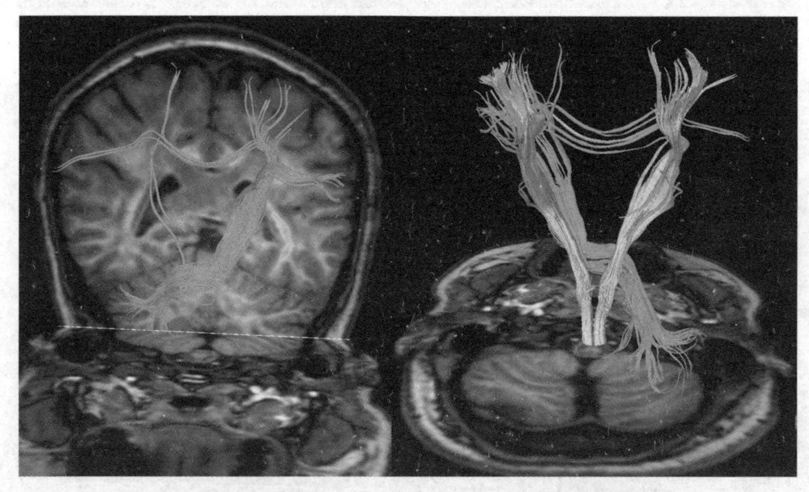

前面观　　后面观

图5－50　■交叉的皮质小脑束　病例1

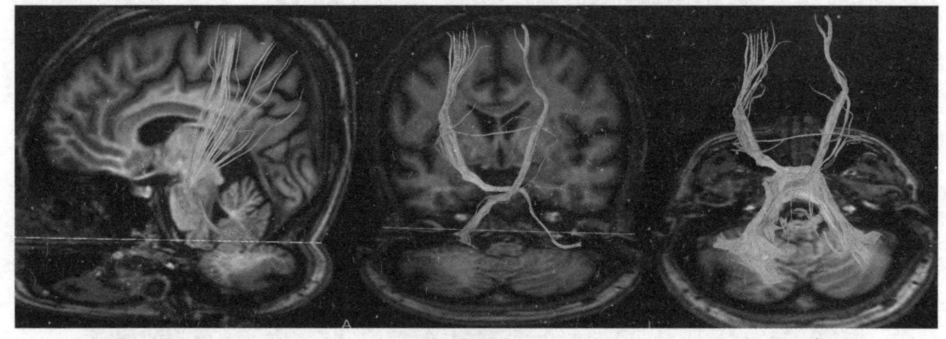

后面观　　左侧面观　　后面观

图5－51　■交叉的皮质小脑束　■交叉的皮质小脑束　■小脑中脚　病例2

交叉的皮质小脑束位于投射纤维最外侧，呈前后方向投射到皮层，交叉的皮质小脑束是连接一侧大脑半球与对侧小脑的纤维束。投射纤维呈层状前后方向排列，经内囊下行，在脑桥偏前交叉到对侧并进入小脑半球，大部分人群呈左侧优势型。投射纤维由外向内依次为交叉的皮质小脑束、皮质脊髓束、皮质小脑束、胼胝体侧束、皮质齿状核束。这些纤维束紧贴胼胝体外侧缘，有的到达皮层，有的到达胼胝体外侧缘，有的交叉到对侧大脑半球（图5-52至图5-56）。

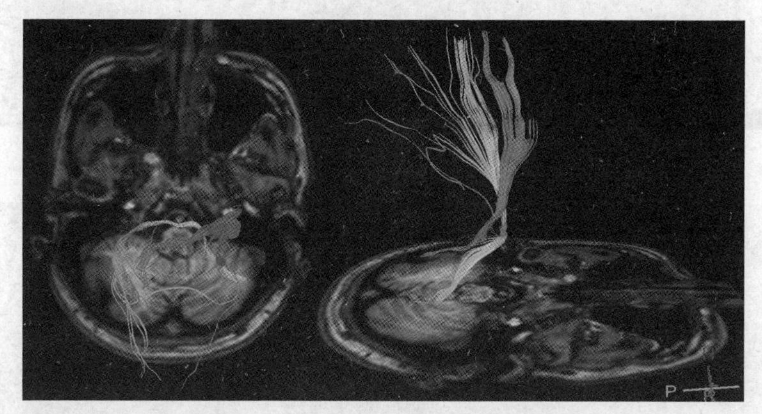

上面观　　　　　　　　右侧面观

图5-52　■交叉的皮质小脑束　■交叉的皮质小脑束　病例3

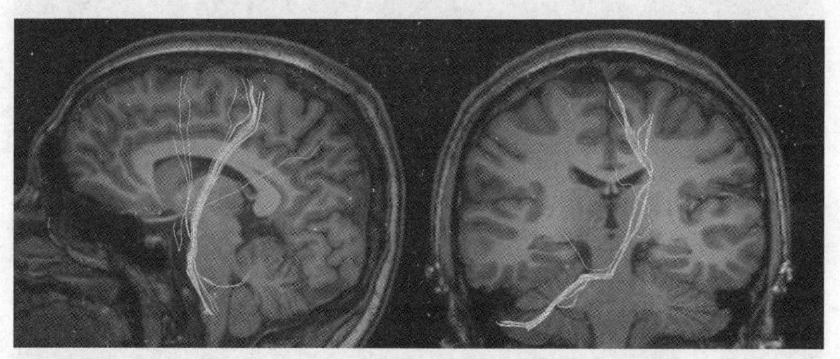

图5-53　■交叉的皮质小脑束　病例4

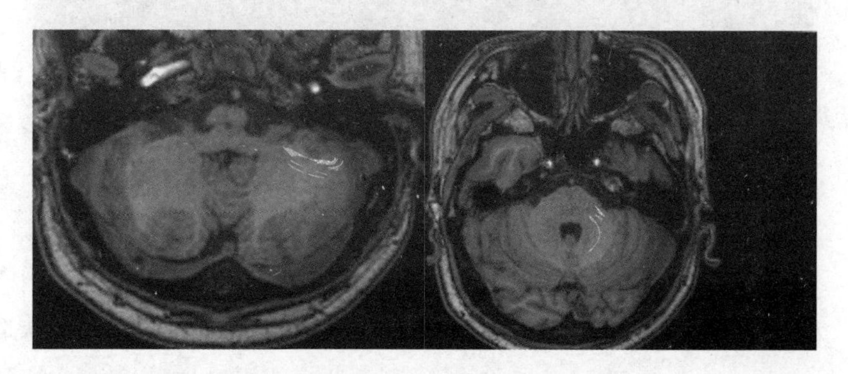

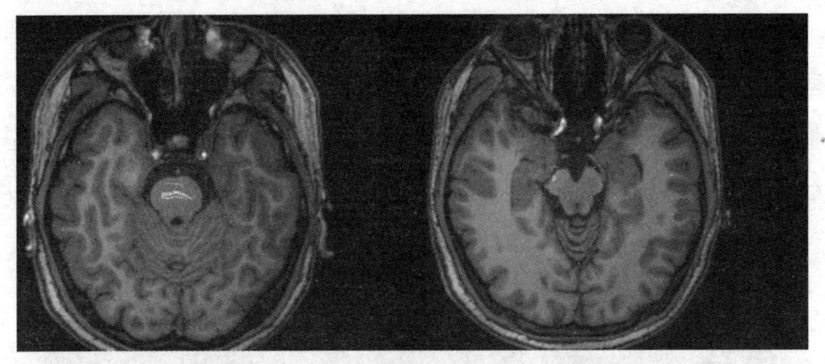

图5-54 ■交叉的皮质小脑束 横断解剖

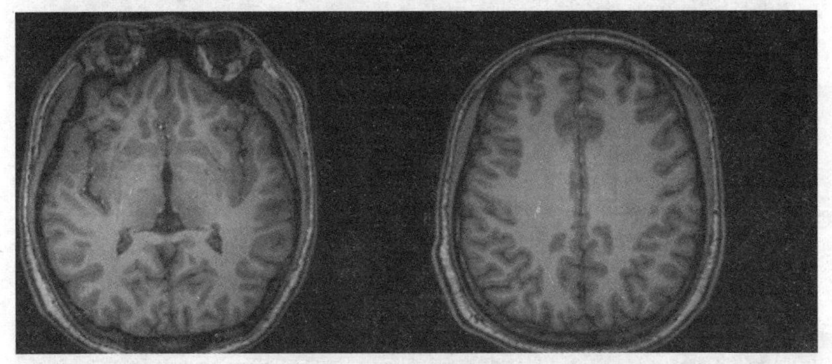

图5-55 ■交叉的皮质小脑束 横断解剖

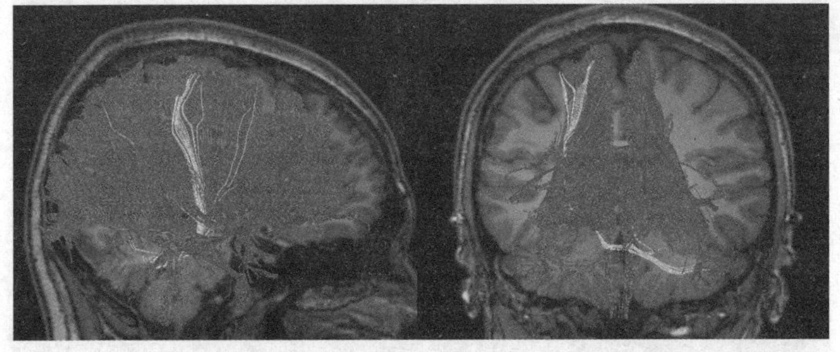

右侧面观 前面观

图5-56 ■交叉的皮质小脑束 ■胼胝体 三维影像

第六节 皮质齿状核束

大脑内投射纤维束排列紧密，错综复杂，但又有一定的规律，在最大联合纤维胼胝体的连接下，使得大脑成为一个信息共享的高级中枢司令部。皮质齿状核束起于皮层中央前回、中央后回，经内囊后肢下行至脑干偏后方，到达同侧小脑半球的齿状核附近（图5-57至图5-60）。

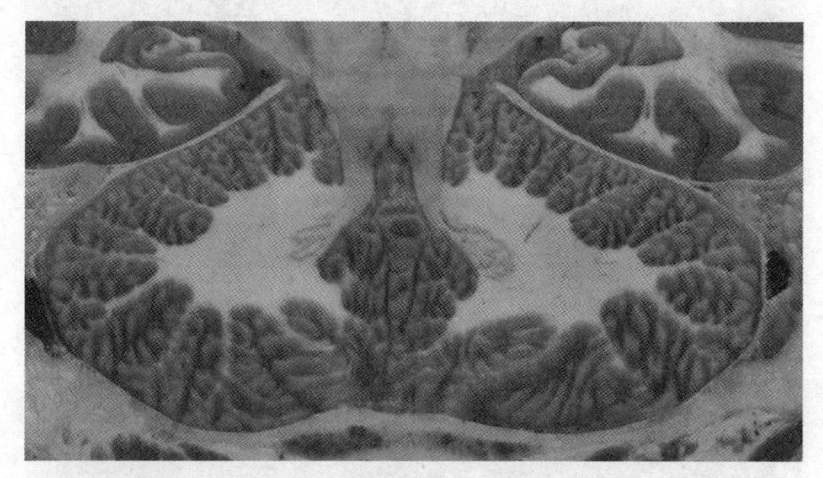

图5－57　箭头所指：小脑齿状核

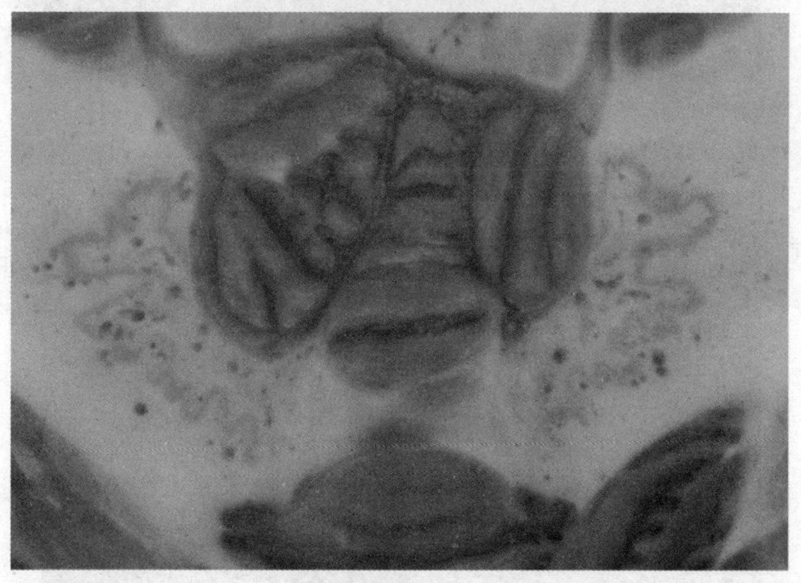

箭头所指：小脑齿状核

图5－58　断层解剖（图像由山东数字人科技股份有限公司提供）

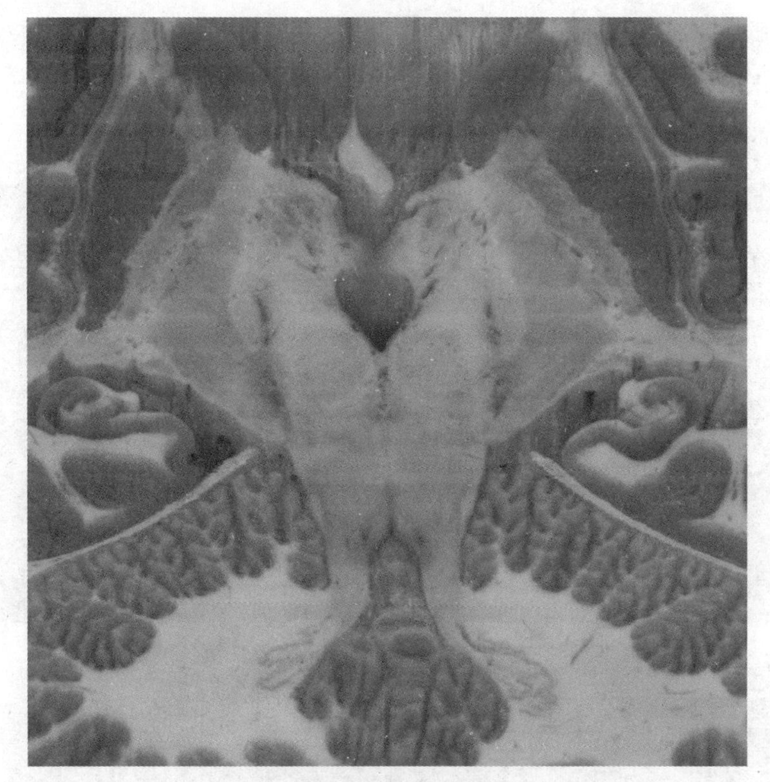

箭头所指：小脑齿状核

图5－59　断层解剖（图像由山东数字人科技股份有限公司提供）

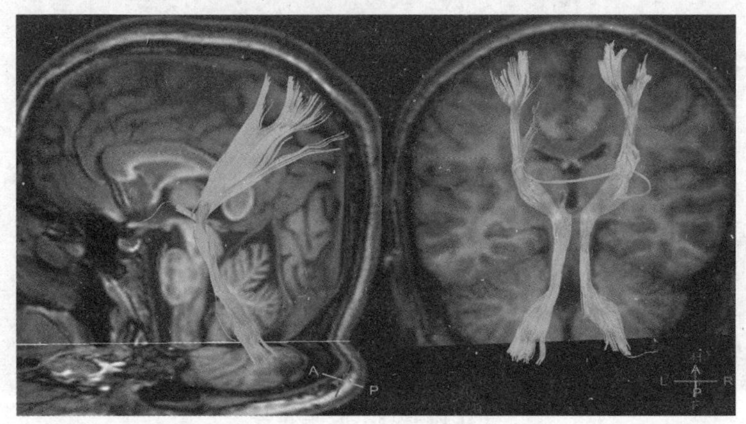

左侧面观　　　　后面观

图5－60　■皮质齿状核束

1. 皮质齿状核束横断解剖

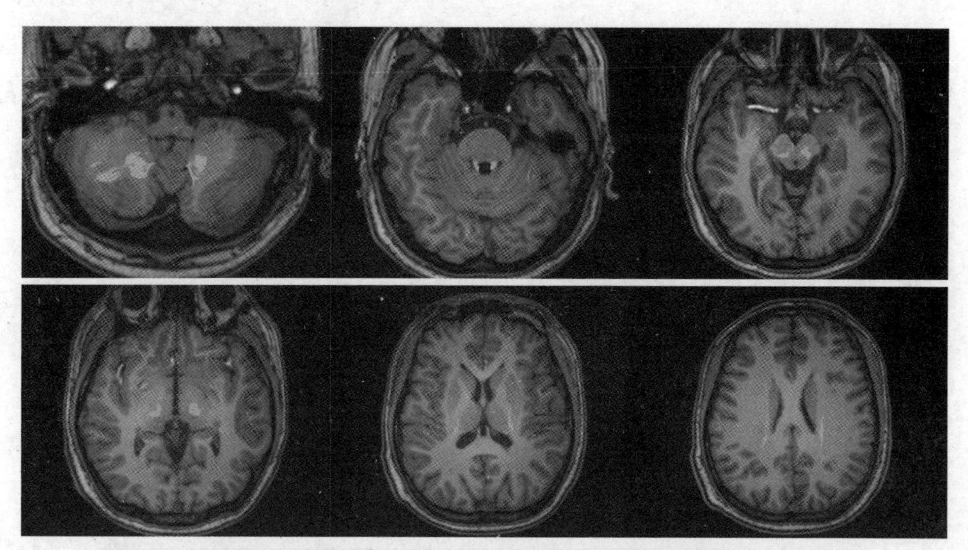

图5－61　■皮质齿状核束　横断解剖

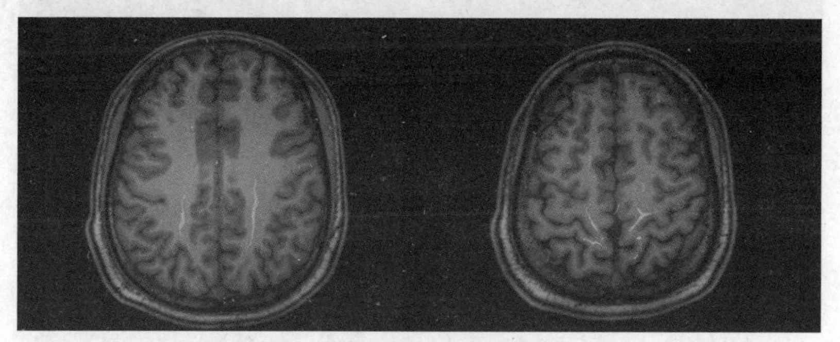

图5－62　■皮质齿状核束　横断解剖

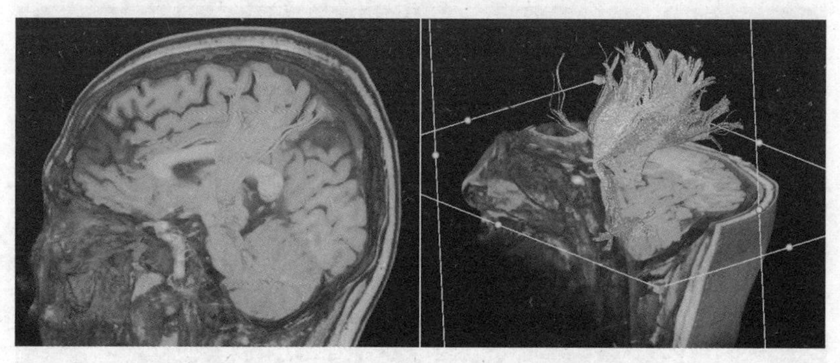

左侧面观　　　　　　　　　　　　左侧面观

图5－63　■皮质齿状核束　三维影像

2. 皮质齿状核束与皮质小脑束横断解剖

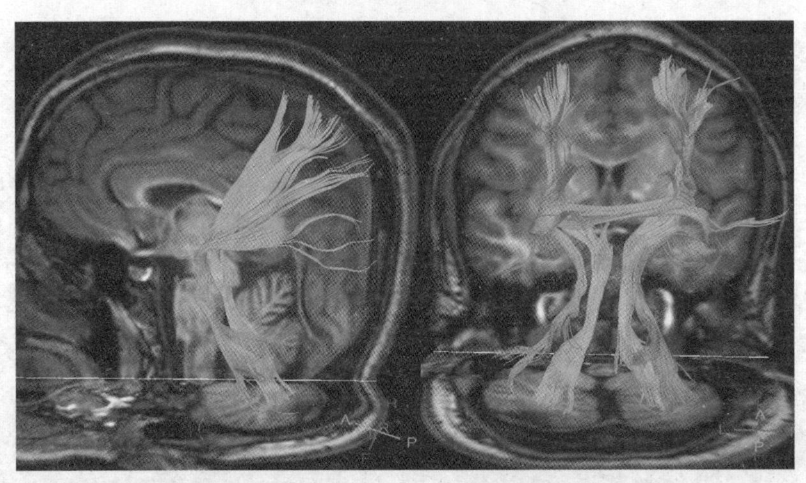

图5－64 ■ 皮质小脑束 ■ 皮质齿状核束 病例1

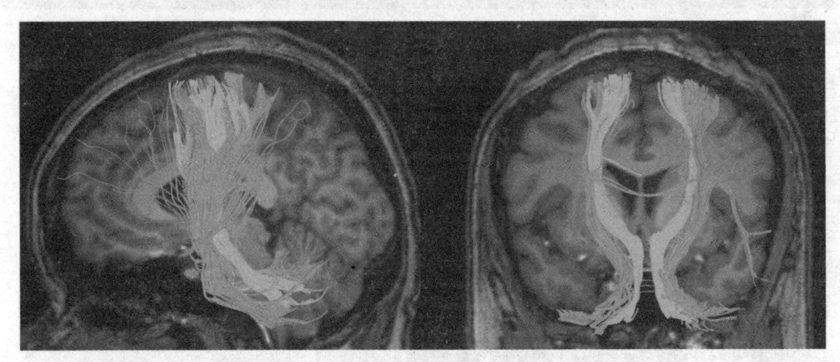

左侧面观　　　　　　　　后面观

图5－65 ■ 皮质小脑束 ■ 皮质齿状核束 病例2

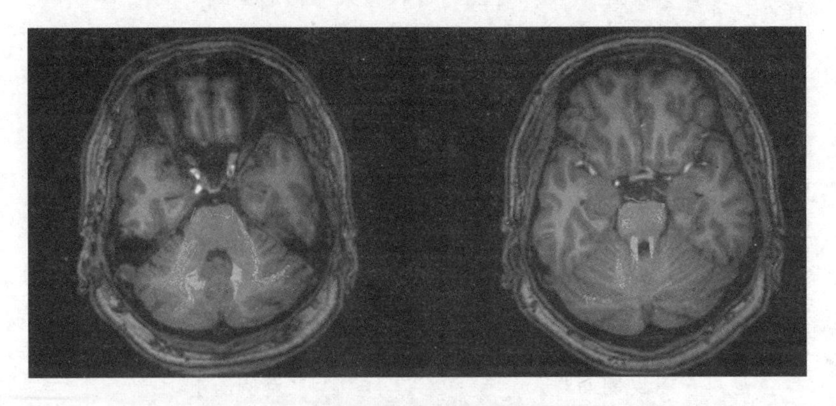

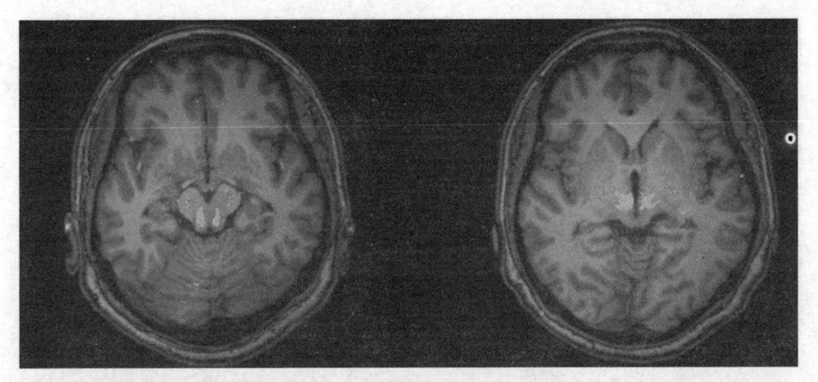

图5－66　■皮质小脑束　■皮质齿状核束　横断解剖

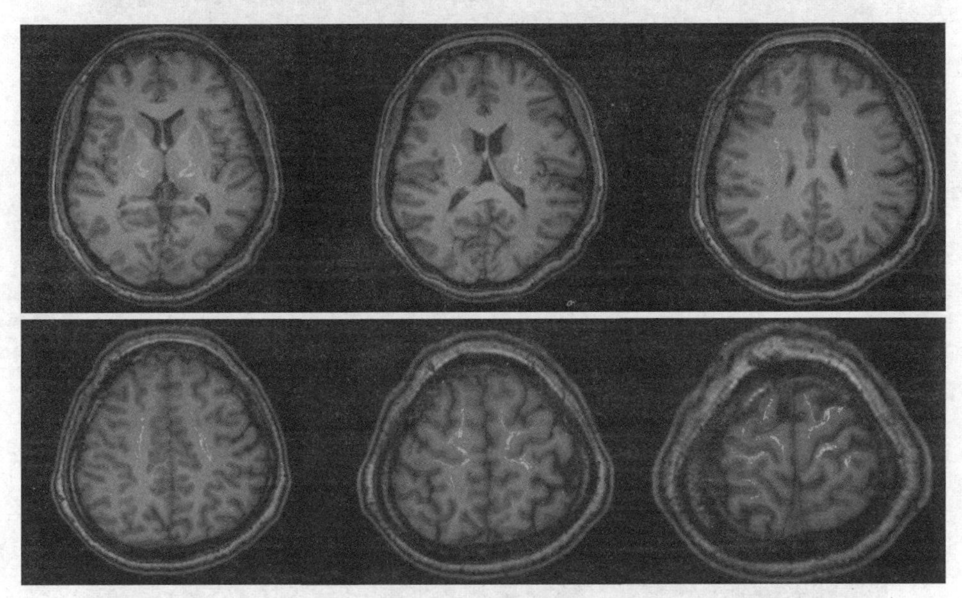

图5－67　■皮质小脑束　■皮质齿状核束　横断解剖

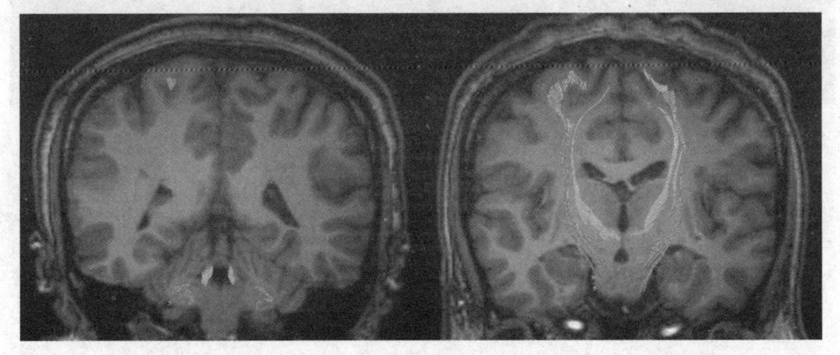

图5－68　■皮质小脑束　■皮质齿状核束　冠状解剖

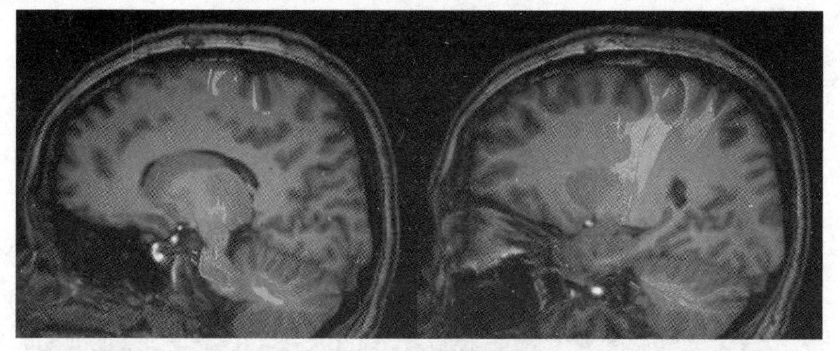

图5-69 ■皮质小脑束 ■皮质齿状核束 失状解剖

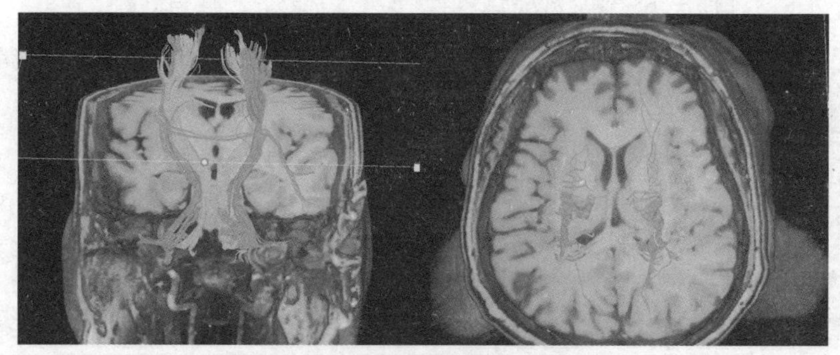

后面观 上面观

图5-70 ■皮质小脑束 ■皮质齿状核束 三维影像

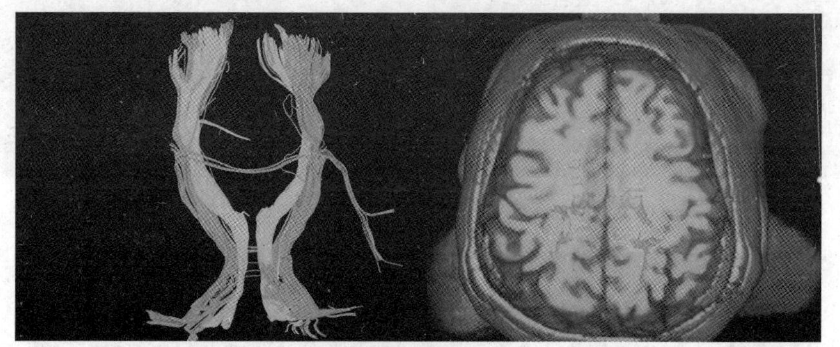

后面观 上面观

图5-71 ■皮质小脑束 ■皮质齿状核束 三维影像

第七节　皮质核束横断解剖

皮质核束是指皮质中的锥体细胞的轴突集合，走行于内囊膝部，其纤维束起自额叶皮质（主要是额下回）及胼胝体侧缘。下行至中脑，走在大脑脚底中间3/5的内侧部。此后，相继分出一部分纤维，终止于脑干内两侧的躯体运动核和特殊内脏运动核，包括动眼神经核、滑车神经核、三叉神经运动核、展神经核、面神经核（支配眼裂以上面肌的细胞）、疑核和副神经核，部分纤维束继续下行到达脊髓（图5-72至图5-76）。

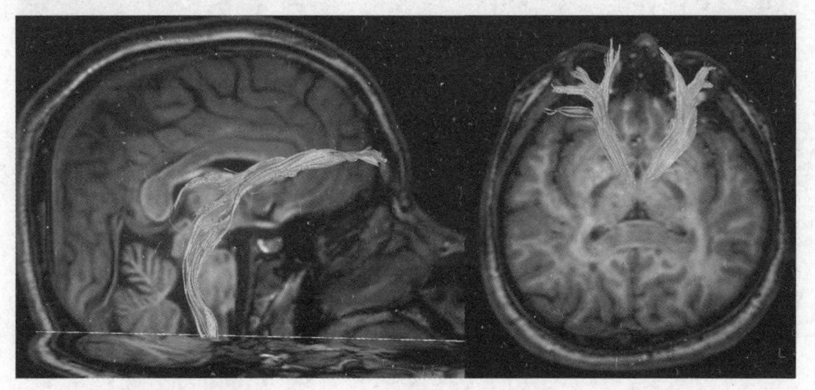

右侧面观　　上面观

图5-72　■皮质核束　病例1

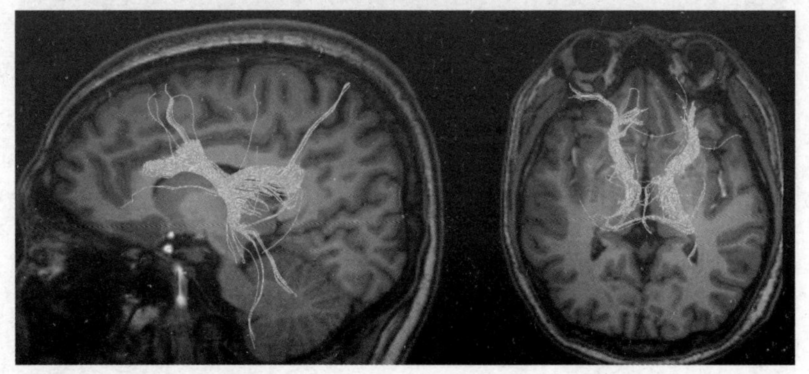

左侧面观　　上面观

图5-73　■皮质核束　病例2

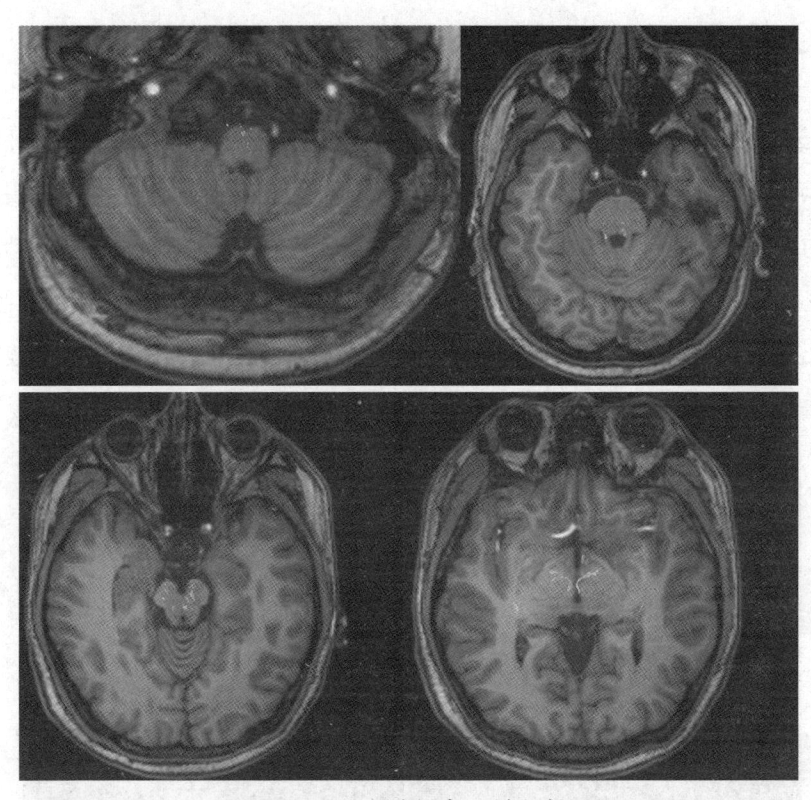

图5－74 ■皮质核束 横断解剖

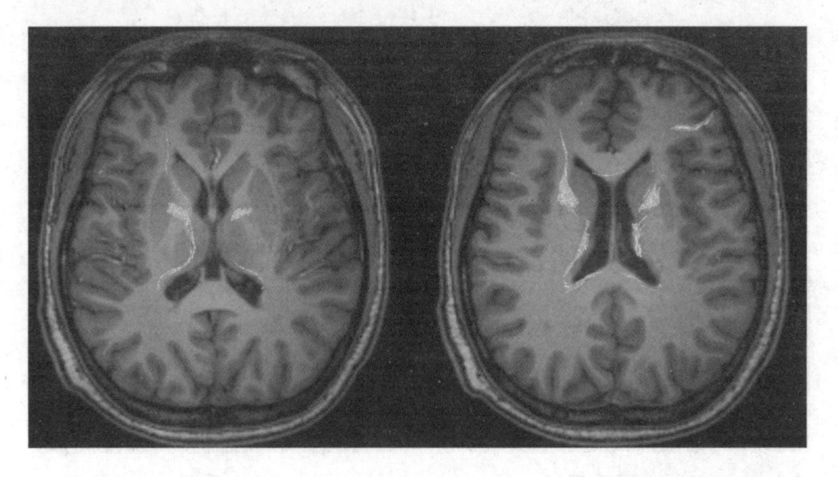

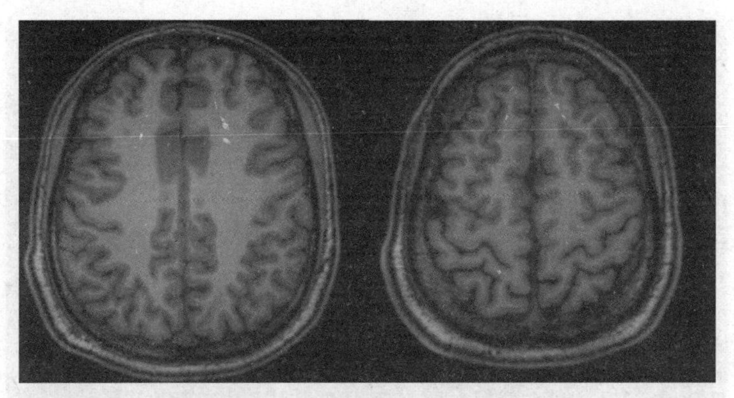

图5－75　■皮质核束　横断解剖

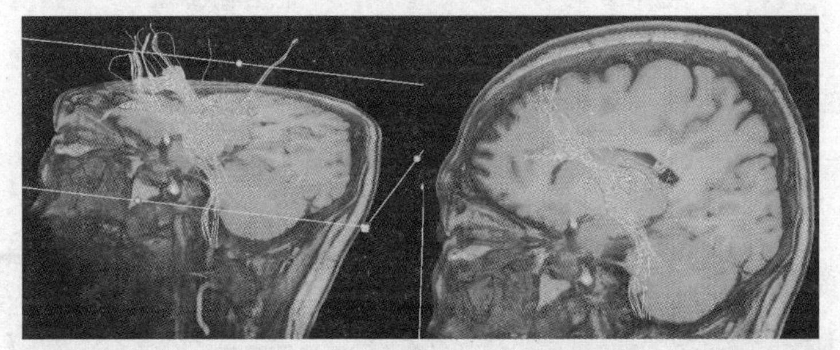

图5－76　■皮质核束　三维影像

第八节　脊髓小脑束

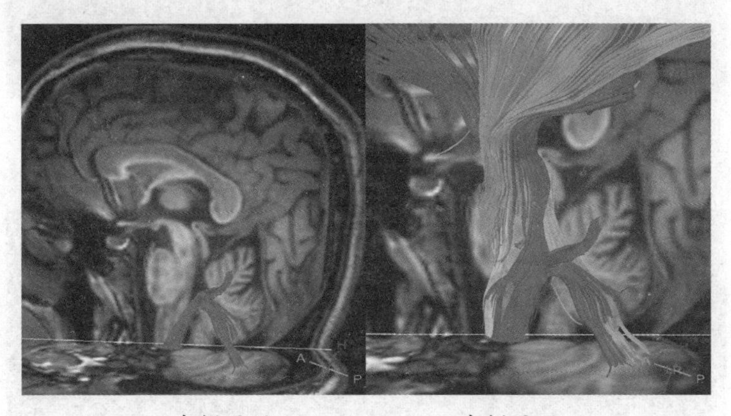

左侧面观　　左侧面观

图5－77　■脊髓小脑束 ■皮质齿状核束 ■皮质脊髓束 ■胼胝体侧束 ■皮质脑桥束 病例1

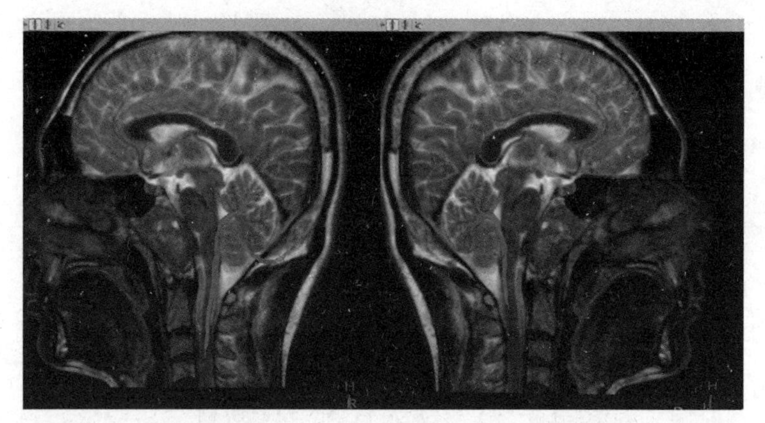

左侧面观　　　　　　　　　　右侧面观

图5－78　■脊髓小脑束　病例2

脊髓小脑束两侧不对称，分为两束进入小脑半球，位于颈髓及延髓的最外侧。

1. 脊髓小脑束横断解剖

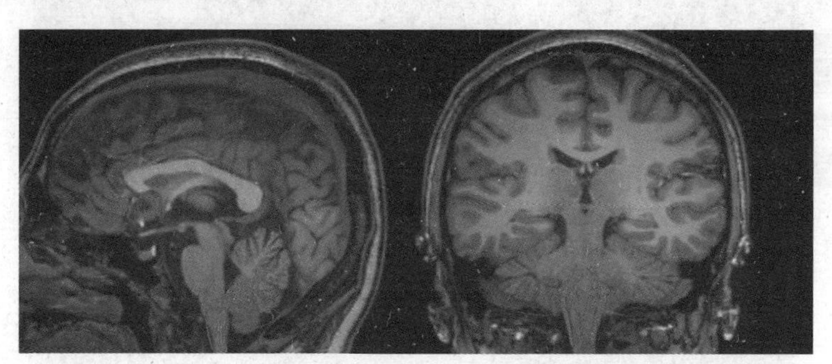

左侧面观　　　　　　　　　　后面观

图5－79　■脊髓小脑束　病例3

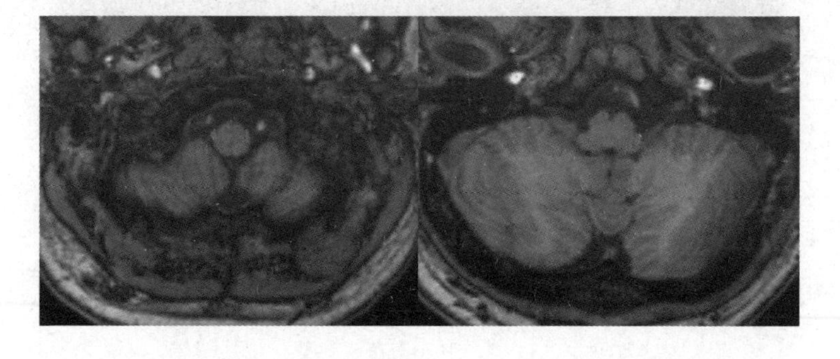

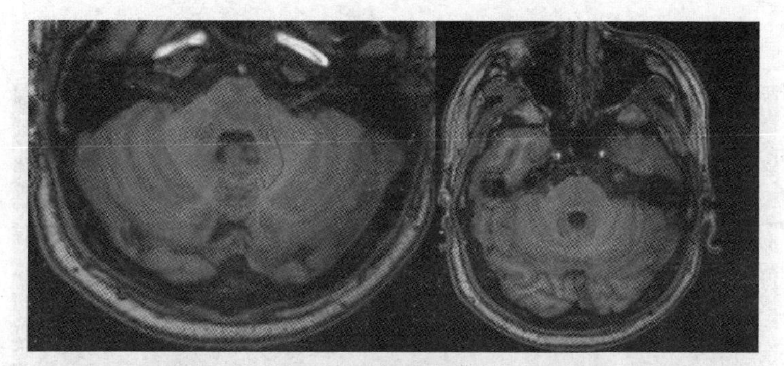

图5－80　■脊髓小脑束　横断解剖

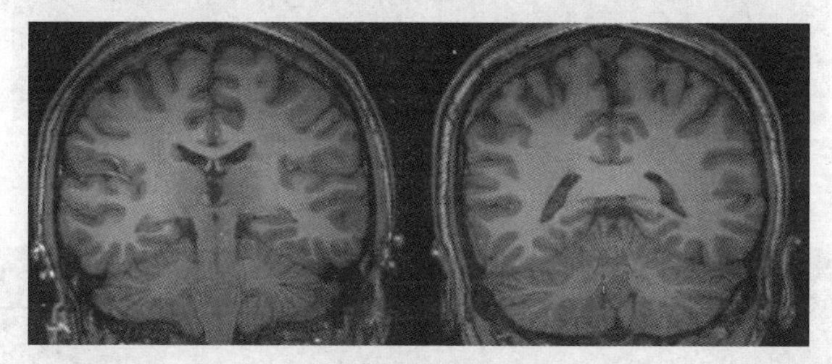

图5－81　■脊髓小脑束　冠状解剖

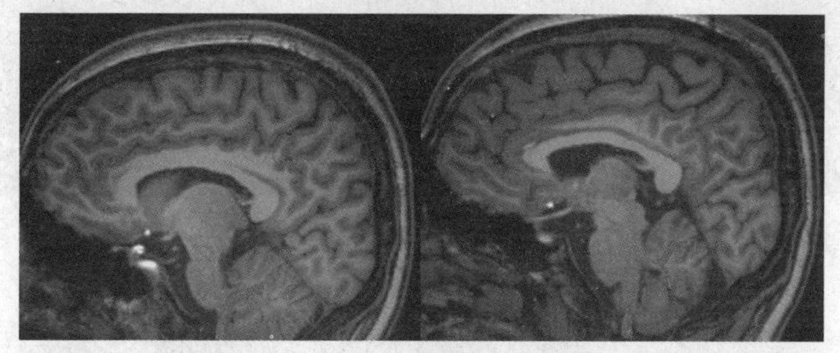

图5－82　■脊髓小脑束　矢状解剖

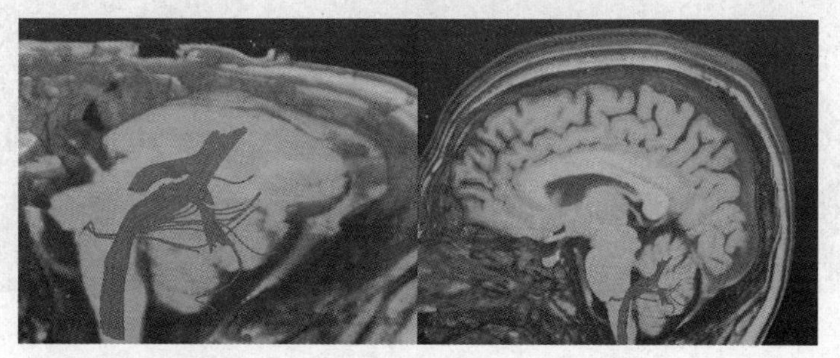

图5－83　■脊髓小脑束　三维影像

2. 脊髓小脑束与皮质齿状核束横断解剖

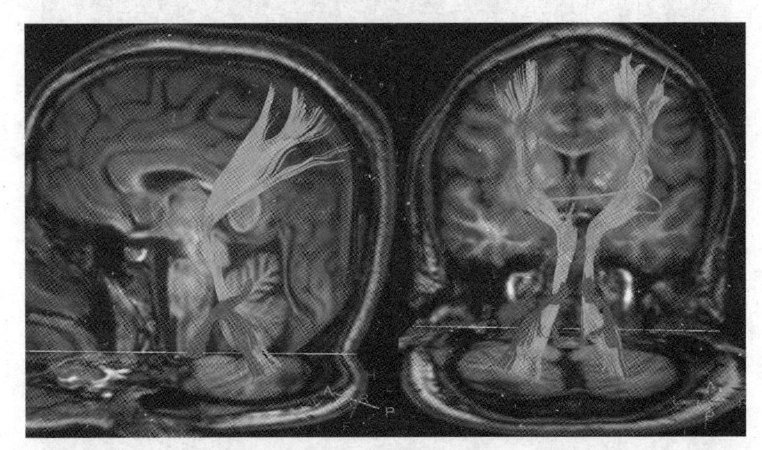

左侧面观　　后面观

图5－84 ■脊髓小脑束 ■皮质齿状核束 病例1

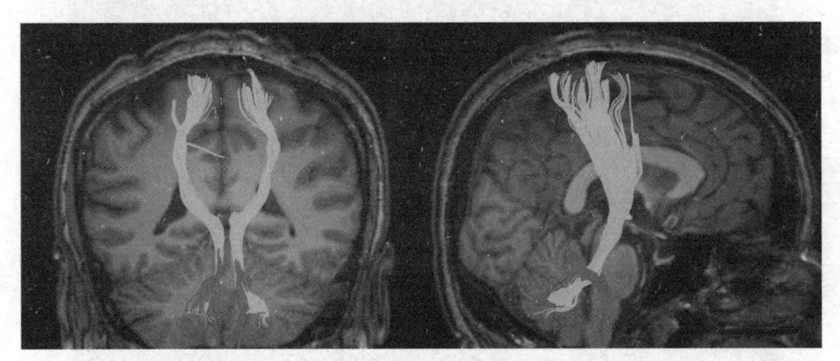

后面观　　右侧面观

图5－85 ■脊髓小脑束 ■皮质齿状核束 病例2

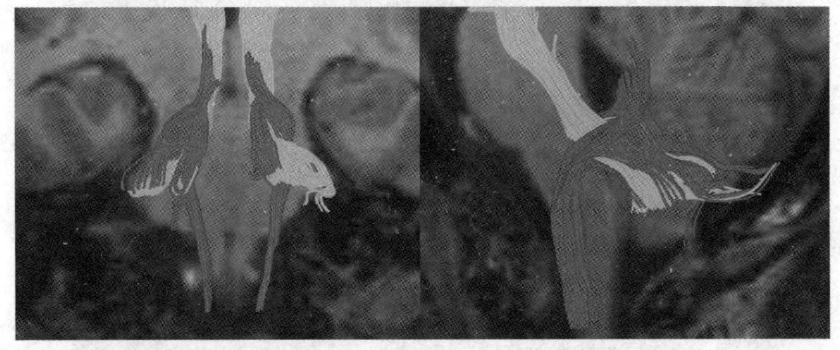

后面观　　左侧面观

图5－86 ■脊髓小脑束 ■皮质齿状核束 病例2

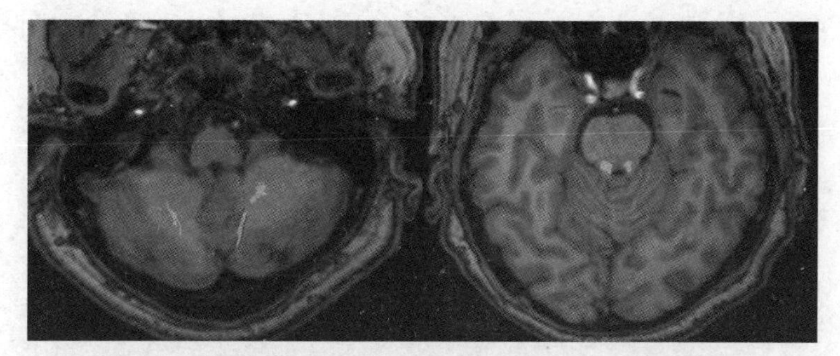

图5－87　■脊髓小脑束　■皮质齿状核束　横断解剖

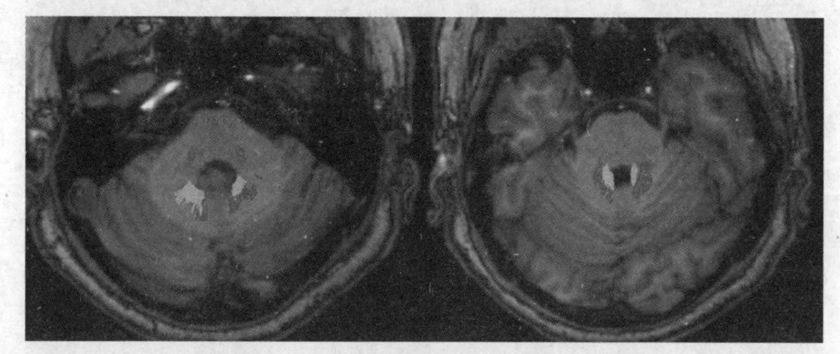

图5－88　■脊髓小脑束　■皮质齿状核束　横断解剖

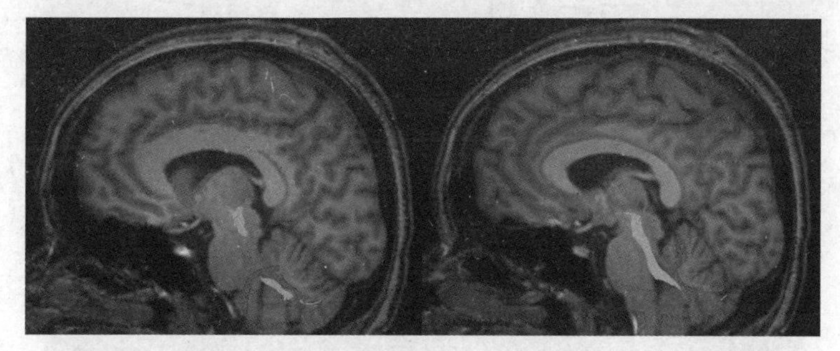

图5－89　■脊髓小脑束　■皮质齿状核束　失状解剖

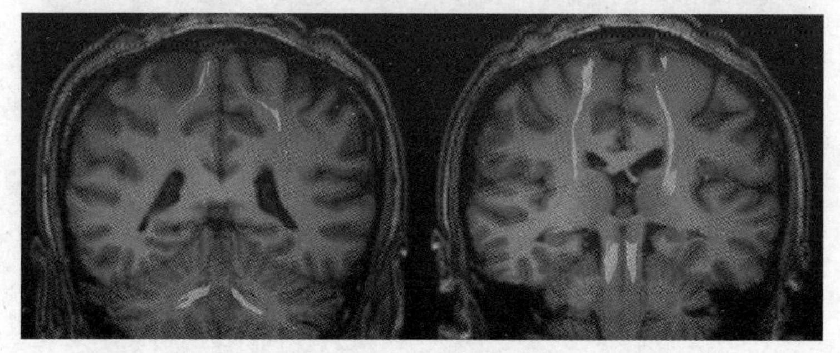

图5－90　■脊髓小脑束　■皮质齿状核束　冠状解剖

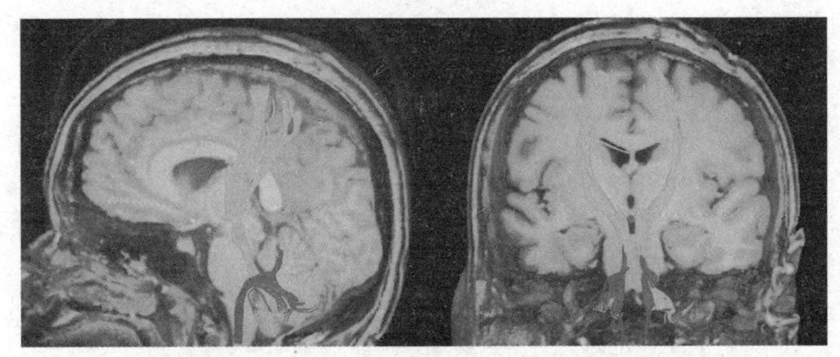

左侧面观　　　　后面观

图5－91　■脊髓小脑束　■皮质齿状核束　三维影像

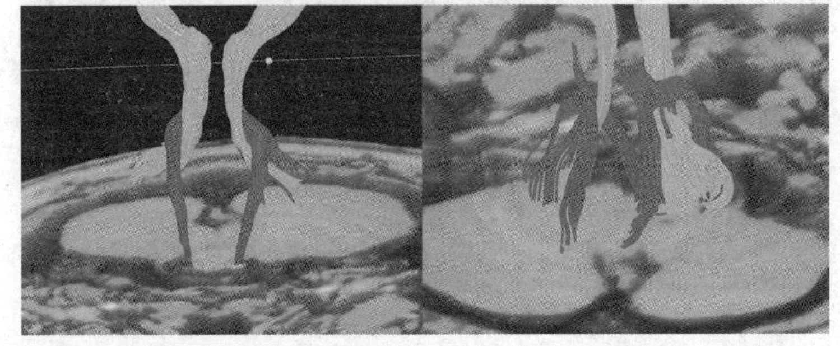

前面观　　　　后面观

图5－92　■脊髓小脑束　■皮质齿状核束　三维影像

第九节　脊髓丘脑束与丘脑中央辐射横断解剖

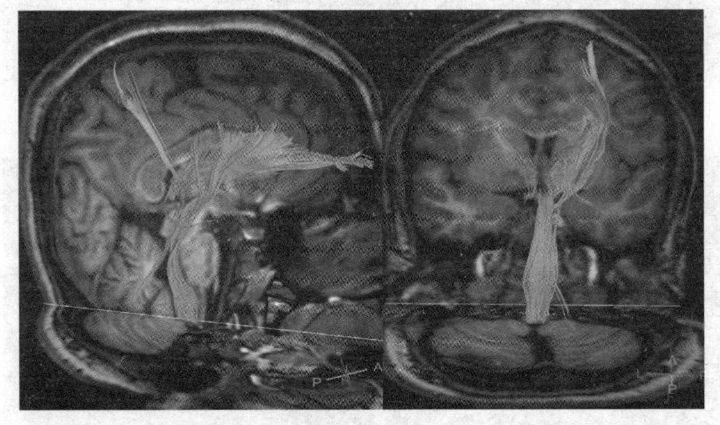

右侧面观　　　　后面观

图5－93　■脊髓丘脑束　■丘脑中央辐射　病例1

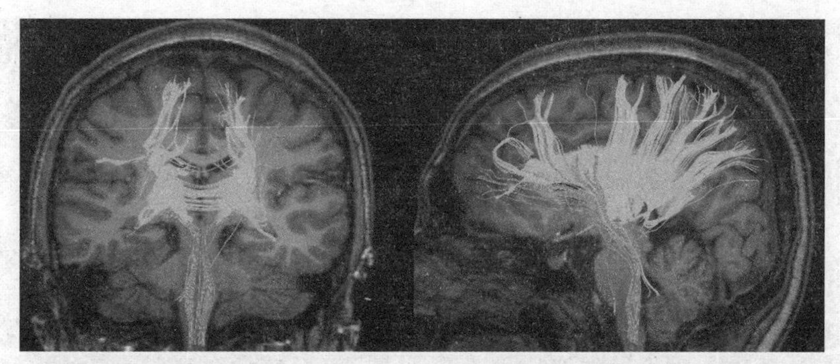

后面观　　左侧面观

图5－94　■脊髓丘脑束　■丘脑中央辐射　病例2

脊髓丘脑束从脊髓上行到丘脑，传导躯干和四肢的痛，温，触及压觉。丘脑中央辐射的胞体在腹后外侧核内，其轴突组成丘脑中央辐射（丘脑皮质束），经内囊后肢，最后投射至大脑皮层（图5-95至图5-98）。

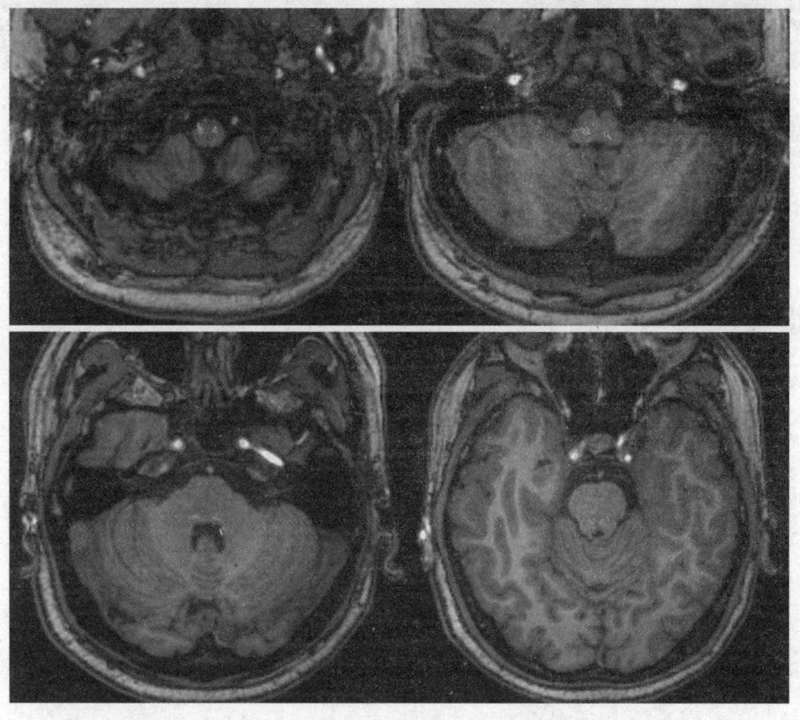

图5－95　■脊髓丘脑束　■丘脑中央辐射　横断解剖

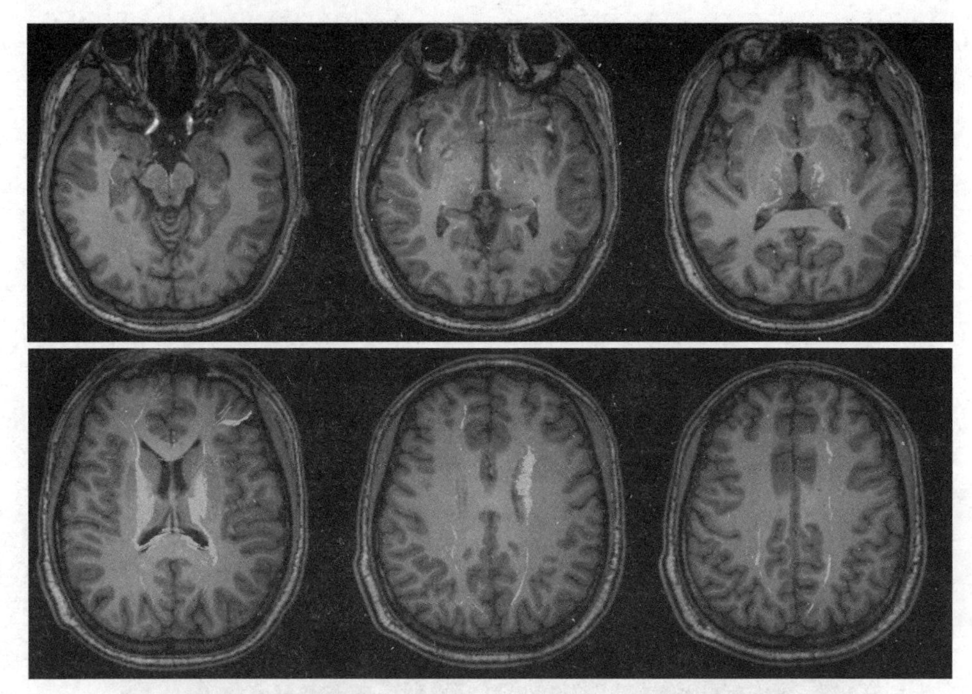

图5-96 ■脊髓丘脑束 ■丘脑中央辐射 横断解剖

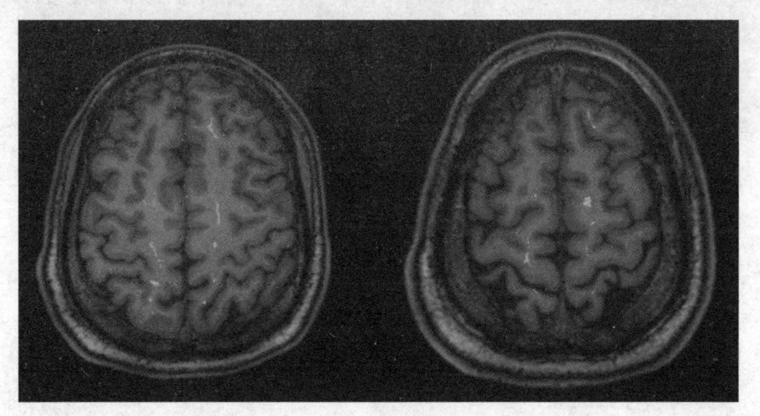

图5-97 ■脊髓丘脑束 ■丘脑中央辐射 横断解剖

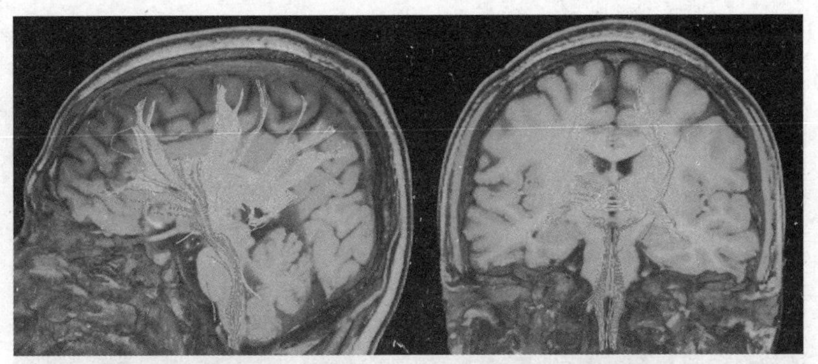

左侧面观　　　　　　　　后面观

图5－98　■脊髓丘脑束　■丘脑中央辐射　三维影像

第十节　额桥束

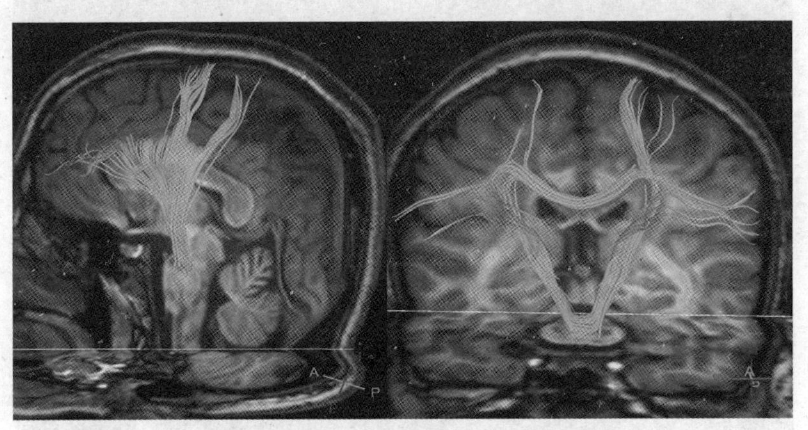

左侧面观　　　　　　　　前面观

图5－99　■额桥束　病例1

额桥束起自两侧额顶叶的大脑皮层，由脑桥前上方横行穿过中线，在胼胝体两侧上行，并且部分纤维束通过胼胝体体部穿越到对侧，连接两侧大脑半球（图5-100）。

1. 额桥束横断解剖

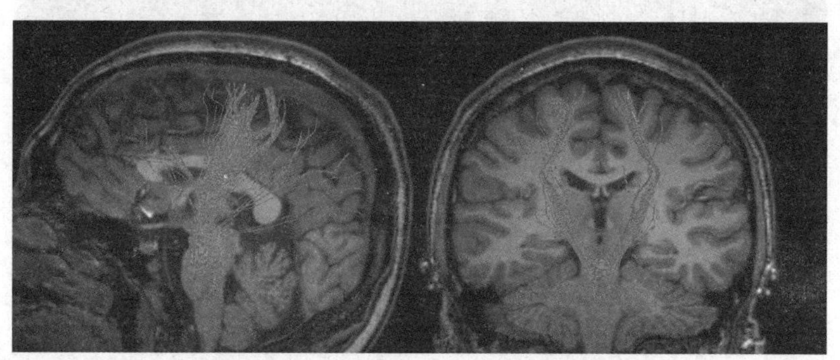

左侧面观　　　　　　前面观

图 5－100　■额桥束　病例 2

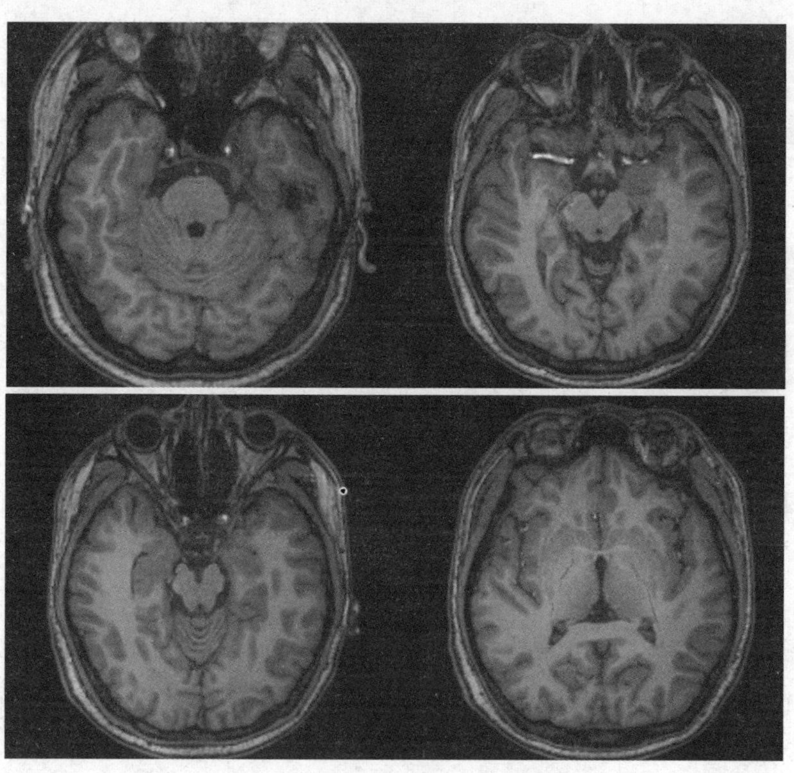

图 5－101　■额桥束　横断解剖

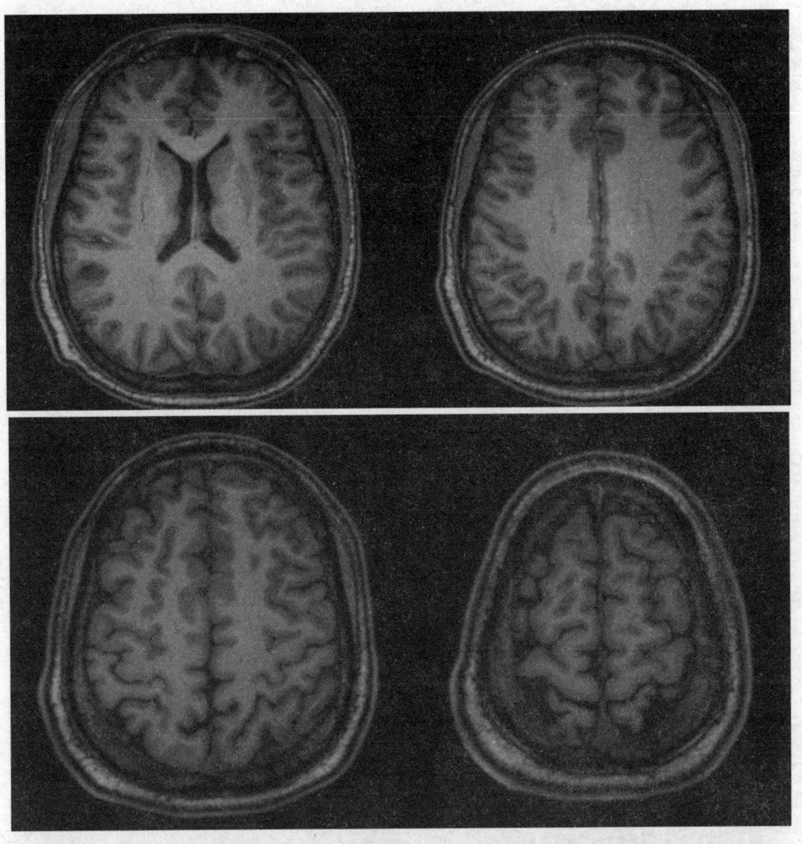

图5－102　■额桥束　横断解剖

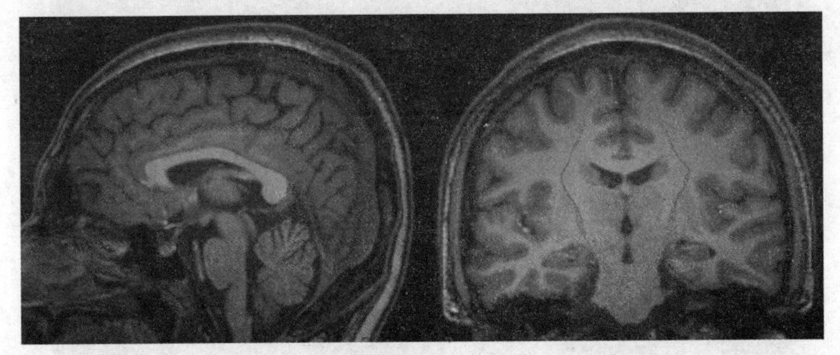

图5－103　■额桥束　冠状、失状解剖

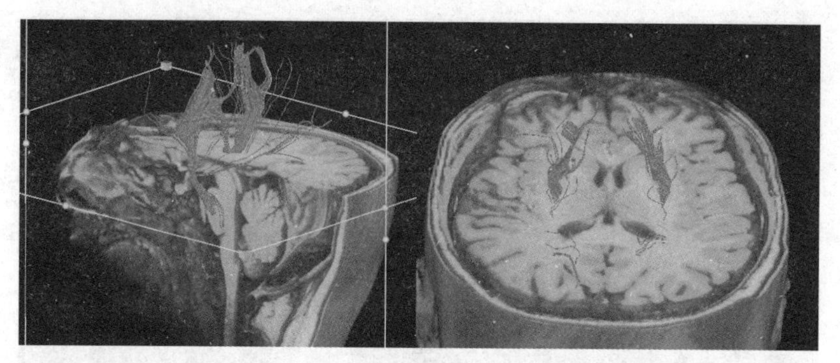

图5－104 ■额桥束 三维影像

2. 额桥束与胼胝体横断解剖

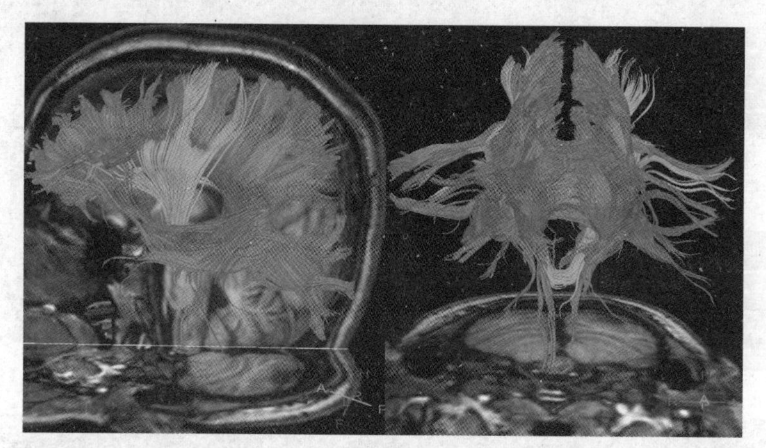

左侧面观 前面观

图5－105 ■额桥束 ■胼胝体 病例1

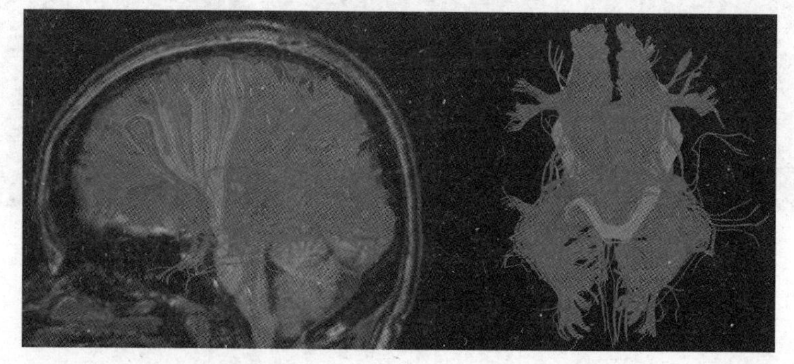

左侧面观 下面观

图5－106 ■额桥束 ■胼胝体 病例2

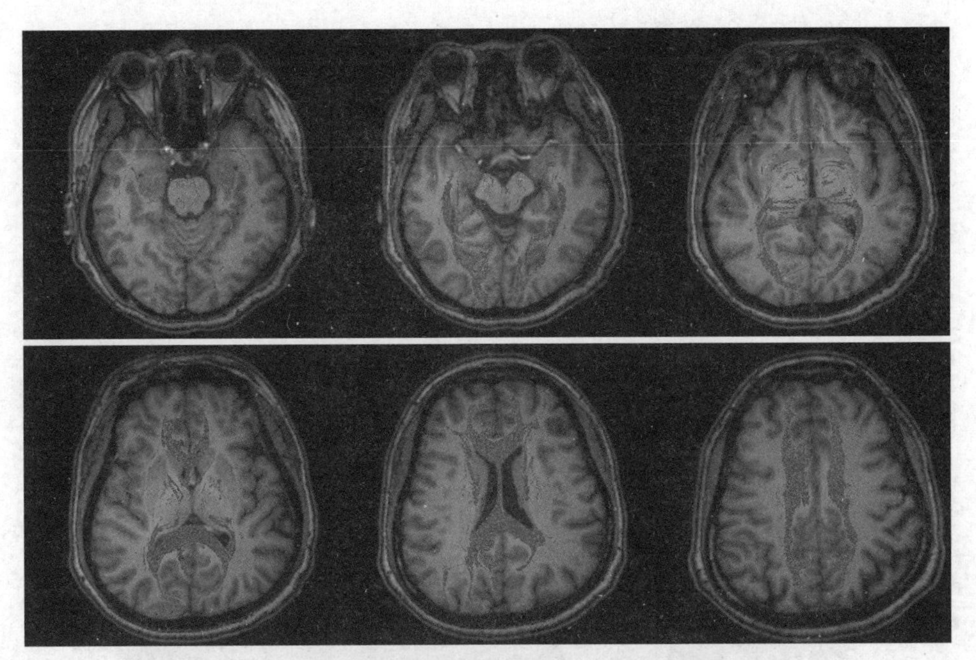

图5－107　■额桥束　■胼胝体　横断解剖

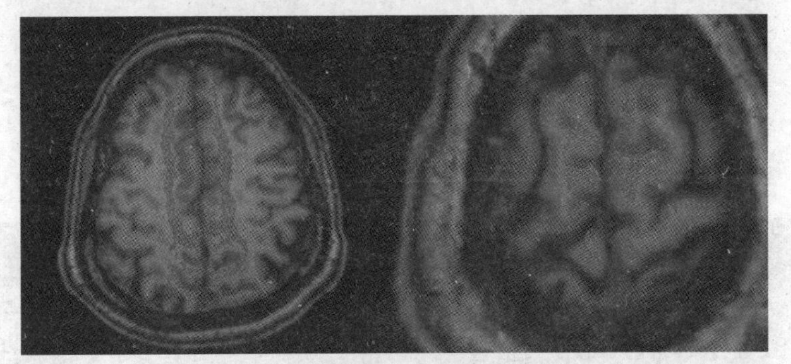

图5－108　■额桥束　■胼胝体　横断解剖

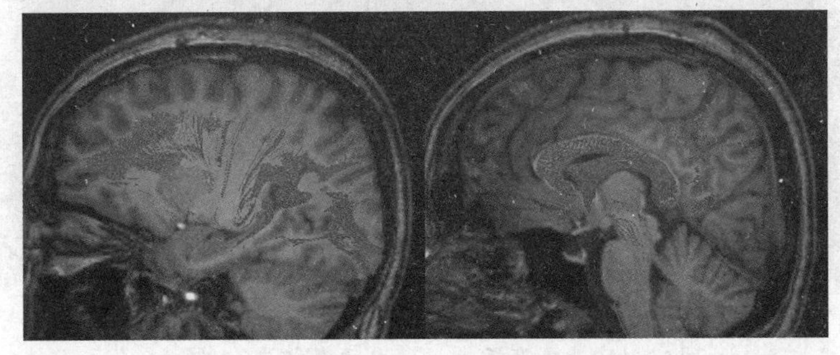

图5－109　■额桥束　■胼胝体　失状解剖

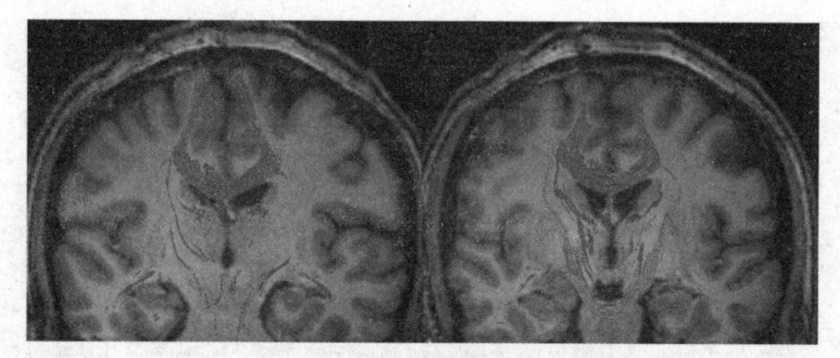

图5－110 ■额桥束 ■胼胝体 冠状解剖

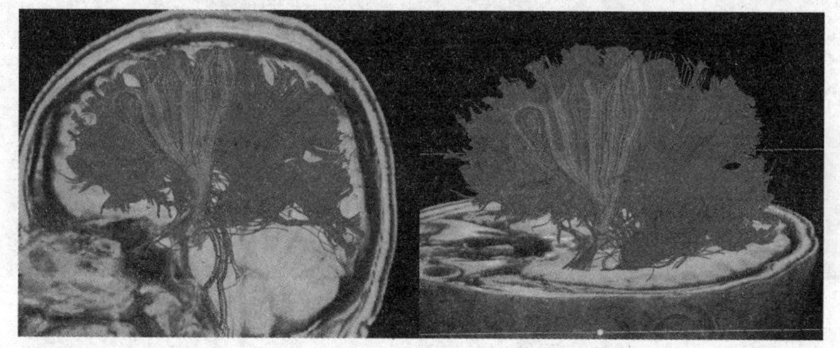

左侧面观 左侧面观

图5－111 ■额桥束 ■胼胝体 三维影像

3. 额桥束与投射纤维

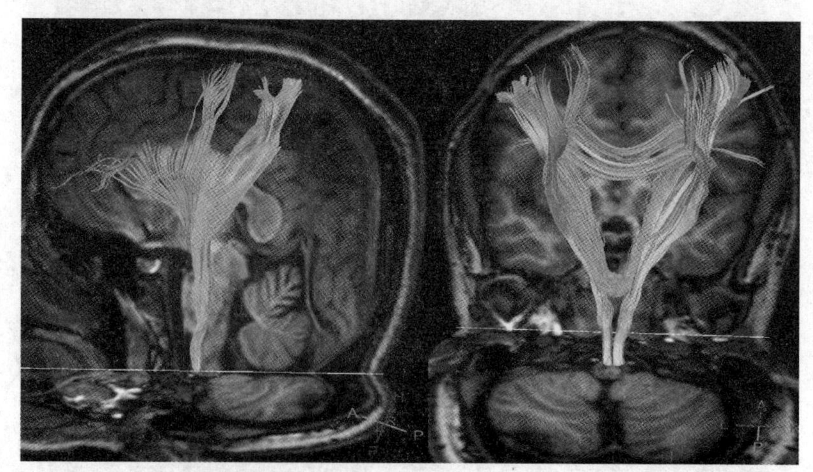

左侧面观 后面观

图5－112 ■额桥束 ■皮质脊髓束 病例1

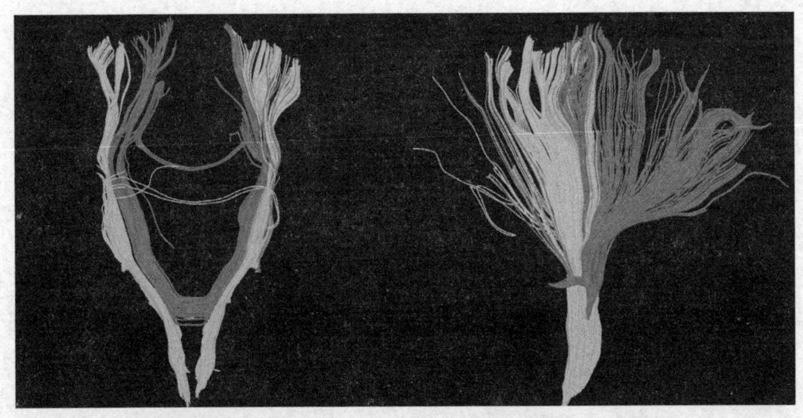

图5－113 ■额桥束 ■皮质脊髓束 三维影像

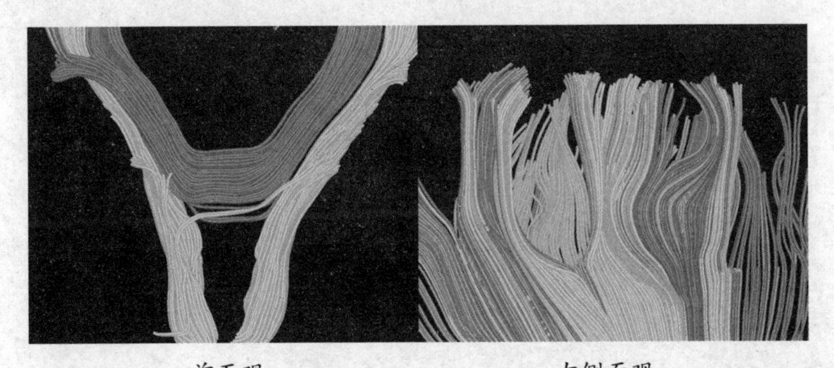

图5－114 ■额桥束 ■皮质脊髓束 ■皮质齿状核束 ■皮质小脑束 三维影像

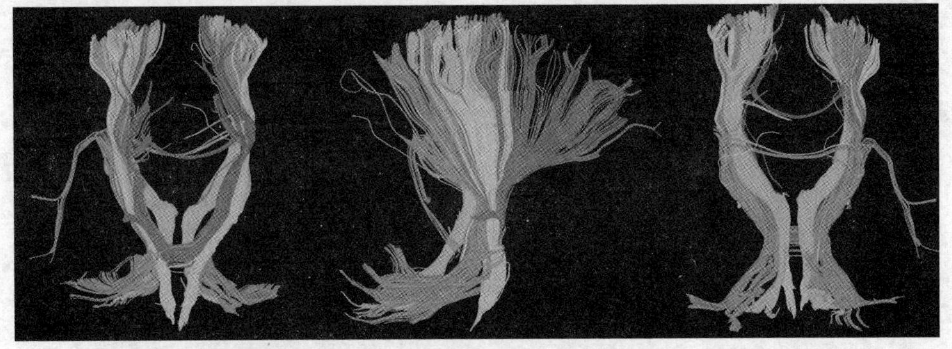

图5－115 ■额桥束 ■皮质脊髓束 ■皮质齿状核束 ■皮质小脑束
三维影像 病例2

第六章
投射纤维毗邻结构横断解剖

第一节　投射纤维横断解剖

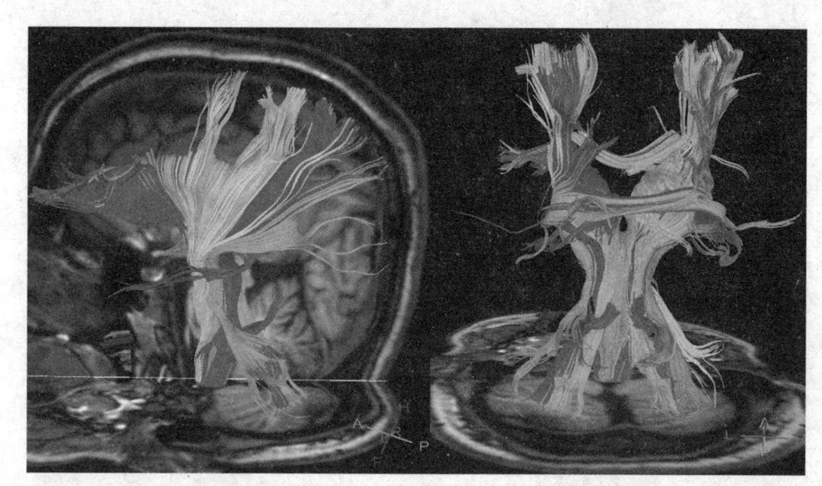

左侧面观　　　　　　　　后面观

图6-1

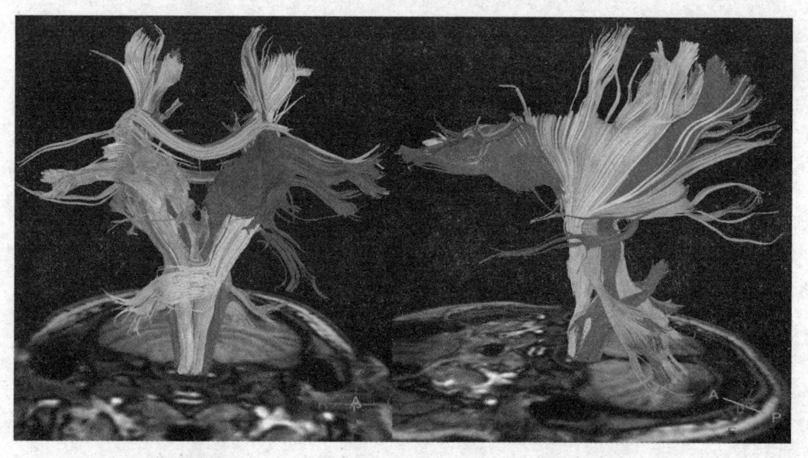

前面观　　　　　　　　左侧面观

图6-2　■皮质脊髓束　■胼胝体侧束　■皮质齿状核束　■■丘脑前辐射　■皮质小脑束　■脊髓小脑束　■额桥束　■交叉的皮质小脑束

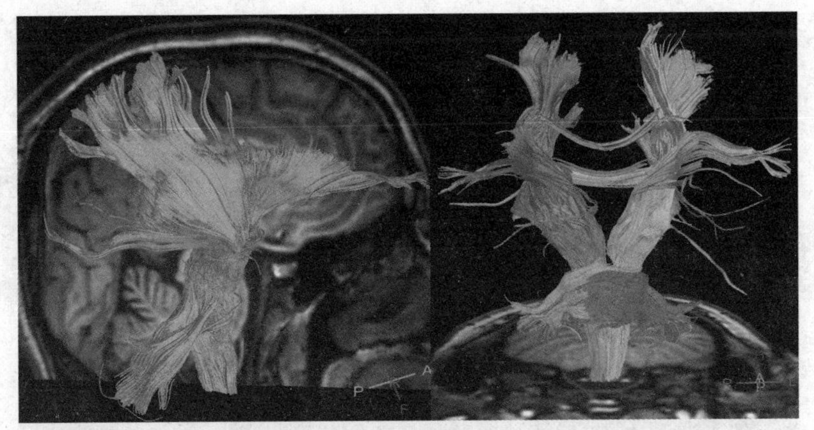

右侧面观　　　　　　　　前面观

图6－3　■■投射纤维　■■小脑中脚

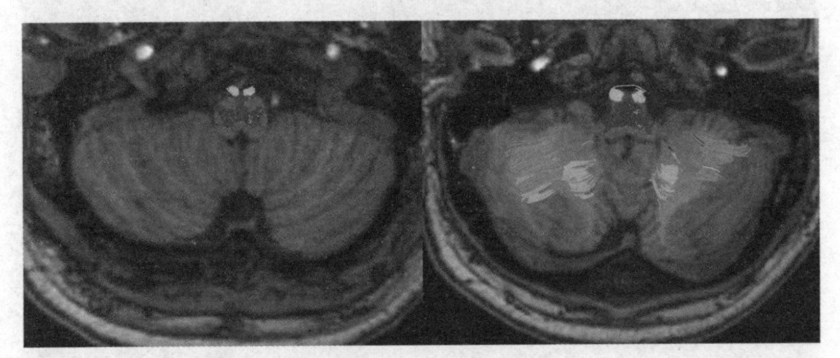

图6－4　■皮质脊髓束　■脐胝体侧束　■皮质齿状核束　■皮质小脑束　■脊髓小脑束　横断解剖

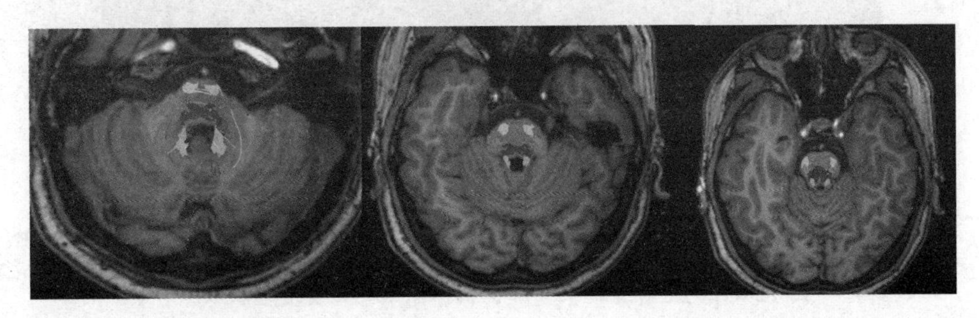

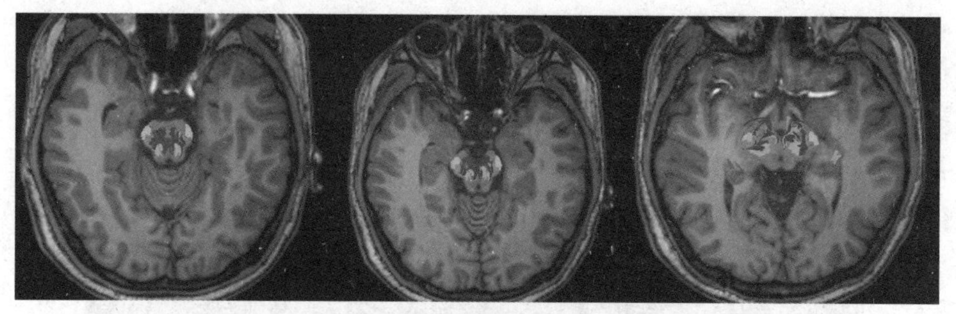

图6-5 ■皮质脊髓束 ■脑桥体侧束 ■皮质齿状核束
■皮质小脑束 ■脊髓小脑束 ■额桥束 横断解剖

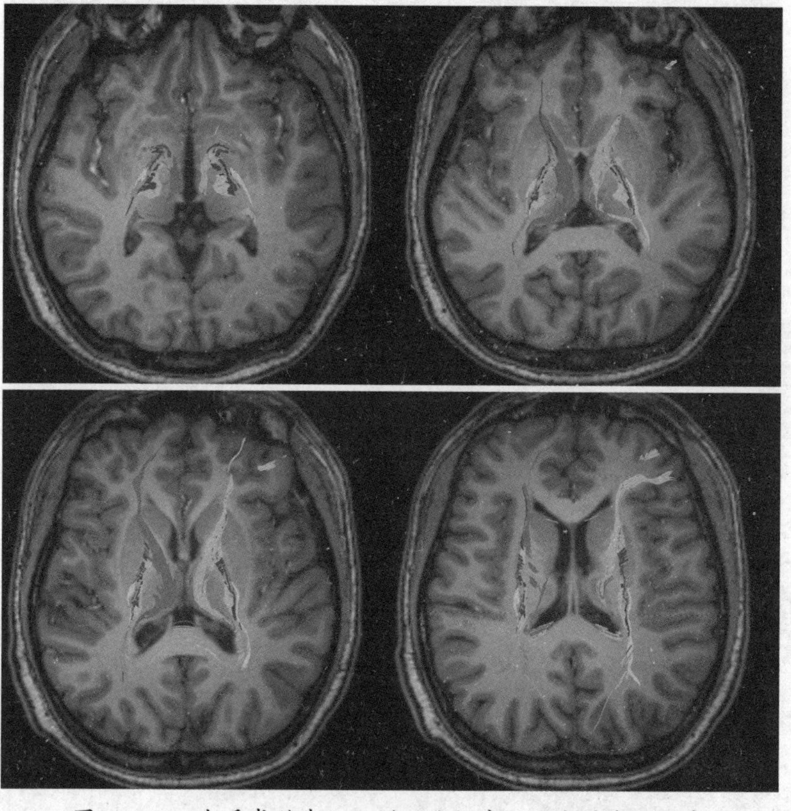

图6-6 ■皮质脊髓束 ■脑桥体侧束 ■皮质齿状核束
■皮质小脑束 ■脊髓小脑束 ■额桥束 ■■丘脑前辐射 横断解剖

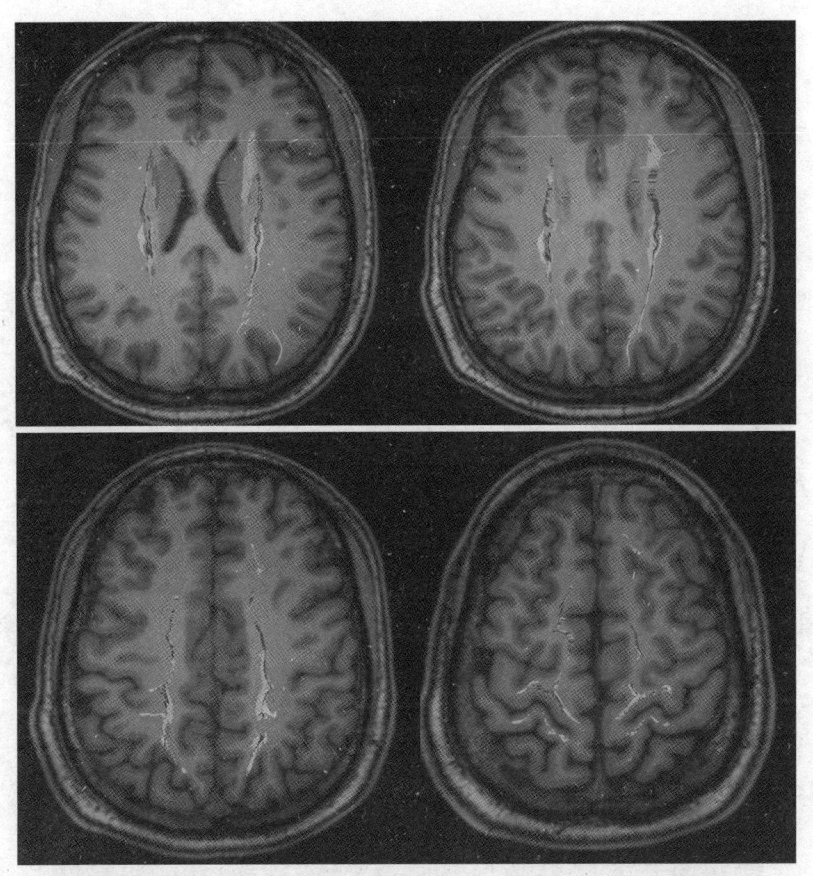

图6-7　■皮质脊髓束　■脑桥体侧束　■皮质齿状核束
■皮质小脑束　■脊髓小脑束　■额桥束　■■丘脑前辐射　横断解剖

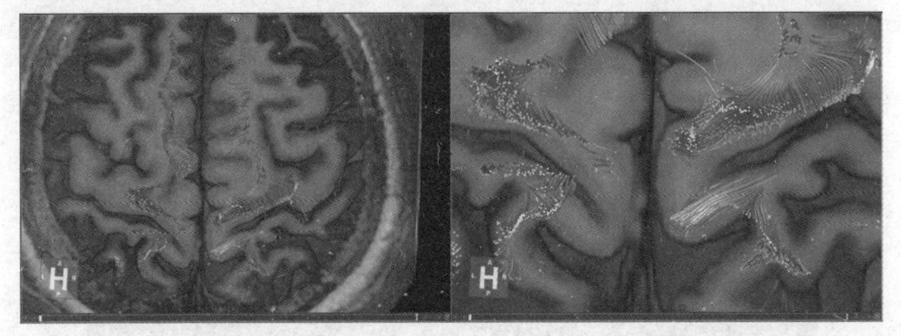

图6-8　■皮质脊髓束　■脑桥体侧束　■皮质齿状核束　■皮质小脑束

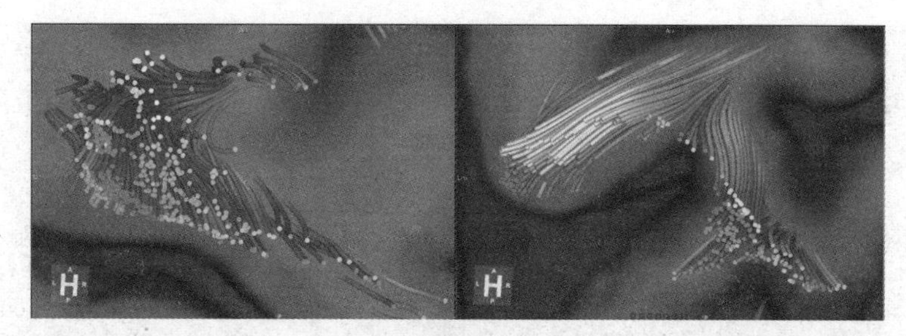

图6-9 ■皮质脊髓束 ■脐胝体侧束 ■皮质齿状核束 ■皮质小脑束

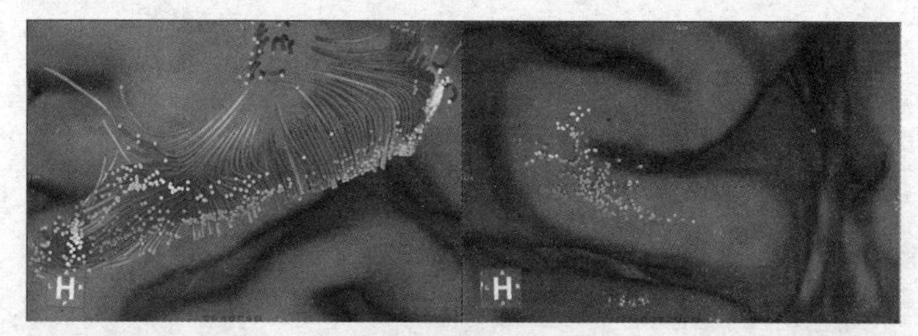

图6-10 ■皮质脊髓束 ■脐胝体侧束 ■皮质齿状核束 ■皮质小脑束

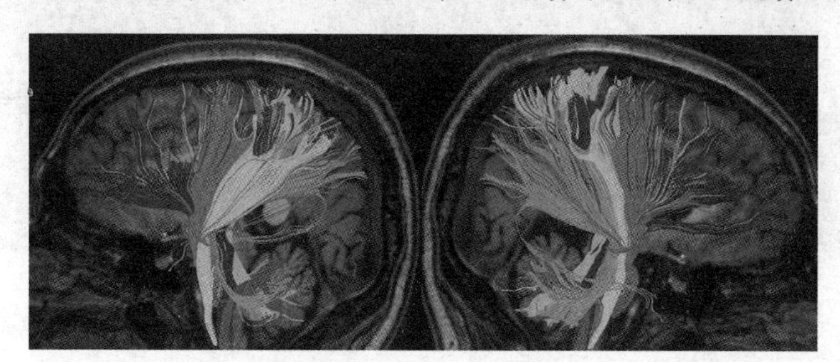

左侧面观 右侧面观

图6-11 ■皮质脊髓束 ■脐胝体侧束 ■皮质齿状核束 ■皮质小脑束 ■脊髓小脑束 ■额桥束 三维影像

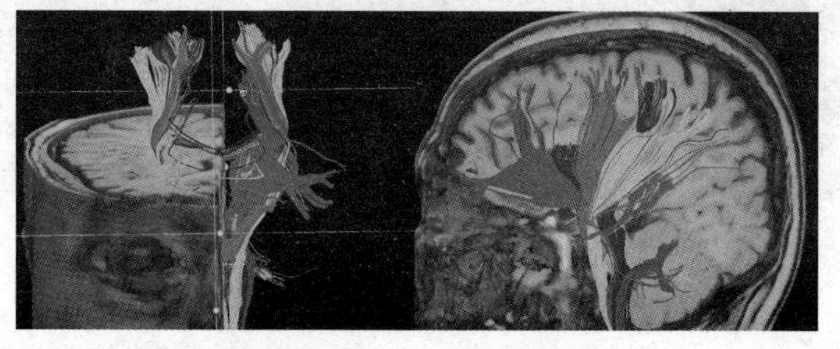

前面观 左侧面观

图6-12

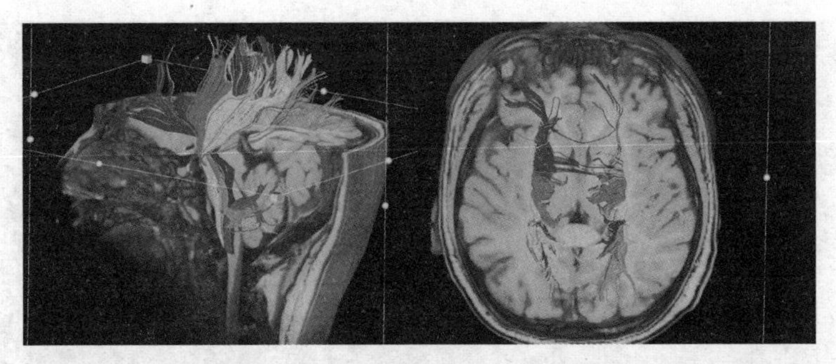

左侧面观　　　　上面观

图6－13

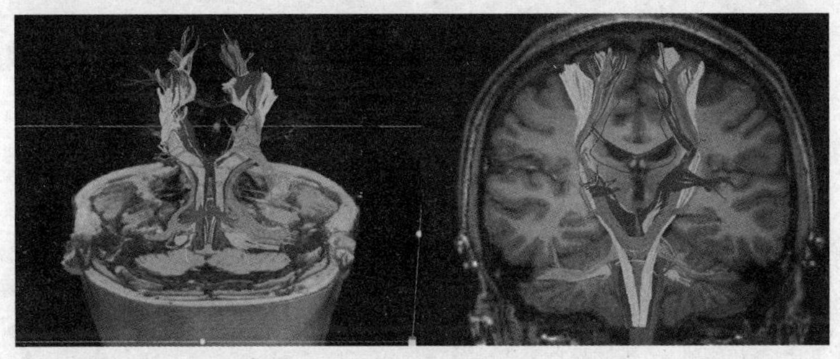

后面观　　　　前面观

图6－14　■皮质脊髓束　■胼胝体侧束　■皮质齿状核束　■皮质小脑束　■脊髓小脑束　■额桥束　■■丘脑前辐射　三维影像

第二节　胼胝体与投射纤维横断解剖

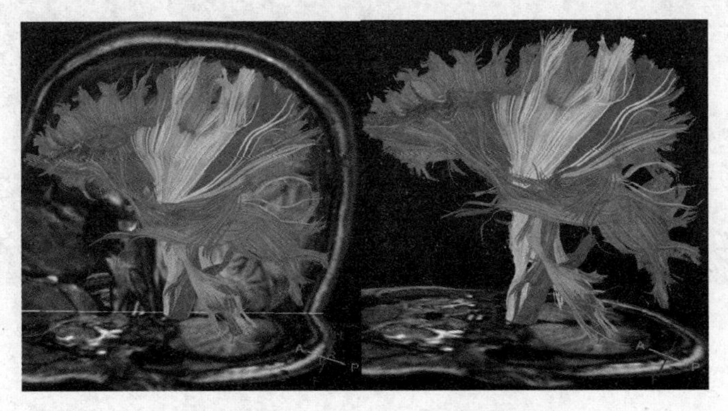

左侧面观　　　　左侧面观

图6－15

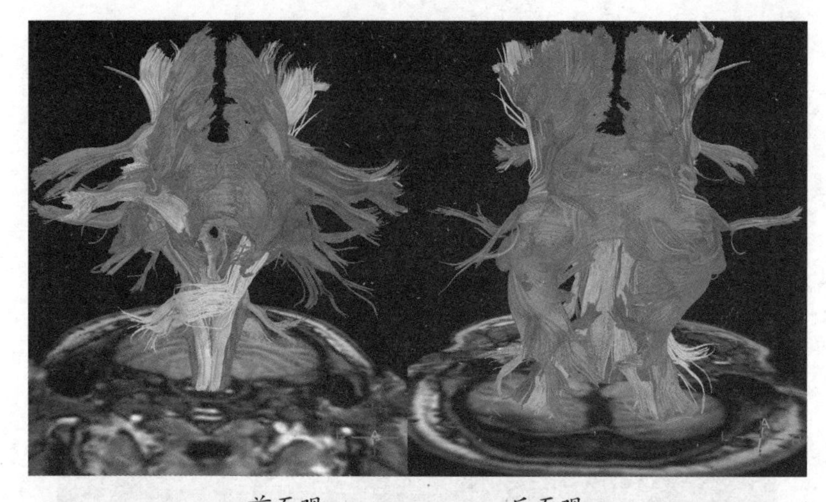

前面观　　　　　　后面观

图6-16　■皮质脊髓束　■脐胝体侧束　■皮质齿状核束　■交叉的皮质小脑束　■皮质小脑束　■脊髓小脑束　■额桥束　■脐胝体

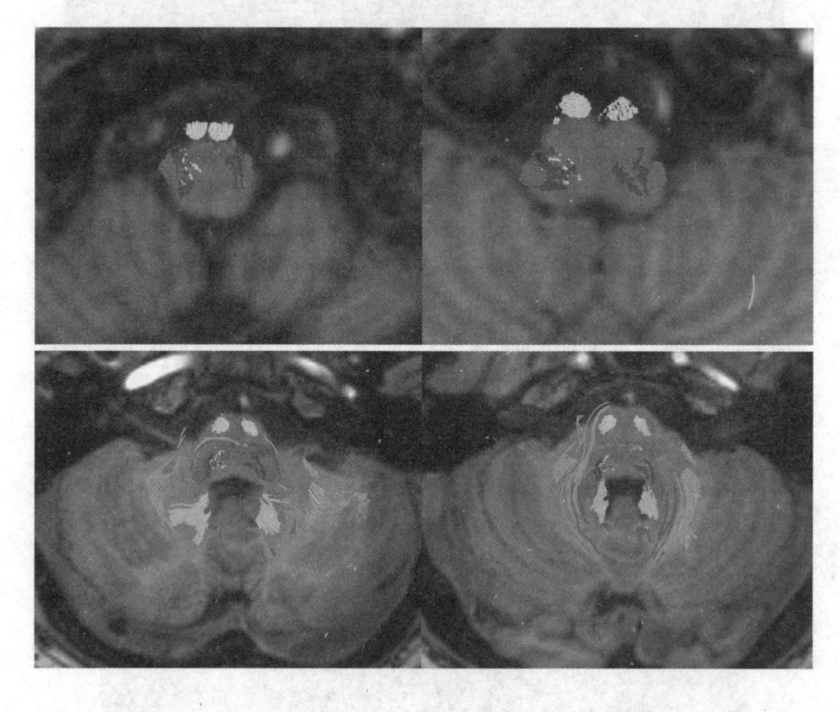

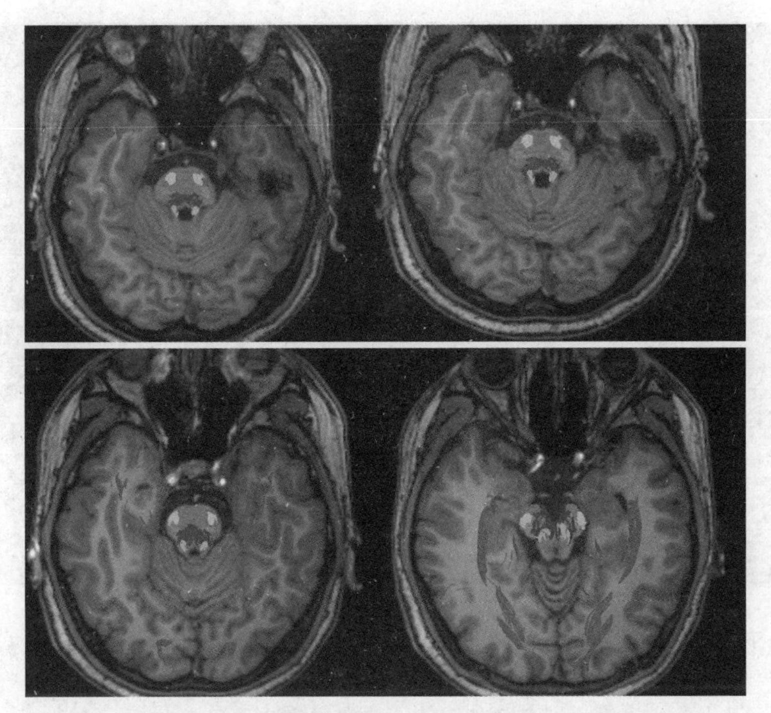

图6－17　■皮质脊髓束　■胼胝体侧束　■皮质齿状核束
■皮质小脑束　■脊髓小脑束　■额桥束　■■丘脑前辐射　■胼胝体　横断解剖

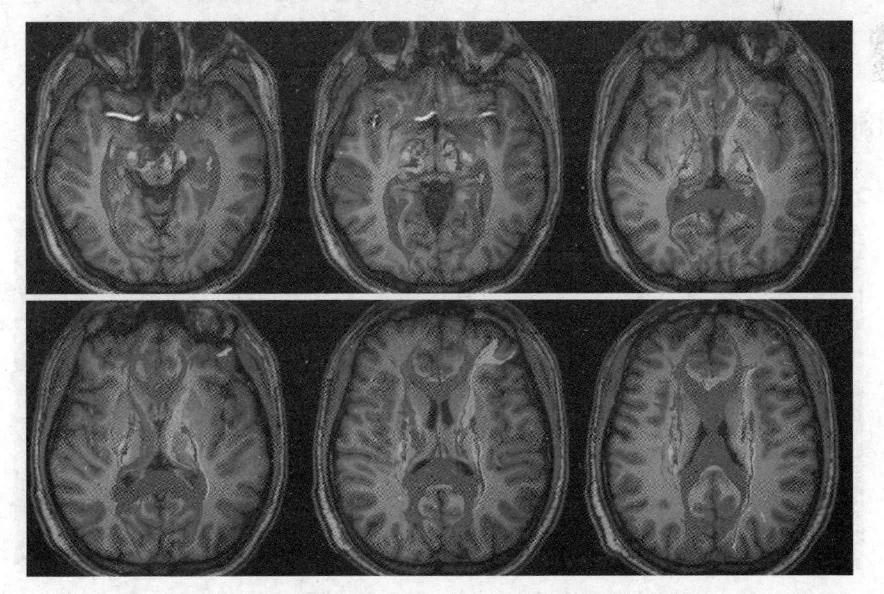

图6－18　■皮质脊髓束　■胼胝体侧束　■皮质齿状核束
■皮质小脑束　■脊髓小脑束　■额桥束　■■丘脑前辐射　■胼胝体　横断解剖

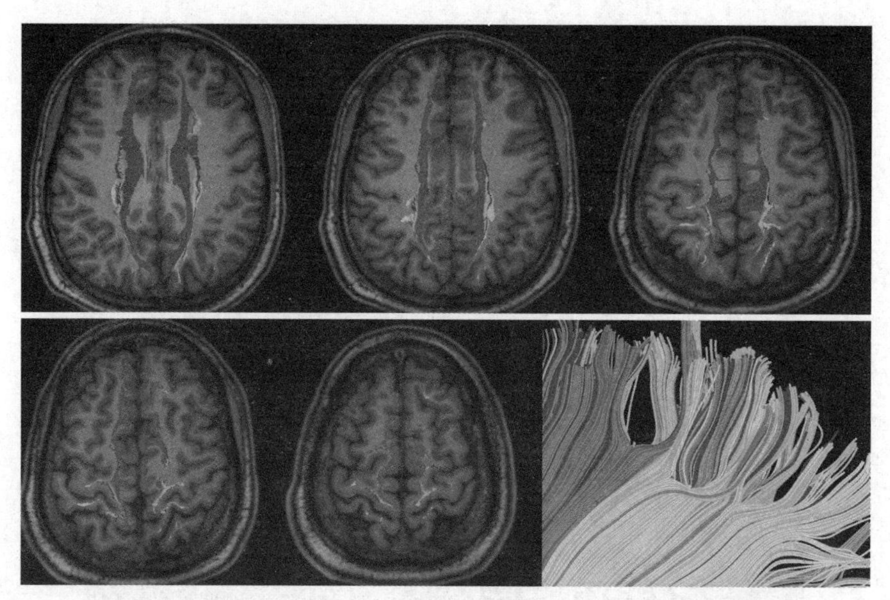

图6－19 ■皮质脊髓束 ■胼胝体侧束 ■皮质齿状核束 ■皮质小脑束 ■脊髓小脑束 ■额桥束 ■■丘脑前辐射 ■胼胝体 横断解剖

第四节　投射纤维的位置毗邻关系

投射纤维由外向内依次为交叉的皮质小脑束、皮质脊髓束、皮质小脑束、胼胝体侧束、皮质齿状核束。这些纤维束紧贴胼胝体外侧缘，有的到达皮层，有的到达胼胝体外侧缘，有的交叉到对侧大脑半球（图6-20至图6-24）。

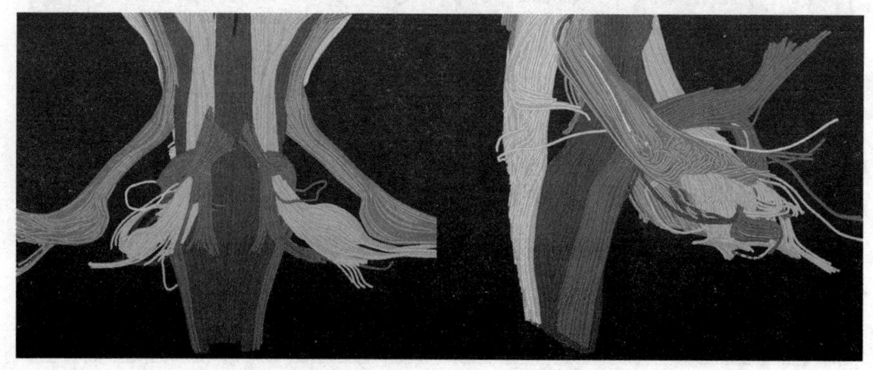

后面观　　左侧面观

图6－20

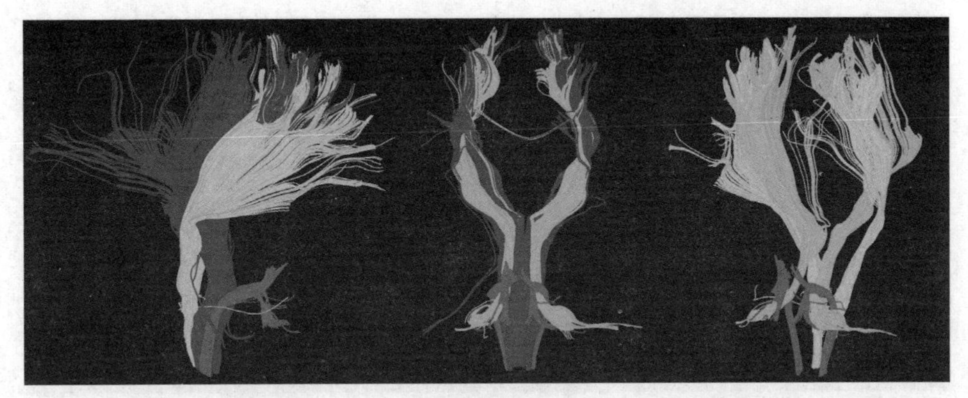

左侧面观　　　　后面观　　　　右侧面观

图6－21

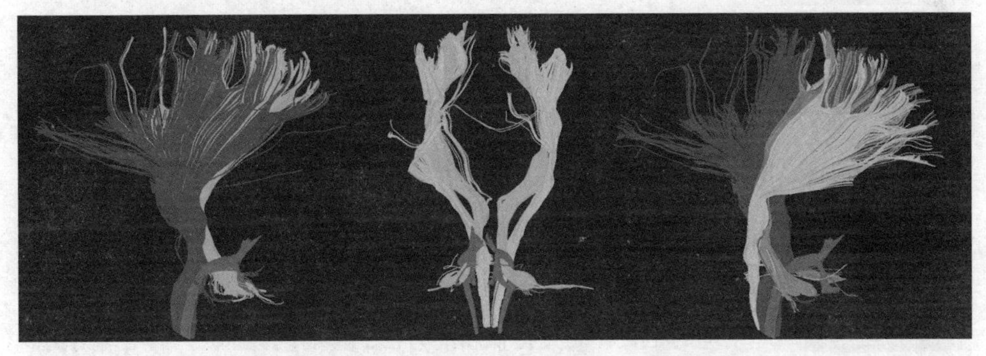

左侧面观　　　　后面观　　　　左侧面观

■皮质脊髓束　■脟胝体侧束　■皮质齿状核束　■皮质小脑束　■脊髓小脑束

图6－22　三维影像

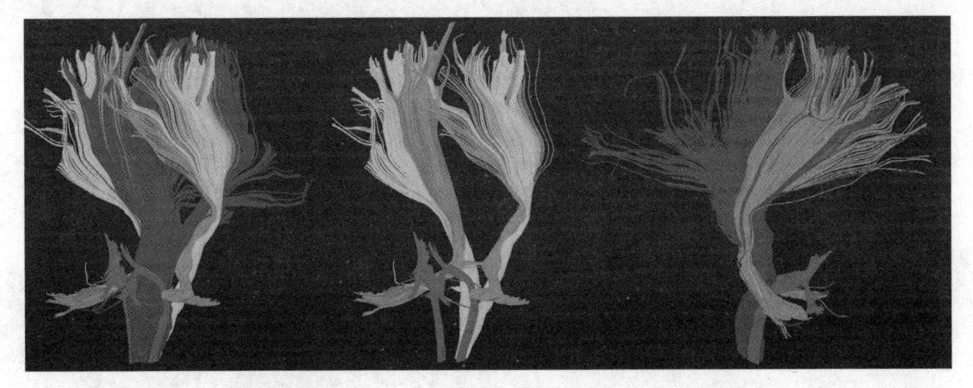

右侧面观　　　　右侧面观　　　　左侧面观

■皮质脊髓束　■脟胝体侧束　■皮质齿状核束　■皮质小脑束　■脊髓小脑束

图6－23　三维影像

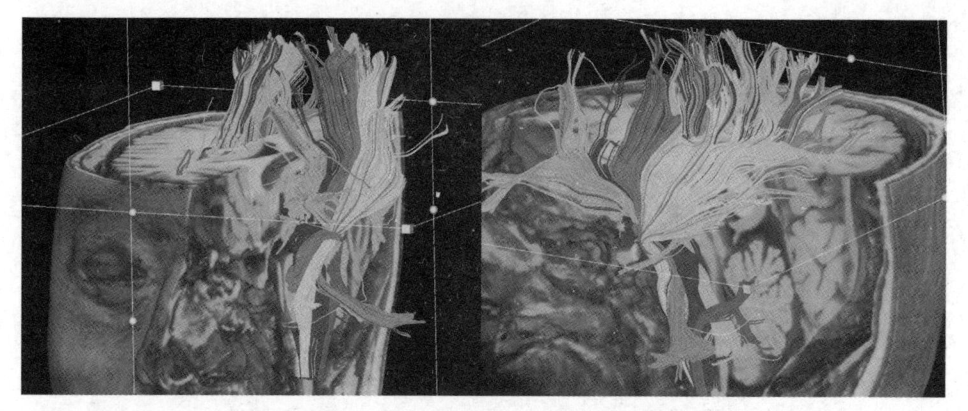

前面观　　左侧面观

图6-24 ■皮质脊髓束 ■胼胝体侧束 ■皮质齿状核束 ■皮质小脑束 ■脊髓小脑束 ■■丘脑前辐射 三维影像

DTI是在DWI的基础上发展起来的用于观察水分子弥散运动的新的MRI技术，在6个或6个以上的不同非共线性方向上施加敏感梯度，可在256个或以上方向进行成像。因此，DTI采集的是水分子在三维空间内的运动信息，可以定量分析组织内水分子的弥散特性，能够测量白质纤维的微观结构特性，确定白质纤维束的空间排列方向。具有无创伤、病人无痛苦，检测迅速，易于为病人接受，为影像学与其病理生理的相关性研究提供新的方法，可帮助我们进一步了解脑组织结构和人类行为的相关性。

磁共振DTI神经纤维束成像在不同人群，每个纤维束大体相同，但略有差异，可能和各自的成长、生活、学习、职业等有关系，不同的生活环境及用脑习惯，会导致大脑在神经网络发育中有所不同。胼胝体把两侧大脑半球密切联系成一个整体，让人们的感知可以随心所欲、协调联动，每个传导束就是他发布不同号令的专用线路，不同的指令有着不同的传导通路，不同疾病导致传导束不同部位短路或断裂都会导致相应的临床症状，所以保护大脑、开发大脑意义重大。

第四节　投射纤维与脑血管三维影像

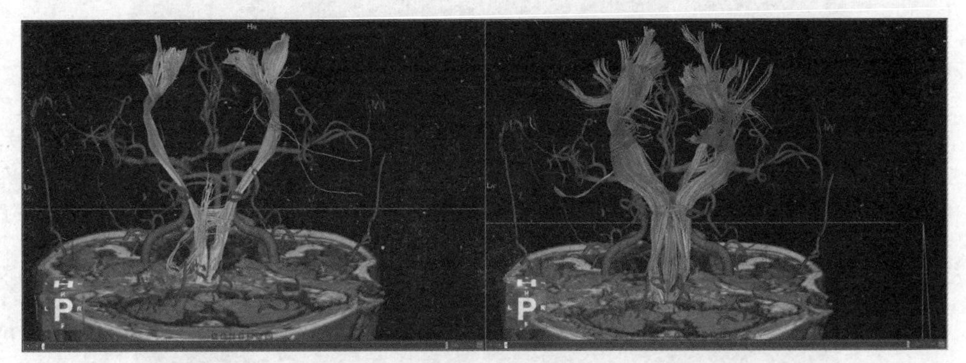

后面观　　　　　　　　　　　　　　　　后面观

图6－25　■皮质脊髓束　■脐胝体侧束　■脑血管

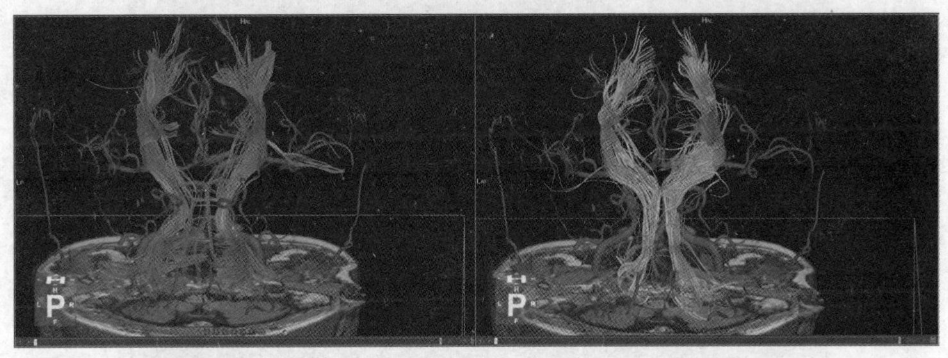

后面观　　　　　　　　　　　　　　　　后面观

图6－26　■皮质齿状核束　■皮质小脑束　■脑血管

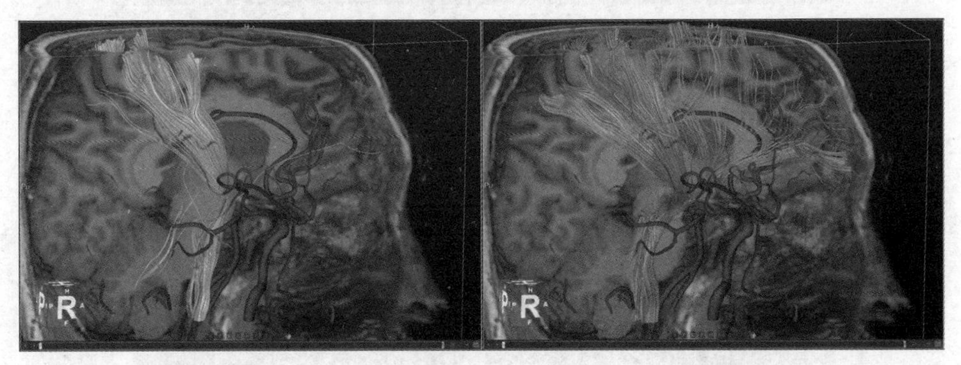

右侧面观　　　　　　　　　　　　　　　　右侧面观

图6－27　■皮质脊髓束　■脐胝体侧束　■脑血管

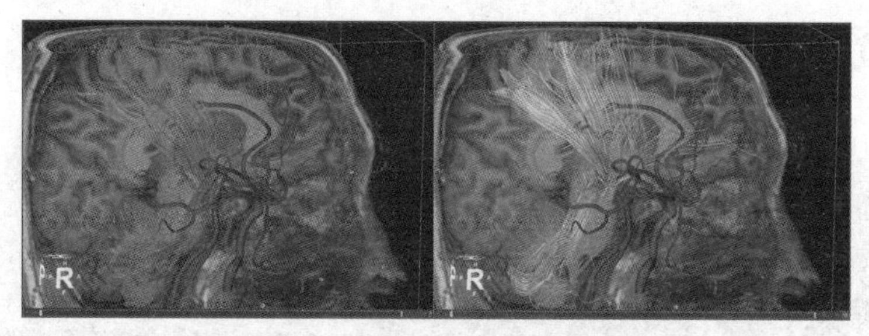

右侧面观　　右侧面观

图6-28　■皮质齿状核束　■皮质小脑束　■脑血管

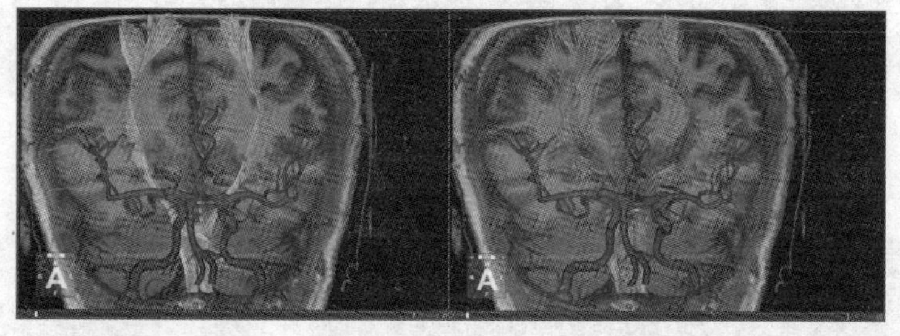

后面观　　后面观

图6-29　■皮质脊髓束　■胼胝体侧束　■脑血管

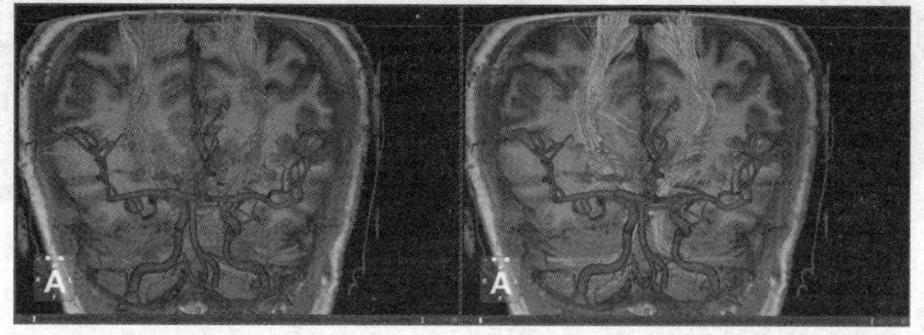

后面观　　后面观

图6-30　■皮质齿状核束　■皮质小脑束　■脑血管

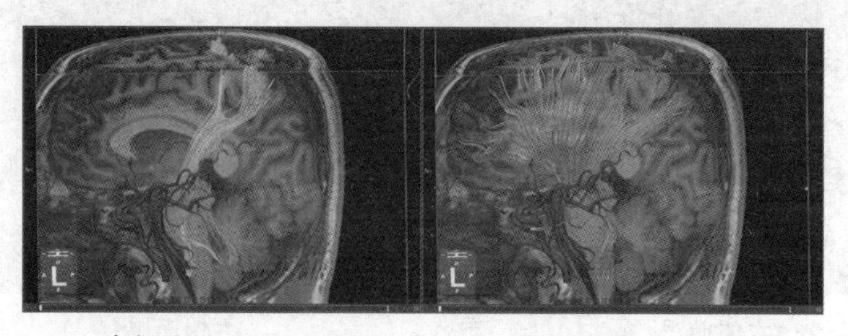

左侧面观　　左侧面观

图6-31　■皮质脊髓束　■胼胝体侧束　■脑血管

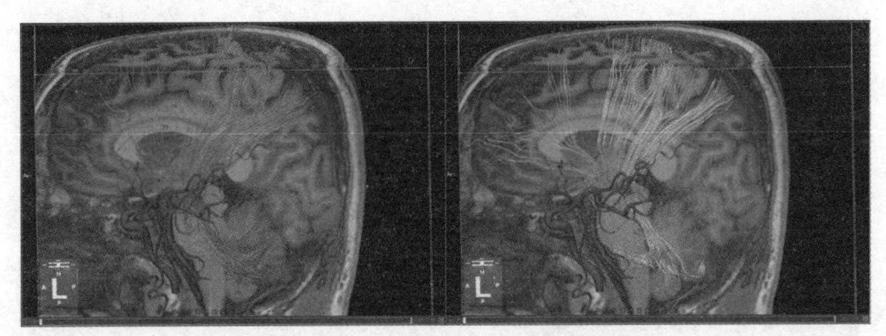

左侧面观　　　　　　　　左侧面观

图6-32　■皮质齿状核束　■皮质小脑束　■脑血管

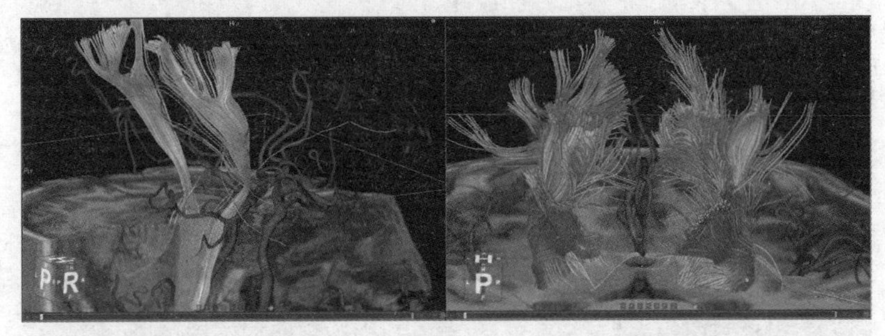

右侧面观　　　　　　　　后面观

图6-33　■皮质脊髓束　■胼胝体侧束　■皮质齿状核束　■皮质小脑束　■脑血管

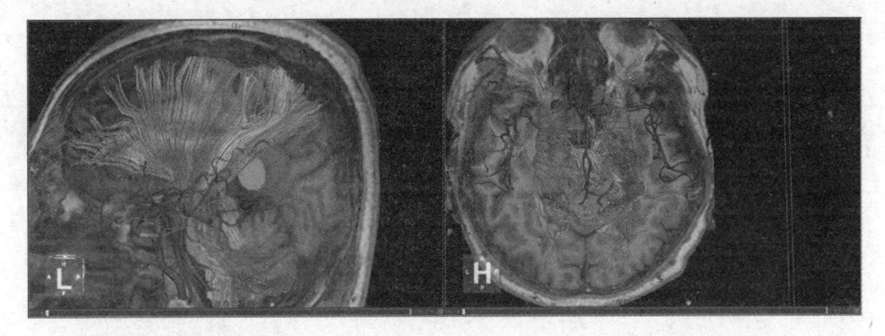

左侧面观　　　　　　　　上面观

图6-34　■皮质脊髓束　■胼胝体侧束　■皮质齿状核束　■皮质小脑束　■脑血管

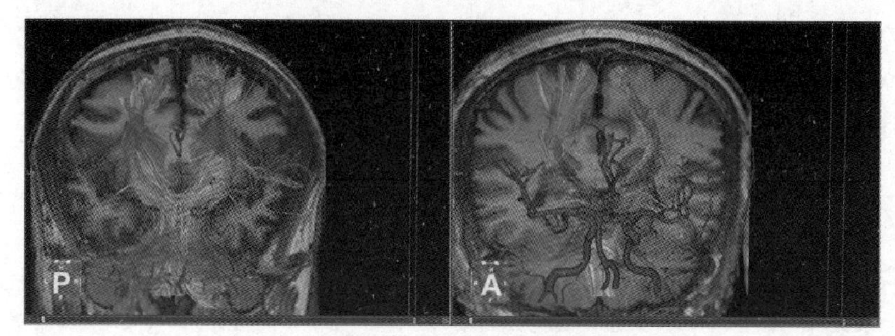

后面观　　　　　　　　前面观

图6－35 ■皮质脊髓束 ■胼胝体侧束 ■皮质齿状核束 ■皮质小脑束 ■脑血管

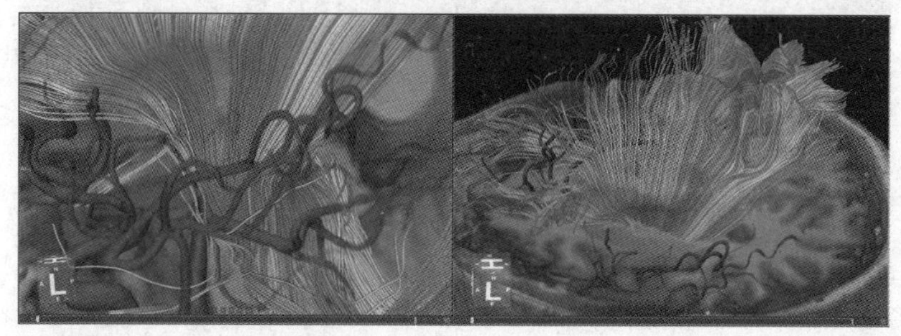

左侧面观　　　　　　　　左侧面观

图6－36 ■皮质脊髓束 ■胼胝体侧束 ■皮质齿状核束 ■皮质小脑束 ■脑血管

第七章
特殊部位纤维束

第一节 大脑脚层面神经纤维束

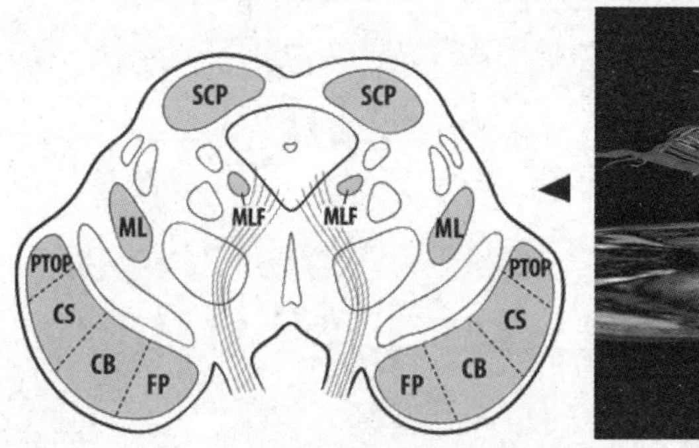

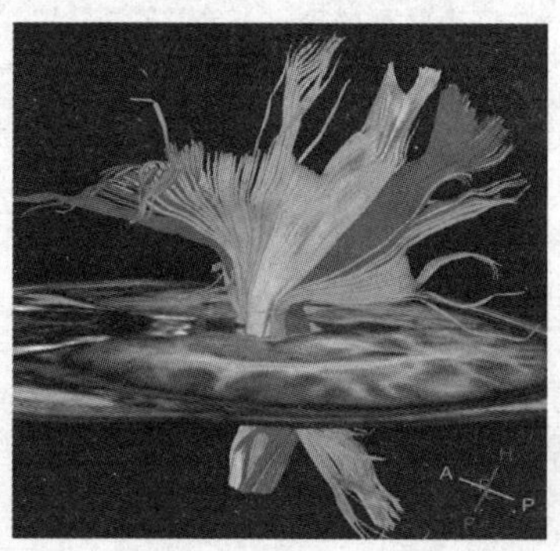

图7－1

FP（额桥束）和PTOP（顶枕颞桥束）到达脑桥换元后至小脑半球，ML（内侧丘系）由薄束核和楔束核到腹后外侧核，皮质核束（CB）下行至脑干运动核团，皮质脊髓束（CS）下行至脊髓前角细胞。小脑上脚（SCP）的内侧部分加入前髓帆下行至小脑蚓部，外侧部分到达红核。内侧纵束（MLF）连接脑干所有运动核团、前庭神经核和颈髓的前角细胞（图7-2至图7-11）。

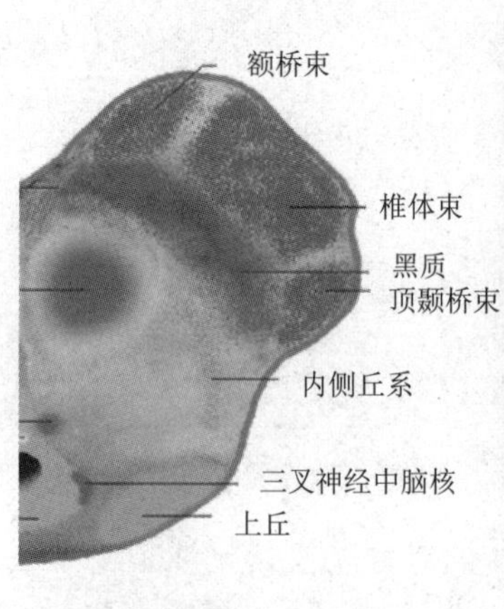

大脑脚横断切面

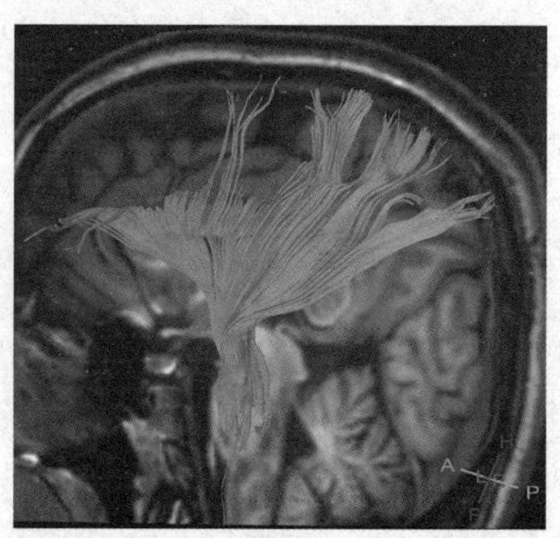

左侧面观

图7－2

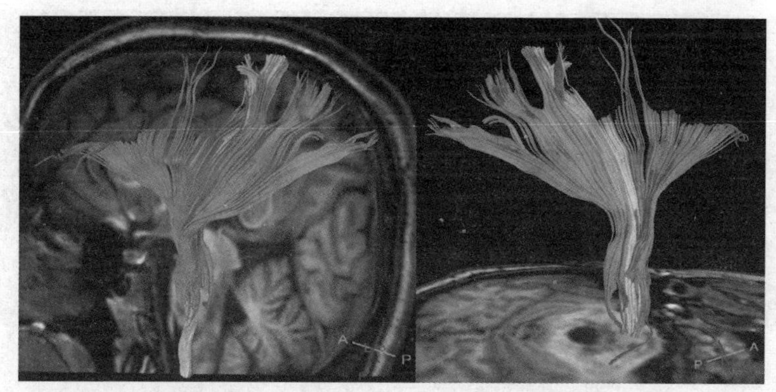

左侧面观　　　　　右侧面观

图7－3　■FP额桥束　■皮质脊髓束（CS）

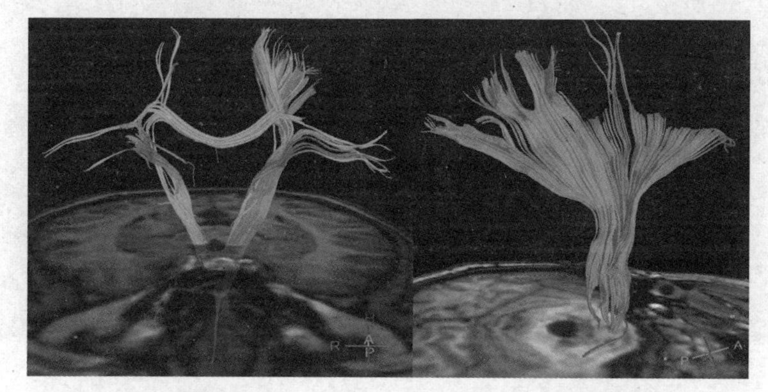

前面观　　　　　右侧面观

图7－4　■■FP额桥束　■皮质脊髓束（CS）

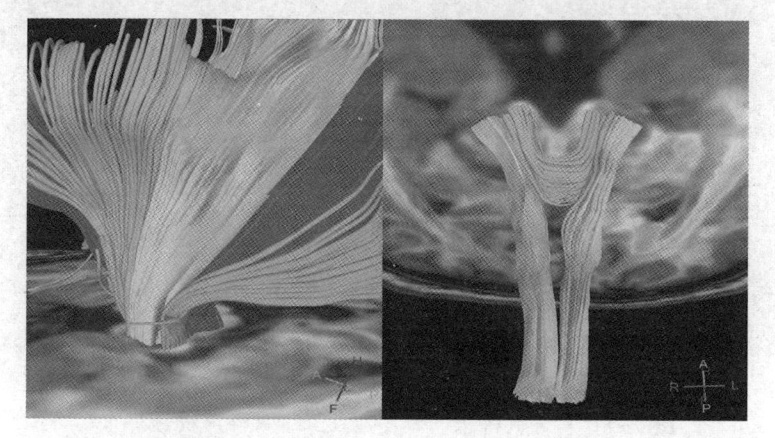

左侧面观　　　　　下面观

图7－5　■FP额桥束　■皮质脊髓束　■皮质小脑束　■胼胝体侧束

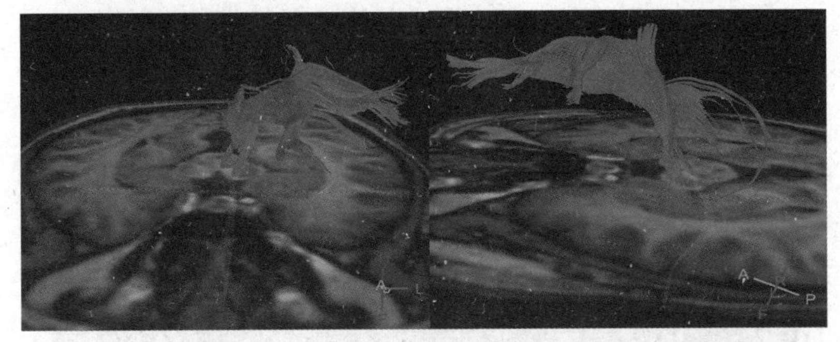

图7-6 ■皮质核束（CB）区纤维束

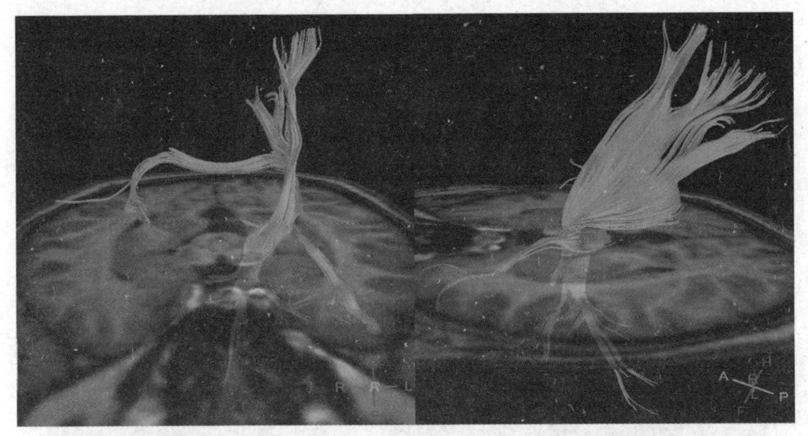

前面观　　　　左侧面观

图7-7 ■■PTOP（顶枕颞桥束）区纤维束

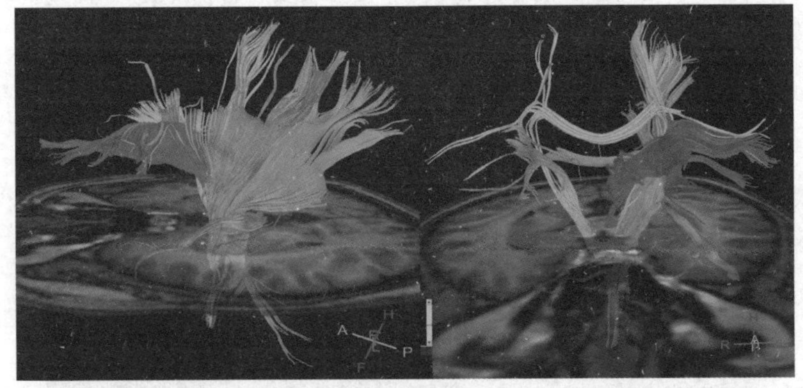

左侧面观　　　　前面观

图7-8 ■■额桥束 ■皮质核束 ■■顶枕颞桥束

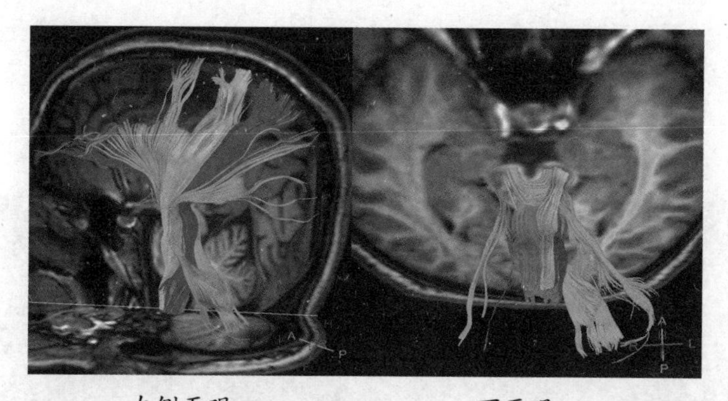

左侧面观　　　　　　　　　　　　下面观

图7-9　■额桥束　■皮质脊髓束　■皮质小脑束　■胼胝体侧束　■皮质齿状核束

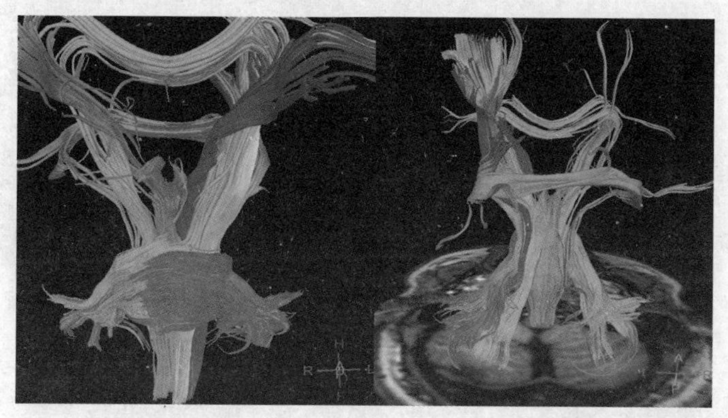

前面观　　　　　　　　　　　　后面观

图7-10　■额桥束　■皮质脊髓束　■皮质小脑束　■胼胝体侧束　■皮质齿状核束　■脊髓丘脑束　■■小脑中脚

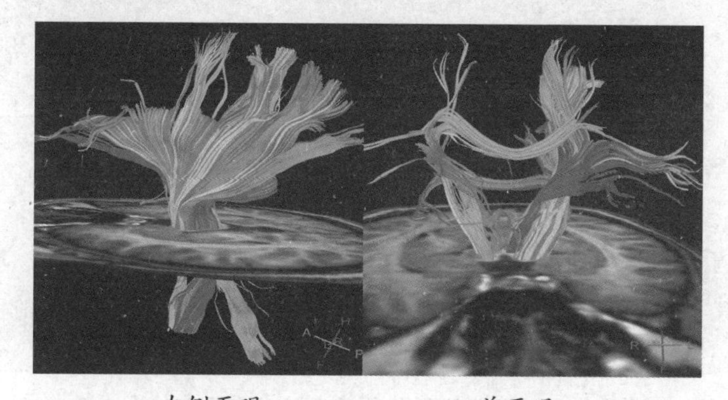

左侧面观　　　　　　　　　　　　前面观

图7-11　■■额桥束　■皮质脊髓束　■胼胝体侧束　■皮质齿状核束　■脊髓丘脑束　■交叉的皮质小脑束

第二节　丘脑、苍白球和丘脑底核神经横断解剖

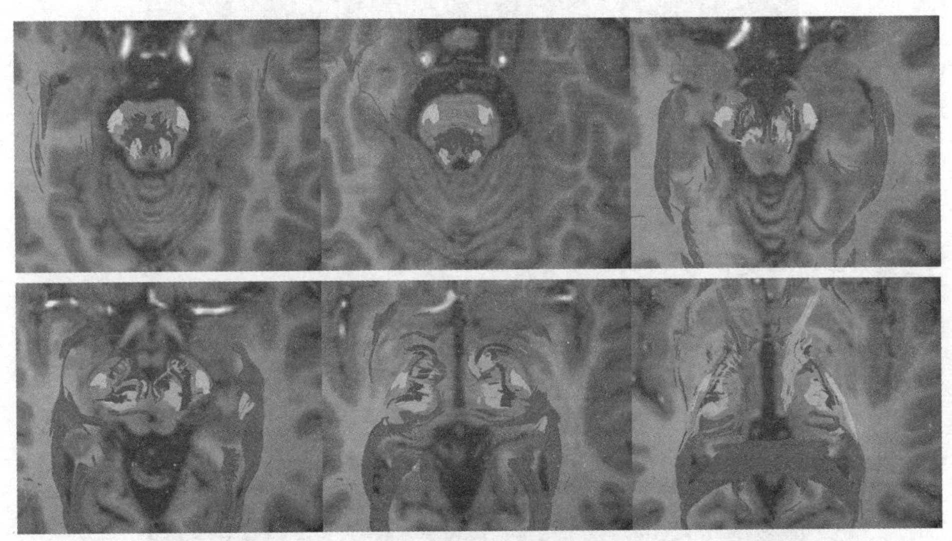

图7－12　■皮质脊髓束　■胼胝体侧束　■皮质齿状核束　■皮质小脑束　■脊髓小脑束　■额桥束　■■丘脑前辐射　■胼胝体　横断解剖

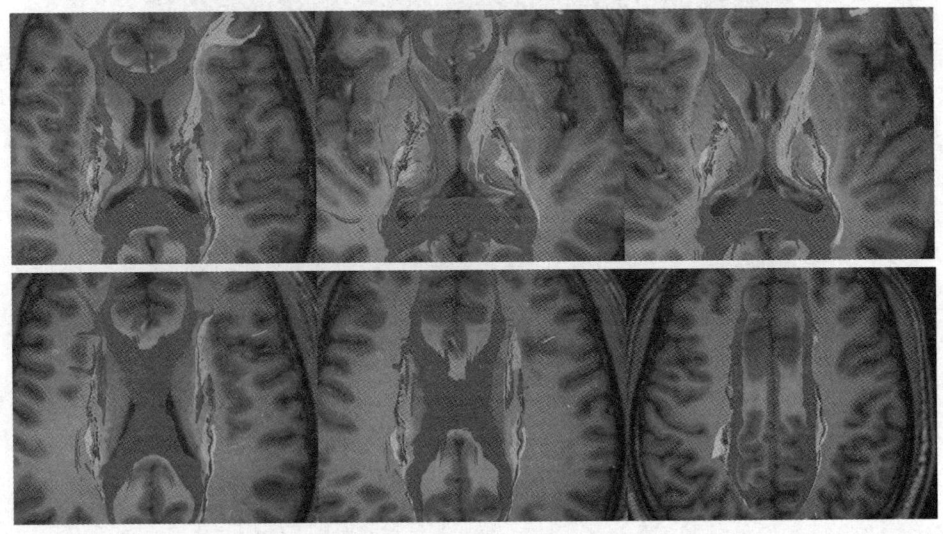

图7－13　■皮质脊髓束　■胼胝体侧束　■皮质齿状核束　■皮质小脑束　■脊髓小脑束　■额桥束　■■丘脑前辐射　■胼胝体　横断解剖

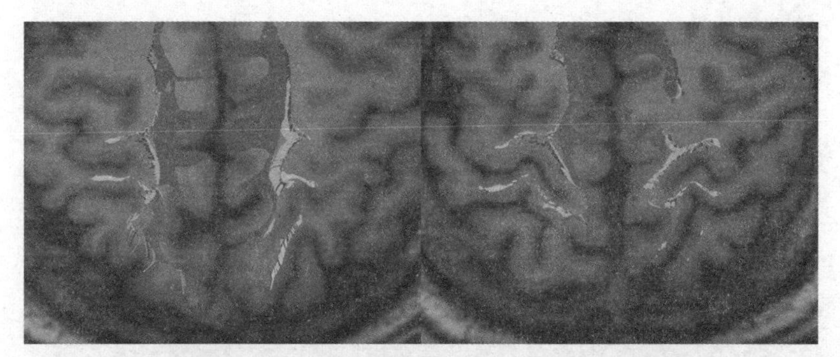

图7－14　■皮质脊髓束　■胼胝体侧束　■皮质齿状核束　■皮质小脑束　■脊髓小脑束　■额桥束　■■丘脑前辐射　■胼胝体　横断解剖

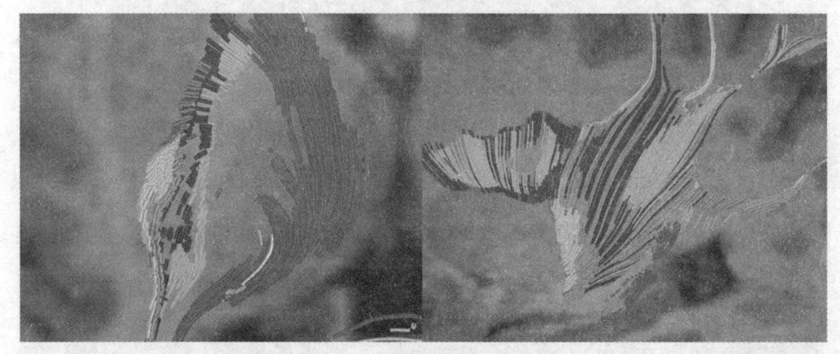

图7－15　■皮质脊髓束　■胼胝体侧束　■皮质齿状核束　■皮质小脑束　■脊髓小脑束　■额桥束　■■丘脑前辐射　横断、失状解剖解剖

第三节　延髓内灰质核团横断解剖

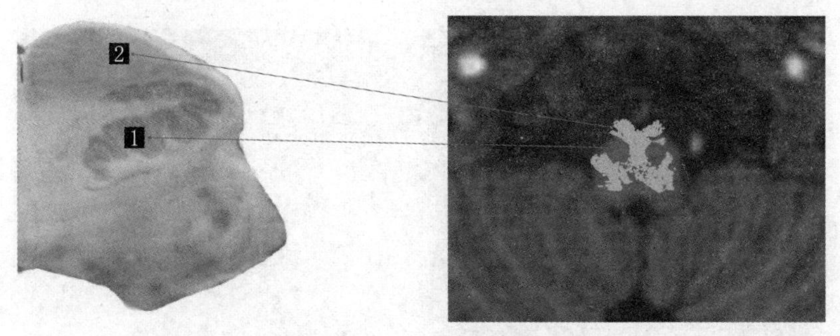

延髓经橄榄中部的横切面

图7－16　1下橄榄核　2椎体束　■延髓内通过神经纤维束

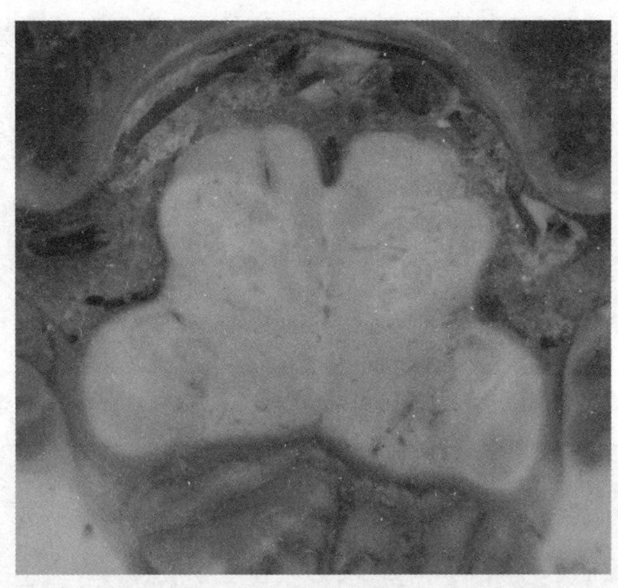

图7－17　延髓层面断层解剖（图像由山东数字人科技股份有限公司提供）

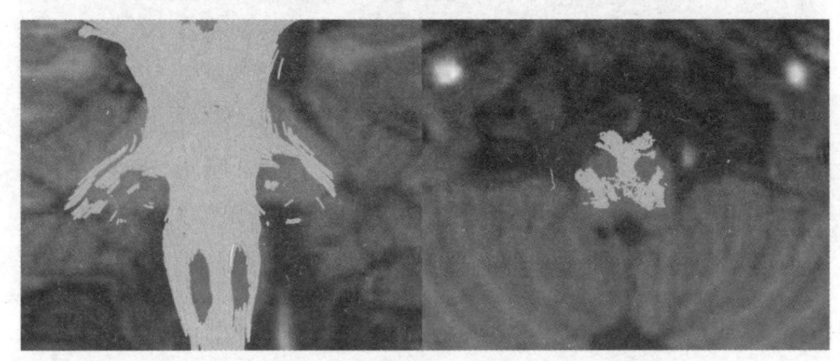

图7－8　■延髓内通过神经纤维束

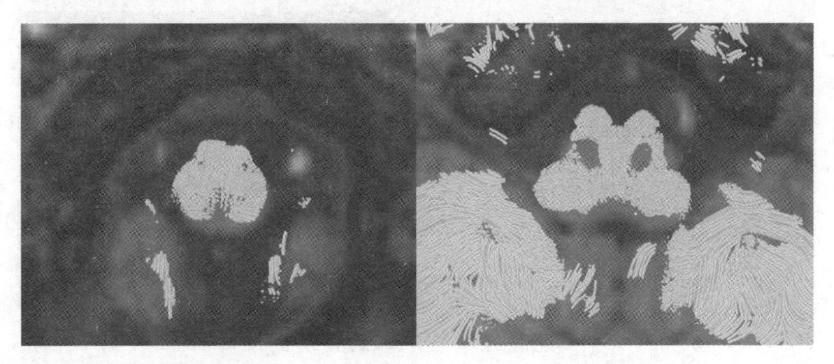

延髓层面　　延髓层面

图7－19

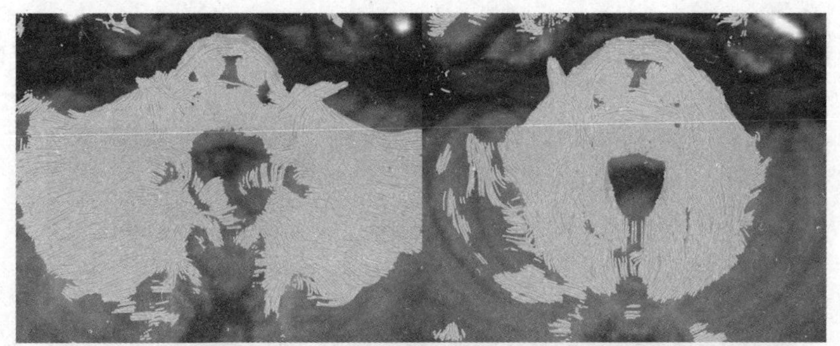

图7－20

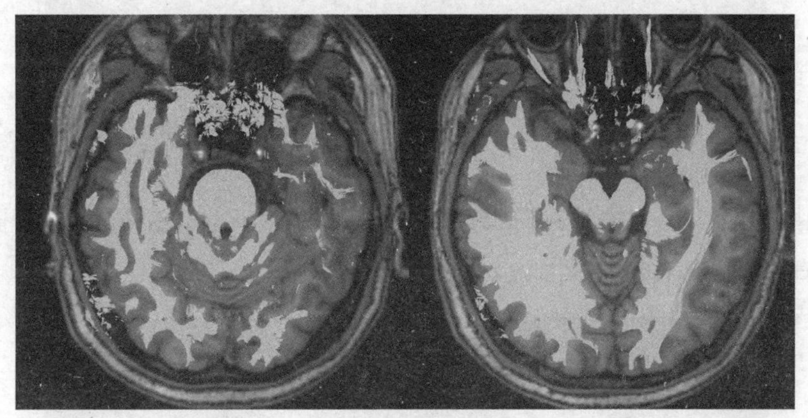

图7－21　■脑干内通过神经纤维束

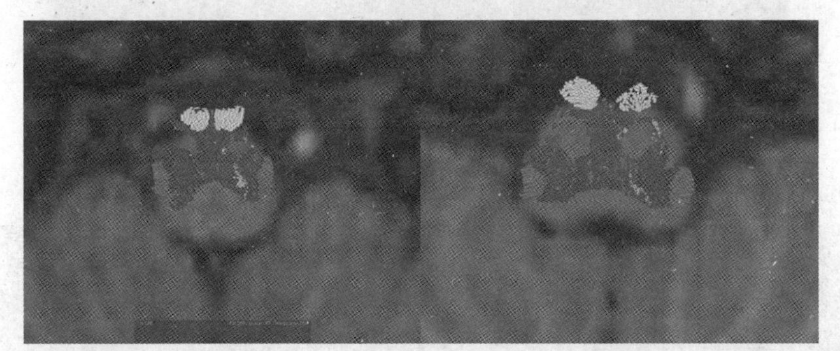

图7－22　■皮质脊髓束　■胼胝体侧束　■脊髓小脑束

第四节 皮层—延髓通过的纤维束横断解剖

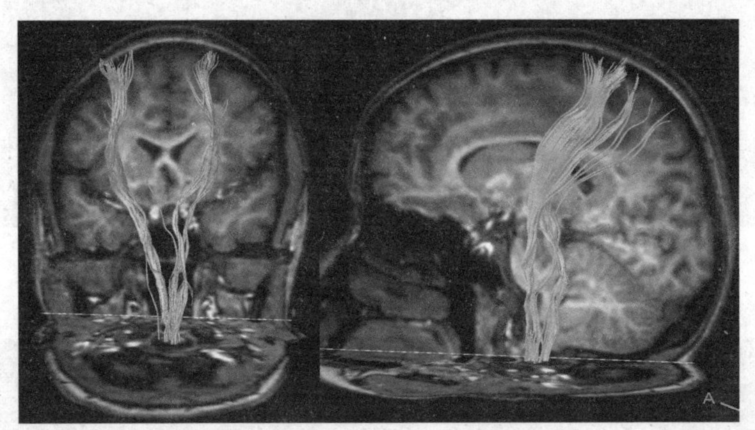

后面观　　　　　　　　　左侧面观

图7-23 ■延髓-大脑皮层纤维束 病例1

由皮层发出，直接到延髓的纤维束，中间没有换元。其主要为皮质脊髓束，也含有部分脑桥体侧束（图7-24至图7-26）。

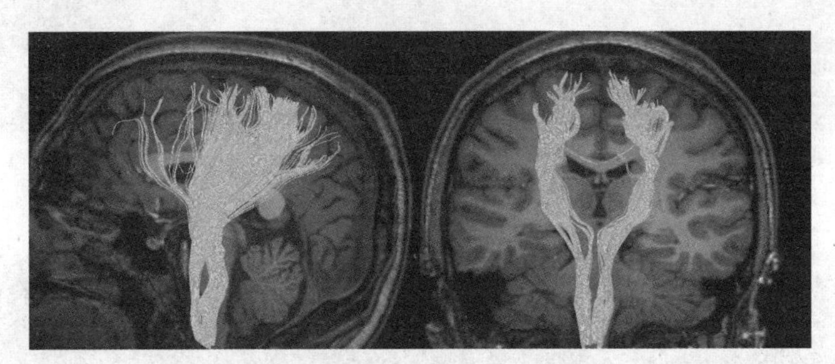

左侧面观　　　　　　　　　前面观

图7-24 ■延髓-大脑皮层纤维束 病例2

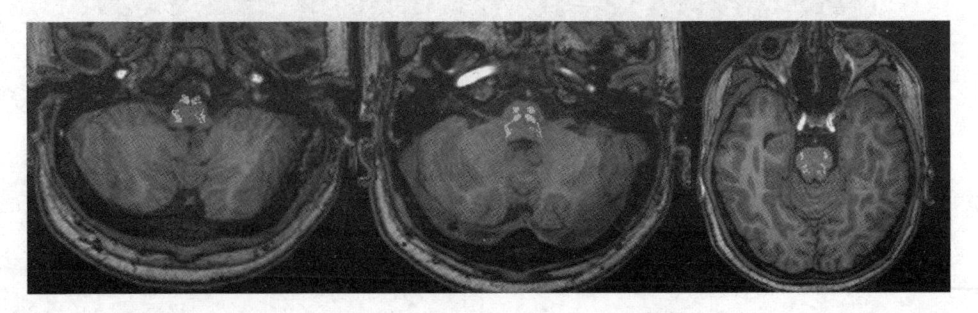

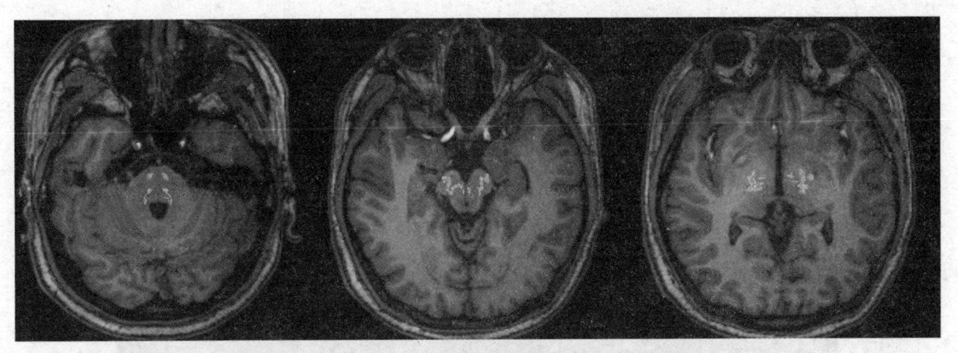

图7－25　延髓－大脑皮层纤维束　横断解剖

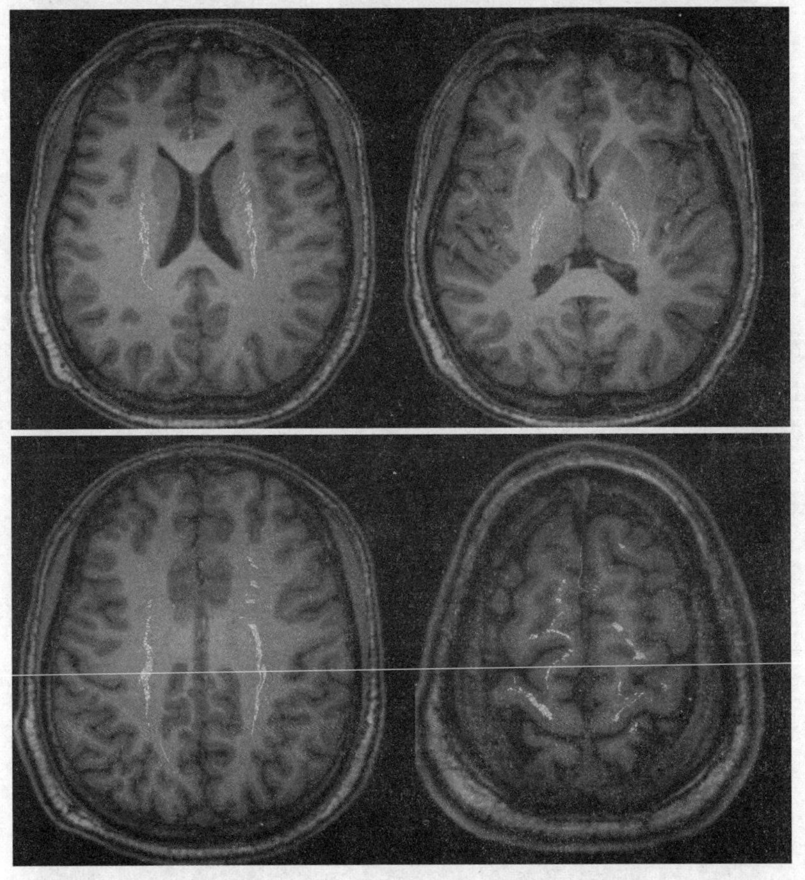

图7－26　延髓－大脑皮层纤维束　横断解剖

第五节　额叶—顶枕叶神经纤维束横断解剖

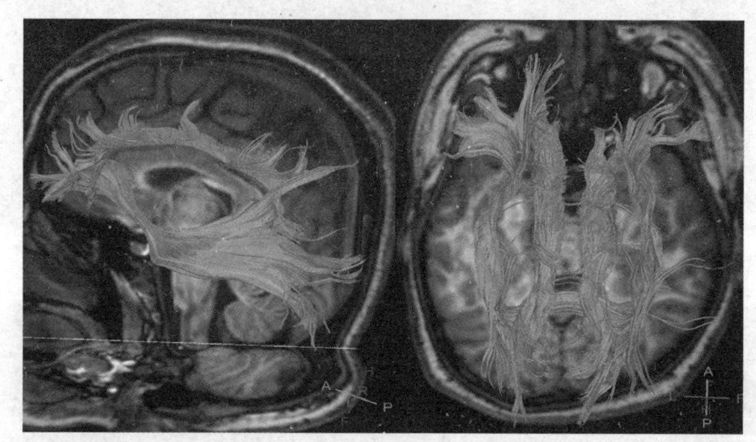

左侧面观　　　　上面观

图7－27　额叶—顶枕叶神经纤维束　病例1

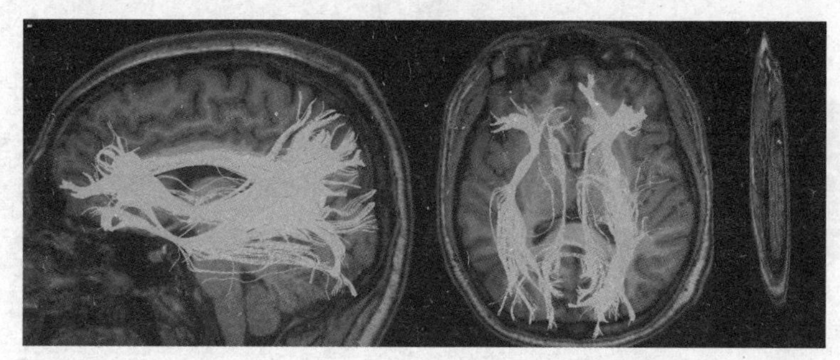

左侧面观　　　　上面观

图7－28　额叶—顶枕叶神经纤维束　病例2

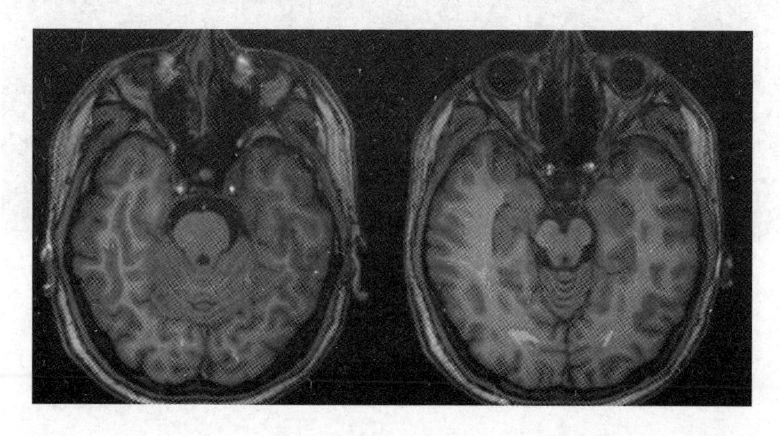

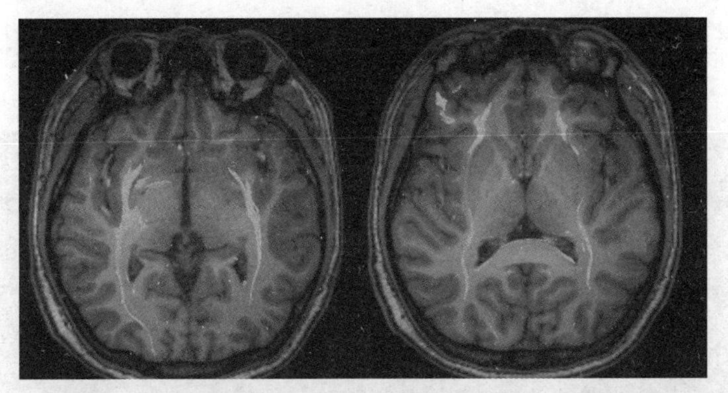

图7-29　■额叶—顶枕叶神经纤维束　横断解剖

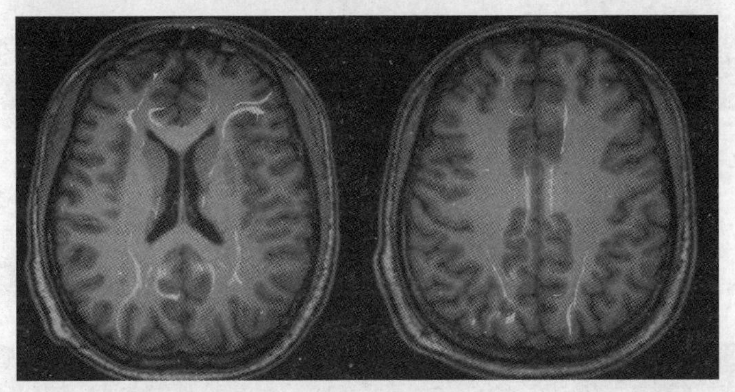

图7-30　■额叶—顶枕叶神经纤维束　横断解剖

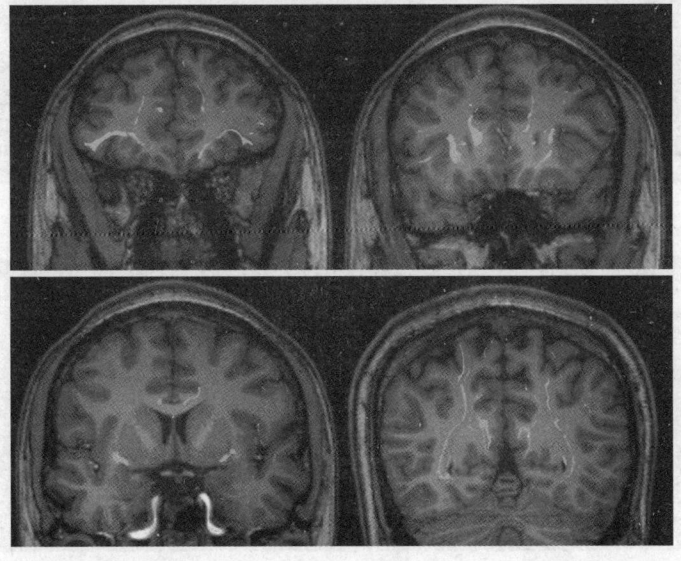

图7-31　■额叶—顶枕叶神经纤维束　冠状解剖

第六节　延髓层面纤维束横断解剖

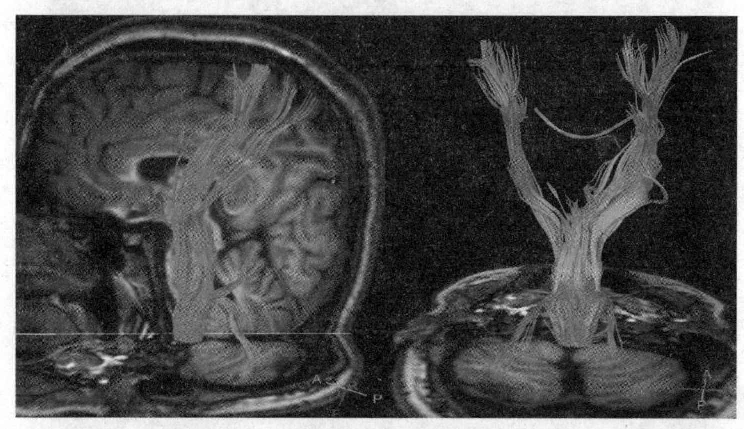

左侧面观　　　　　　　　　　　　　后面观

图7－32　■延髓层面纤维束　病例1

延髓内纤维束有到小脑去的脊髓小脑束、到丘脑去的脊髓丘脑束、到大脑皮层的皮质脊髓束等（图7-33至图7-35）。

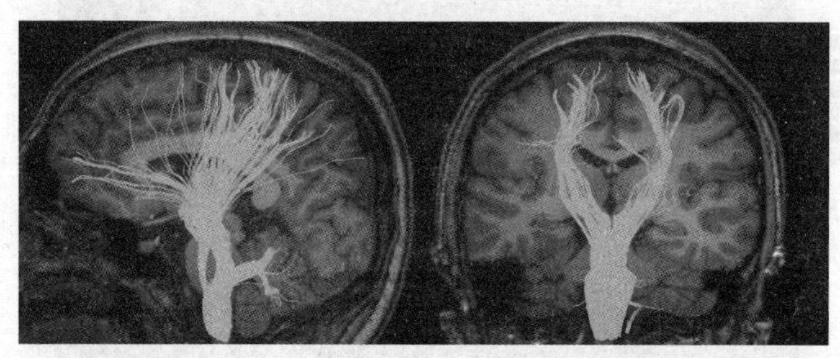

图7－33　■延髓层面纤维束　病例2

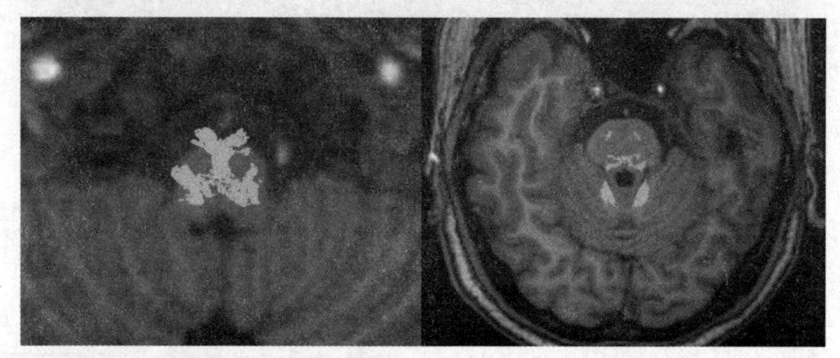

图7－34　■延髓层面纤维束　横断解剖

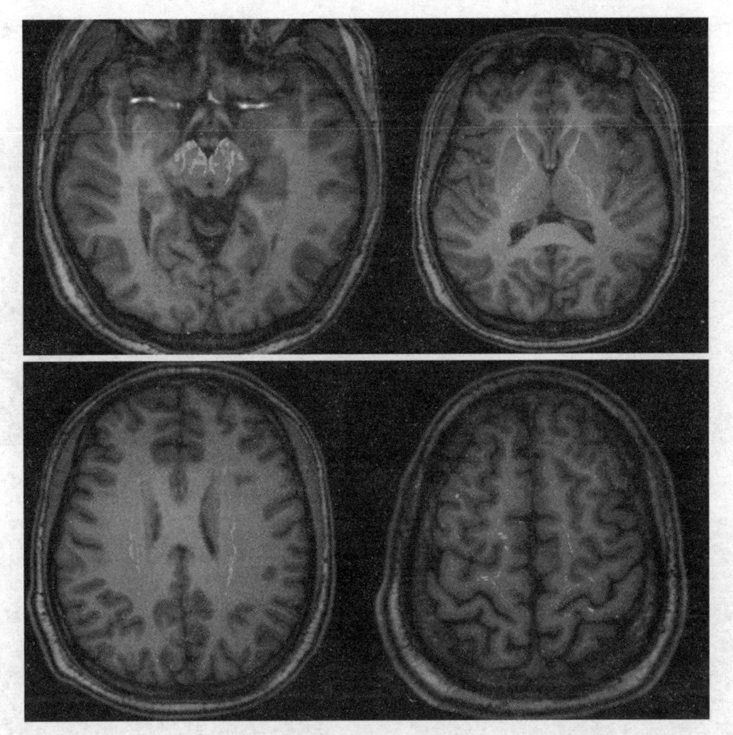

图7－35　■延髓层面纤维束　横断解剖

第七节　脑桥层面纤维束横断解剖

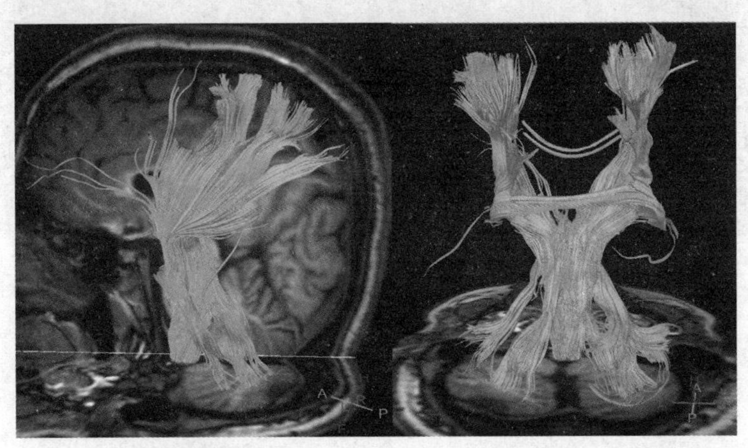

左侧面观　　　　　　　　　　后面观

图7－36　■脑桥层面纤维束　病例1

脑桥层面纤维束比延髓层面多了小脑中脚纤维束连接两侧小脑半球，并有皮质小脑束、额桥束、皮质齿状核束融汇其中（图7-37至图7-39）。

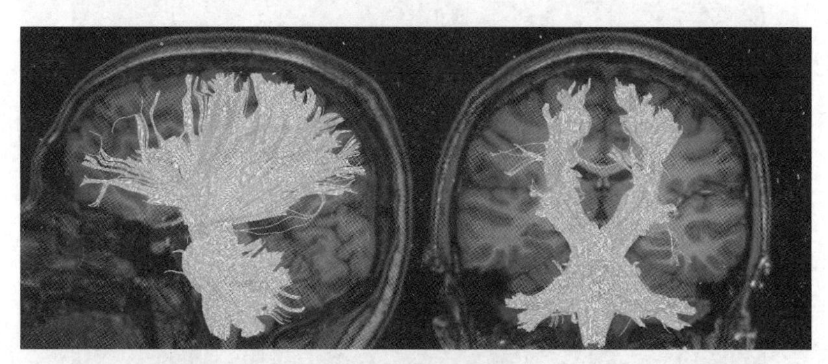

图7－37　■脑桥层面纤维束　病例2

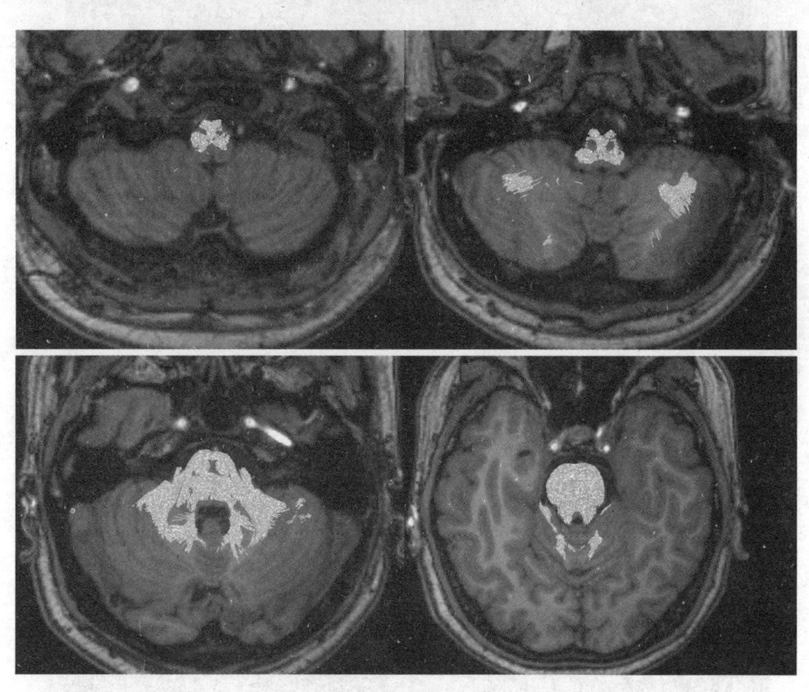

图7－38　■脑桥层面纤维束　横断解剖

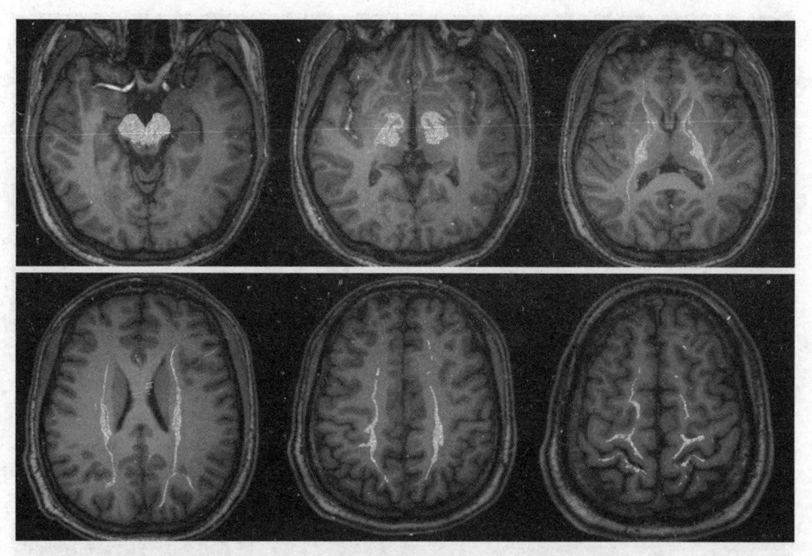

图7－39　■脑桥层面纤维束　横断解剖

第八节　中脑层面纤维束横断解剖

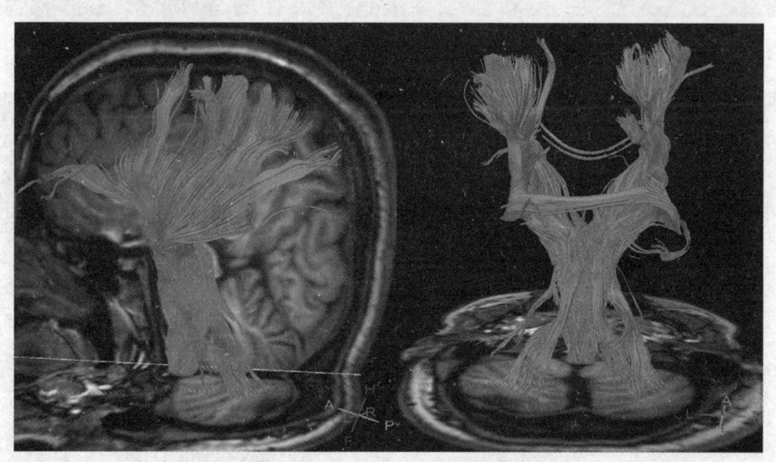

左侧面观　　　　　　　　　　后面观

图7－40　■中脑层面纤维束　病例1

中脑层面纤维束包括皮质脊髓束、皮质小脑束、皮质红核束、皮质脑桥束、交叉的皮质小脑束、额桥束等。该纤维束呈纵向投射到到脑皮层的额顶枕叶，贴邻胼胝体外侧缘（图7-41至图7-44）。

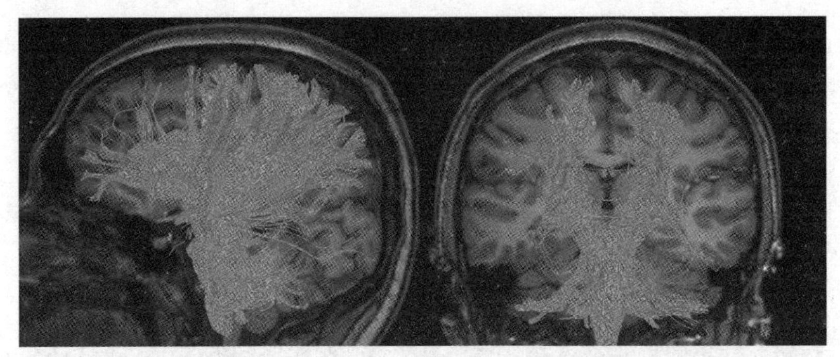

图7－41 ■中脑层面纤维束病例2

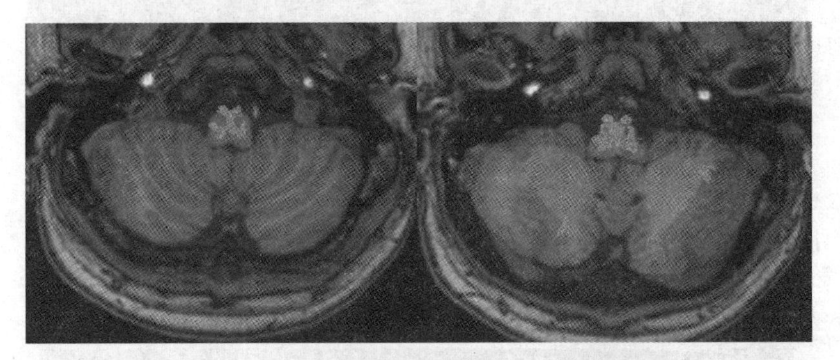

图7－42 ■中脑层面纤维束　横断解剖

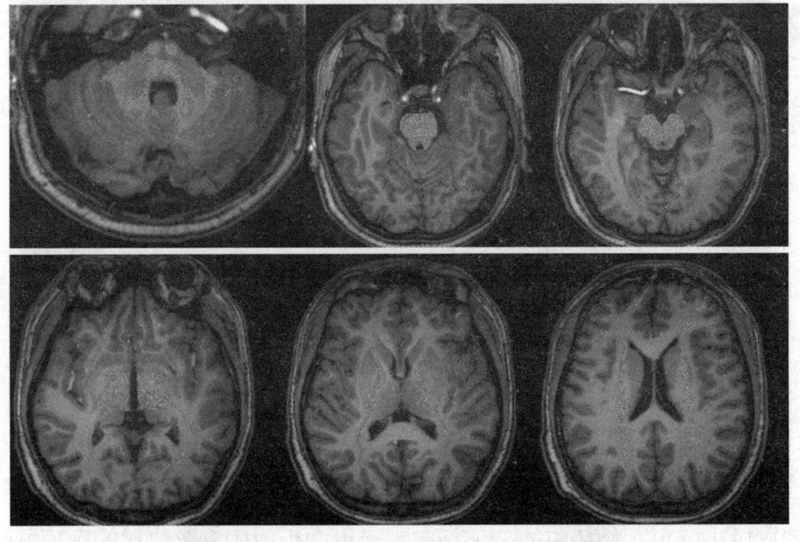

图7－43 ■中脑层面纤维束　横断解剖

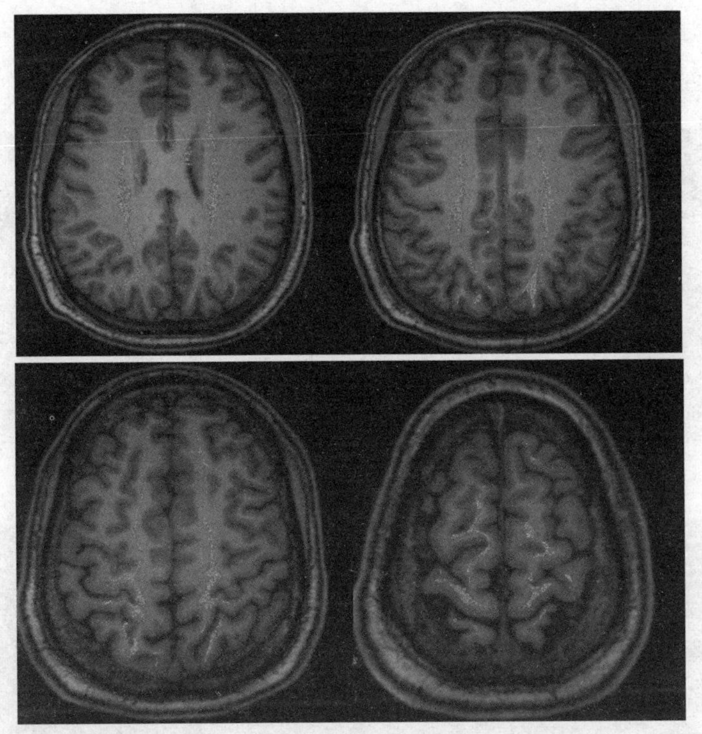

图7－44 ■中脑层面纤维束　横断解剖

第九节　内囊层面纤维束横断解剖

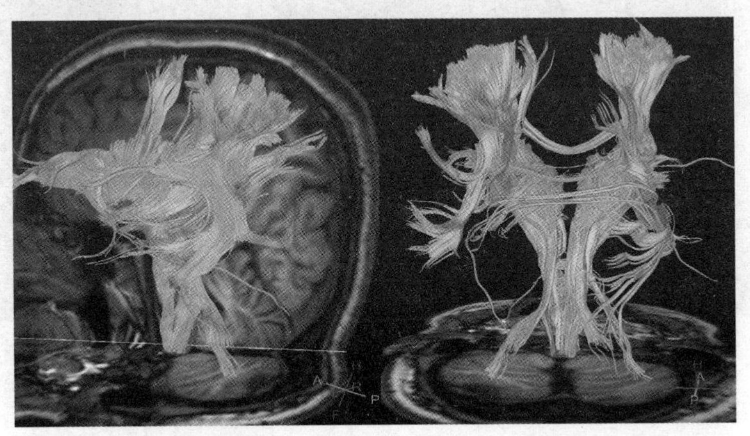

左侧面观　　　　　　　　　　后面观

图7－45 ■内囊层面纤维束　病例1

内囊层面纤维束明显增多，主要包括皮质脊髓束、皮质小脑束、上额枕束、丘脑前辐射束、皮质脑桥束等、额桥束、岛叶纤维束等（图7-46至图7-49）。

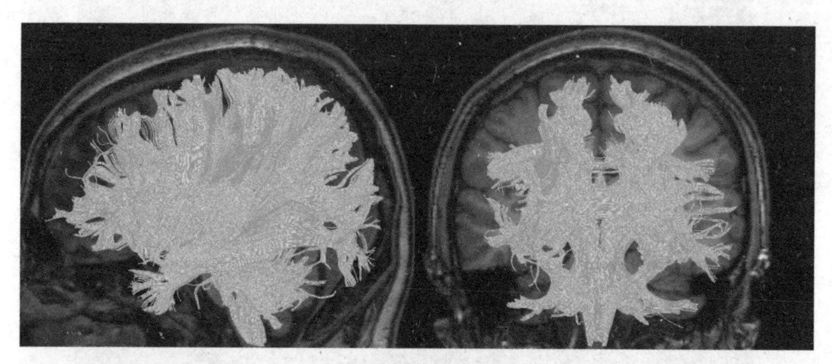

图7－46 ■ 内囊层面纤维束 病例2

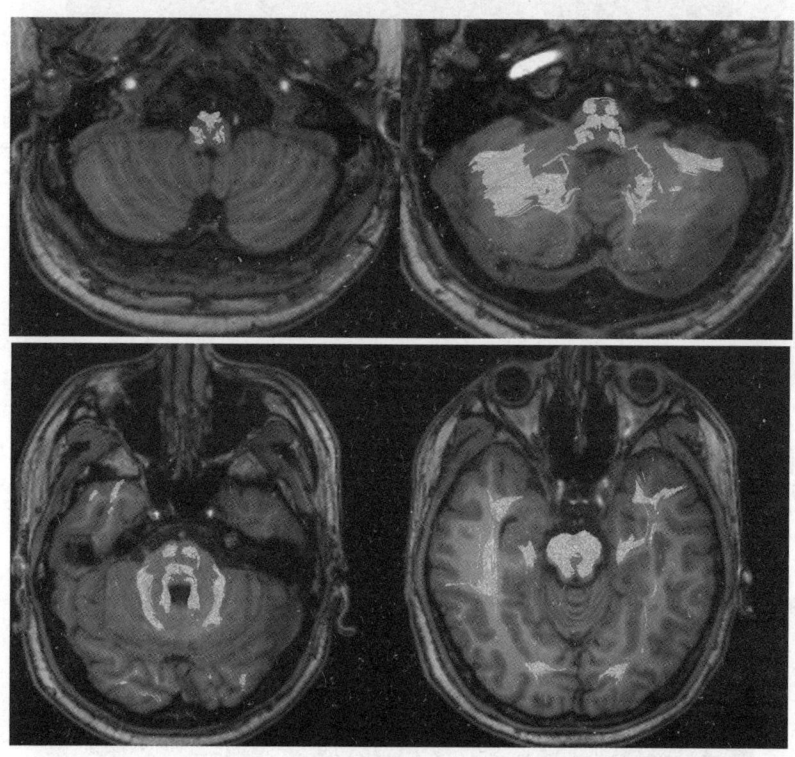

图7－47 ■ 内囊层面纤维束 横断解剖

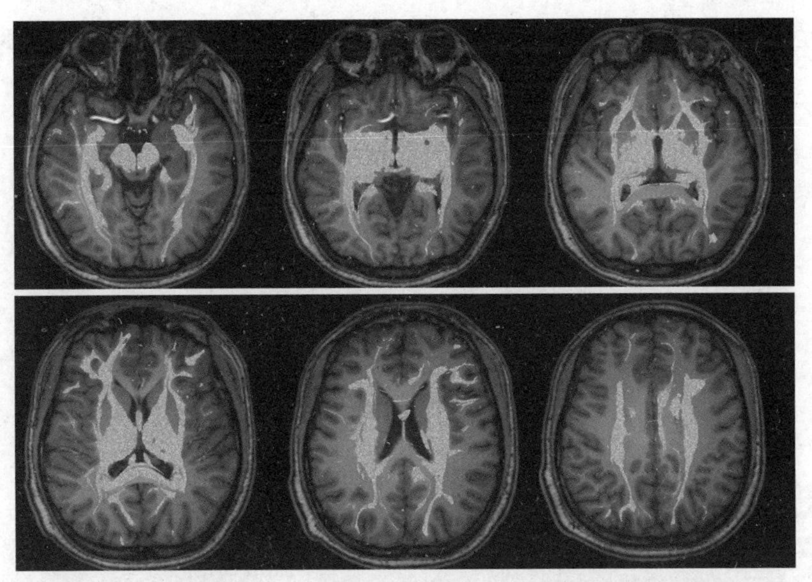

图7－48　■内囊层面纤维束　横断解剖

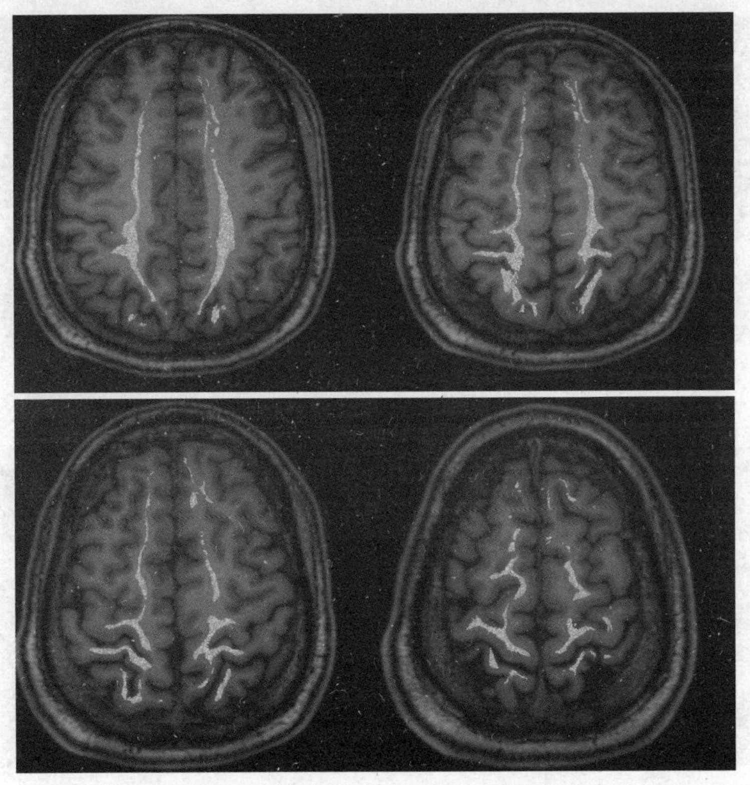

图7－49　■内囊层面纤维束　横断解剖

第十节 半卵圆中心层面纤维束横断解剖

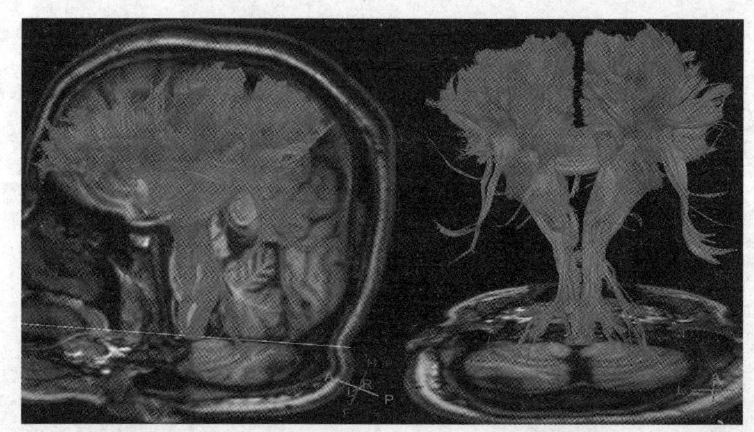

左侧面观　　后面观

图7－50 ■半软圆中心层面纤维束　病例1

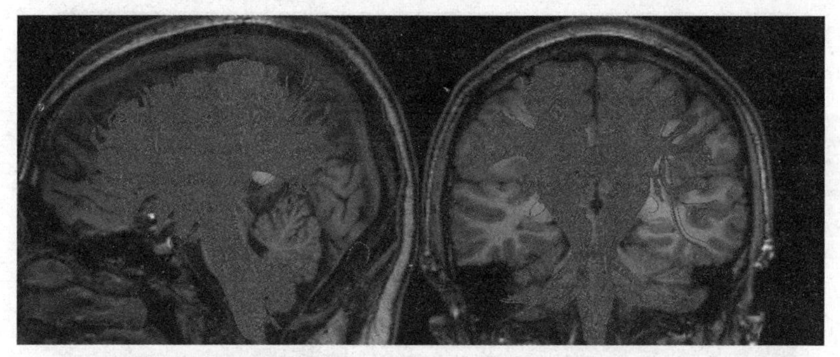

左侧面观　　后面观

图7－51 ■半软圆中心层面纤维束　病例2

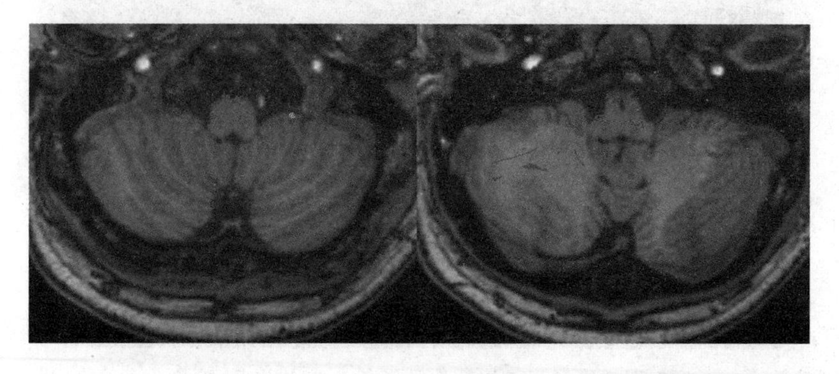

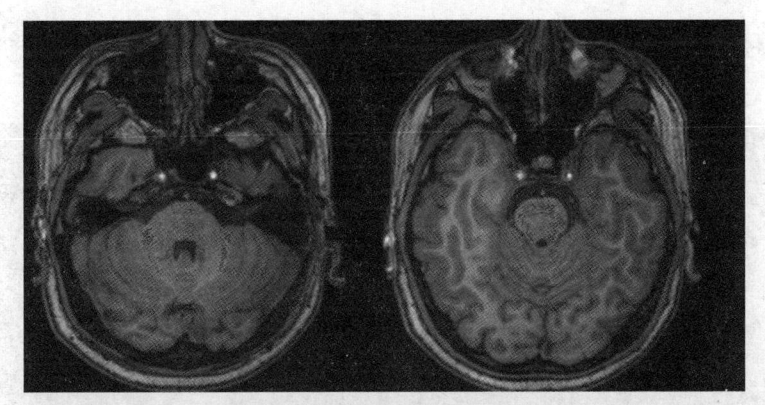

图7－52　■半软圆中心层面纤维束　横断解剖

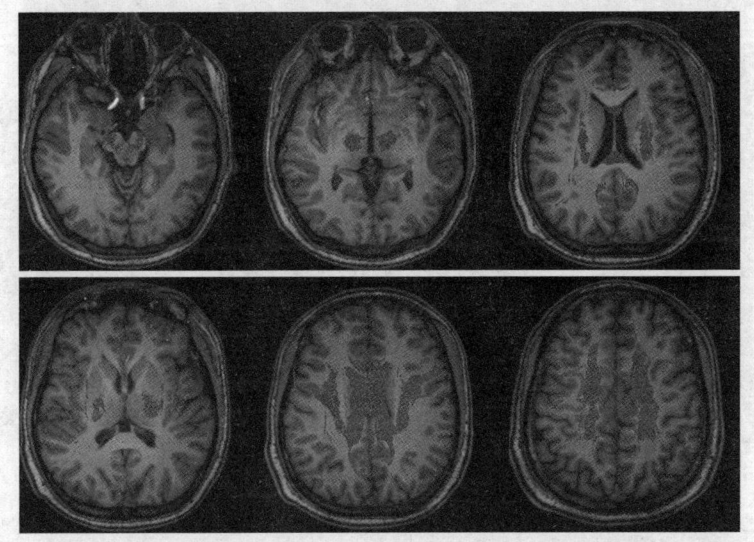

图7－53　■半软圆中心层面纤维束　横断解剖

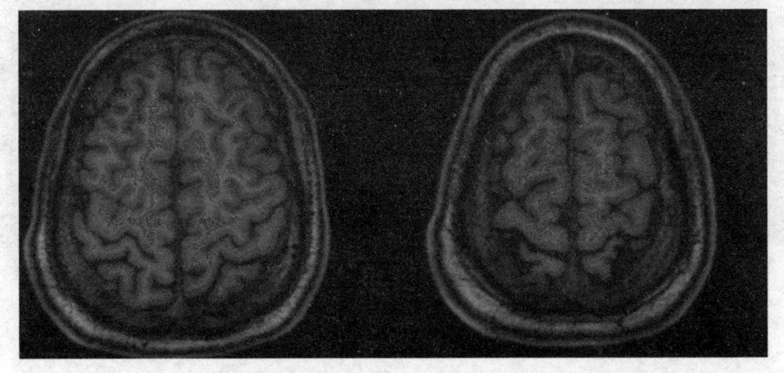

图7－54　■半软圆中心层面纤维束　横断解剖

第十一节　内囊通过的传导束横断解剖

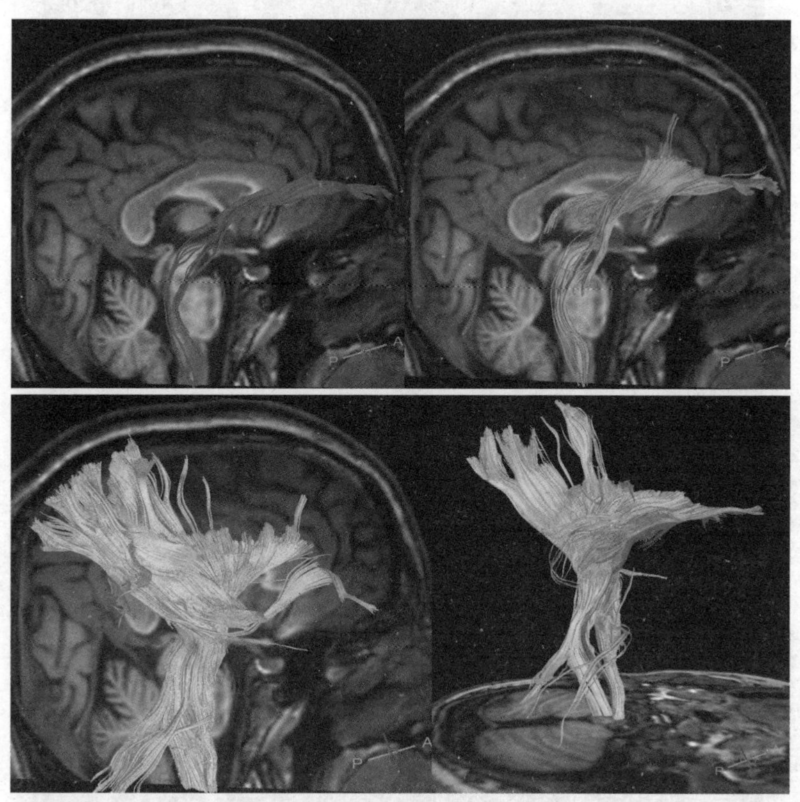

图7－55　■内囊前肢纤维束　■内囊膝部纤维束　■内囊后肢纤维束　病例1

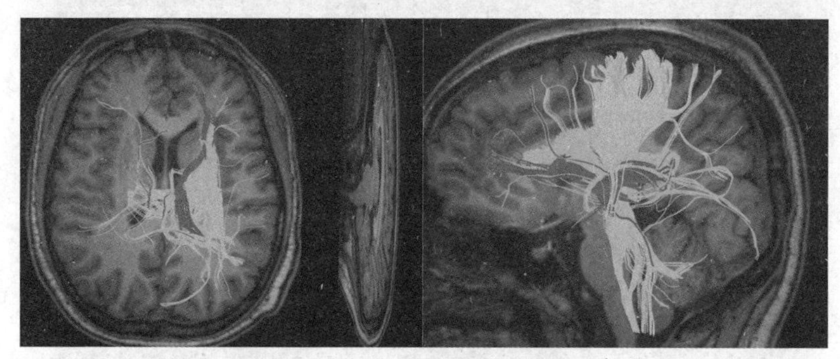

上面观　　左侧面观

图7－56　■内囊前肢纤维束　■内囊膝部纤维束　■内囊后肢纤维束　病例2

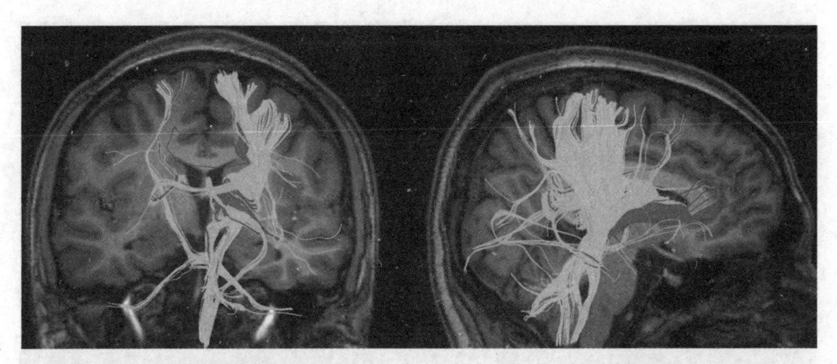

图7－57　■内囊前肢纤维束　■内囊膝部纤维束　■内囊后肢纤维束　病例2

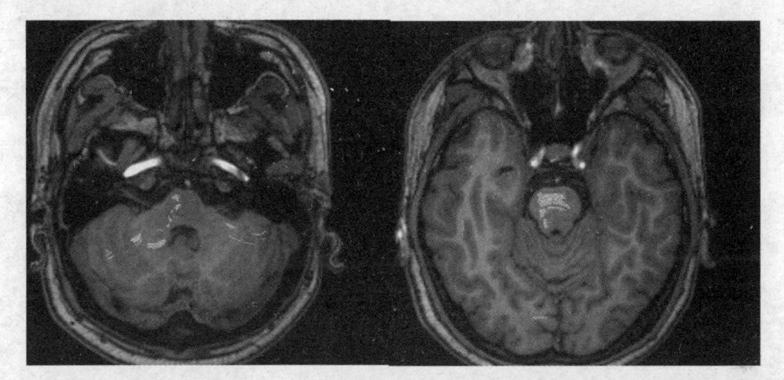

图7－58　■内囊前肢纤维束　■内囊膝部纤维束　■内囊后肢纤维束　横断解剖

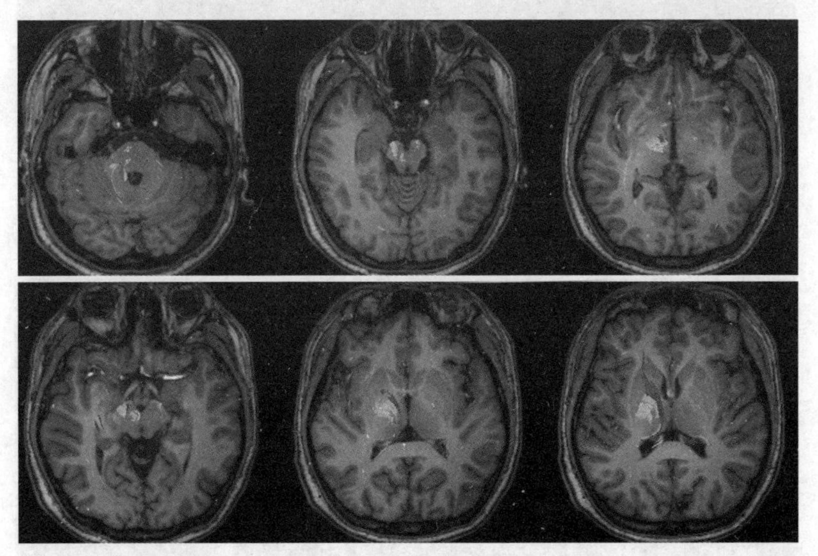

图7－59　■内囊前肢纤维束　■内囊膝部纤维束　■内囊后肢纤维束　横断解剖

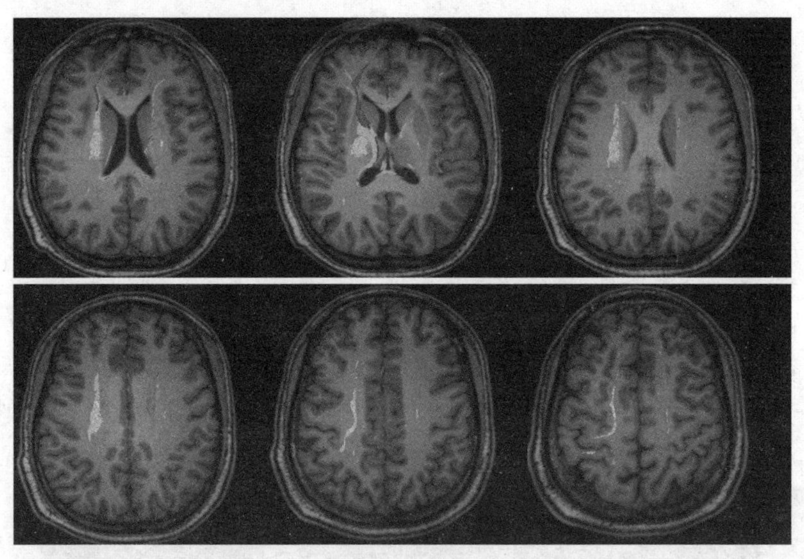

图7－60 ■内囊前肢纤维束 ■内囊膝部纤维束 ■内囊后肢纤维束 横断解剖

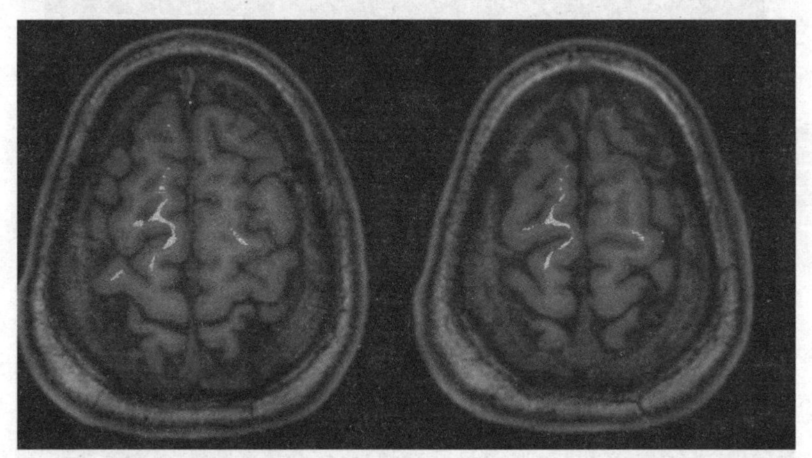

图7－61 ■内囊前肢纤维束 ■内囊膝部纤维束 ■内囊后肢纤维束 横断解剖

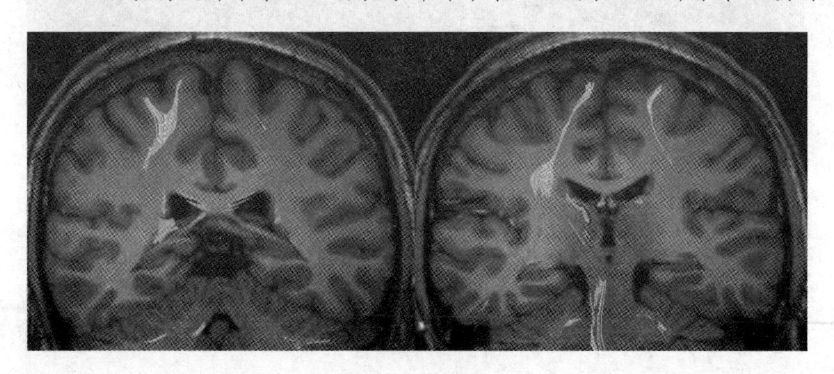

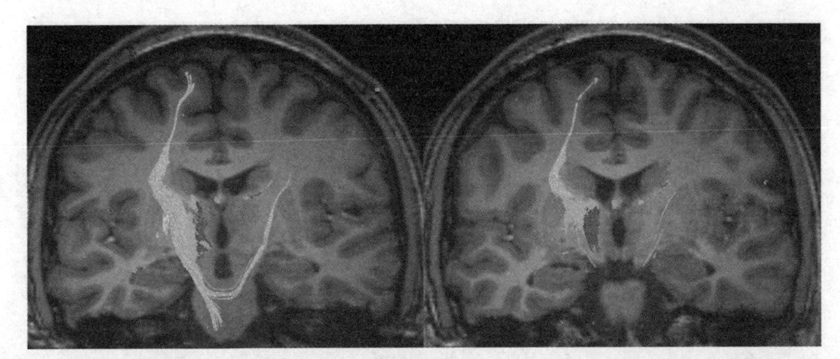

图7－62　■内囊前肢纤维束　■内囊膝部纤维束　■内囊后肢纤维束　冠状解剖

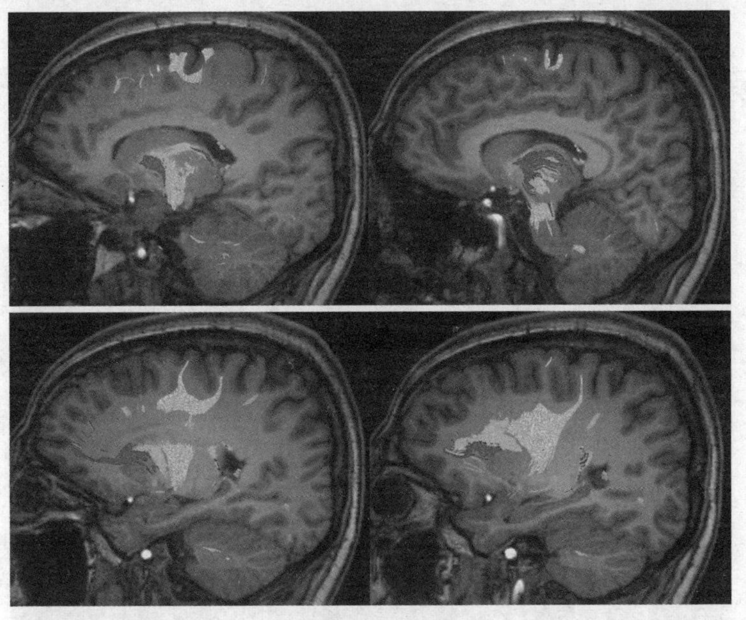

图7－63　■内囊前肢纤维束　■内囊膝部纤维束　■内囊后肢纤维束　失状解剖

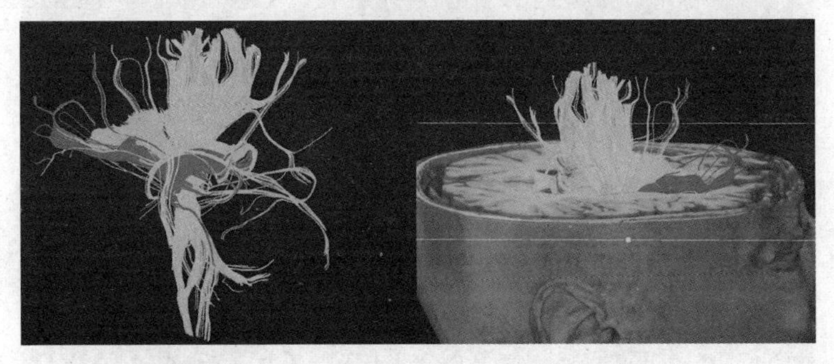

左侧面观　　右侧面观

图7－64　■内囊前肢纤维束　■内囊膝部纤维束　■内囊后肢纤维束　三维影像

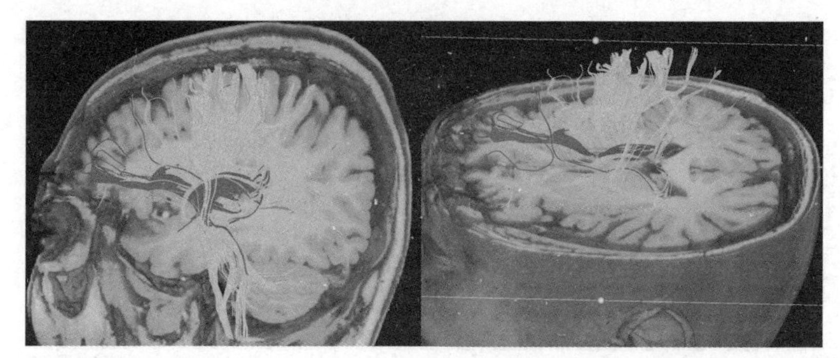

图7－65 ■内囊前肢纤维束 ■内囊膝部纤维束 ■内囊后肢纤维束 三维影像

第十二节 顶枕叶脑网络连接横断解剖

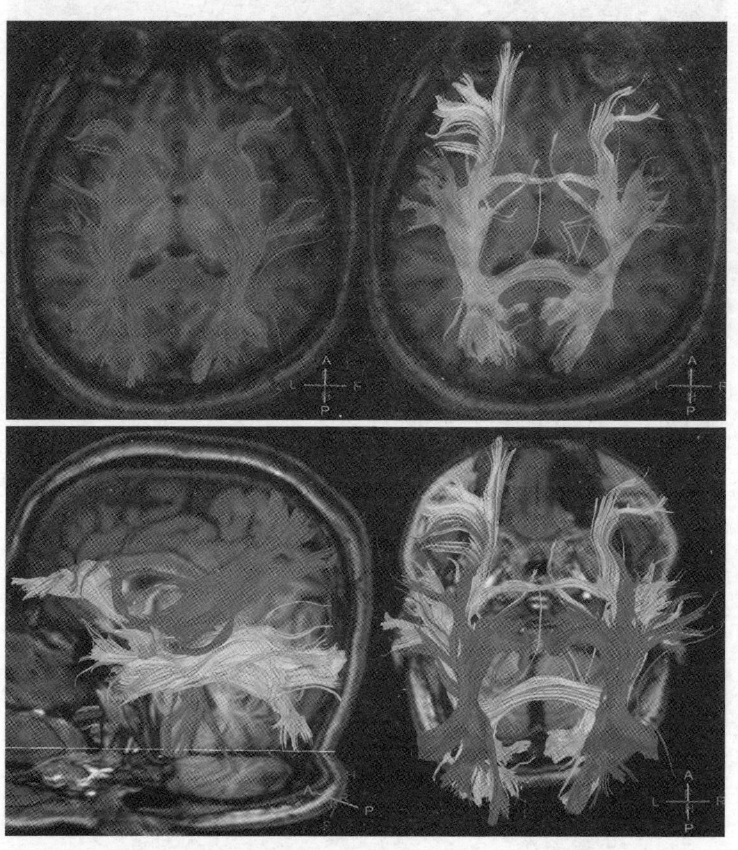

图7－66 ■顶叶脑网络连接 ■枕叶脑网络连接

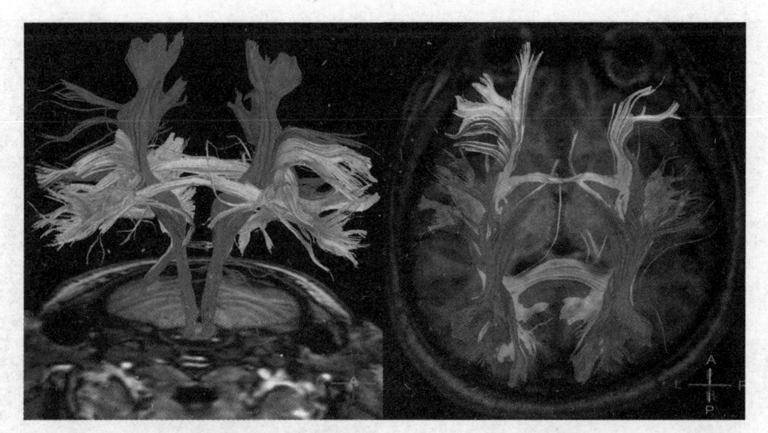

前面观　　　　　　　　　　　　上面观

图7－67　■顶叶脑网络连接　■枕叶脑网络连接　病例1

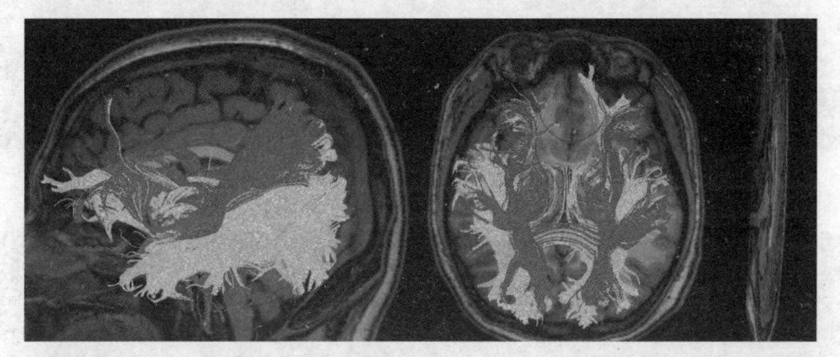

图7－68　■顶叶脑网络连接　■枕叶脑网络连接　病例2

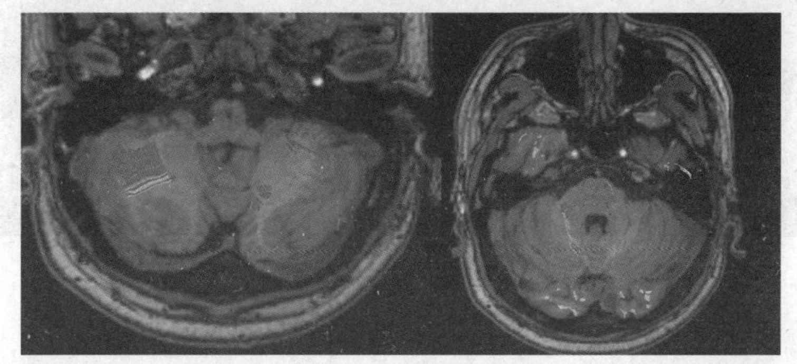

图7－69　■顶叶脑网络连接　■枕叶脑网络连接　横断解剖

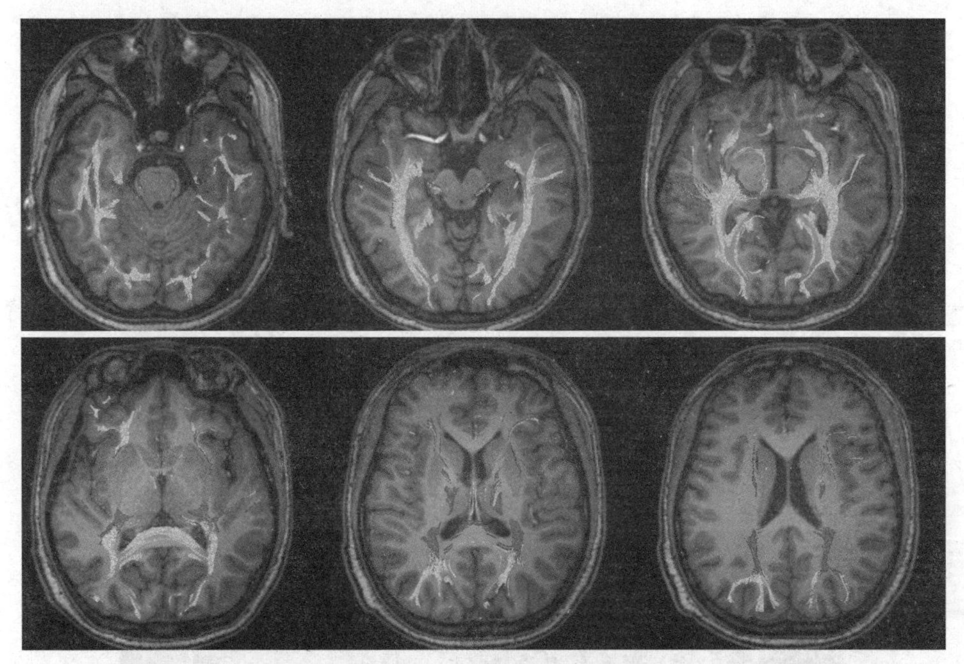

图7-70 ■顶叶脑网络连接 ■枕叶脑网络连接 横断解剖

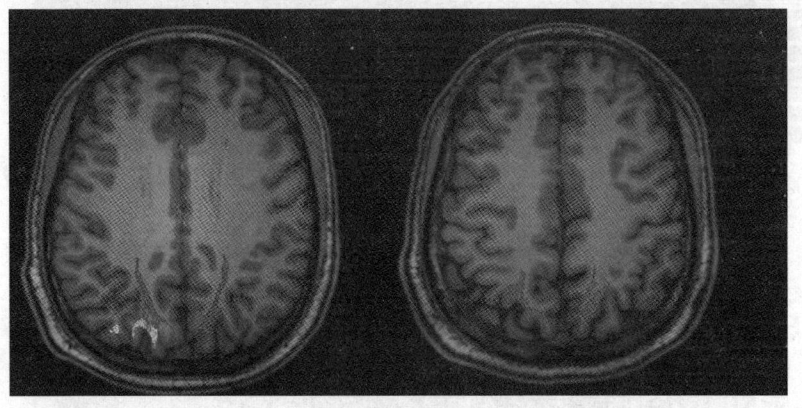

图7-71 ■顶叶脑网络连接 ■枕叶脑网络连接 横断解剖

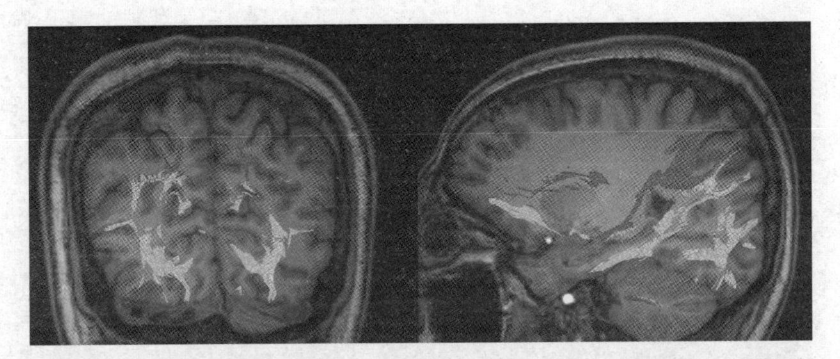

图7－72　■顶叶脑网络连接　■枕叶脑网络连接　冠状、失状解剖

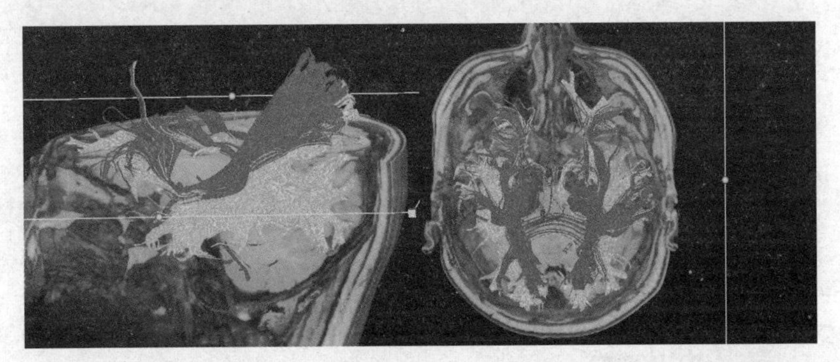

图7－73　■顶叶脑网络连接　■枕叶脑网络连接　三维影像

第八章

脑室周围神经纤维束横断解剖

第一节 第四脑室周围神经纤维束横断解剖

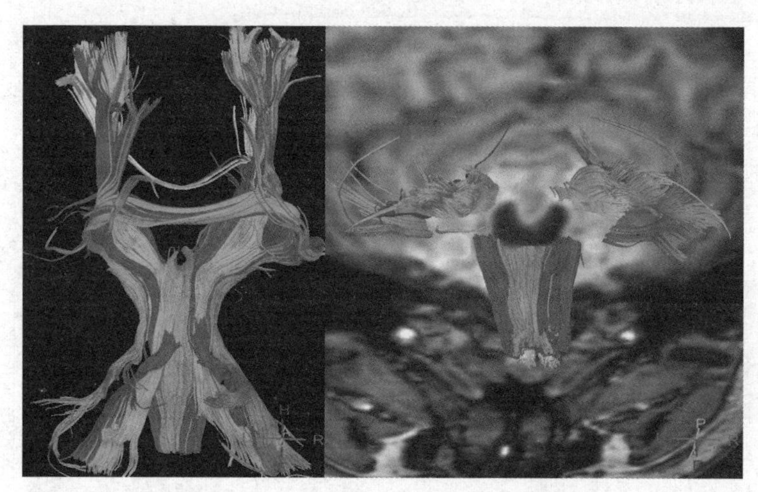

后面观 下面观

图8-1 ■皮质脊髓束 ■脟胝体侧束 ■皮质齿状核束 ■皮质小脑束 ■脊髓小脑束 ■脊髓丘脑束

上图为部分投射纤维与第四脑室的毗邻关系，脊髓小脑束位于第四脑室两侧（图8-2至图8-5）。

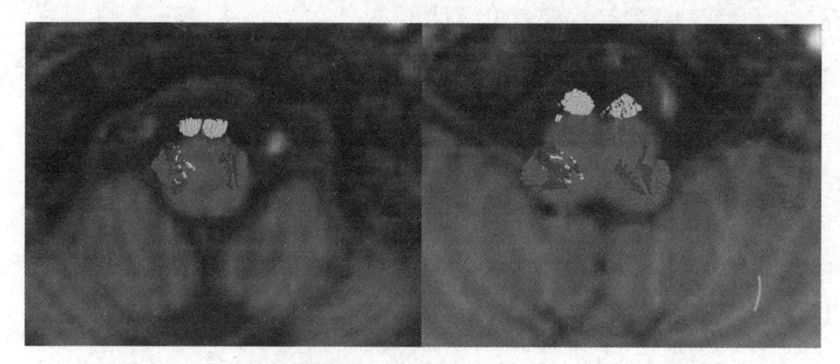

图8-2 ■皮质脊髓束 ■脟胝体侧束 ■脊髓小脑束 ■■丘脑前辐射 横断解剖

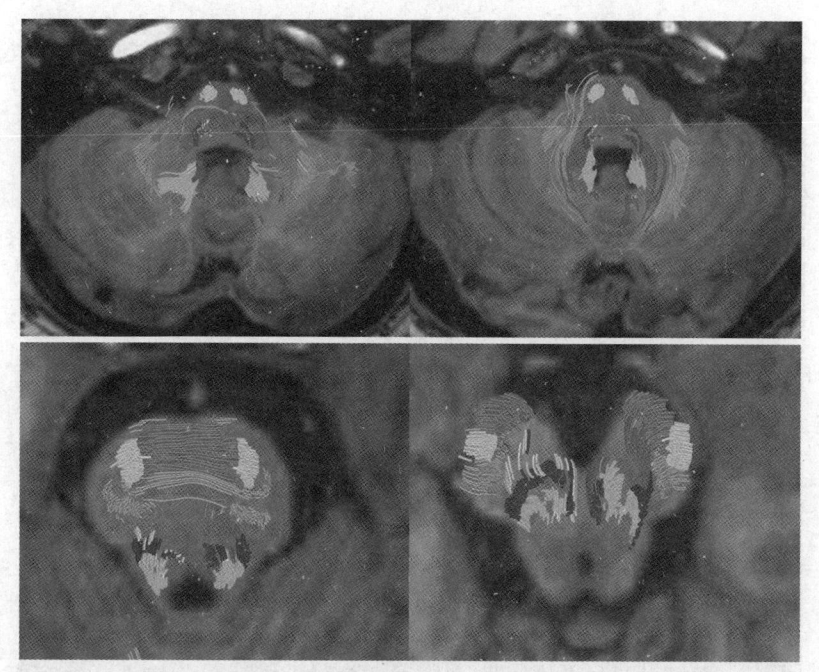

图8-3　■皮质脊髓束　■胼胝体侧束　■皮质齿状核束　■皮质小脑束
■脊髓小脑束　■额桥束　■■丘脑前辐射　横断解剖

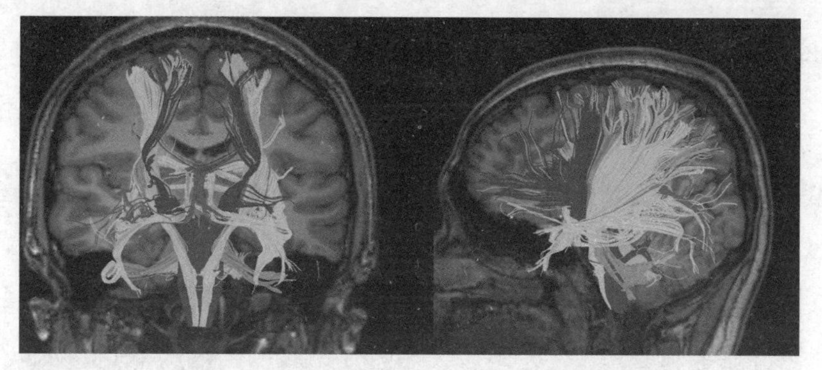

前面观　　　　　　　　　左侧面观

图8-4　■皮质脊髓束　■胼胝体侧束　■皮质齿状核束　■皮质小脑束
■脊髓小脑束　■额桥束　■胼胝体　■前联合　■穹隆联合

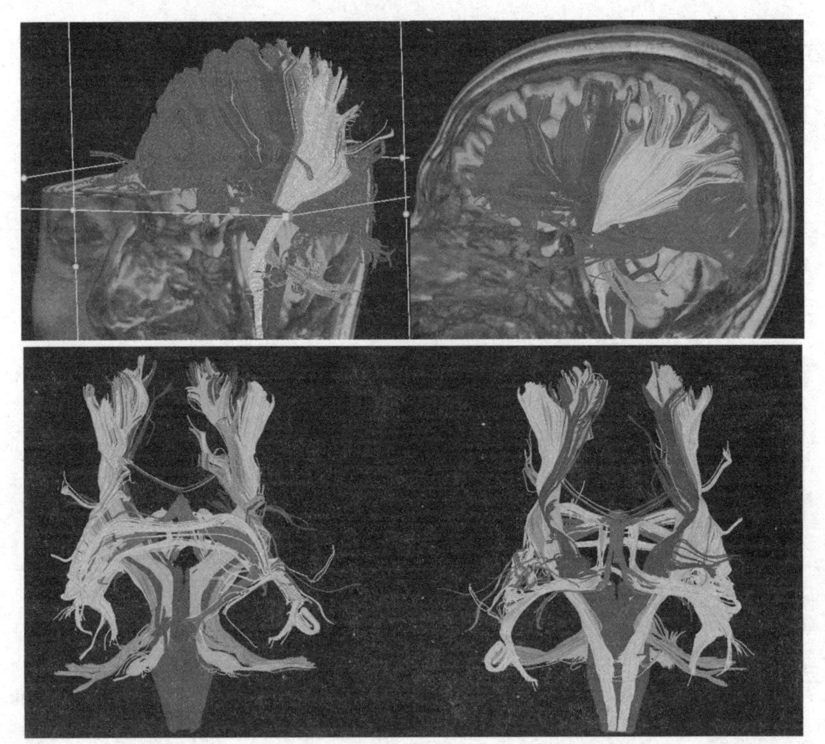

后面观　　前面观

图8-5 ■皮质脊髓束 ■胼胝体侧束 ■皮质齿状核束 ■皮质小脑束 ■脊髓小脑束 ■额桥束 ■胼胝体 ■前联合 ■穹隆联合

第二节　第三脑室周围神经纤维束横断解剖

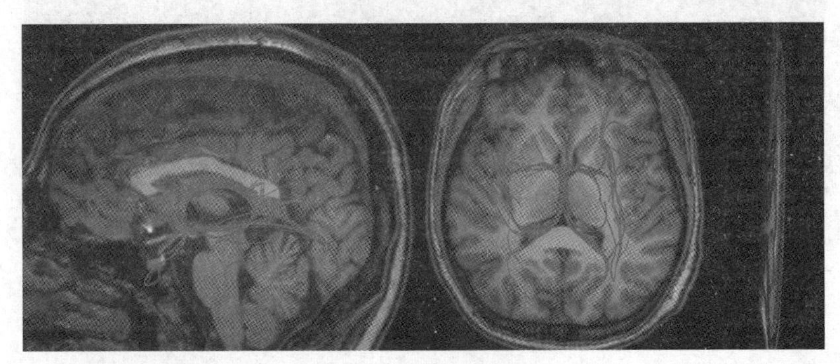

图8-6 ■穹隆联合

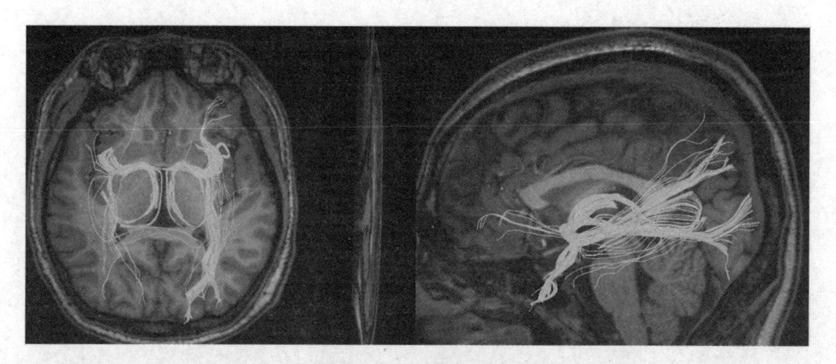

图8-7　■前联合

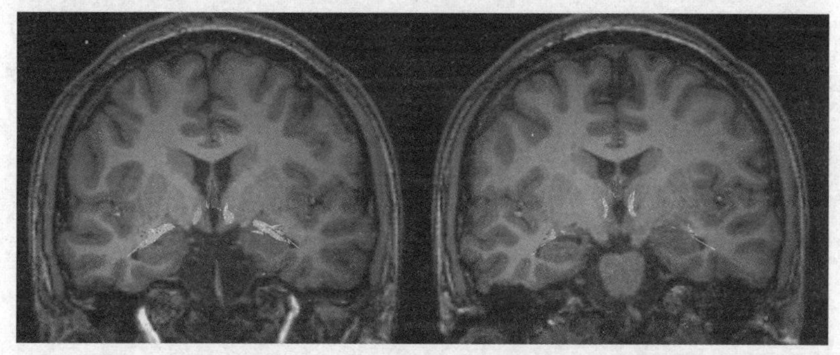

图8-8　■前联合　■穹隆联合

穹隆位于第三脑室的上方，前联合位于第三脑室前方及两侧（图8-8）。

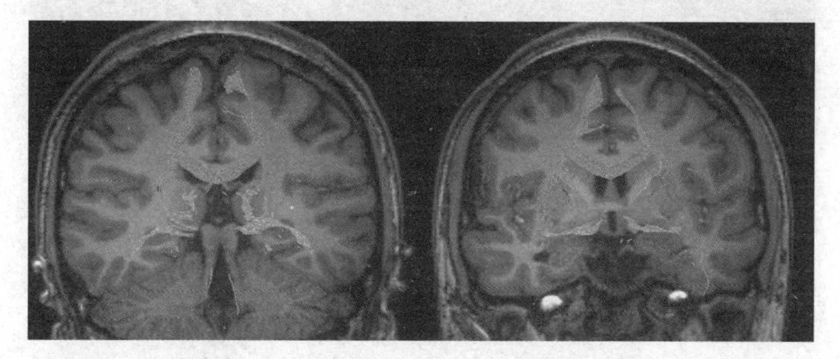

图8-9　■胼胝体体部　■胼胝体压部

第三脑室两侧有胼胝体毯部部分纤维束通过（图8-9）。

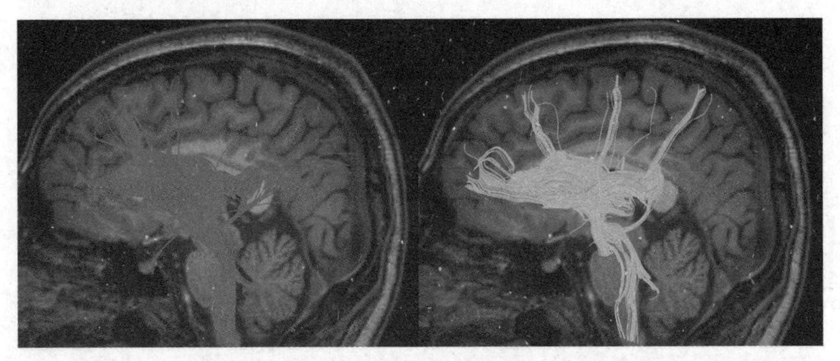

图8-10 ■■丘脑前辐射

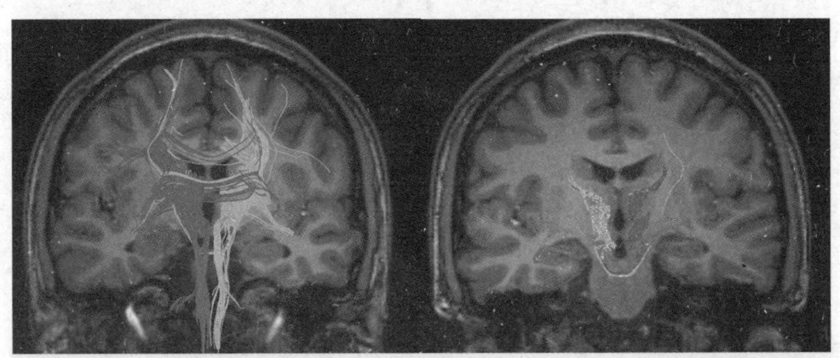

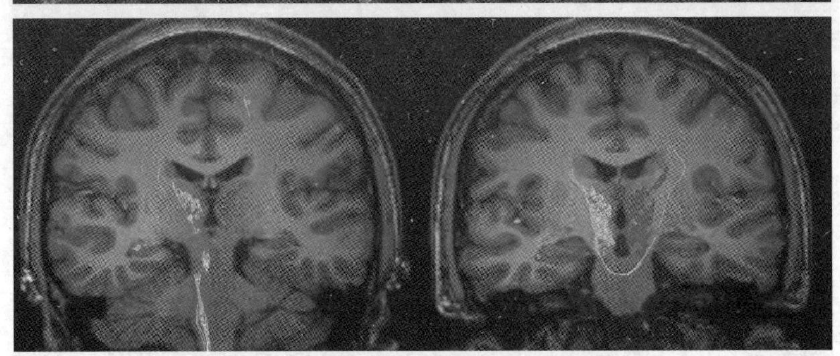

图8-11 ■■丘脑前辐射

丘脑前辐射位于第三脑室的两侧（图8-10，图8-11）。

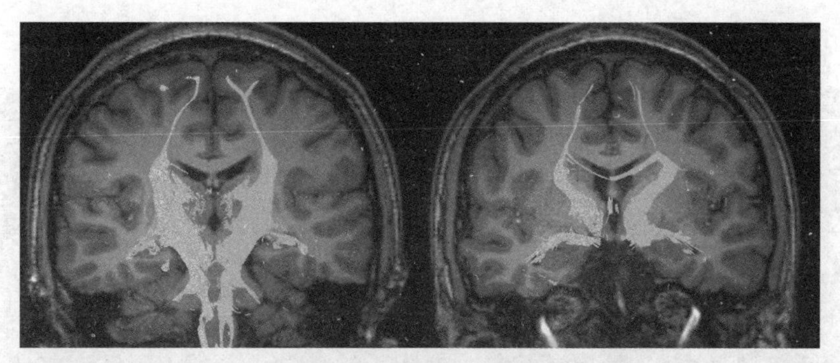

图8－12　■■投射纤维

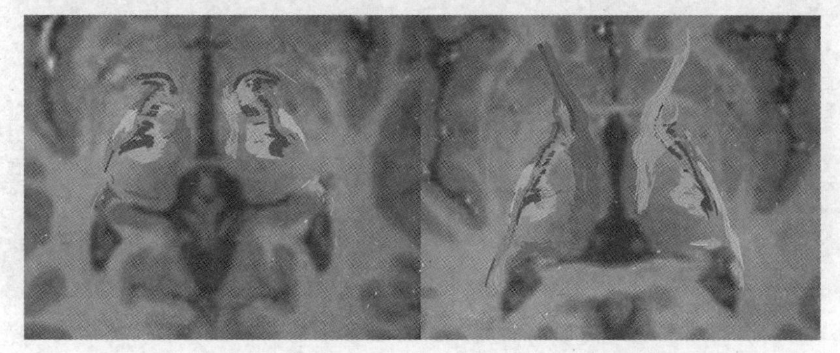

图8－13　■皮质脊髓束　■胼胝体侧束　■皮质齿状核束　■皮质小脑束　■额桥束　■■丘脑前辐射

第三节　侧脑室周围神经纤维束

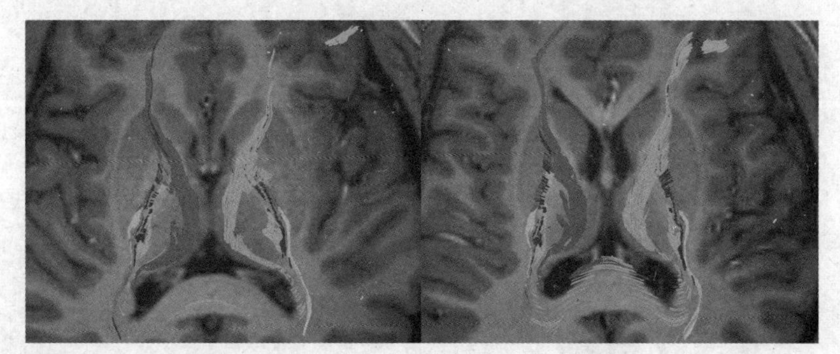

■皮质脊髓束　■胼胝体侧束　■皮质齿状核束　■皮质小脑束　■额桥束　■■丘脑前辐射

图8－14　侧脑室周围神经纤维束横断解剖

1.胼胝体与侧脑室横断解剖

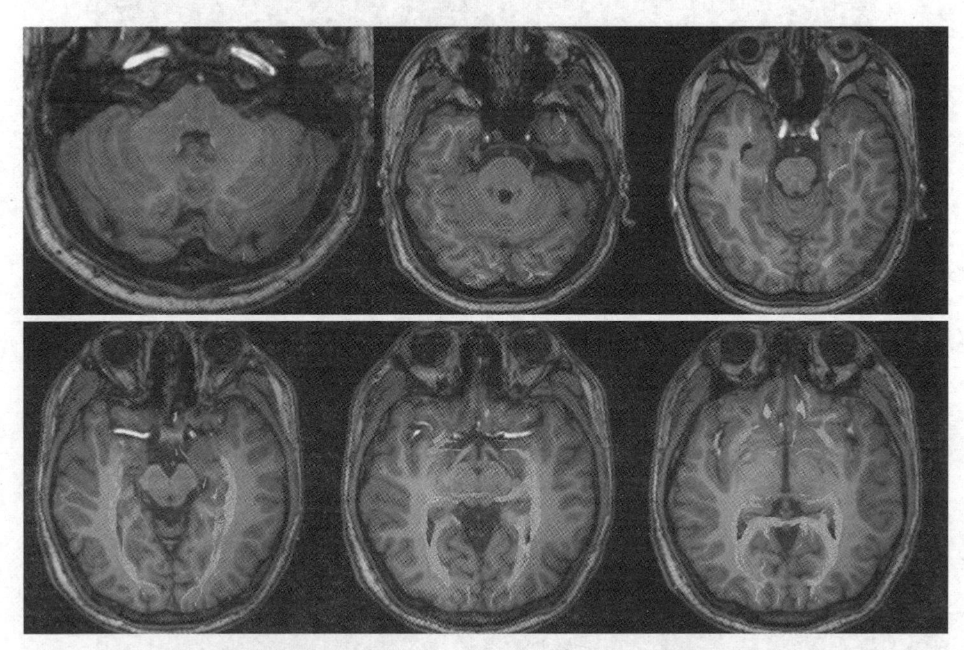

图8-15 ■胼胝体嘴 ■胼胝体膝 ■胼胝体体部 ■胼胝体压部 横断解剖

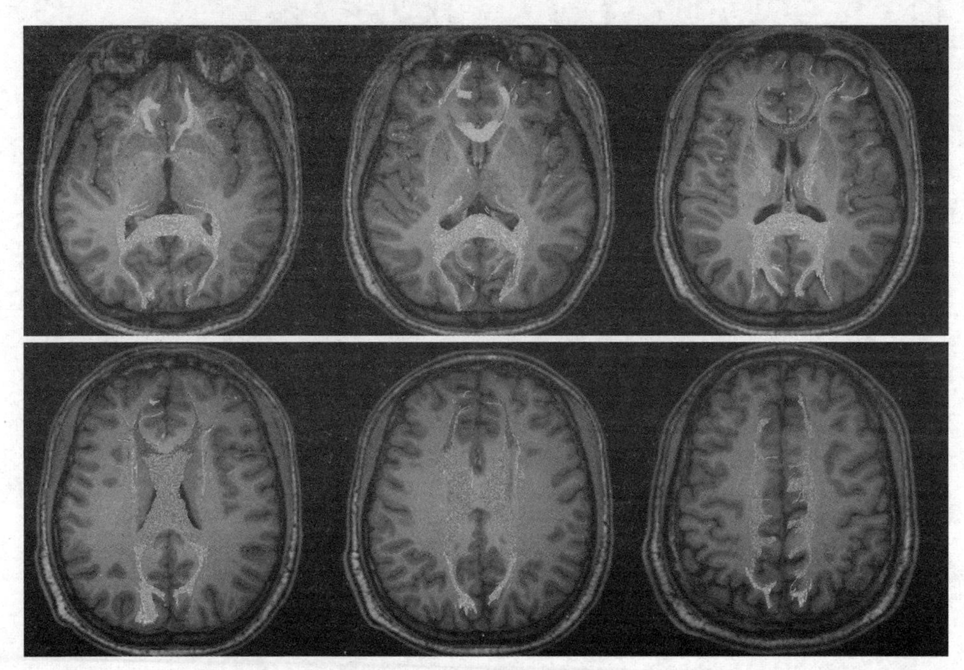

图8-16 ■胼胝体嘴 ■胼胝体膝 ■胼胝体体部 ■胼胝体压部 横断解剖

2. 投射纤维与侧脑室横断解剖

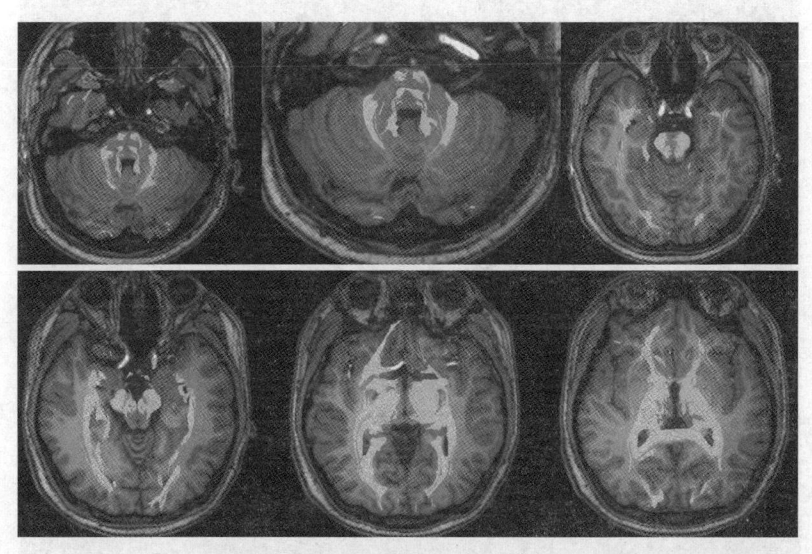

图8－17　■■投射纤维　横断解剖

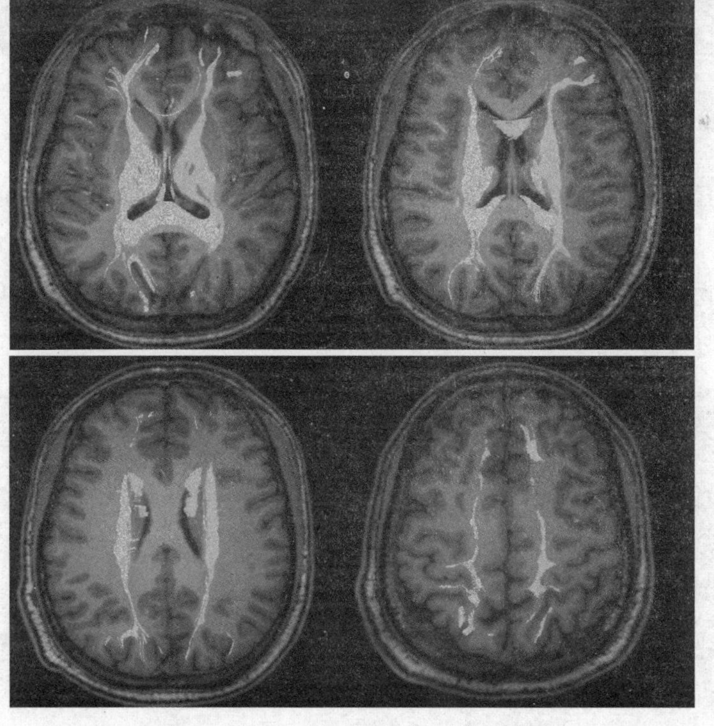

图8－18　■■投射纤维　横断解剖

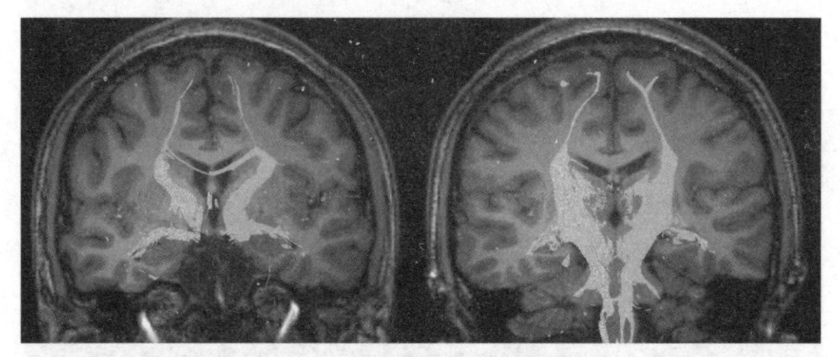

图8－19 ■■投射纤维 冠状解剖

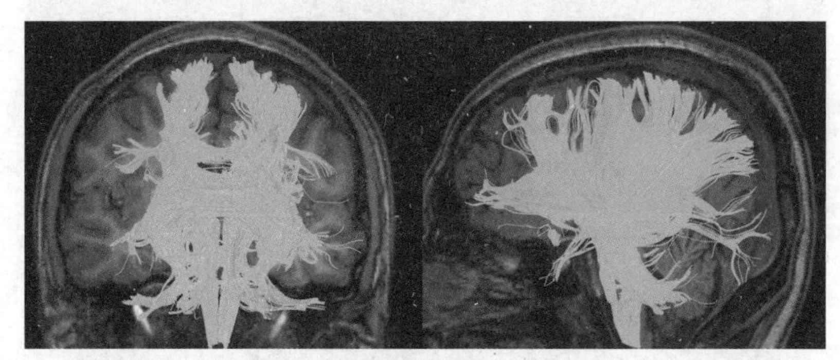

图8－20 ■■投射纤维 三维影像

第四节 中脑水管与神经纤维束横断解剖

中脑水管周围有灰质环绕，顶盖大部分也是由灰质构成，因此中脑水管后方神经纤维束较少。

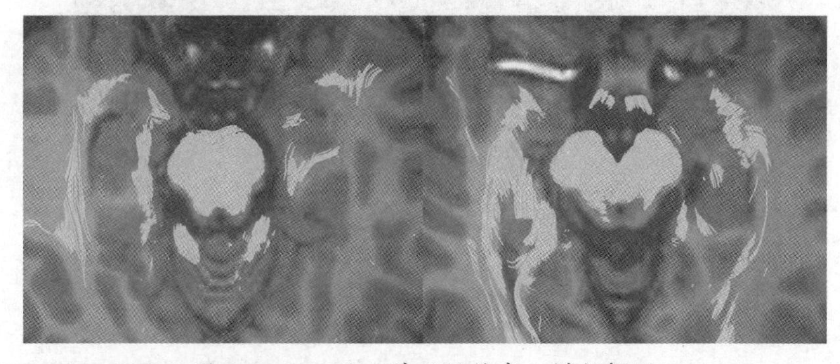

图8－21 ■脑干神经纤维束 横断解剖

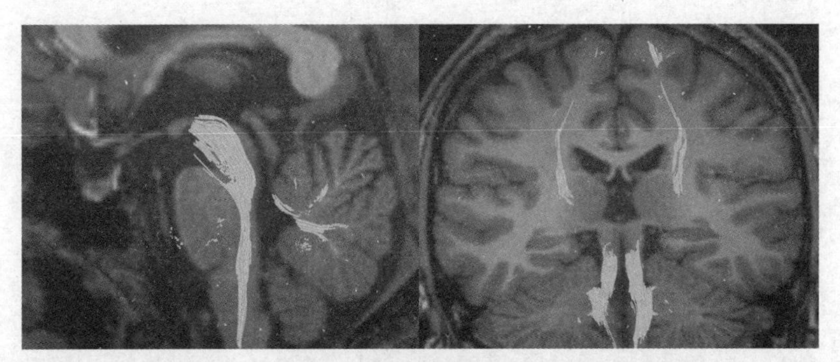

图8－22　■脑干神经纤维束　失状、冠状位解剖

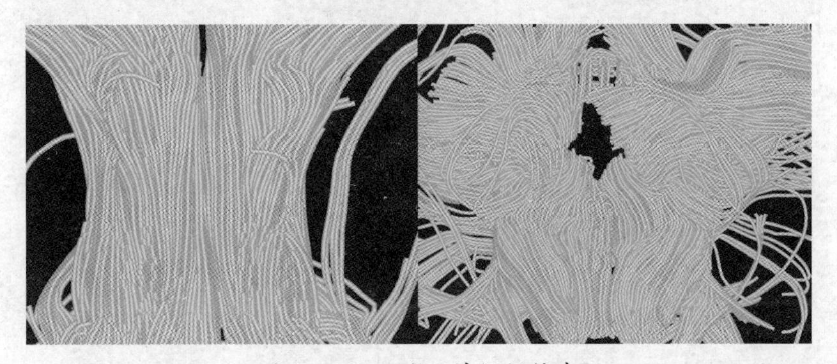

图8－23　■脑干神经纤维束

第九章

小脑内特殊神经纤维束横断解剖

第一节　小脑中脚

1. 小脑中脚纤维束横断解剖

小脑中脚纤维束部分连接两侧小脑半球，部分止于脑桥中线附近（图9-1至图9-6）。

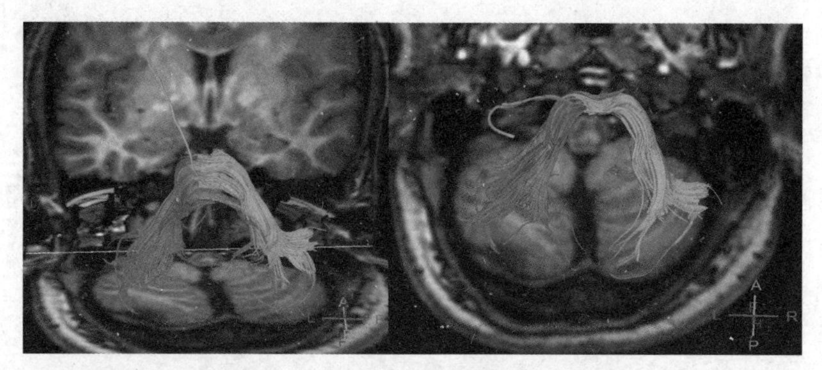

图9-1　■■小脑中脚　病例1

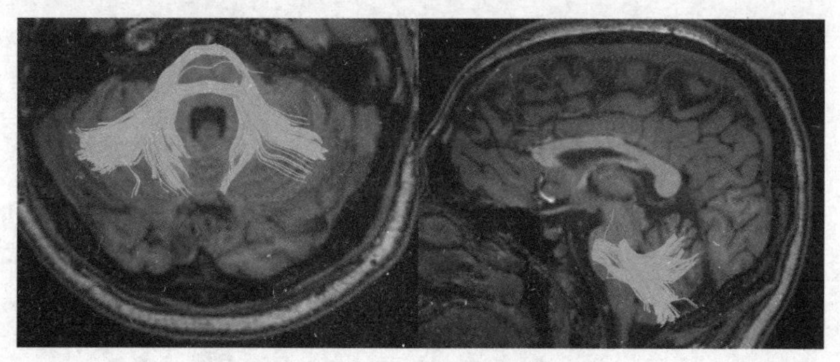

图9-2　■小脑中脚　病例2

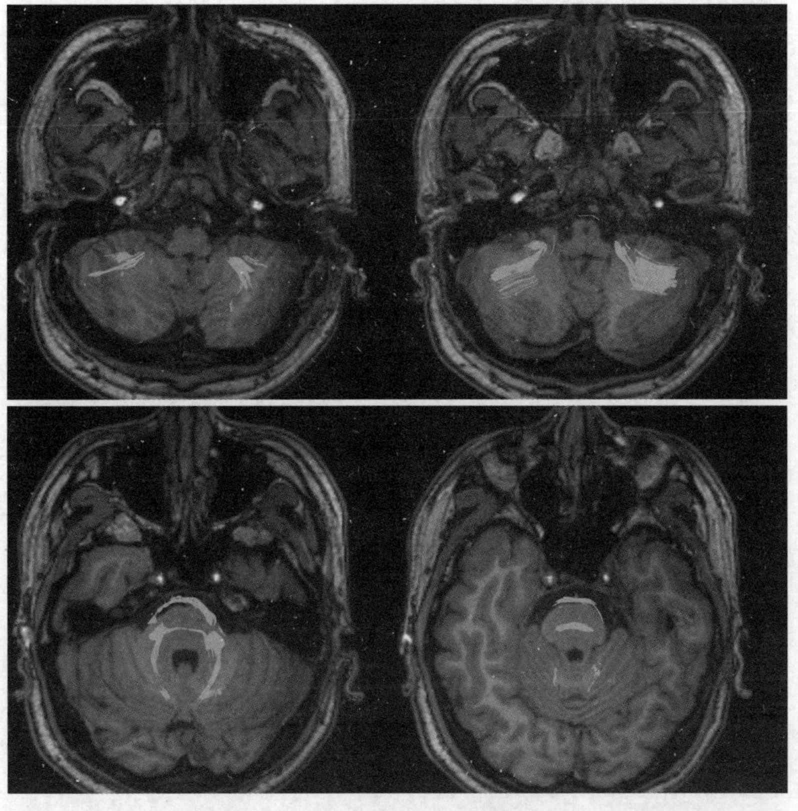

图9-3　■小脑中脚　横断解剖

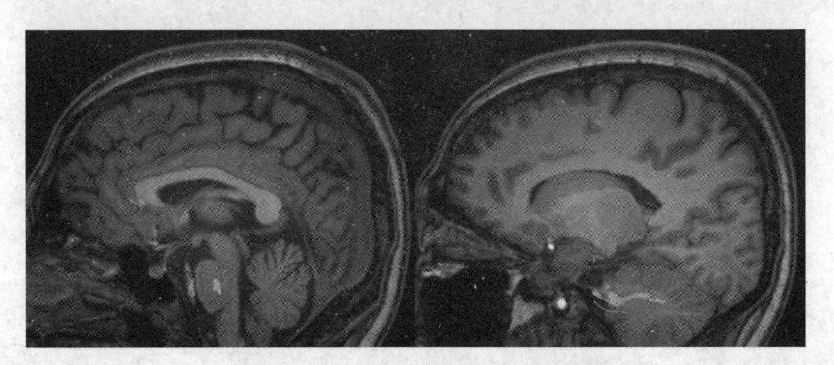

图9-4　■小脑中脚　失状解剖

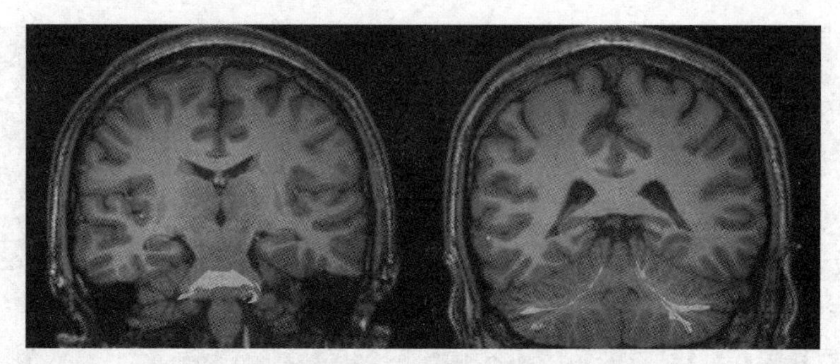

图9－5 ■小脑中脚 冠状解剖

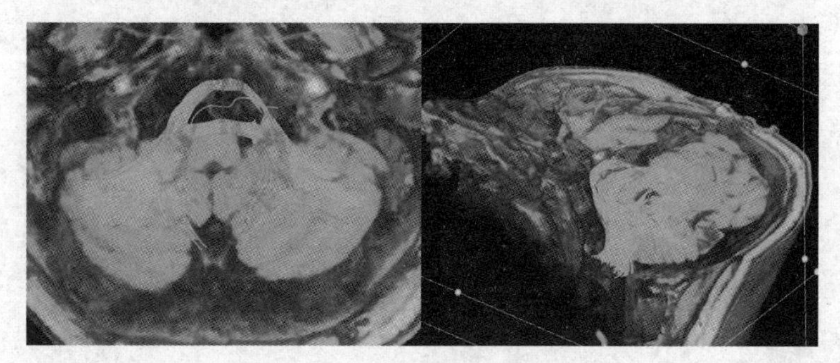

图9－6 ■小脑中脚 三维影像

2. 小脑中脚与脑血管三维影像

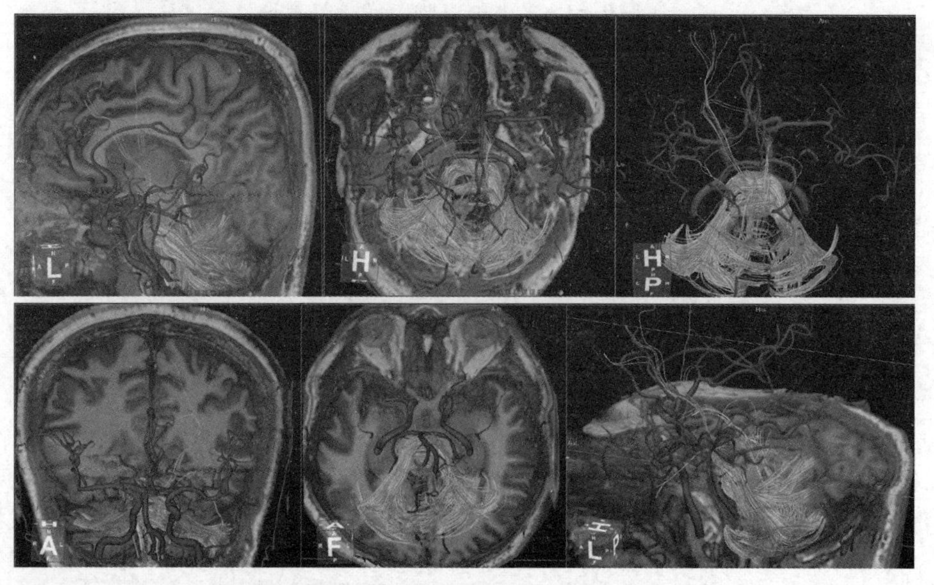

图9－7 ■小脑中脚 ■脑血管

3. 小脑中脚纤维束与三叉神经横断解剖

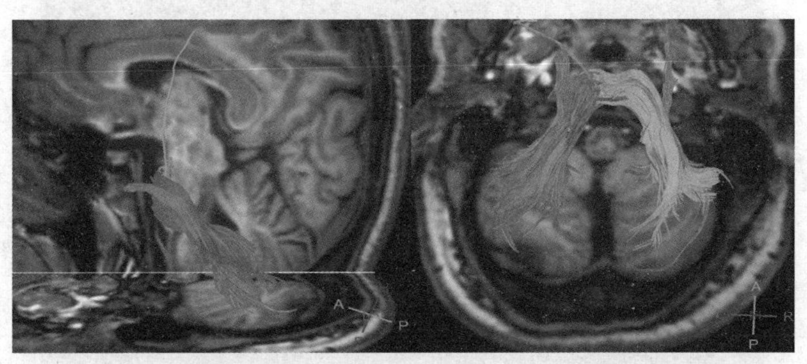

左侧面观　　　　　　　　上面观

图9－8　■■小脑中脚　■三叉神经　病例1

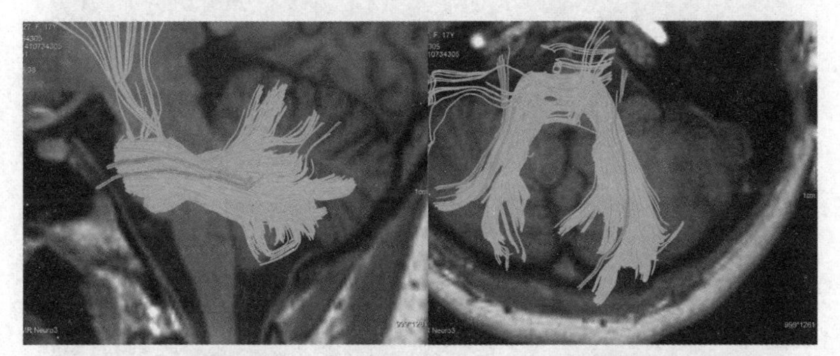

上面观　　　　　　　　左侧面观

图9－9　■小脑中脚　■三叉神经　病例2

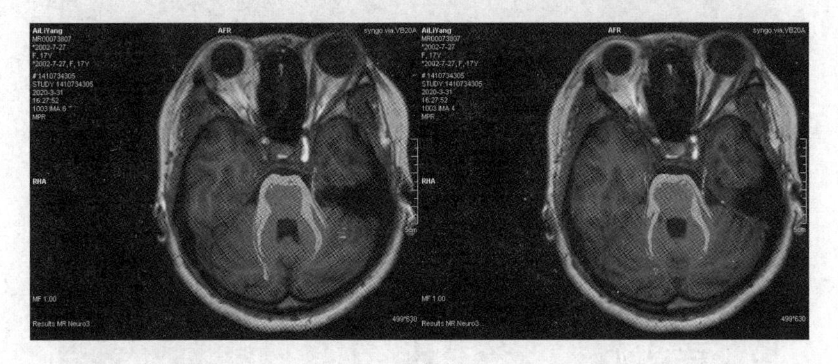

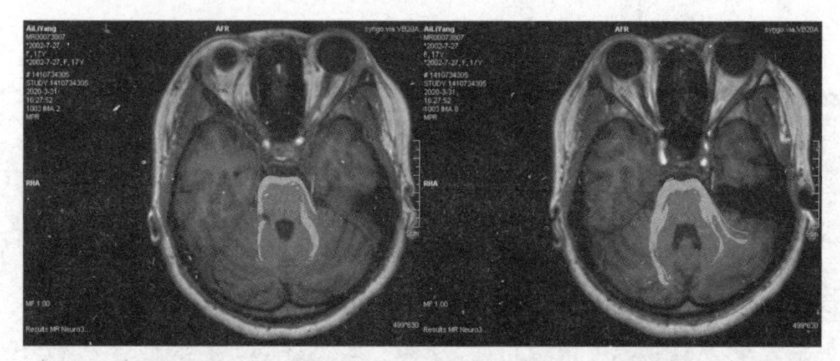

图9－10 ■小脑中脚 ■三叉神经 横断解剖

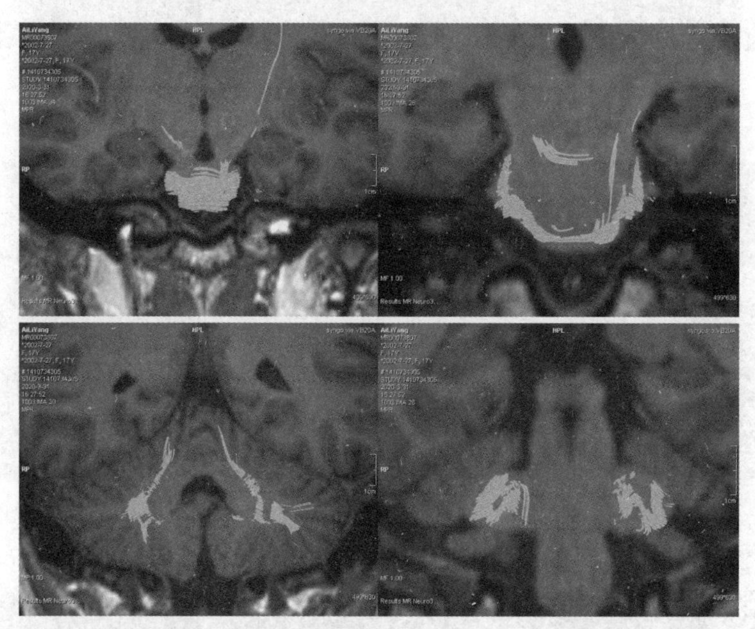

图9－11 ■小脑中脚 ■三叉神经 冠状解剖

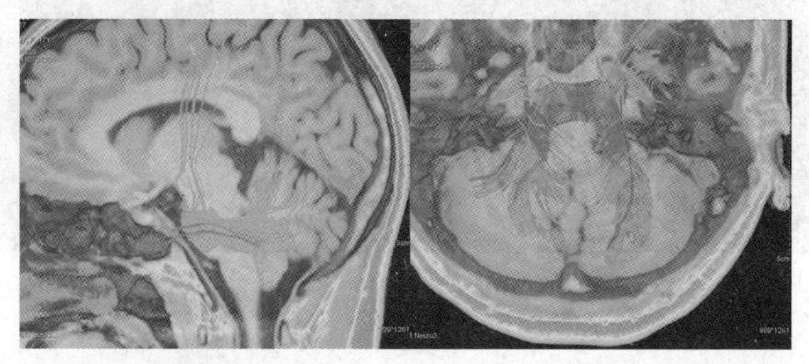

左侧面观　　上面观

图9－12 ■小脑中脚 ■三叉神经 三维影像

第二节　小脑内脑网络连接横断解剖

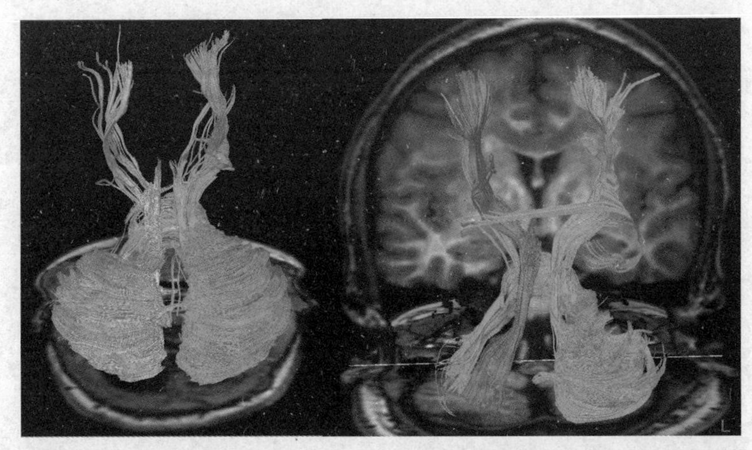

后面观　　　　　　　　　　　　　　后面观

图9-13　■皮质小脑束　■右侧小脑半球　■左侧小脑半球　病例1

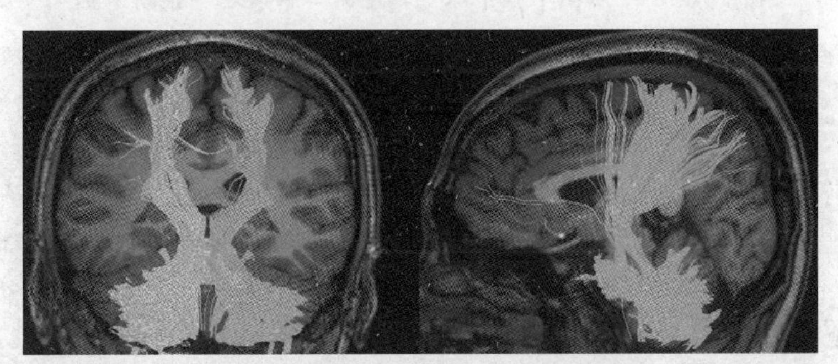

后面观　　　　　　　　　　　　　　左侧面观

图9-14　■右侧小脑半球　■左侧小脑半球　病例2

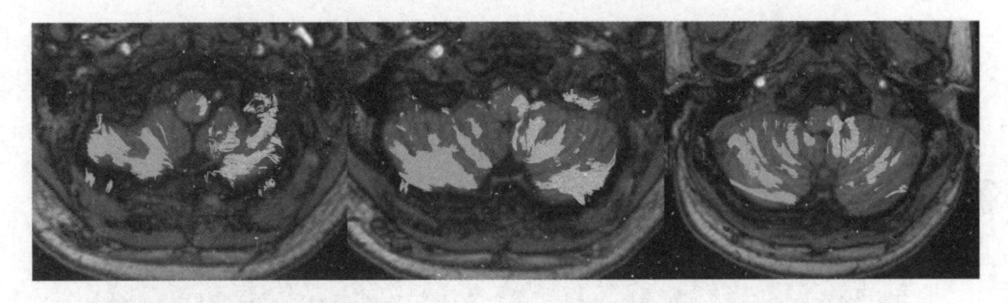

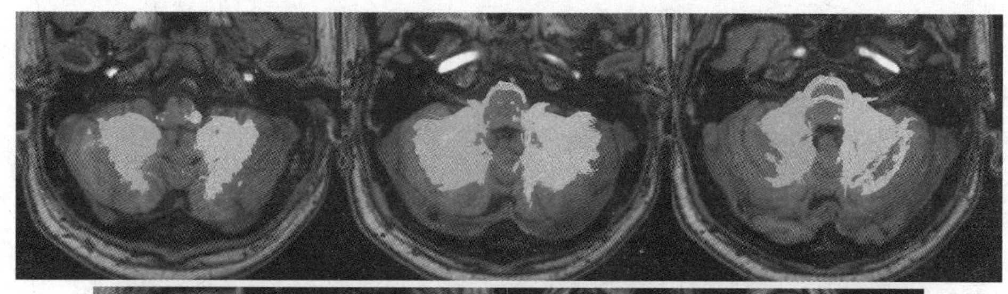

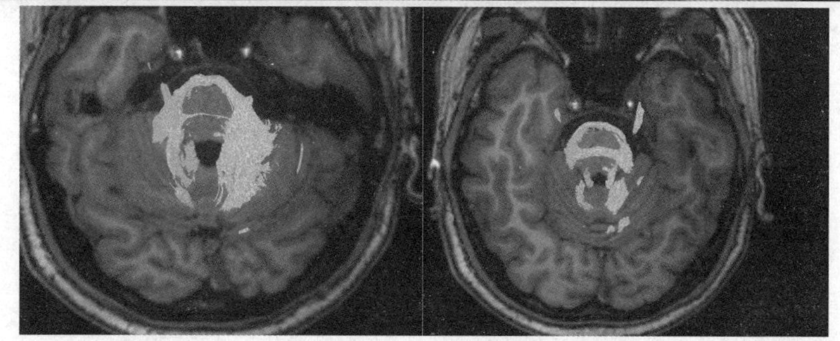

图9-15 ■右侧小脑半球 ■左侧小脑半球 横断解剖

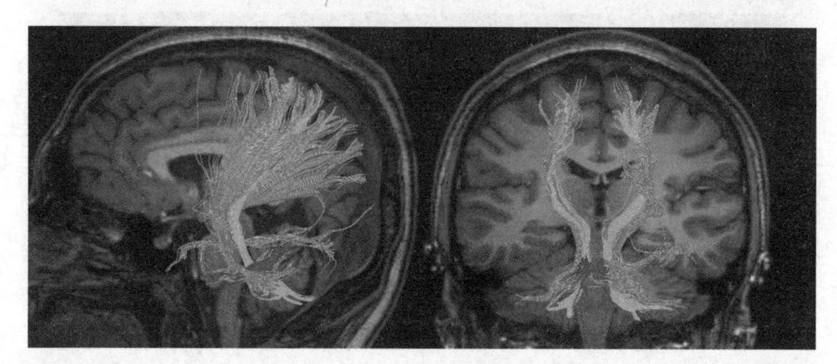

图9-16 ■皮质齿状核束 ■皮质小脑束 ■脊髓小脑束 三维影像

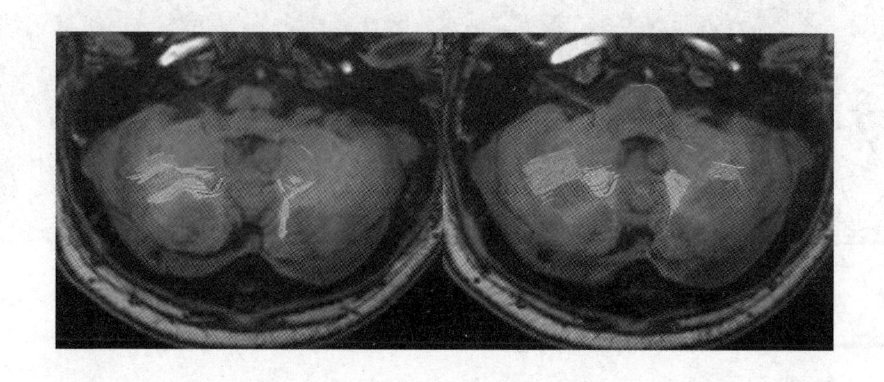

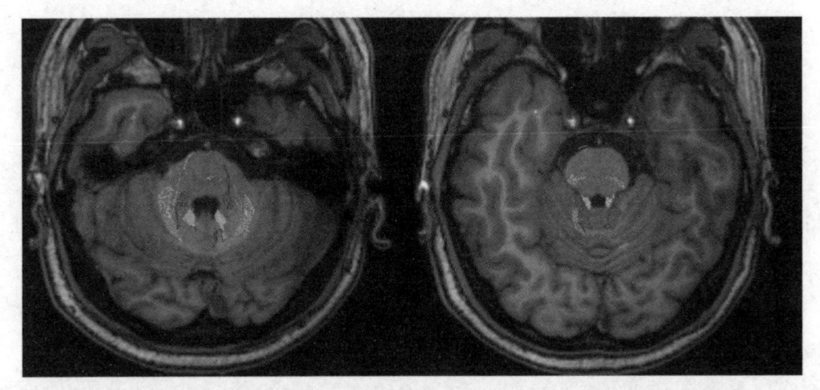

■皮质齿状核束　■皮质小脑束　■脊髓小脑束　横断解剖

图9－17　通过脑干进入小脑的纤维束位置毗邻关系

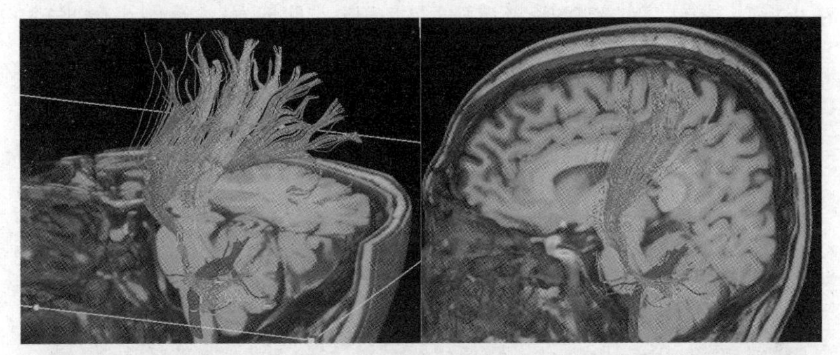

图9－18　■皮质齿状核束　■皮质小脑束　■脊髓小脑束　三维影像

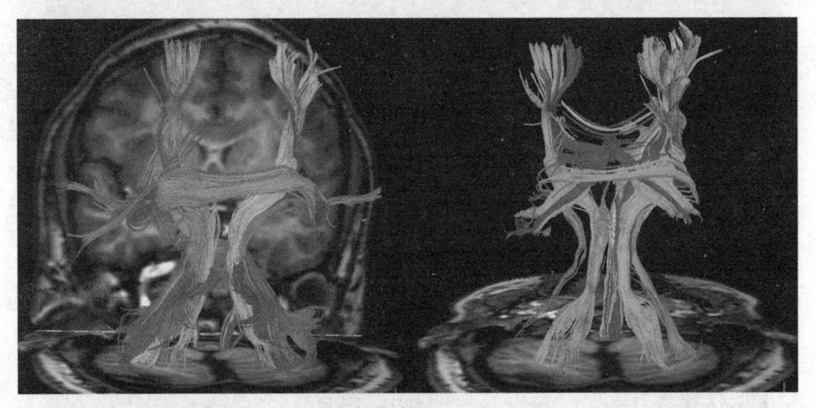

图9－19　■脊髓小脑束　■皮质齿状核束　■小脑中脚　■皮质小脑束

■皮质脊髓束　■胼胝体侧束　■穹隆联合　病例1

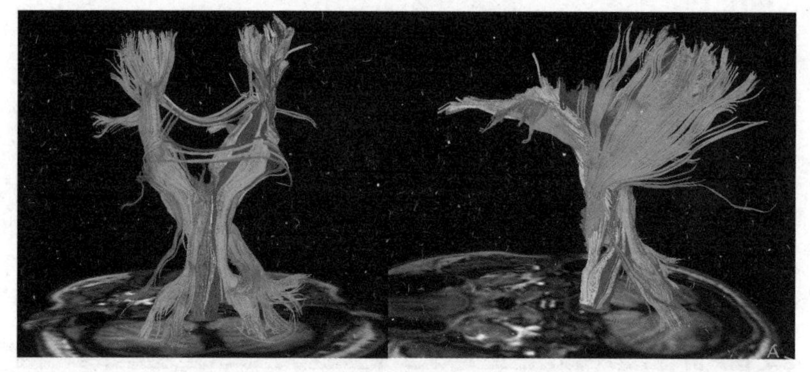

图9－20 ■交叉的皮质小脑束 ■皮质脊髓束 ■脟胝体侧束 ■皮质齿状核束 ■皮质小脑束 ■丘脑小脑束

在小脑半球内，有着接受来自皮层、丘脑、胼胝体、对侧小脑半球的神经纤维束，有的交叉，有的不交叉，在这些纤维束基础上，小脑内部有着很多弓状纤维，将这些纤维束的信息投射到小脑的皮层（图9－21）。

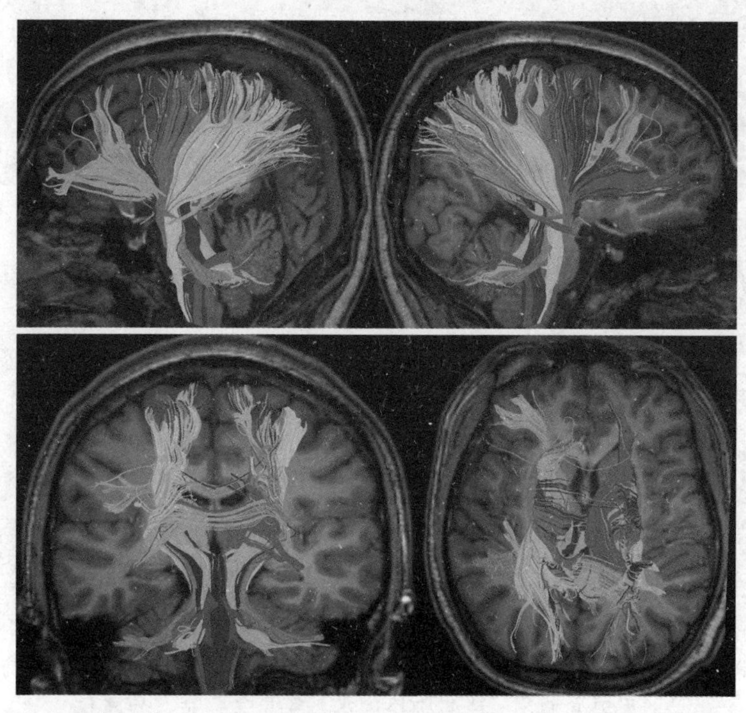

■皮质脊髓束 ■胼胝体侧束 ■皮质齿状核束 ■皮质小脑束 ■脊髓小脑束 ■额桥束 ■■丘脑前辐射 病例2

图9－21 通过脑干进入小脑的纤维束位置毗邻关系

第三节　联合纤维都有哪些

联合纤维除了包括胼胝体、前联合、穹隆联合、后联合，还有一些纤维束连接着两侧大脑半球，例如额桥束，也有一个纤维束连接着同侧大脑及对侧小脑半球，例如交叉的皮质小脑束。还有的纤维束连接着两侧小脑半球，例如小脑中脚（图9-22至图9-28）。

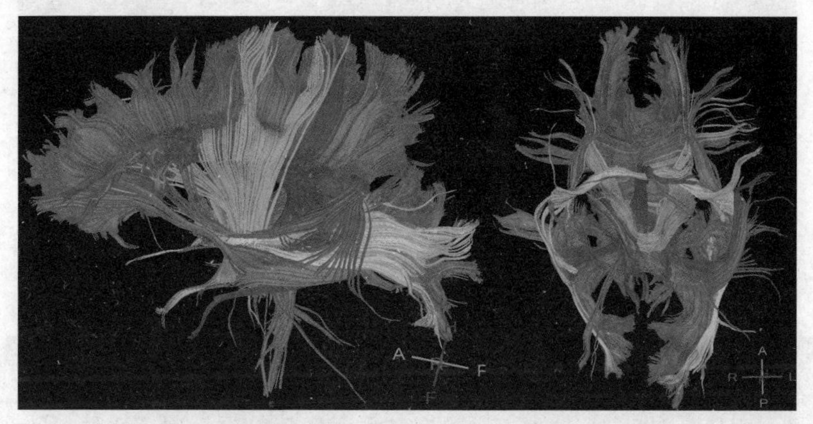

左侧面观　　下面观

图9-22　■胼胝体　■额桥束　■穹隆联合　■前联合　病例1

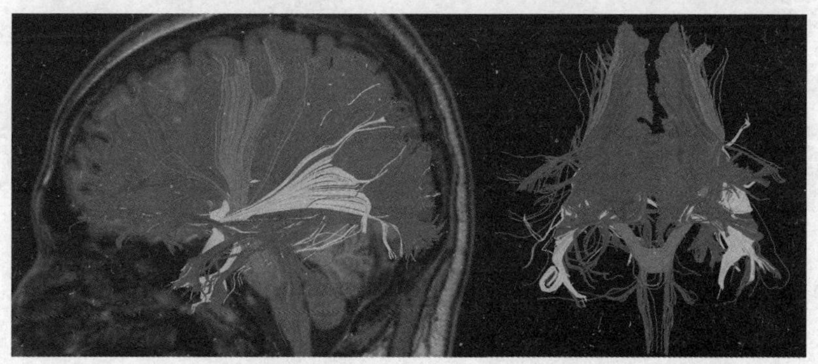

左侧面观　　前面观

图9-23　■胼胝体　■额桥束　■穹隆联合　■前联合　病例2

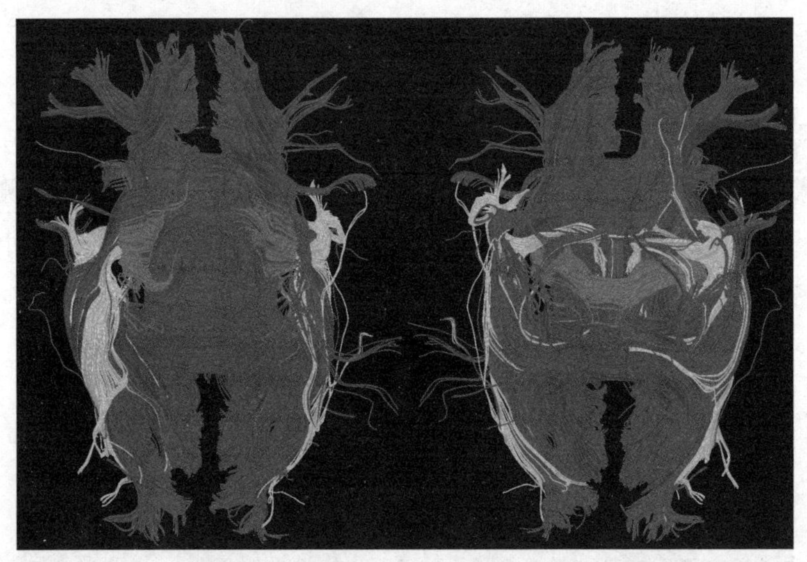

上面观　　　　　　　　　　　　　　　　下面观

图9－24　■胼胝体　■额桥束　■穹隆联合　■前联合

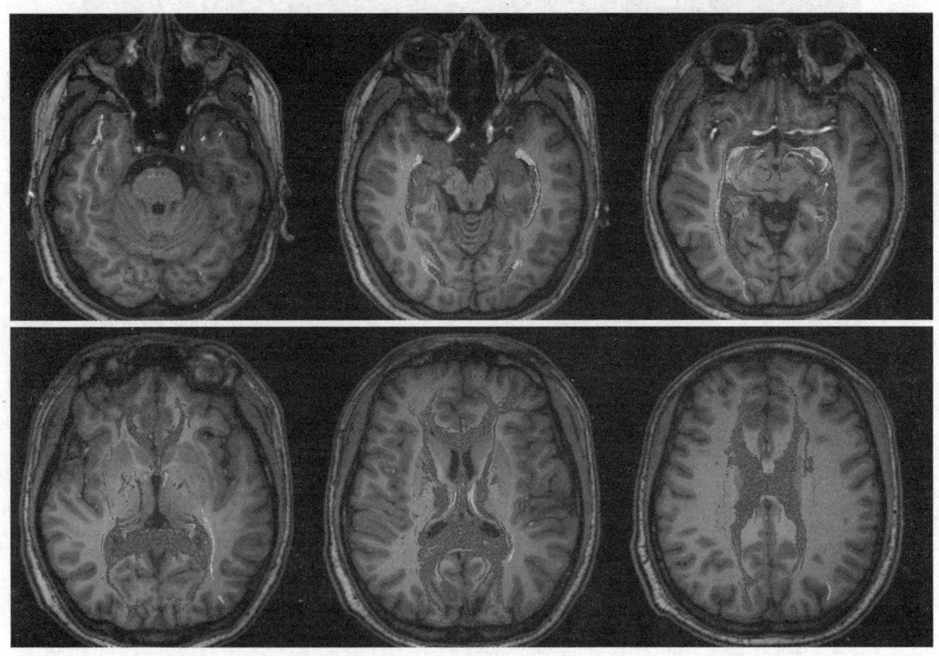

图9－25　■胼胝体　■额桥束　■穹隆联合　■前联合　横断解剖

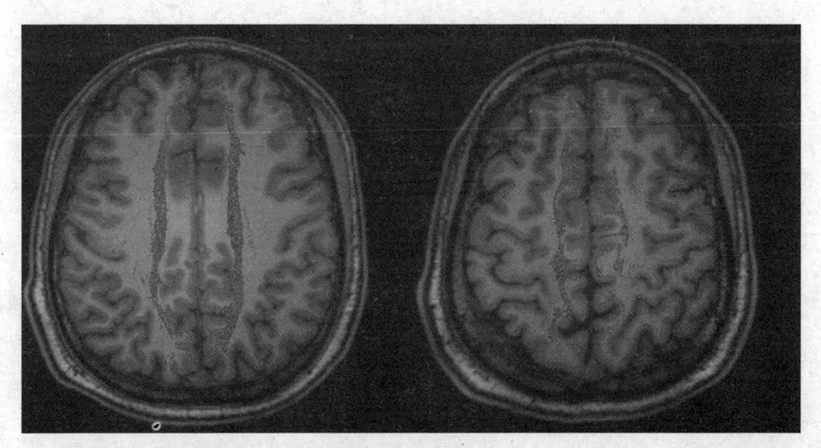

图9－26　■胼胝体　■额桥束　■穹隆联合　■前联合　横断解剖

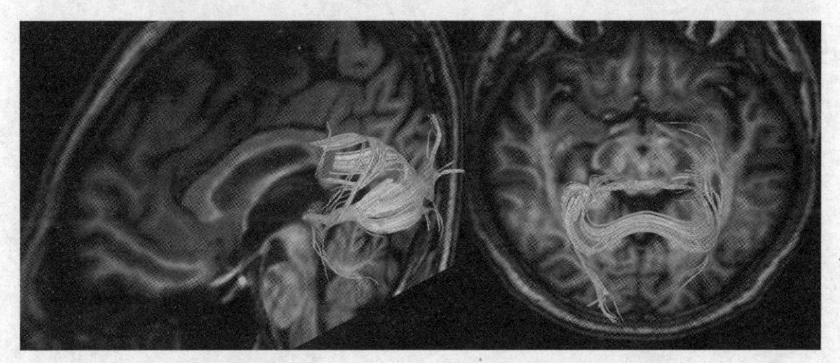

左侧面观　　　　　　　　　　　　　　上面观

图9－27　■后联合　三维影像

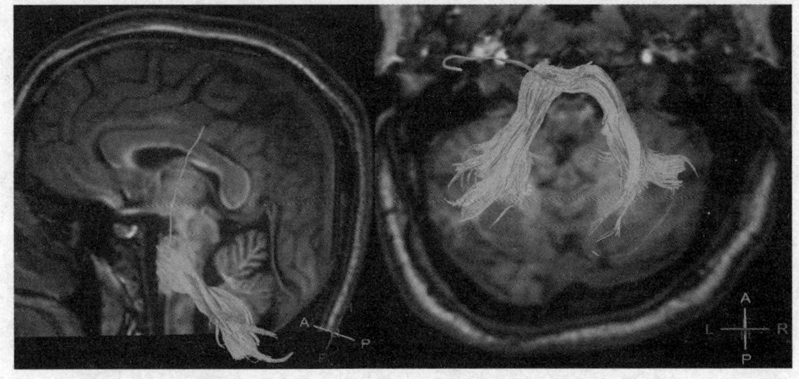

左侧面观　　　　　　　　　　　　　　上面观

图9－28　■小脑中脚

第十章

大脑功能区神经纤维束横断解剖

人体功能在大脑皮质上有定位关系，如感觉区、运动区、视觉区、听觉区、嗅觉区等，这些功能区在大脑皮质上都有对应位置。实现大脑皮质的感觉、运动等相关功能。人类有语言和思维，大部分人群其中枢偏于皮质左侧，称为优势半球。

人类由于劳动经验的积累和交流，逐渐产生了语言，随后又产生了文字。听进语言、发出语言、阅读文字和书写文字的活动，使大脑皮质发展了相应的中枢，总称语言中枢。语言中枢是人类所特有的，并且只存在于优势半球，即右利者（惯用右手操作的人）的左半球或左利者的右侧半球。这些中枢内的信息存于大脑皮层神经元内，通过神经纤维束传导到各个靶器官，或者由靶器官反馈到皮层（图10-1，图10-2）。

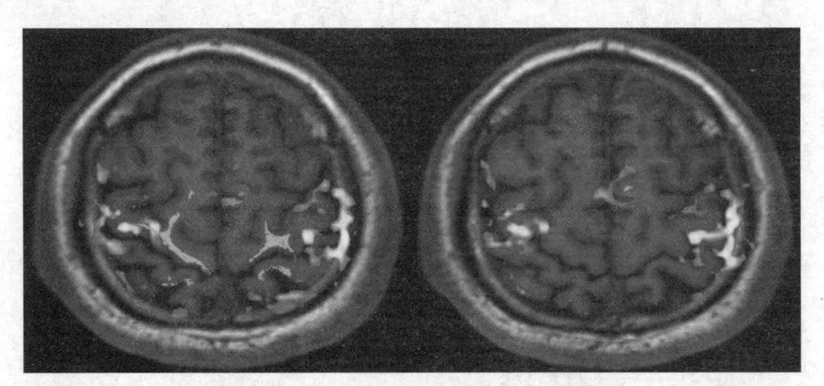

图10－1 ■胼胝体 ■投射纤维

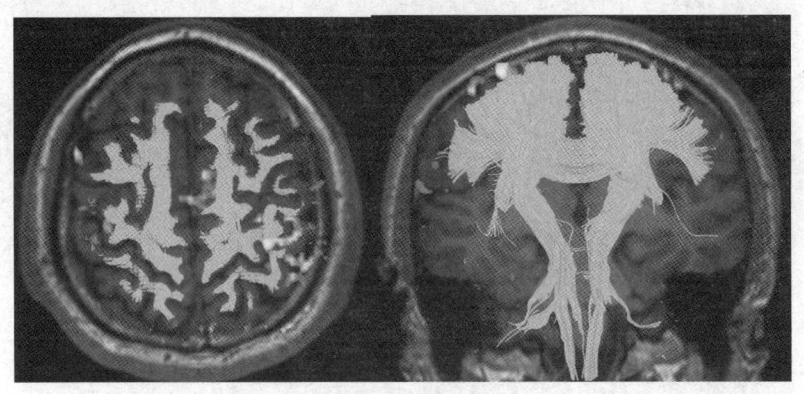

图10－2 ■半卵圆中心纤维束

第一节 中央前回纤维束、中央后回纤维束位置毗邻

在中央前、后回区域，是联合纤维、联络纤维、投射纤维错综交汇的重要区域，其神经纤维束错综复杂，你中有我，我中有你，相互协作但又各不相同。大脑的神经纤维束前后联络、上下贯通、左右联合，使得信息交流及共享得以实现。每个纤维束都有着自己的特定部位联络，在发育异常、疾病影响时候，大脑的网络可发生可塑性改变，以适应机体需求（图10-3至图10-7）。

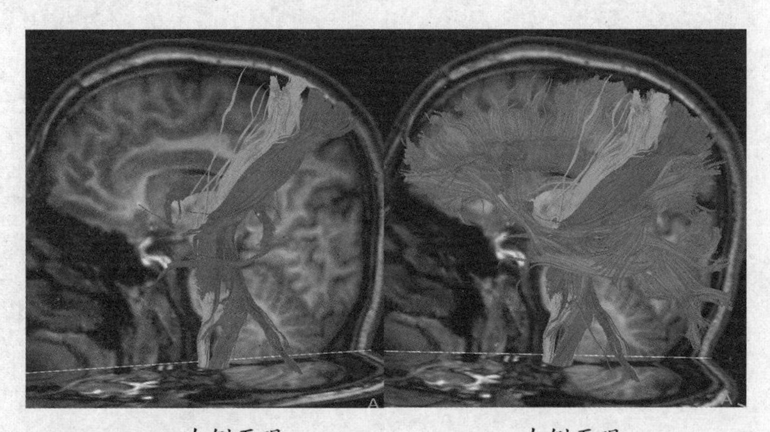

左侧面观　　左侧面观

图10-3 ■中央后回纤维束 ■中央前回纤维束 ■穹隆联合 ■胼胝体　病例1

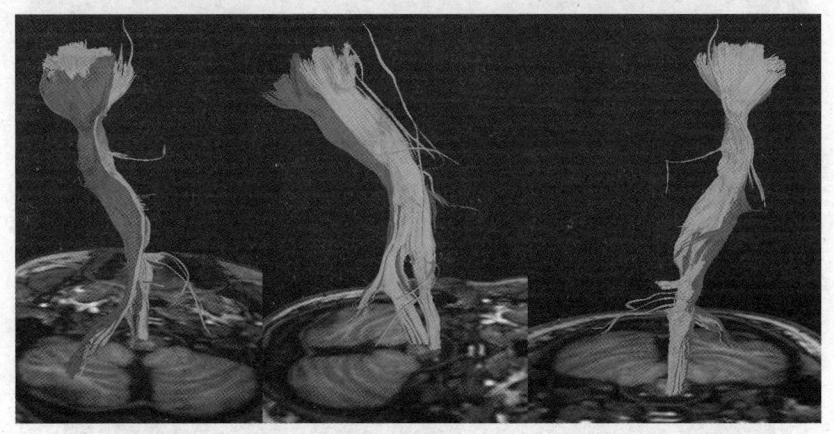

后面观　　右侧面观　　前面观

图10-4 ■中央后回纤维束 ■中央前回纤维束　病例1

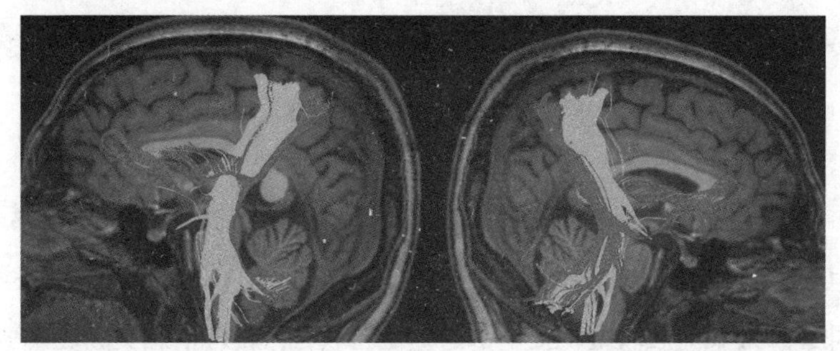

左侧面观　　右侧面观

图10－5　■中央后回纤维束　■中央前回纤维束　病例2

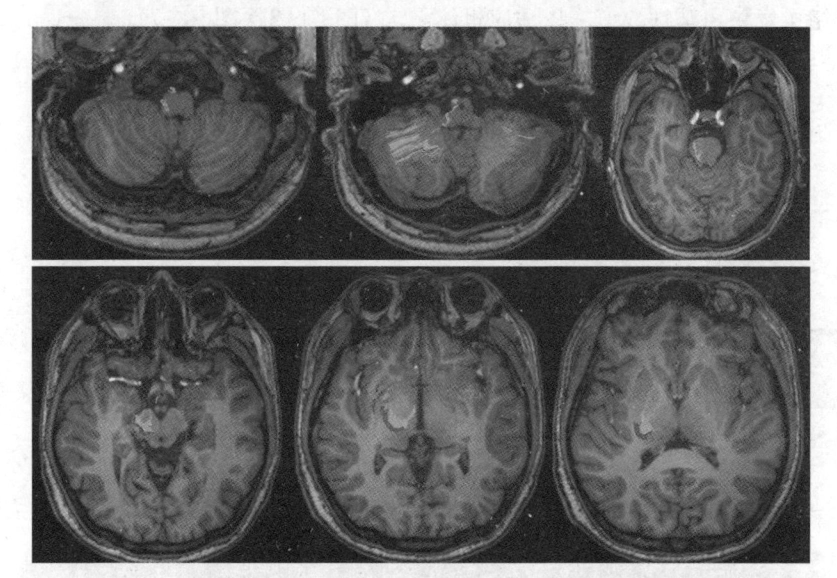

图10－6　■中央后回纤维束　■中央前回纤维束　横断解剖

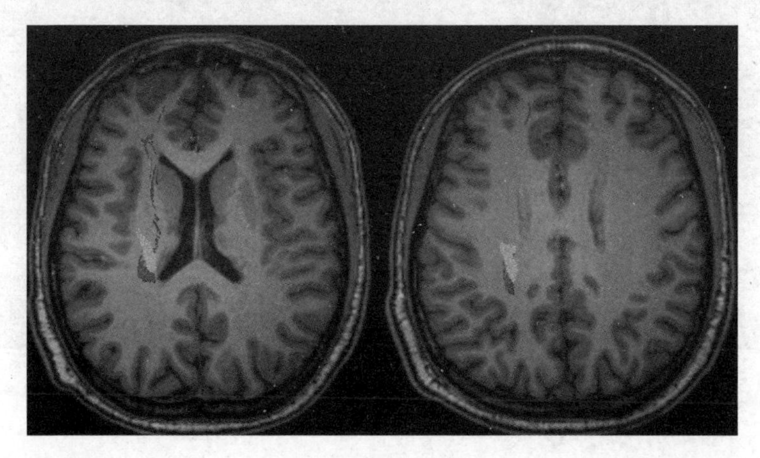

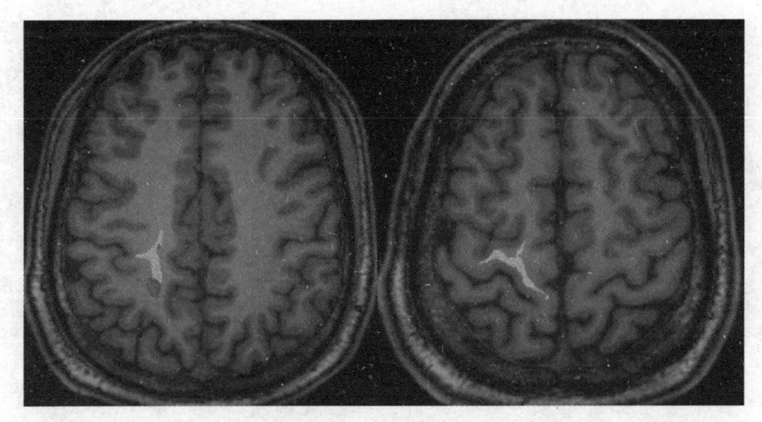

图10-7 ■中央后回纤维束 ■中央前回纤维束 横断解剖

第二节　旁中央小叶纤维束横断解剖

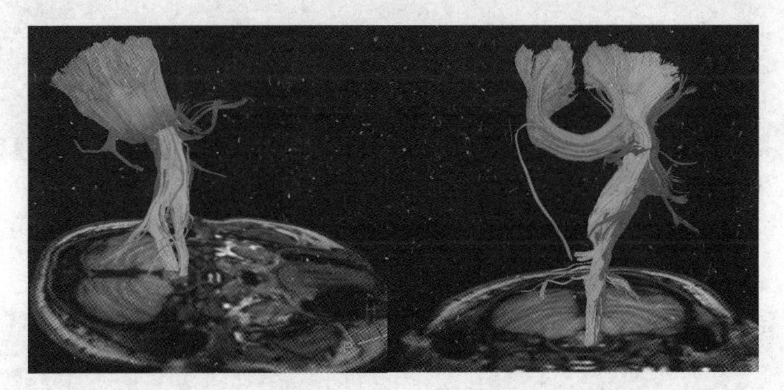

图10-8 ■中央后回纤维束 ■中央前回纤维束 ■中央旁小叶后半 ■中央旁小叶前半 病例1

中央旁小叶位于扣带沟边缘支与中央旁沟之间，相当于中央前、后回折入内侧面的部分。前部属额叶，后部属顶叶，与对侧小腿和足的运动、感觉有关(图10-9至图10-14)。

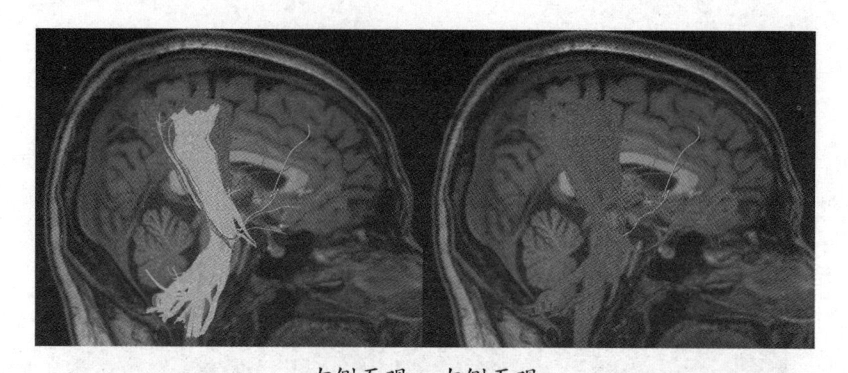

右侧面观　右侧面观

图10-9　■中央后回纤维束　■中央前回纤维束横断解剖　■中央旁小叶　病例2

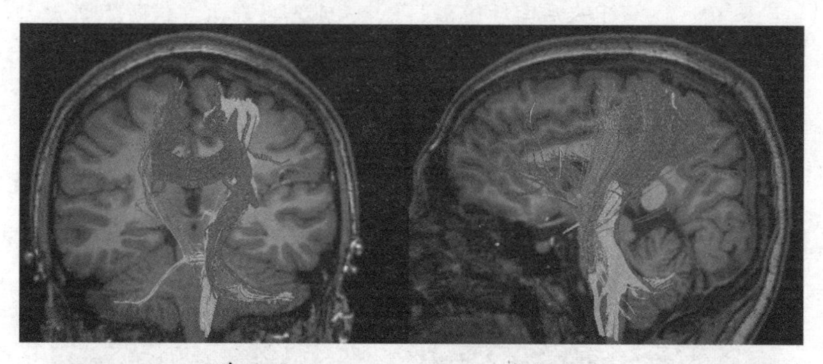

前面观　左侧面观

图10-10　■中央后回纤维束　■中央前回纤维束横断解剖　■中央旁小叶　■额桥束　病例2

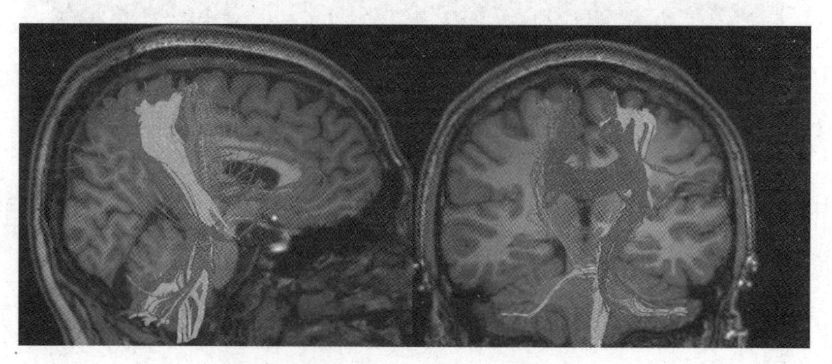

右侧面观　后面观

图10-11　■中央后回纤维束　■中央前回纤维束横断解剖　■中央旁小叶　■额桥束　病例2

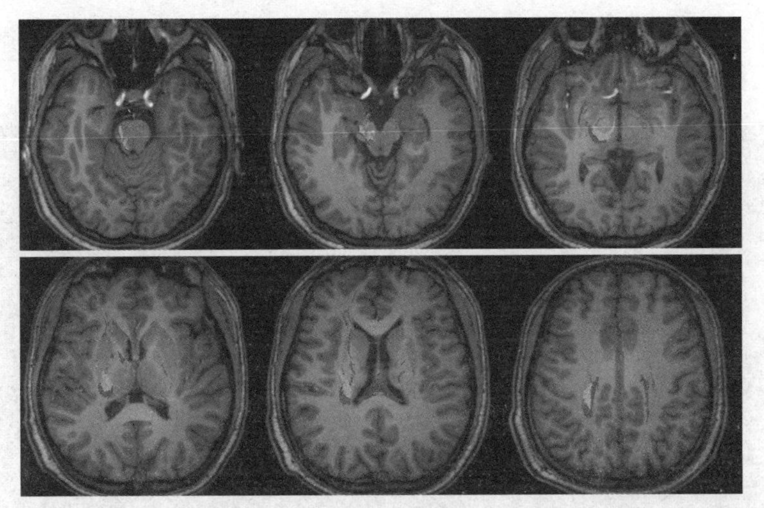

■ 中央后回纤维束　■ 中央前回纤维束横断解剖　■ 中央旁小叶　■ 额桥束

图10－12　横断解剖

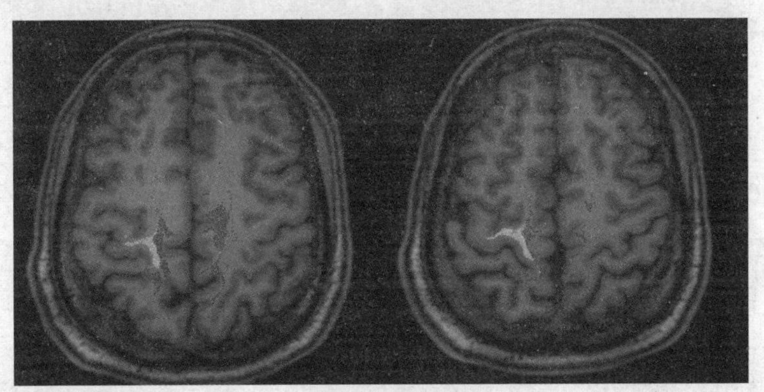

■ 中央后回纤维束　■ 中央前回纤维束横断解剖　■ 中央旁小叶　■ 额桥束

图10－13　横断解剖

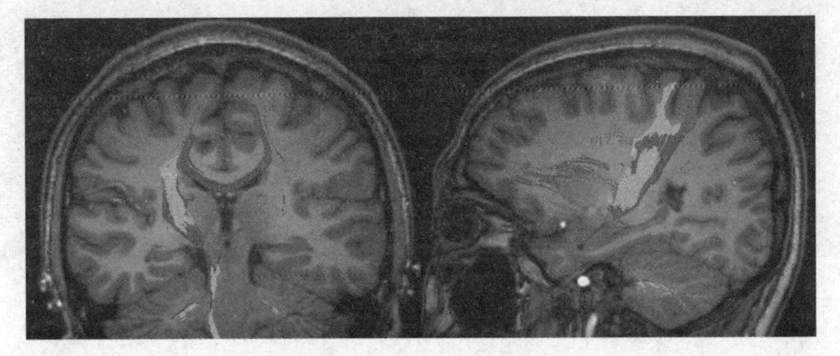

■ 中央后回纤维束　■ 中央前回纤维束横断解剖　■ 中央旁小叶　■ 额桥束

图10－14　冠状、失状解剖

第三节　大脑脚、顶盖、被盖神经纤维束

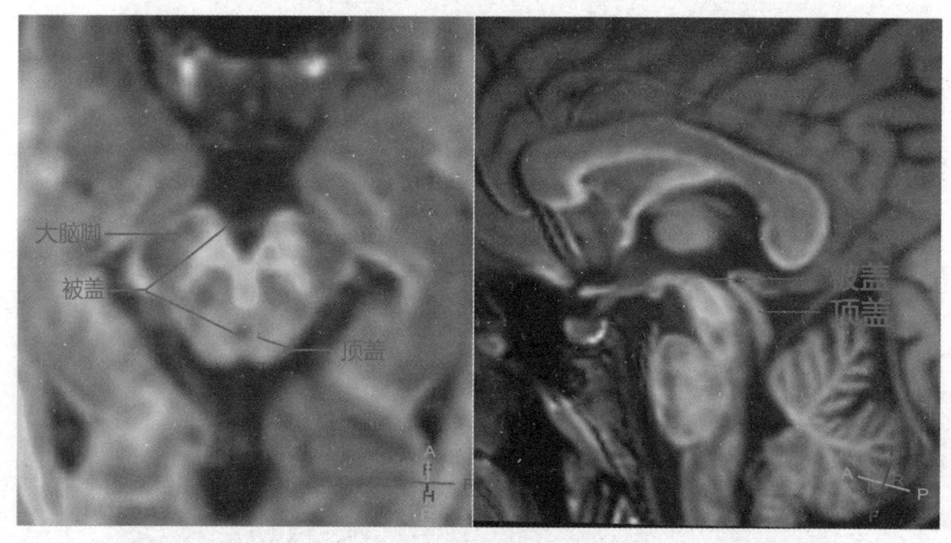

图 10－15

大脑脚是中脑的腹侧部。由大脑皮质通向小脑、延髓和脊髓的下行纤维组成（图10-16）。

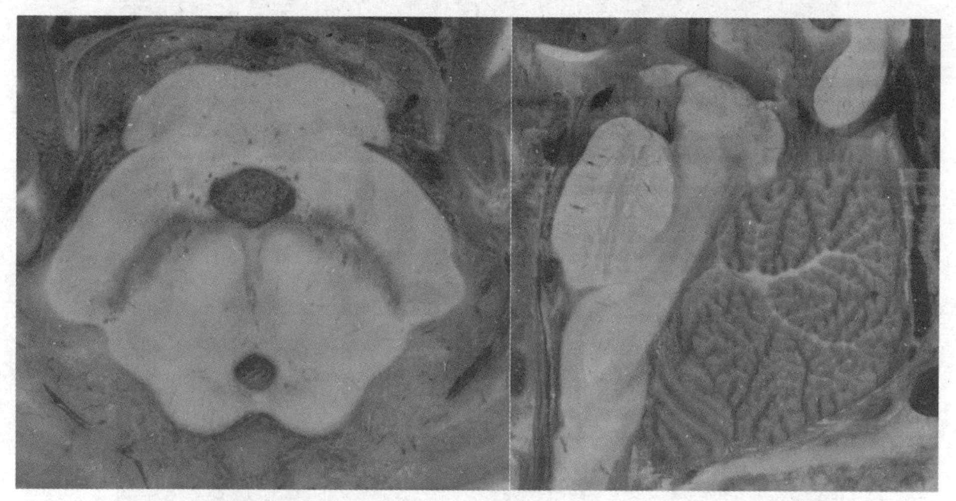

中脑横断切面　　　　　　　　　　　脑干失状切面

图 10－16　断层解剖（图像由山东数字人科技股份有限公司提供）

1.大脑脚、被盖神经纤维束横断解剖

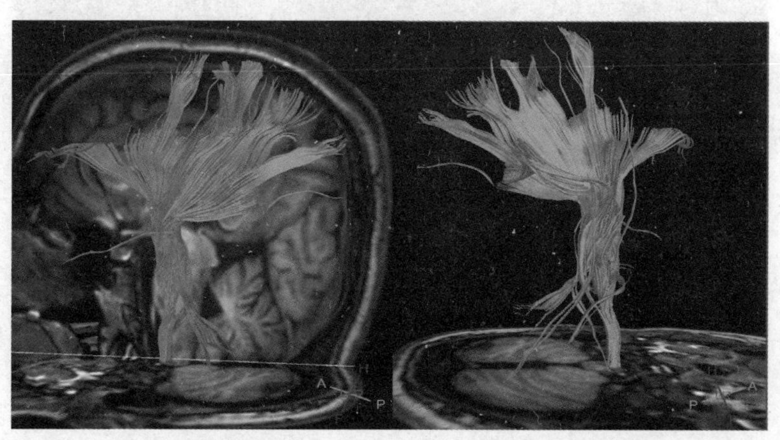

左侧面观　　　　　　　　右侧面观

图10－17　■大脑脚纤维束

大脑脚是中脑的腹侧部，由大脑皮质通向小脑、延髓和脊髓的下行纤维组成。大脑脚系中脑的一部分。大脑脚也由灰质（神经核）和白质（纤维束）组成，可分为被盖、黑质和脚底三部分。是大脑皮质与脊髓联络的重要通路，脑干内有些神经核之间的联络也经此区域，并对完成某些皮质下的反射活动有重要作用。

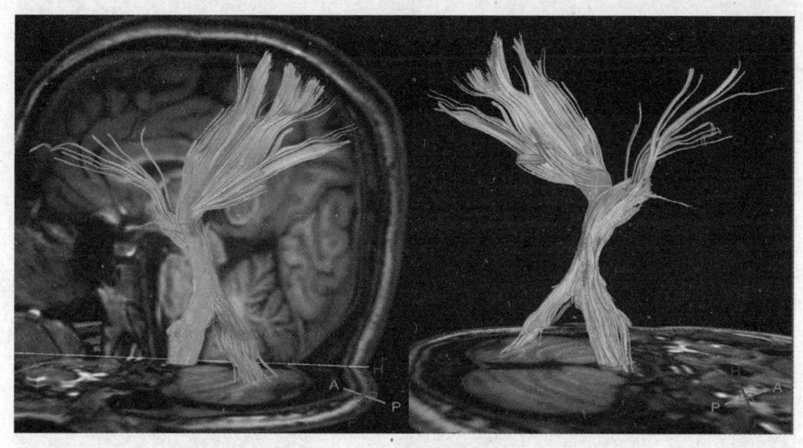

图10－18　■被盖纤维束

被盖由灰质和白质组成。被盖的中央部有细胞体堆聚构成的红核，此核是皮质下运动中枢，细胞突相互交叉，并构成红核脊髓束。其背侧有中央灰质。中脑水管在中央灰质中通过（图10－19至图10－25）。

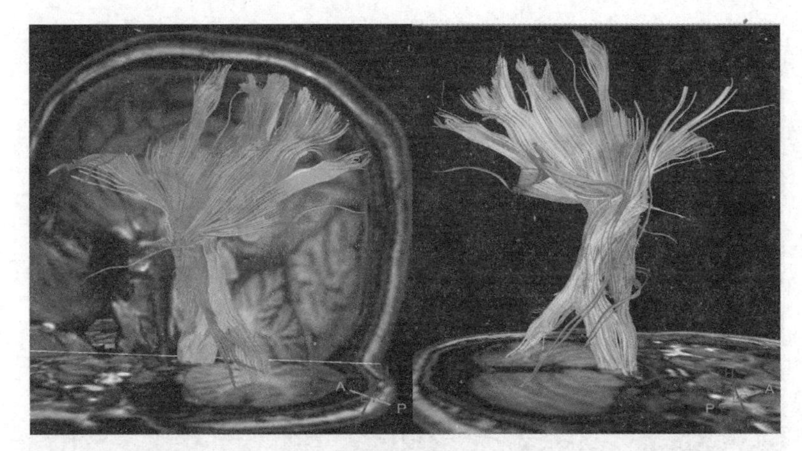

图10－19 ■大脑脚纤维束 ■被盖纤维束

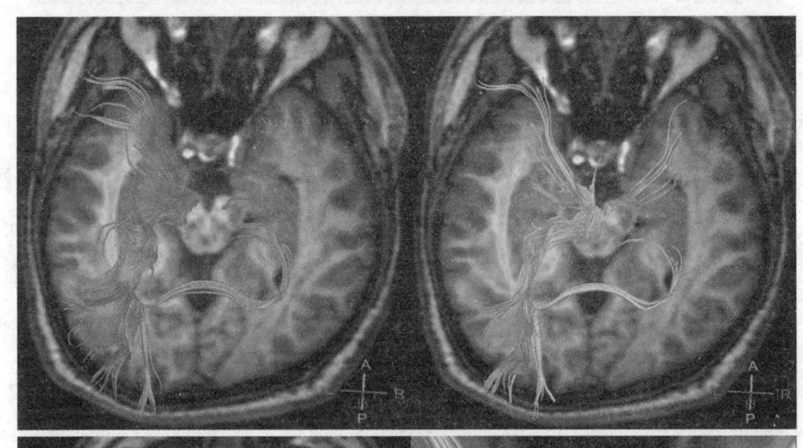

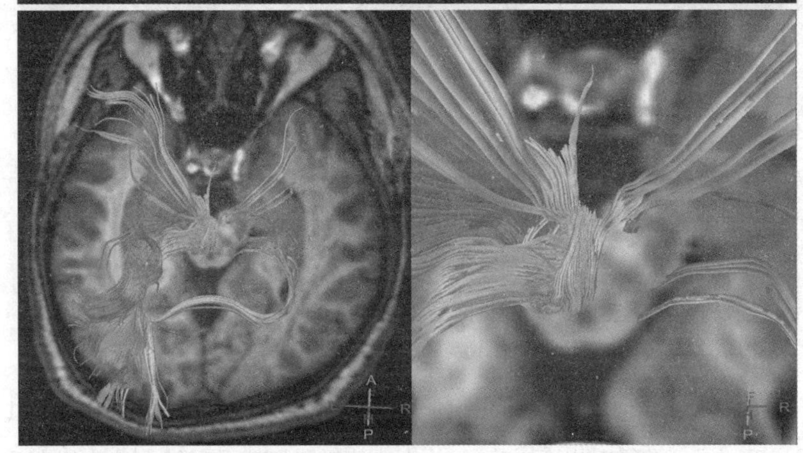

上面观 上面观

图10－20

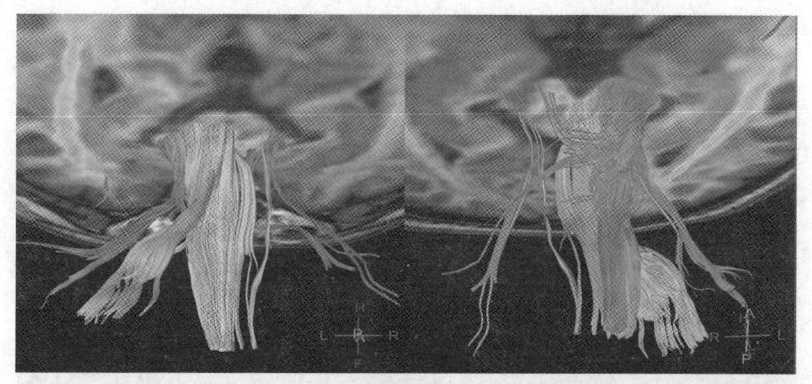

后面观　　　　　　　　　　前面观

图10－21　■大脑脚纤维束　■被盖纤维束　病例1

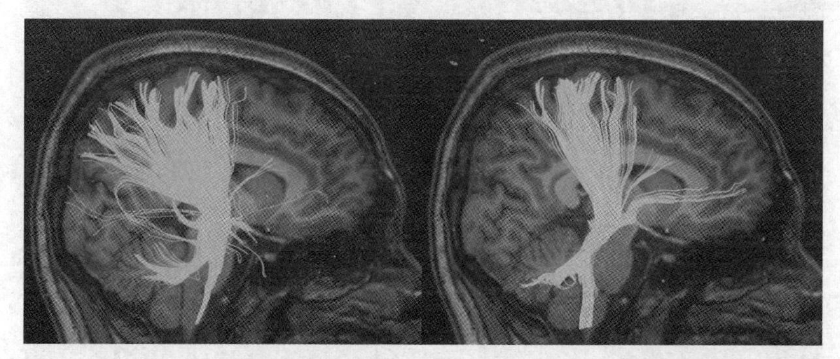

右侧面观　　　　　　　　　　右侧面观

图10－22　■大脑脚纤维束　■被盖纤维束　病例2

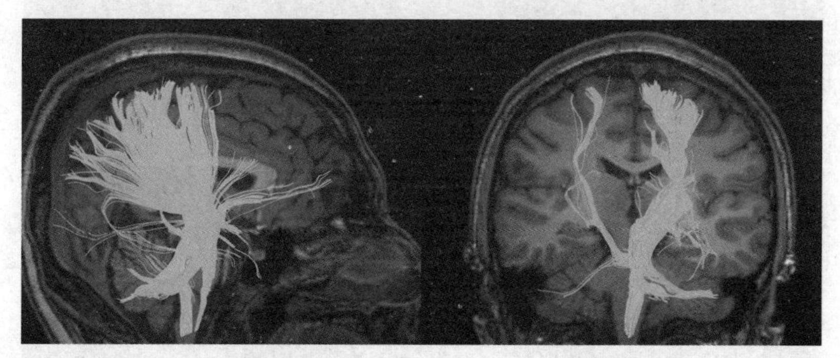

右侧面观　　　　　　　　　　后面观

图10－23　■大脑脚纤维束　■被盖纤维束

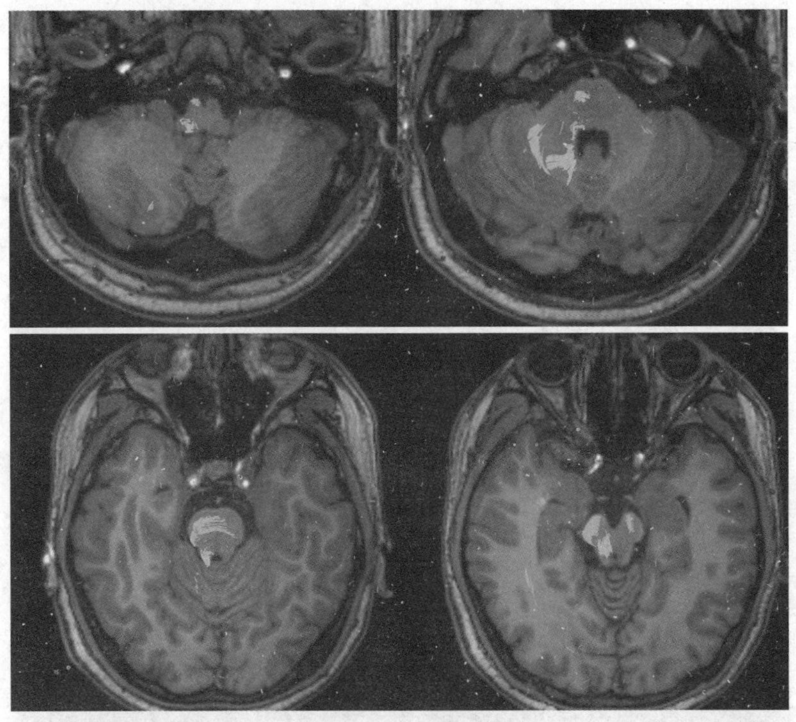

图10－24 ■大脑脚纤维束 ■被盖纤维束 横断解剖

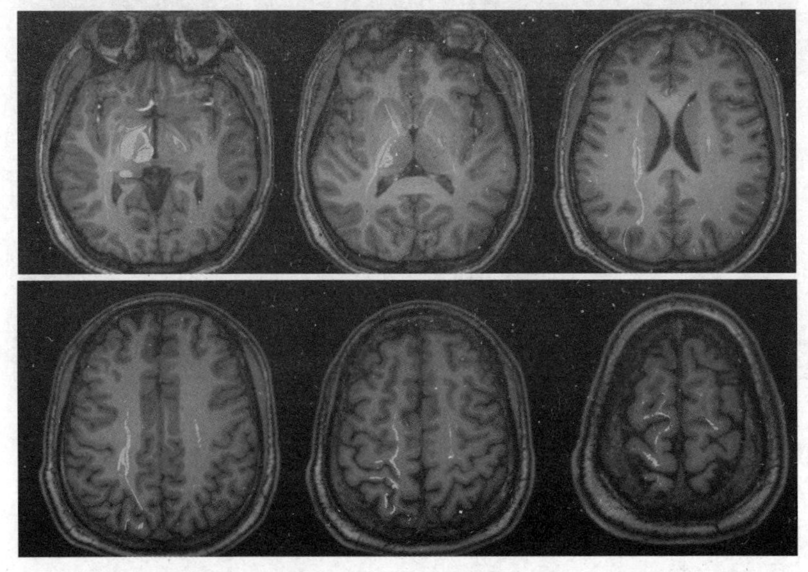

图10－25 ■大脑脚纤维束 ■被盖纤维束 横断解剖

2. 顶盖神经纤维束横断解剖

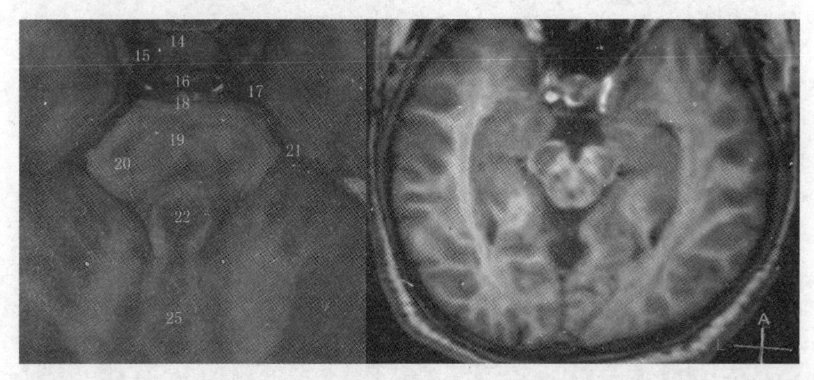

图10－26　中脑水管周围中央灰质（图像由内蒙古医科大学数字医学中心提供）

在中脑横切面背侧部中央，有中脑水管的断面，中脑水管的周围有一层灰质，称中央灰质。顶盖位于灰质的背侧，又称四叠体，位于中脑背侧部，由两对圆形小丘组成，分别称为上丘和下丘，总称为四叠体或顶盖。主要由灰质组成，即上丘和下丘的总称。前方两个为较大的视丘，是皮质下视觉反射中枢；后两个为较小的听丘，是皮质下听觉反射中枢，也是听觉传导中继核（图10-27）。

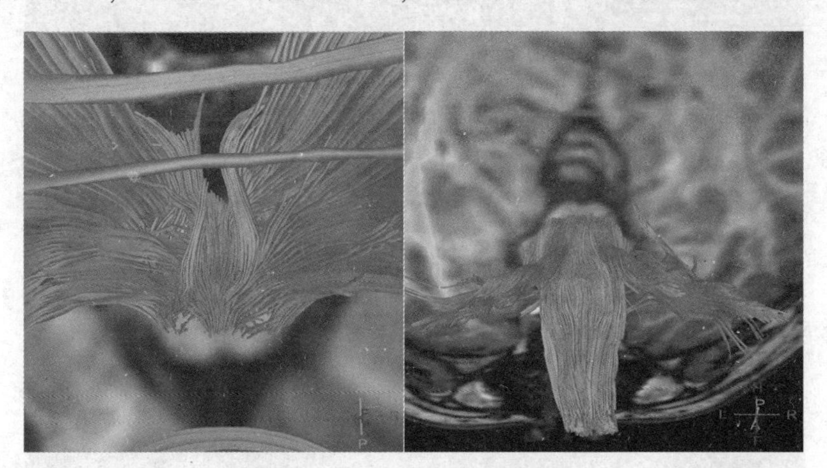

图10－27　■ 中脑神经纤维束

顶盖主要由灰质构成，中脑导水管周围由灰质环绕，该区域主要有后联合神经纤维束（图10-28至图10-30）。

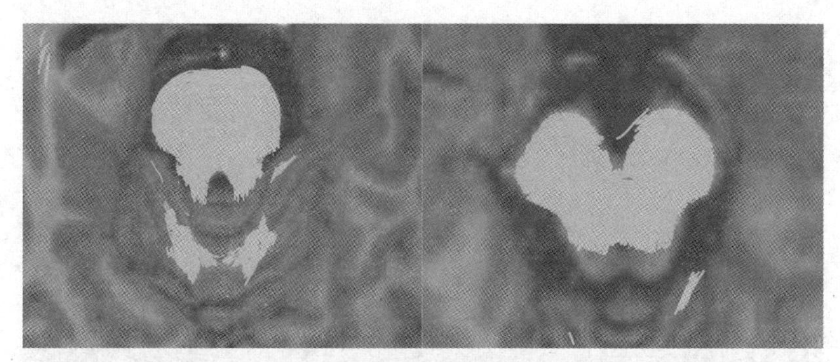

图10－28 ■脑桥及中脑纤维束

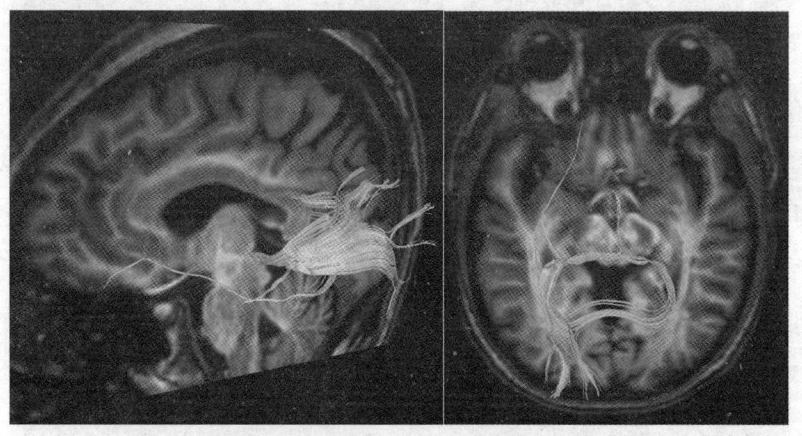

左侧面观　　　　上面观

图10－29 ■后联合

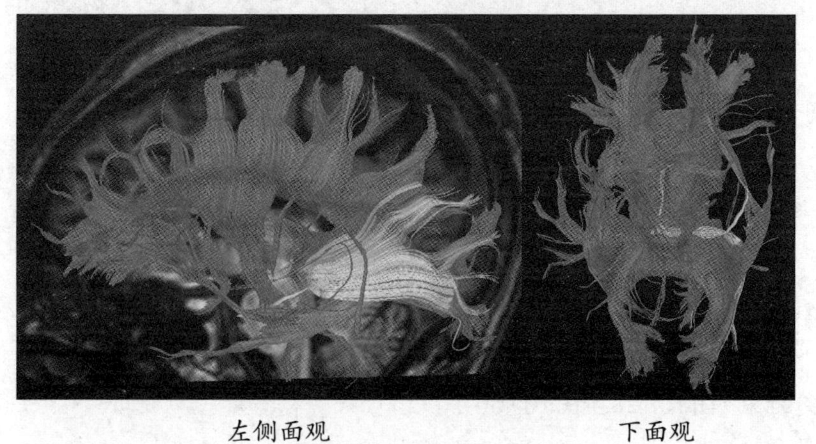

左侧面观　　　　下面观

图10－30 ■胼胝体 ■后联合

3. 中脑神经纤维束局部解剖

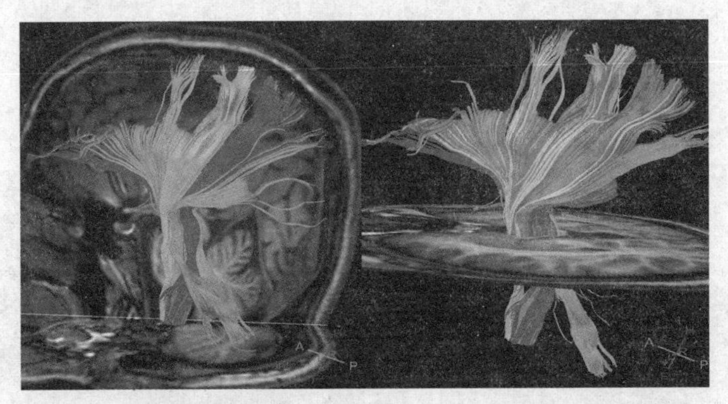

左侧面观　　　　左侧面观

图 10－31

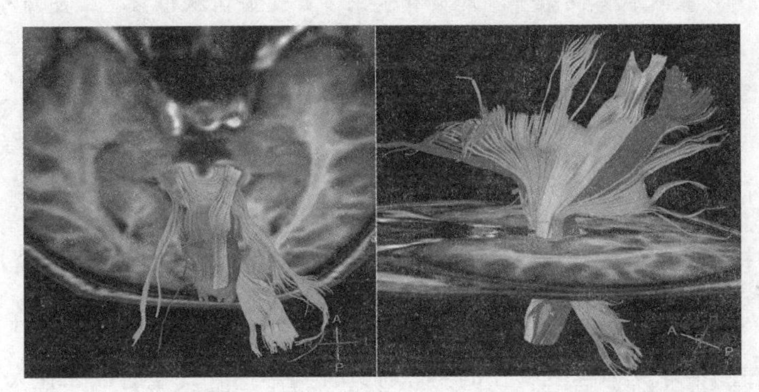

下面观　　　　左侧面观

图 10－32

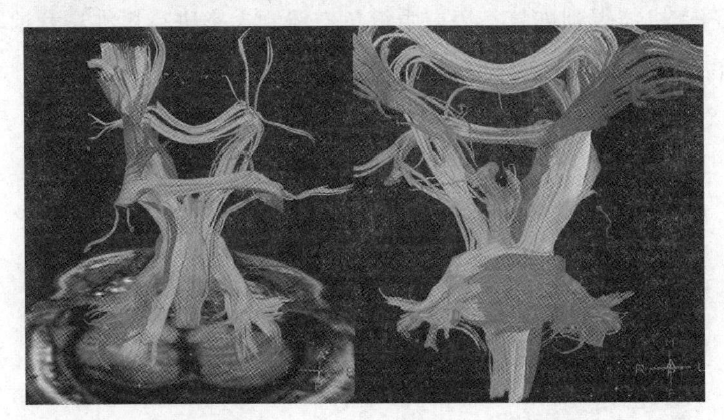

后面观　　　　前面观

图 10－33

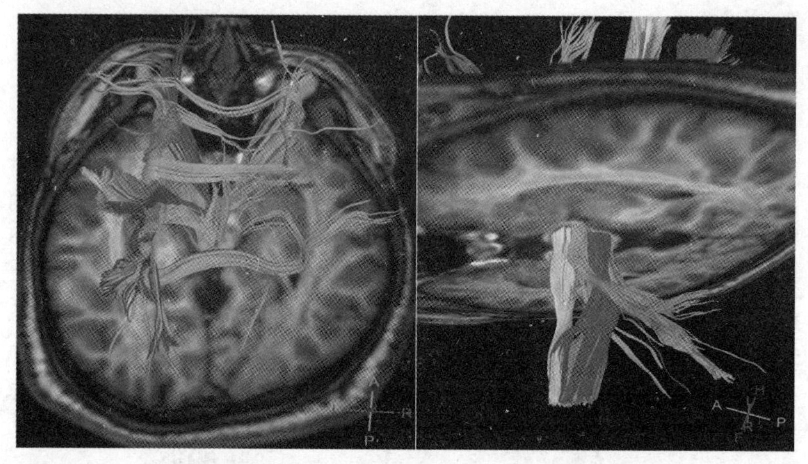

上面观　　　　左侧面观

图10－34 ■胼胝体侧束 ■皮质脊髓束 ■皮质齿状核束 ■皮质小脑束 ■额桥束 ■脊髓丘脑束 ■■小脑中脚

第四节　听性语言中枢

语言中枢是人类大脑皮质所特有的，多在左侧。临床实践证明，右利者（惯用右手的人），其语言区在左侧半球，大部分左利者，其语言中枢也在左侧，只少数位于右侧半球。语言区所在的半球称为优势半球。儿童时期如在大脑优势半球尚未建立时，左侧大脑半球受损伤，有可能在右侧大脑半球皮质区再建立其优势，而使语言机能得到恢复。语言中枢负责控制人类进行思维和意识等高级活动，并进行语言的表达。

1. 听性语言中枢（缘上回）横断解剖

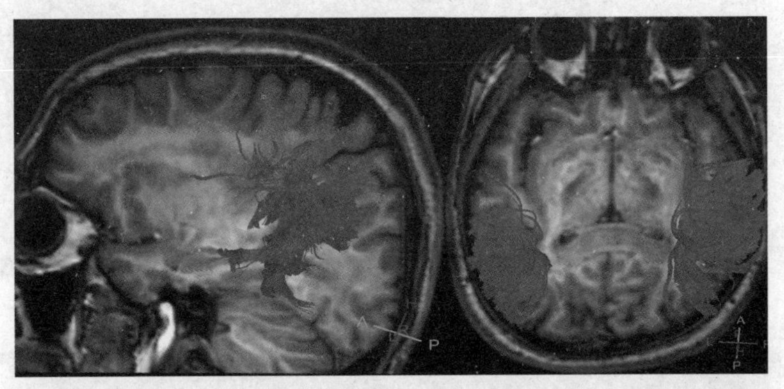

图10－35　■缘上回　病例1

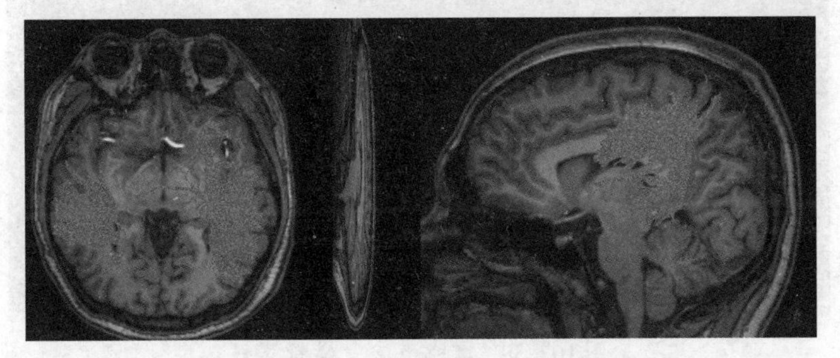

图10－36　■缘上回　病例2

缘上回呈弓形围绕大脑外侧沟后支的末端。属顶下小叶的前部。听觉性语言中枢是语言中枢的一部分，位于颞上回后部（22区）。损伤该区，病人表现为字聋，听觉无障碍，有说话能力，但不能理解别人的语言，听性语言中枢大部分由弓状纤维组成（图10－37至图10－43）。

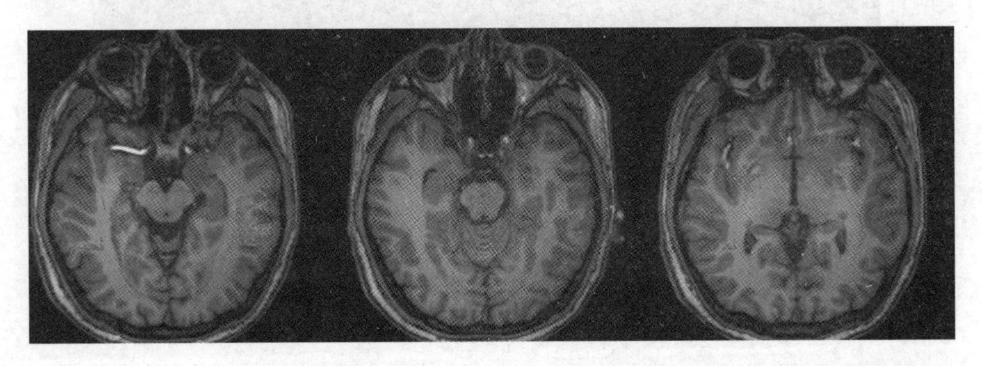

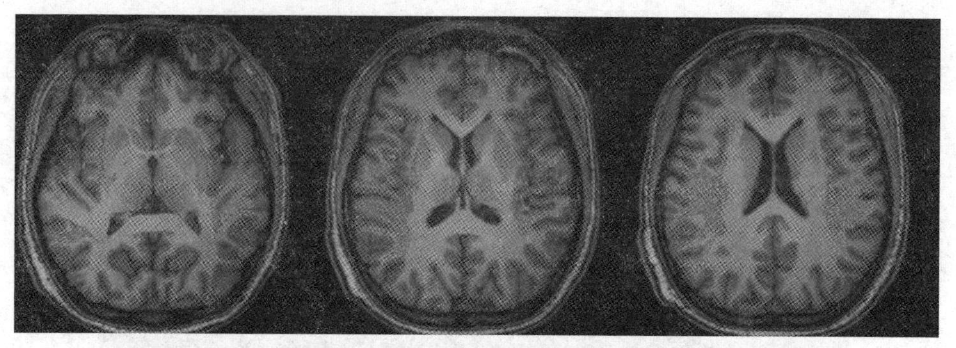

图 10－37 ■缘上回 横断解剖

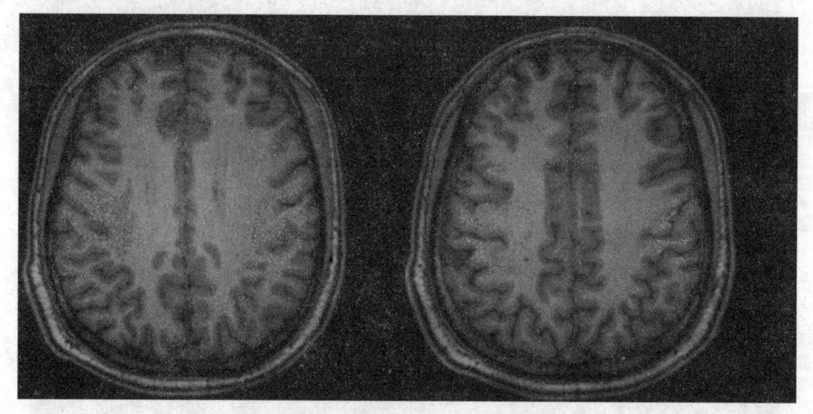

图 10－38 ■缘上回 横断解剖

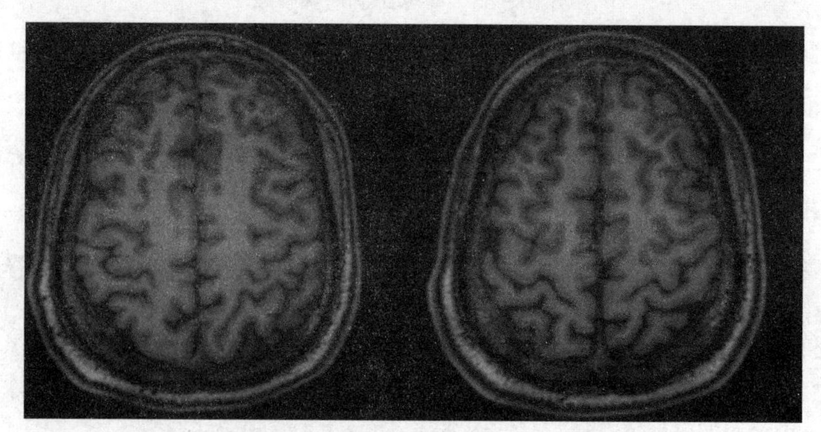

图 10－39 ■缘上回 横断解剖

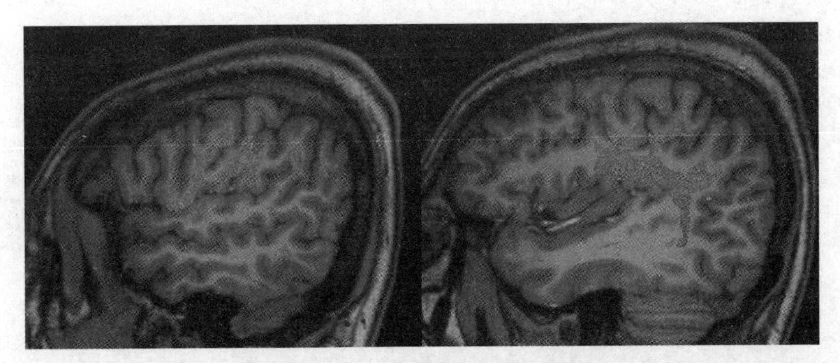

图10-40　■缘上回　失状解剖

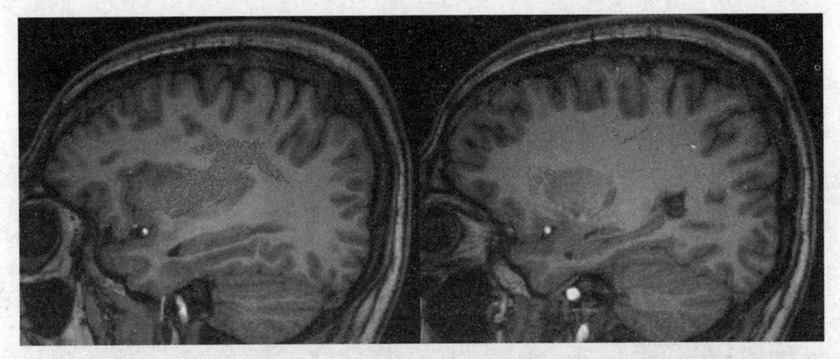

图10-41　■缘上回　失状解剖

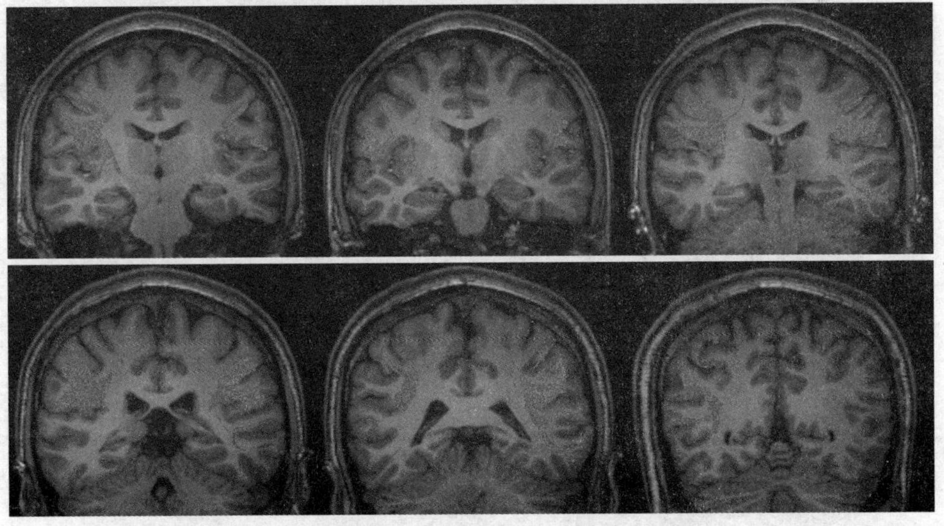

图10-42　■缘上回　冠状解剖

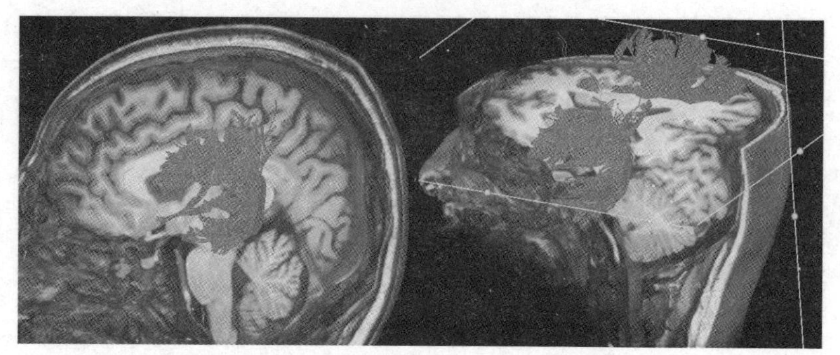

图10－43 ■缘上回 三维影像

2. 听性语言中枢与胼胝体位置毗邻关系

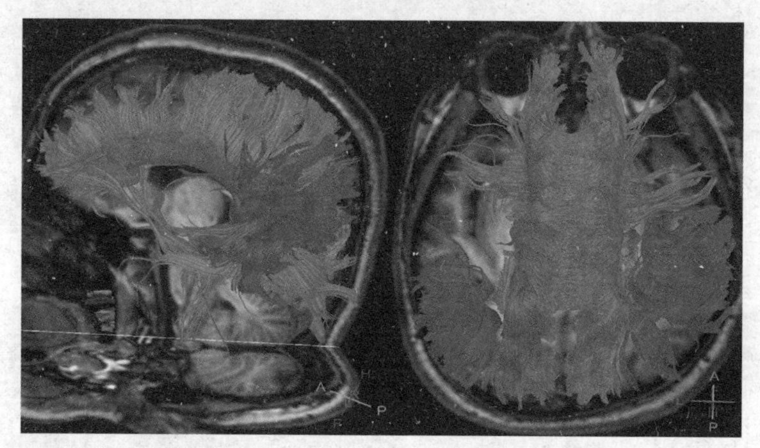

左侧面观 上面观

图10－44 ■缘上回 ■胼胝体 病例1

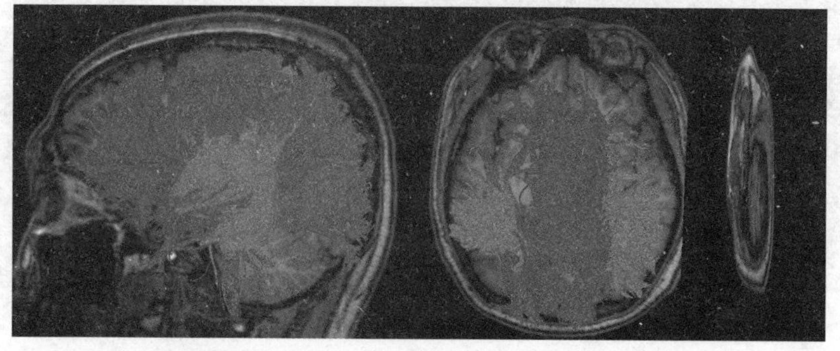

左侧面观 上面观

图10－45 ■缘上回 ■胼胝体 病例2

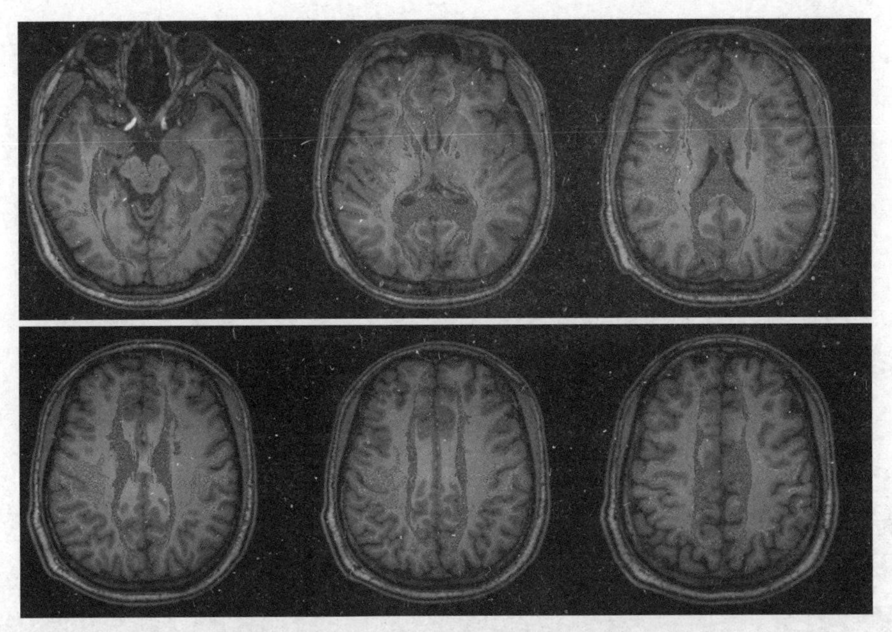

图 10－46　■缘上回　■胼胝体　横断解剖

第五节　听觉中枢

1. 听觉中枢（颞横回）横断解剖

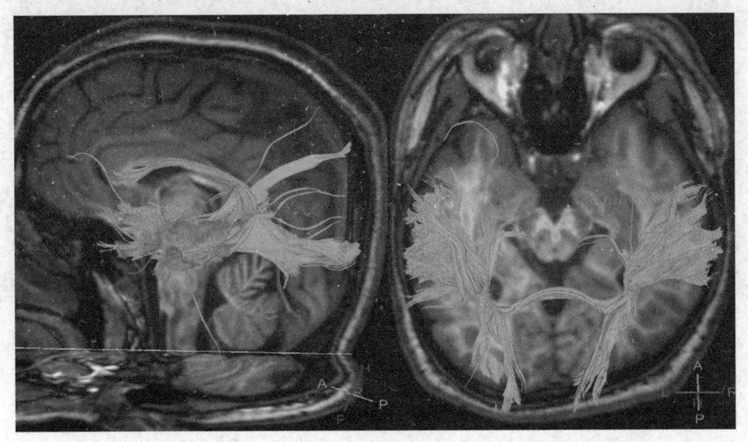

左侧面观　　　　　　　　上面观

图 10－47　■颞横回　病例 1

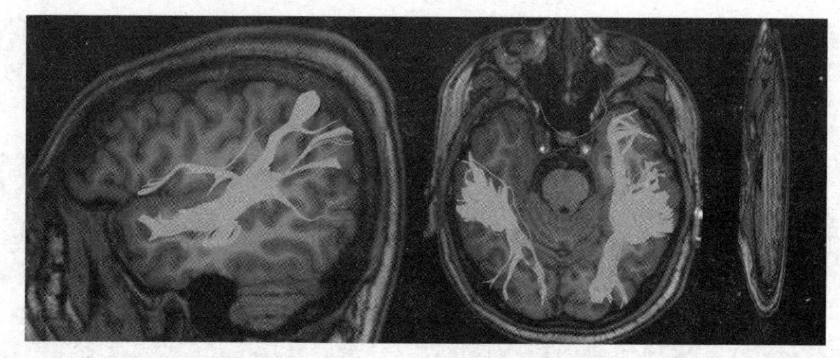

图10－48 ■颞横回 病例2

颞横回是在大脑外侧沟下壁上，几条颞横沟之间的短而斜行的脑回。主司听觉功能，听觉中枢多由弓状束、弓状纤维、下纵束组成（图10-49至图10-53）。

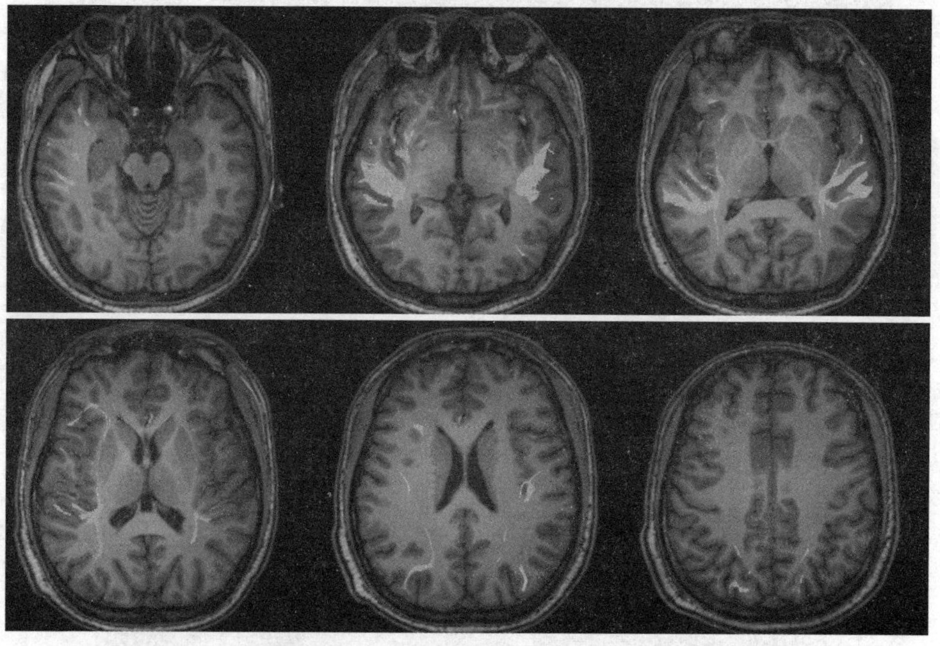

图10－49 ■颞横回 横断解剖

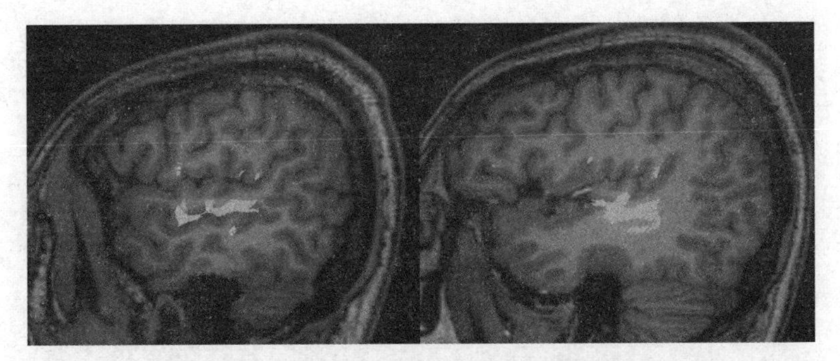

图10－50　■颞横回　矢状面解剖

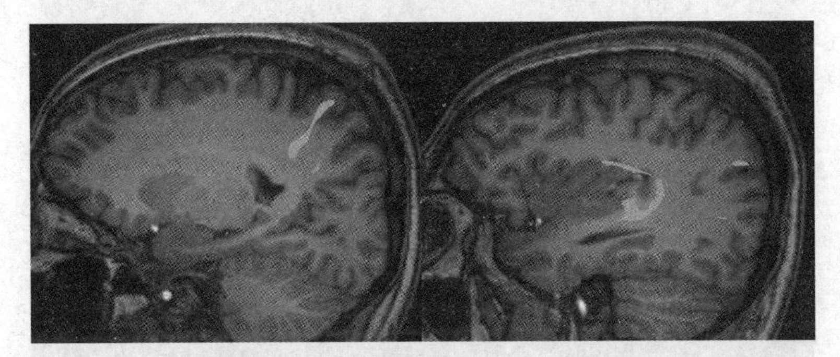

图10－51　■颞横回　矢状面解剖

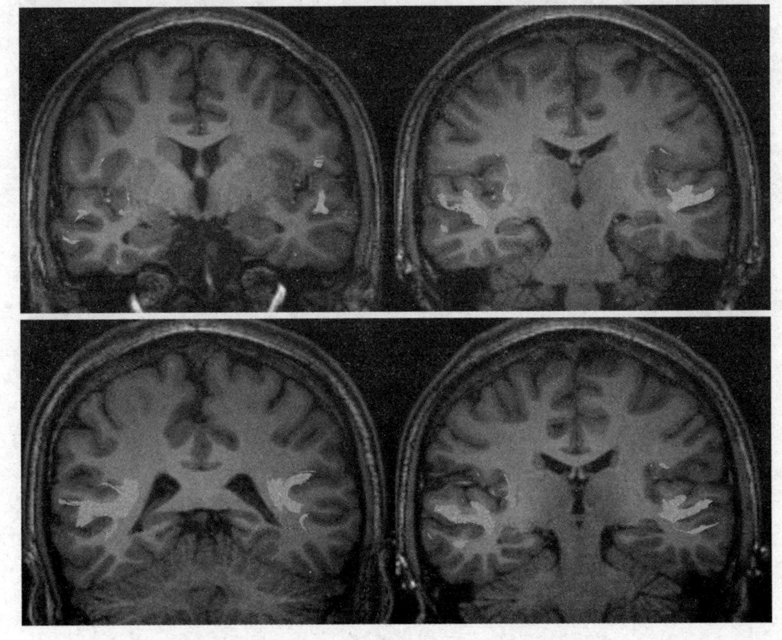

图10－52　■颞横回　冠状面解剖

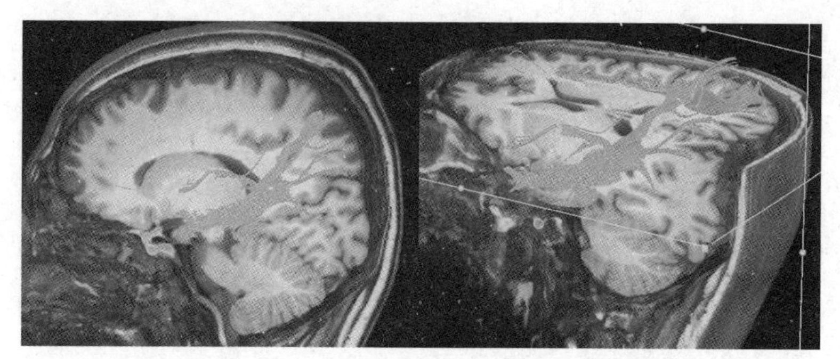

图10－53 ■颞横回 三维影像

2. 听觉中枢与胼胝体位置毗邻关系

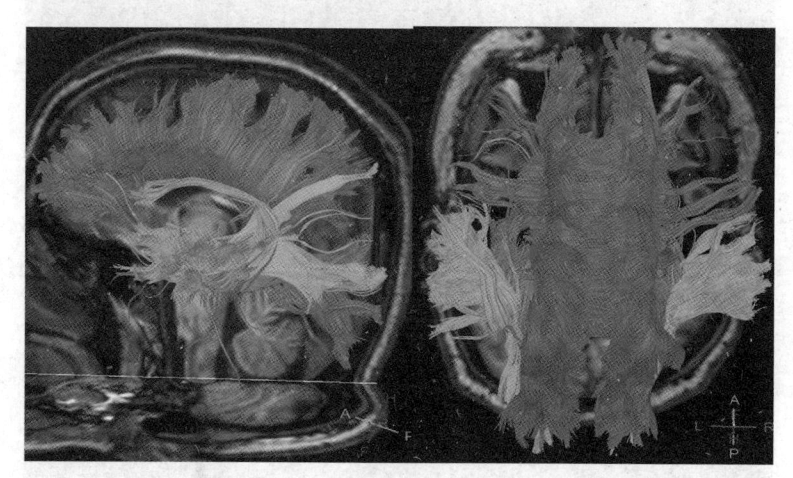

左侧面观 上面观

图10－54 ■颞横回 ■胼胝体 病例1

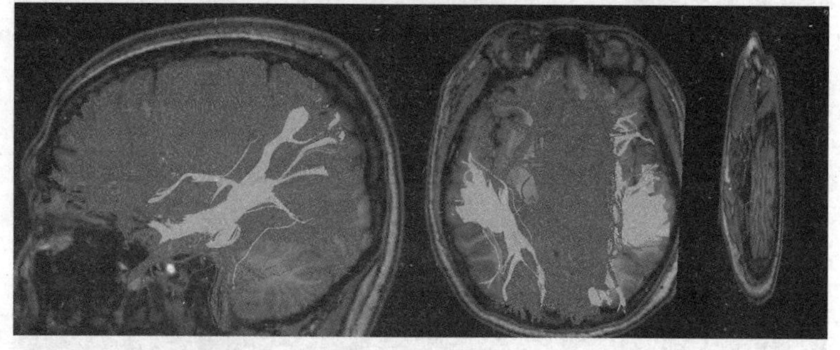

左侧面观 上面观

图10－55 ■颞横回 ■胼胝体 病例2

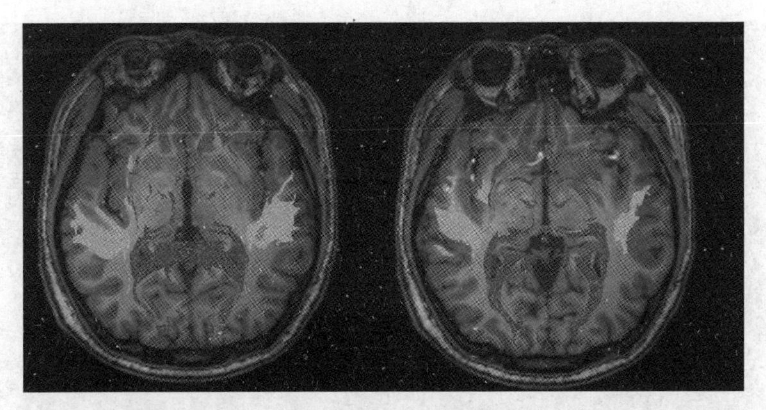

图10－56　■颞横回　■胼胝体　横断解剖

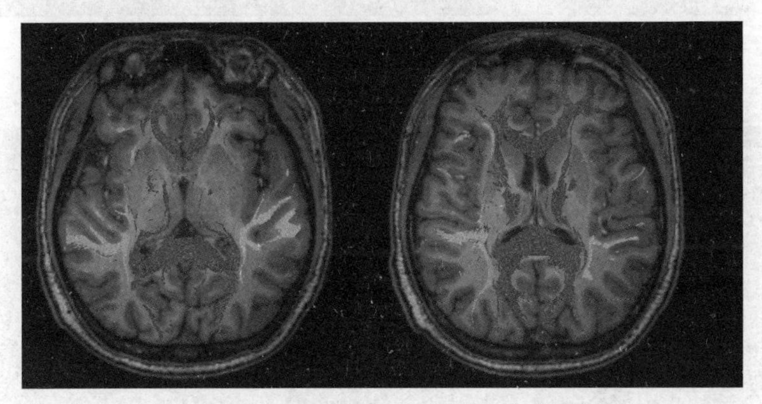

图10－57　■颞横回　■胼胝体　横断解剖

第六节　视觉性语言中枢

1. 视觉性语言中枢（角回）横断解剖

角回（AngularGyrus），在威尔尼克区上方、顶-枕叶交界处，是大脑后部一个重要的联合区。角回呈弓形，围绕在颞叶的颞上沟的末端的部分。角回是视觉性语言中枢（阅读中枢），损伤后，视觉没有障碍，但原来识字的人变为不能阅读了（不能理解复印出来的文字意义），临床上称为失读症，但视觉无障碍，视觉性语言中枢多由长弓状纤维、短弓状纤维构成。（图10-58至图10-63）

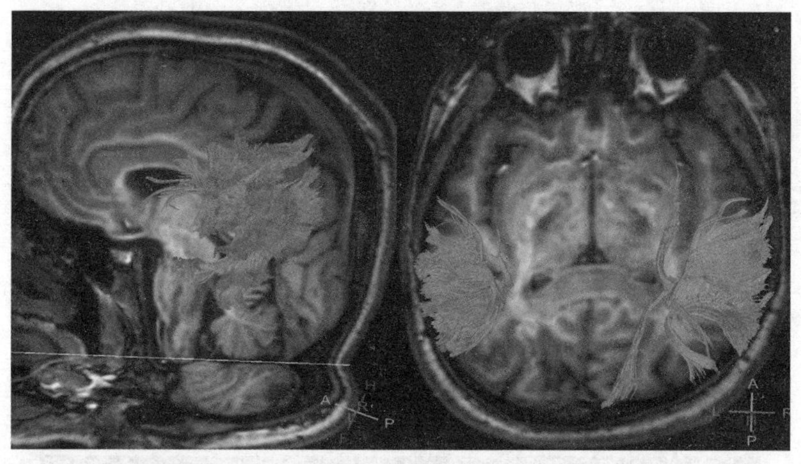

左侧面观　　　　　　　　　　　　上面观

图10－58　■角回　病例1

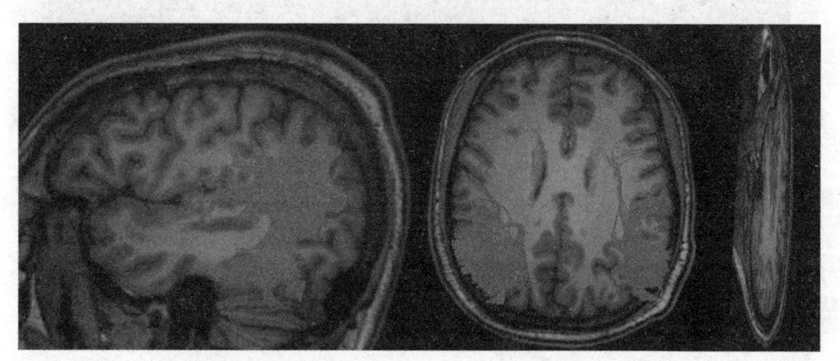

左侧面观　　　　　　　　　　上面观

图10－59　■角回　病例2

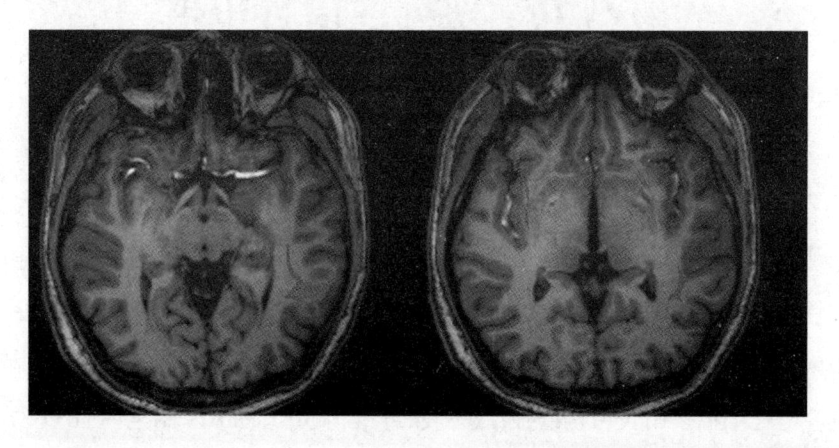

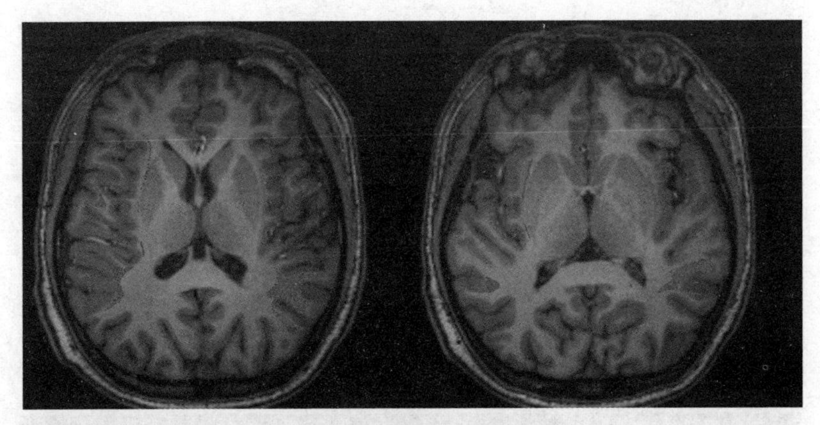

图10-60　■角回　横断解剖

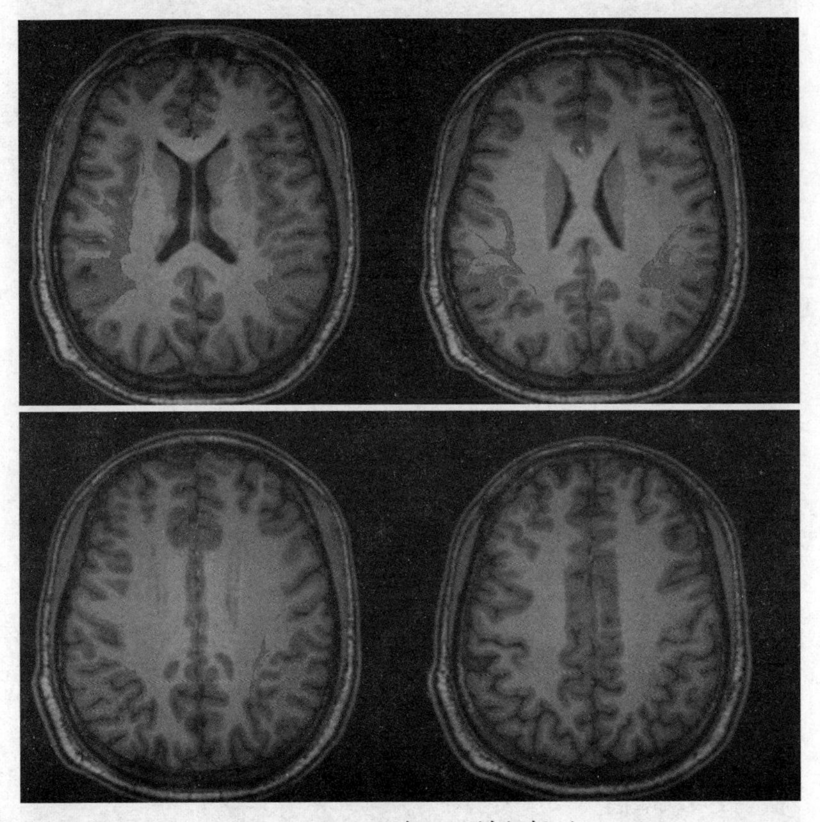

图10-61　■角回　横断解剖

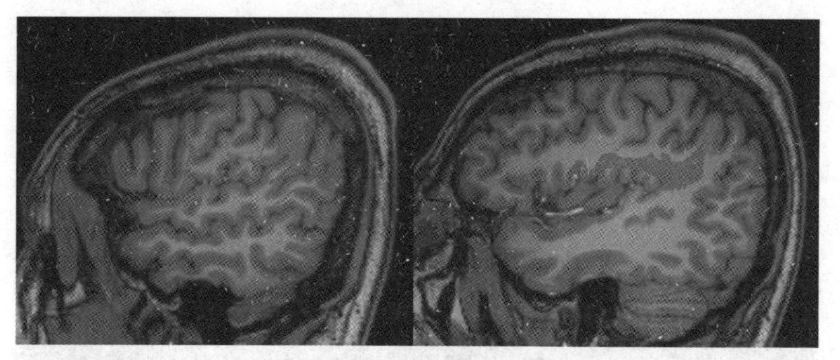

图10－62 ■角回 矢状解剖

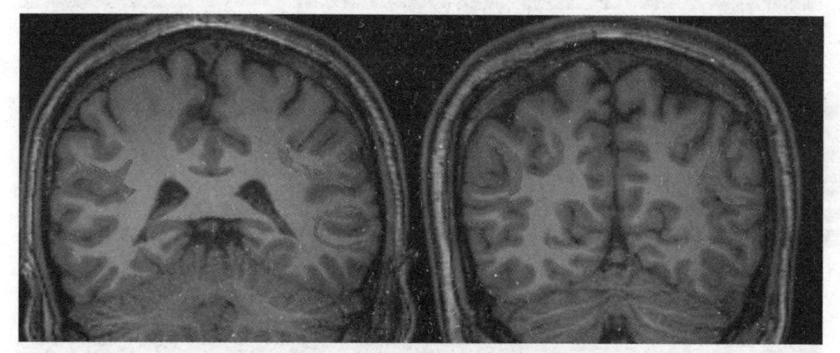

图10－63 ■角回 冠状解剖

2. 视觉性语言中枢与胼胝体位置毗邻关系

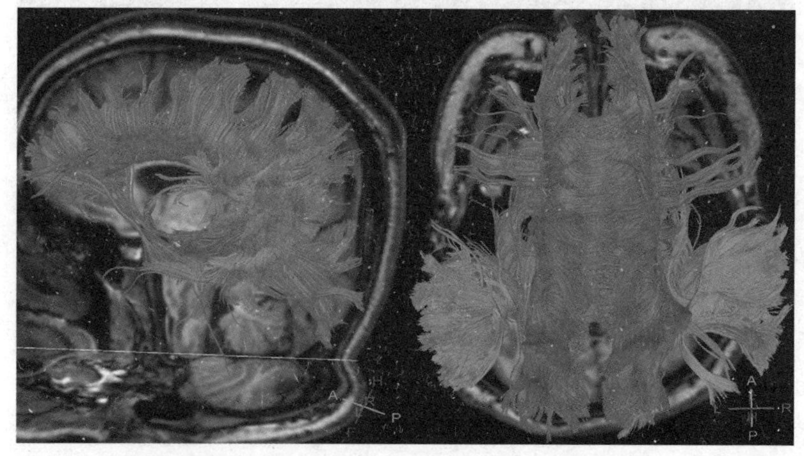

左侧面观 上面观

图10－64 ■角回 ■胼胝体 病例1

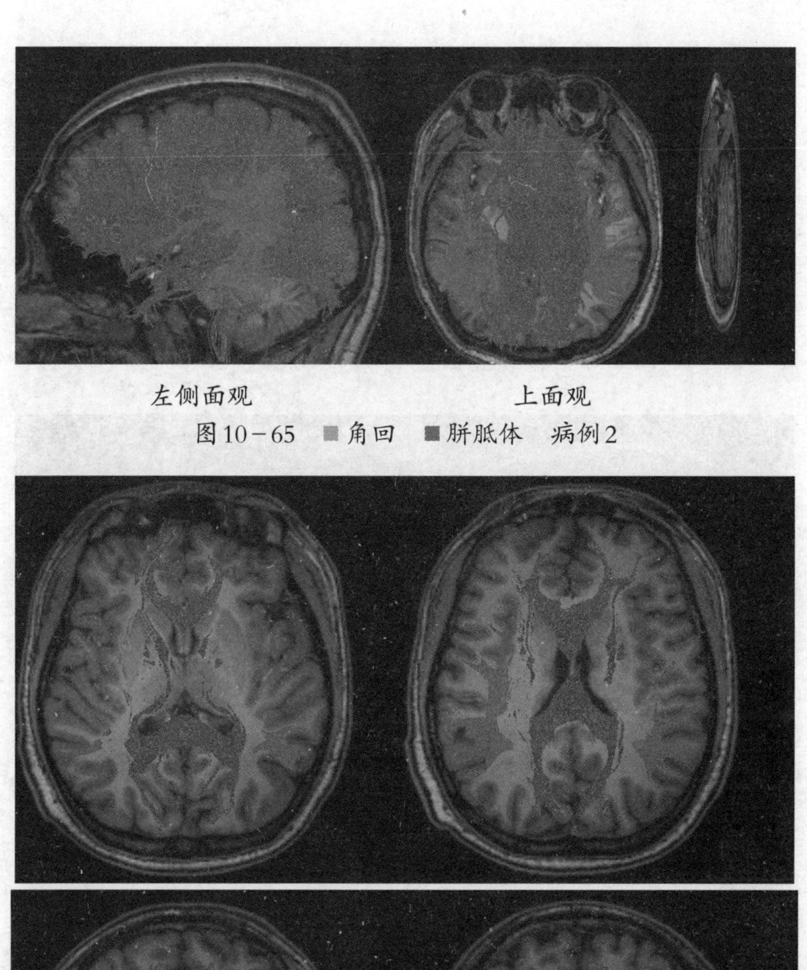

图10－65　■角回　■胼胝体　病例2

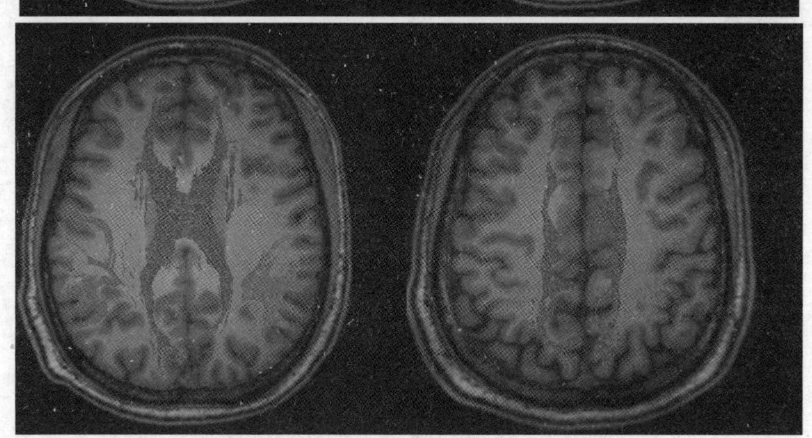

图10－66　■角回　■胼胝体　横断解剖

第七节　书写中枢

1. 书写中枢（额中回后部）横断解剖

书写中枢，又称书写性言语中枢，是语言中枢的一部分，位于额中回的后部（8区），书写中枢由弓状束、长弓状纤维、短弓状纤维组成（图10-67至图10-72）。

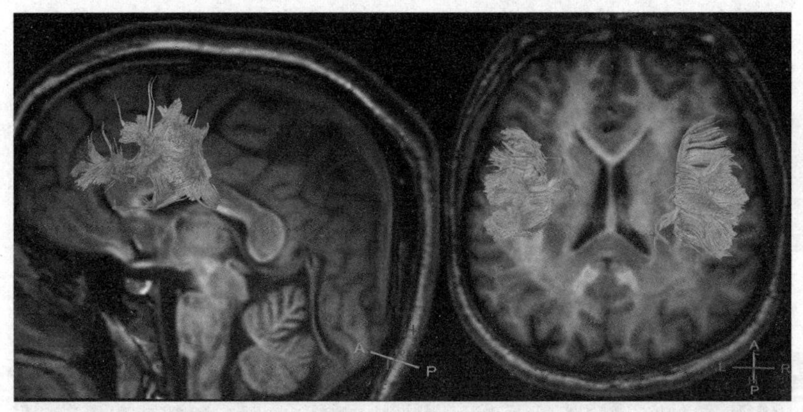

左侧面观　　　　上面观

图10－67 ■ 听性语言中枢　病例1

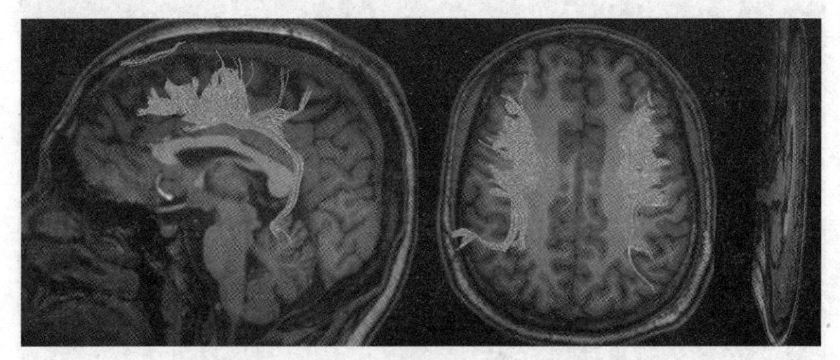

左侧面观　　　　上面观

图10－68 ■ 听性语言中枢　病例2

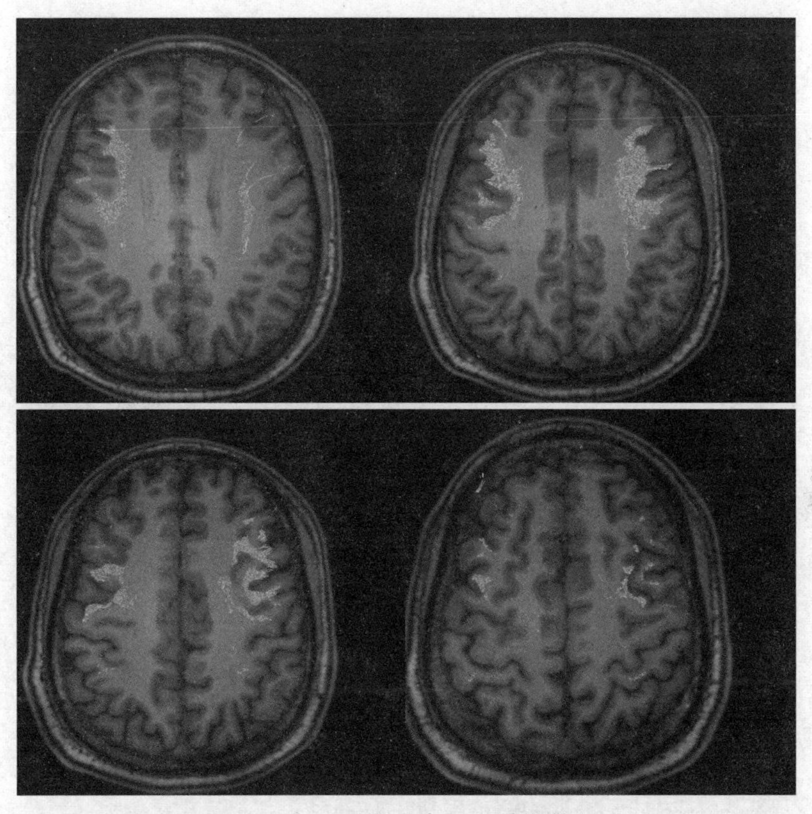

图10－69 ■书写中枢　横断解剖

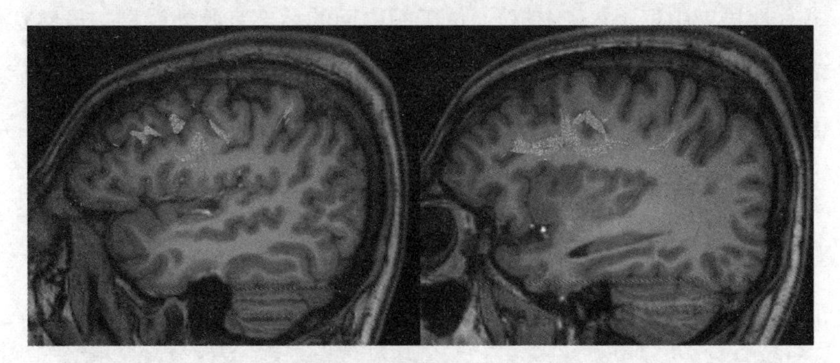

图10－70 ■书写中枢　失状面解剖

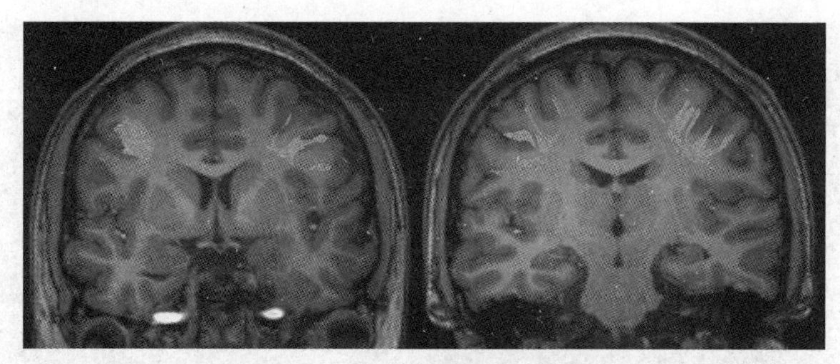

图10－71 ■书写中枢 冠状面解剖

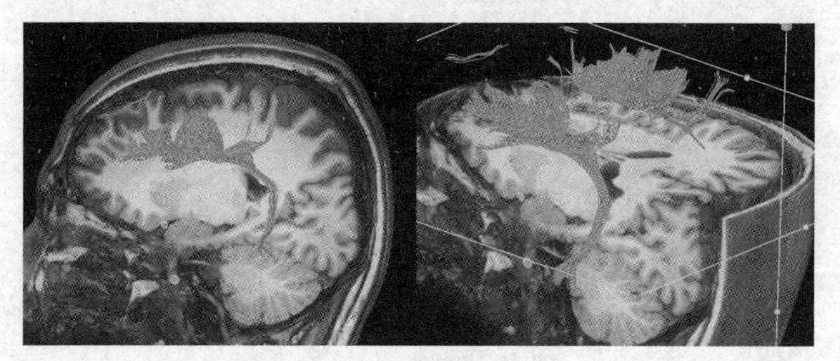

图10－72 ■书写中枢 三维影像

2. 书写中枢与胼胝体位置毗邻关系

书写性语言中枢（书写中枢）：位于额中回的后部，此处受损，虽然其他的运动功能仍然保存，但写字、绘画等精细运动发生障碍，临床上称为失写症，书写性语言中枢由弓状束、长弓状纤维、短弓状纤维组成（图10-73，图10-74）。

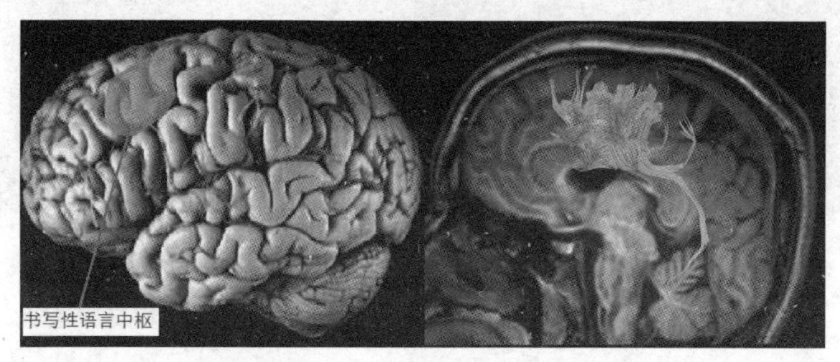

左侧面观　　左侧面观

图10－73 ■书写中枢 ■胼胝体

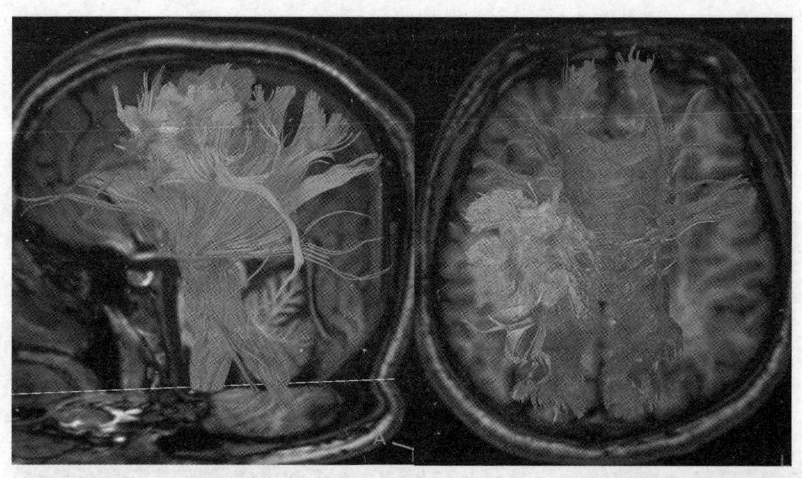

左侧面观　　　　　　　　上面观

图10－74　■书写中枢　■胼胝体　■投射纤维　■皮质脊髓束　■胼胝体侧束　■皮质齿状核束

各语言中枢不是孤立存在的，它们之间有密切联系，语言能力需要大脑皮质有关区域的协调以及配合才能完成（图10-75至图10-78）。

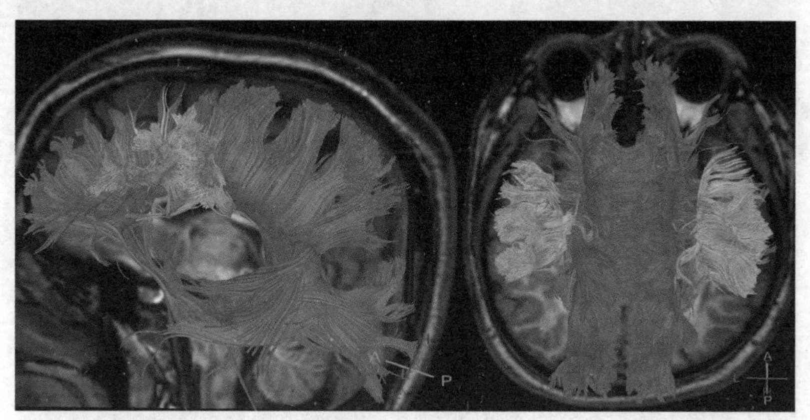

左侧面观　　　　　　　　上面观

图10－75　■书写中枢　■胼胝体　病例1

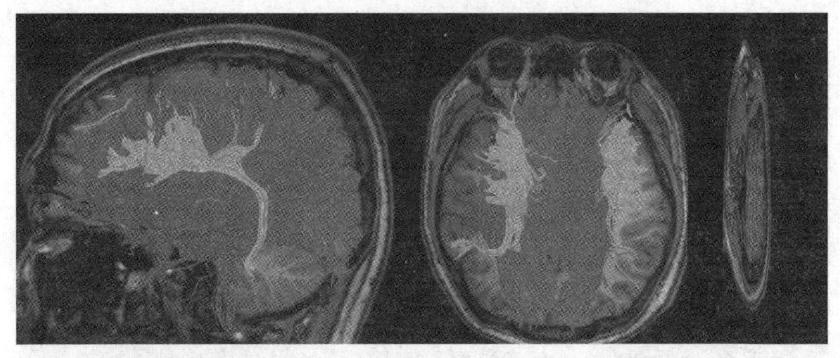

图10-76 ■书写中枢 ■胼胝体 病例2

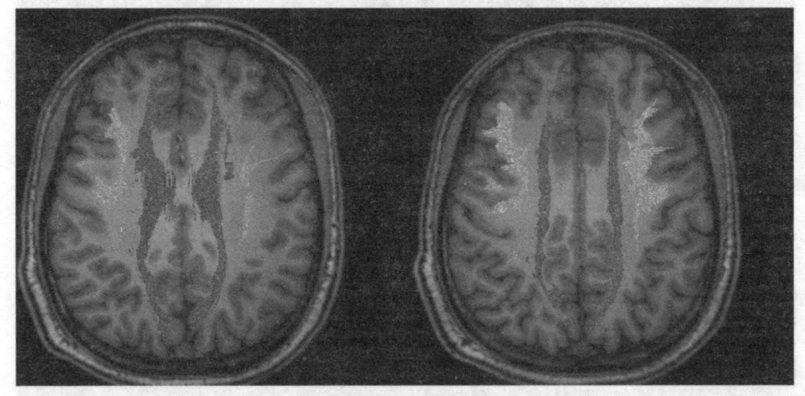

图10-77 ■书写中枢 ■胼胝体 横断解剖

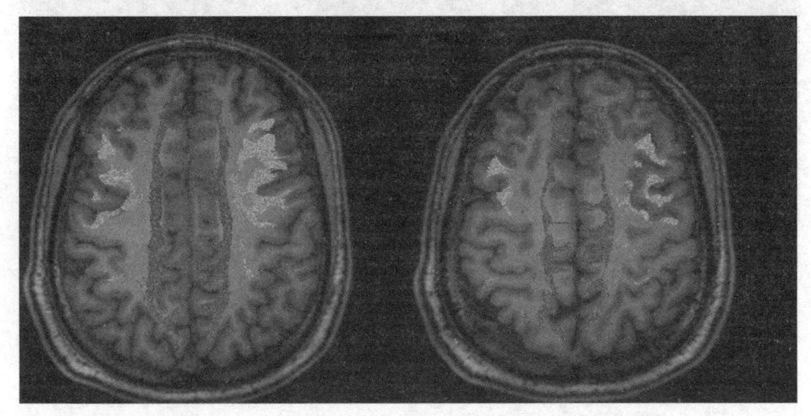

图10-78 ■书写中枢 ■胼胝体 横断解剖

第八节　视觉皮层中枢

视觉中枢是大脑皮质中与形成视觉有关的神经细胞群。它位于距状裂两侧的枕叶皮质，即上方的楔回和下方的舌回上，视觉皮层中枢由视辐射及部分联合、联络纤维组成（图10-79至图10-86）。

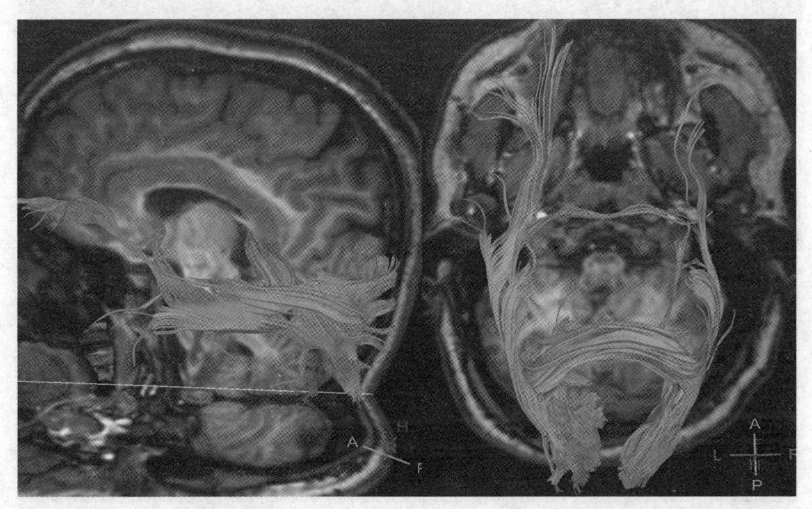

左侧面观　　　　　　　上面观

图10－79

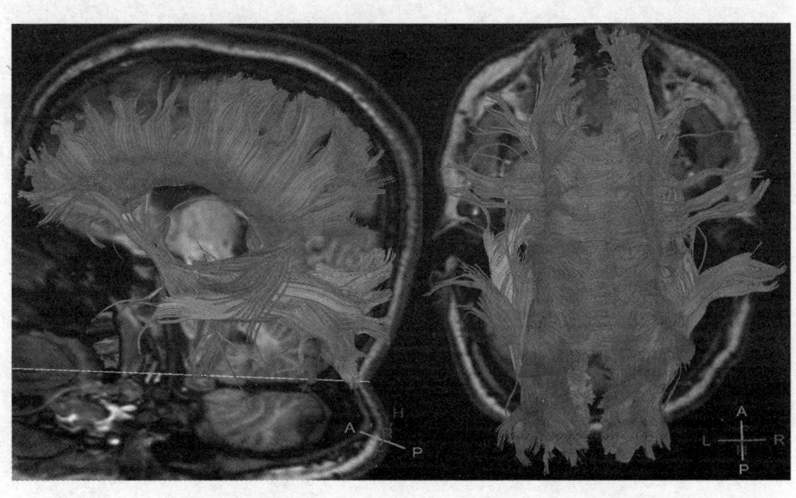

左侧面观　　　　　　　上面观

图10－80　■视觉中枢　■胼胝体　病例1

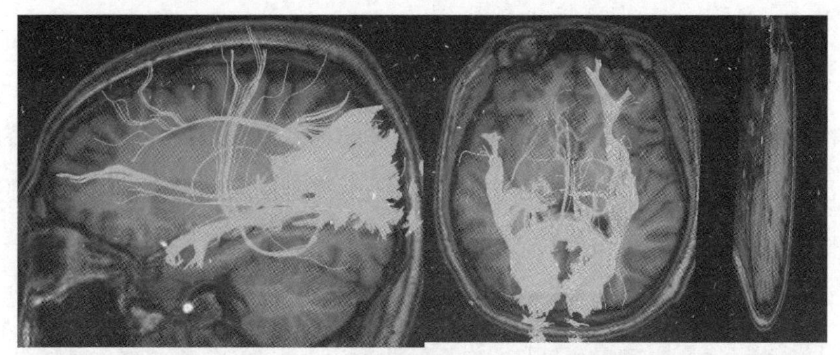

左侧面观　　上面观

图10－81　■■视觉中枢　病例2

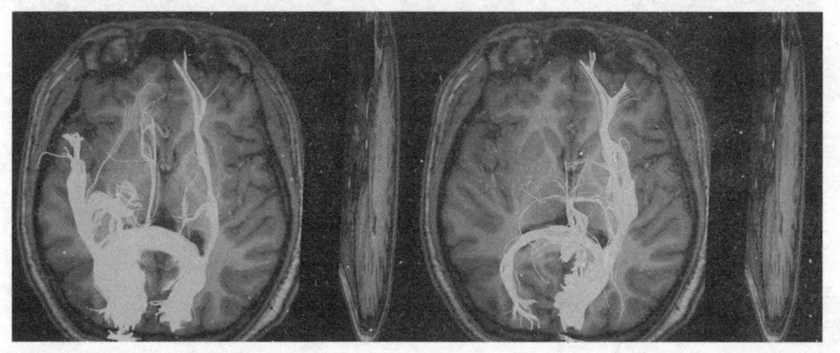

上面观　　上面观

图10－82　■■视觉中枢

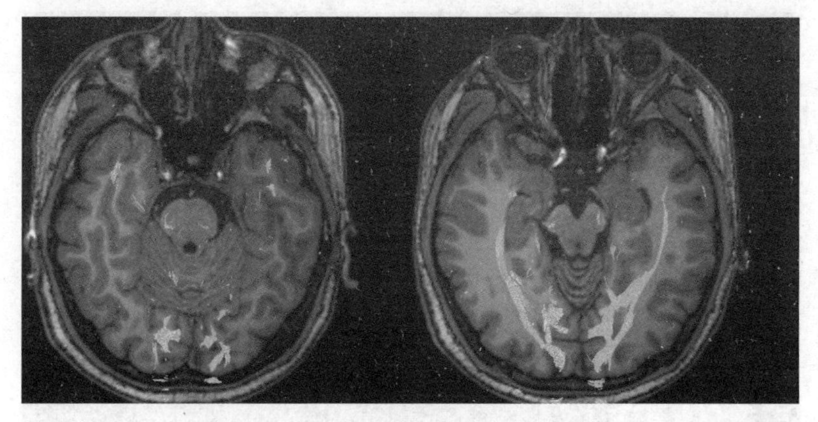

图10－83　■■视觉中枢　横断解剖

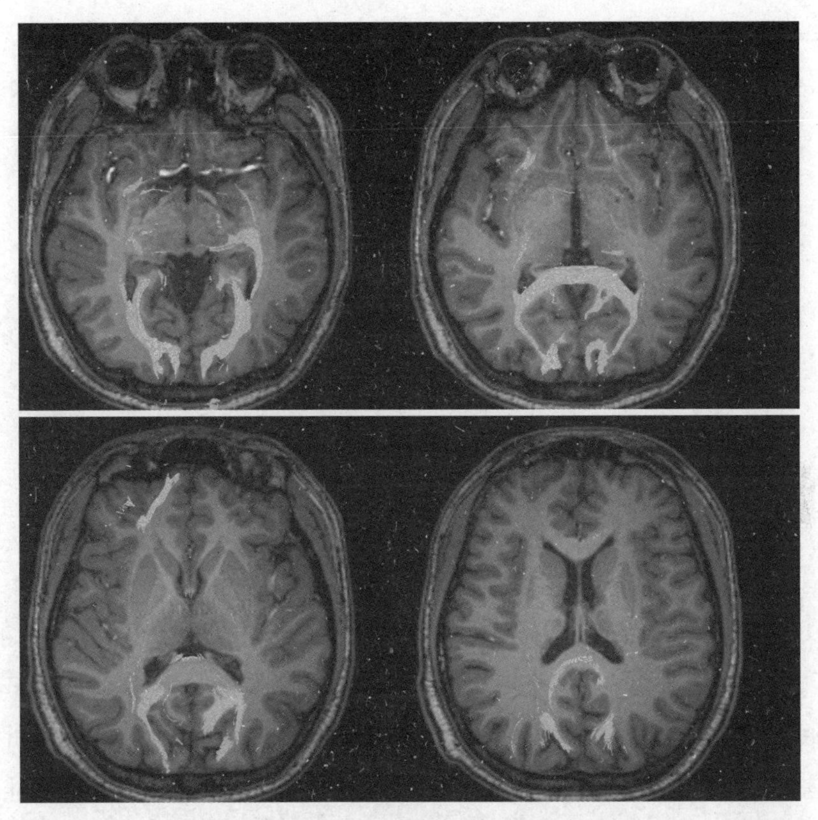

图10-84　■■视觉中枢　横断解剖

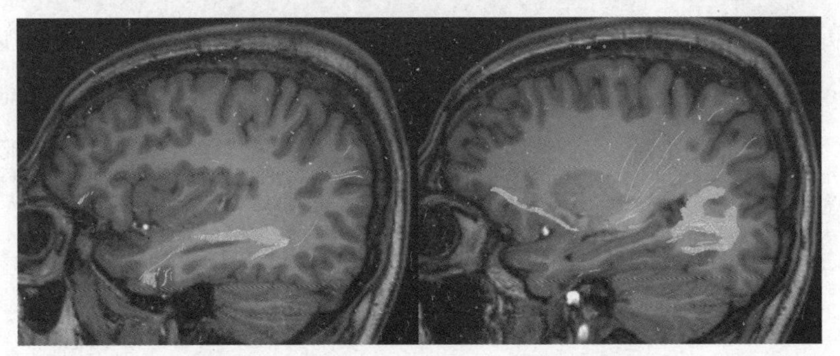

图10-85　■■视觉中枢　失状面解剖

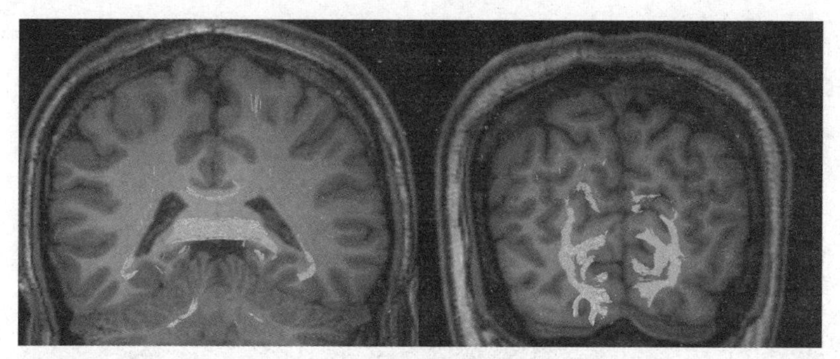

图10－86 ■■视觉中枢 冠状面解剖

第九节 运动语言中枢

1. 运动语言中枢 Broca 区横断解剖

运动性语言中枢（说话中枢）：位于44及45区，又称Broca氏回。紧靠中央前回下部，额下回后1/3处，又称布若卡氏区（Broca's Area）。能分析综合与语言有关肌肉性刺激。Broca失语又称表达性失语或运动性失语，患者能够理解他人言语，能够发音，但言语产生困难，或不能言语，或用词错误，或不能说出连贯的句子而呈电报式语言。患者能够理解书面文字，但不能读出或会读错。Broca的言语区神经纤维束最为复杂，包含联合纤维、联络纤维、投射纤维等十余种纤维束。布洛卡区、威尔尼克区、角回以对语言的产生、表达和接受都有重要的意义。它们在各自具有特定功能的基础上彼此协同活动，共同执行着人类特有的语言功能（图10-87至图10-96）。

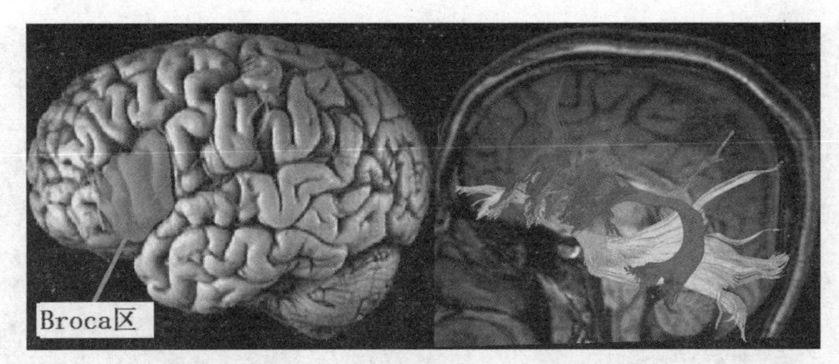

左侧面观　　　　左侧面观

图10－87

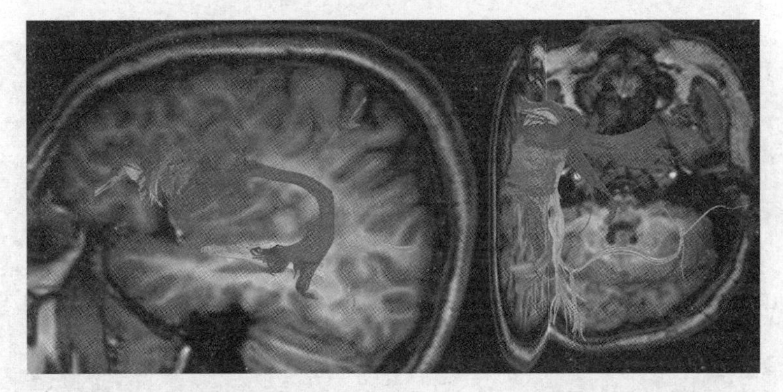

左侧面观　　　　上面观

图10－88

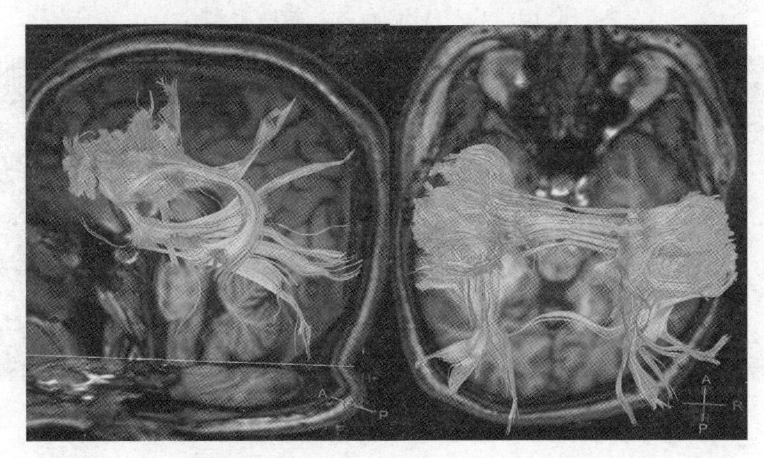

左侧面观　　　　上面观

图10－89　■Broca区　病例1

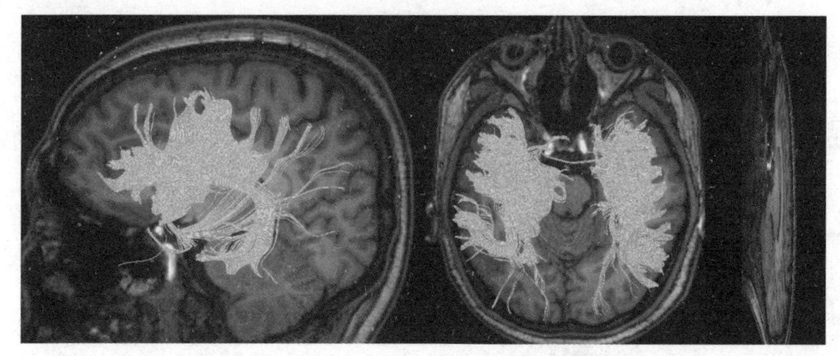

左侧面观　　　　　上面观

图 10－90　■Broca 区　病例 2

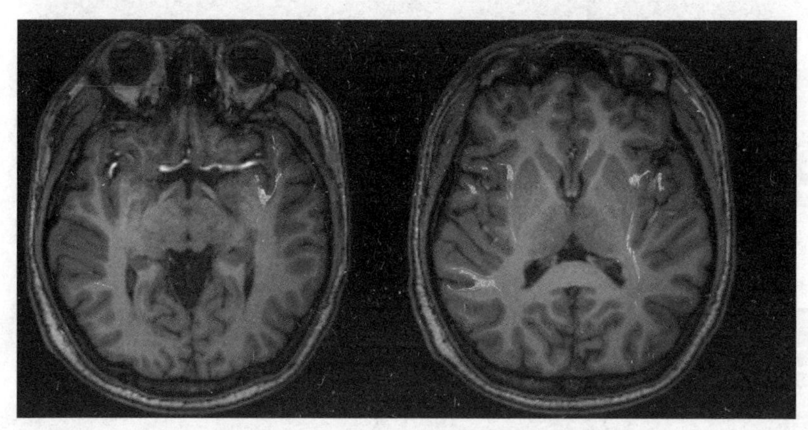

图 10－91　■Broca 区　横断解剖

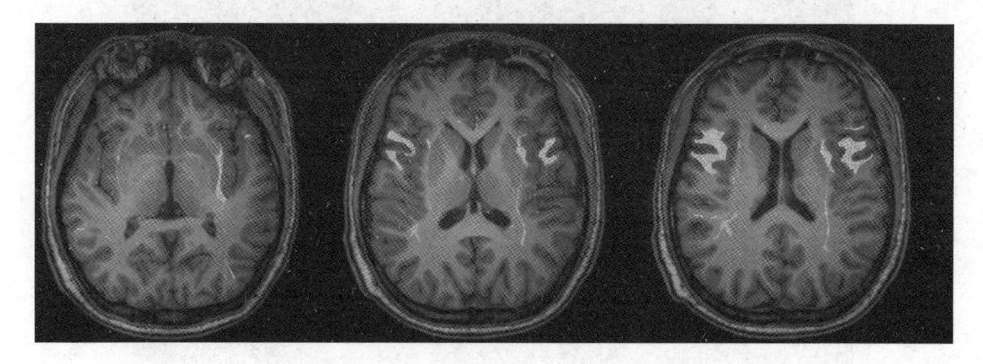

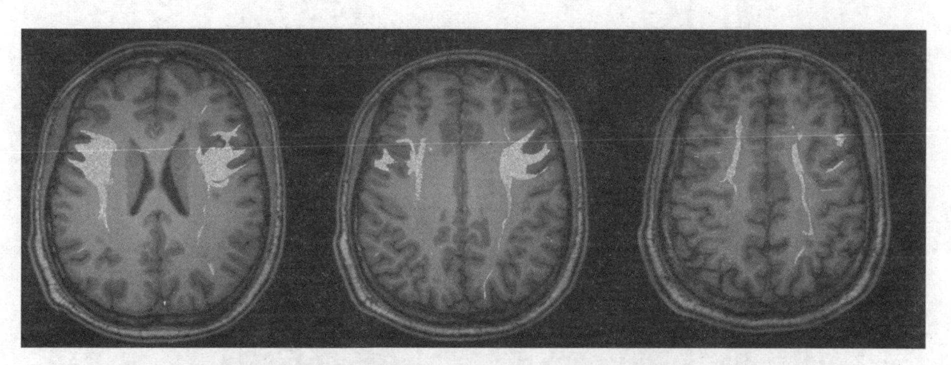

图10－92　■Broca区　横断解剖

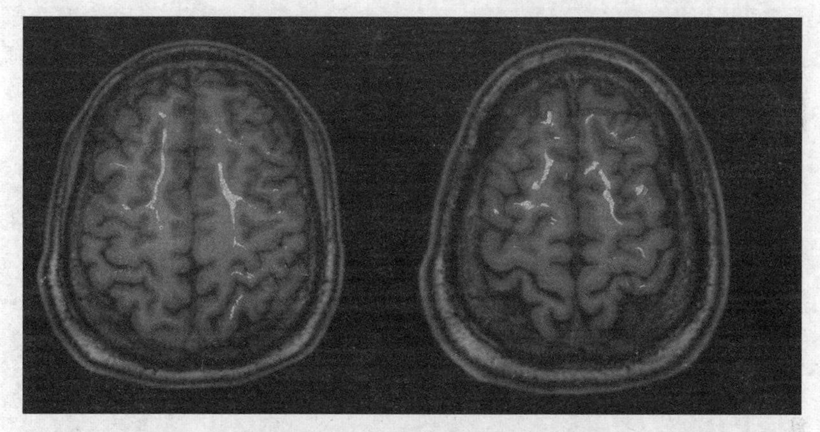

图10－93　■Broca区　横断解剖

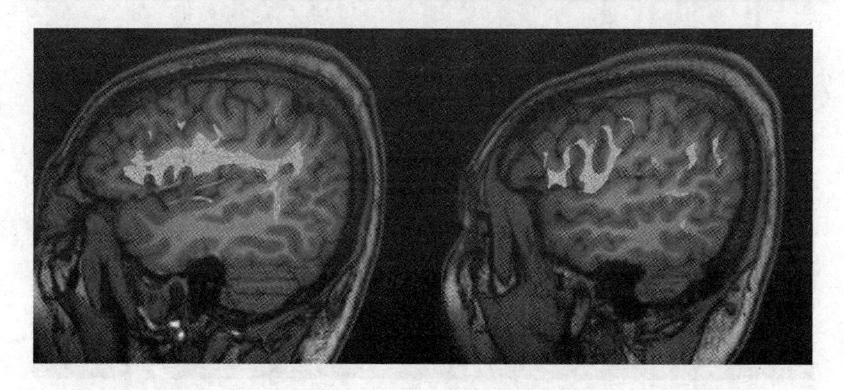

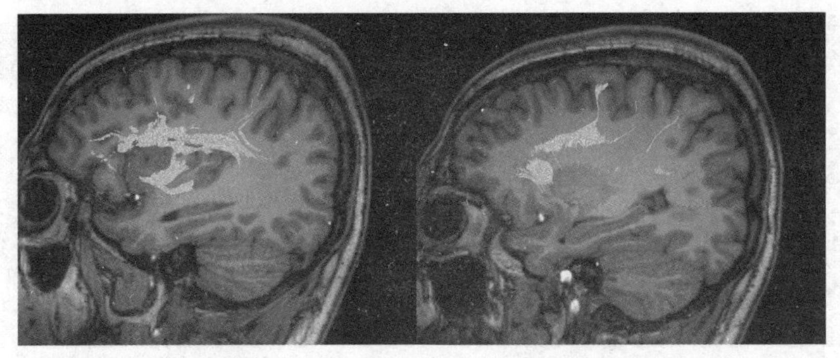

图10－94 ■Broca区 失状面解剖

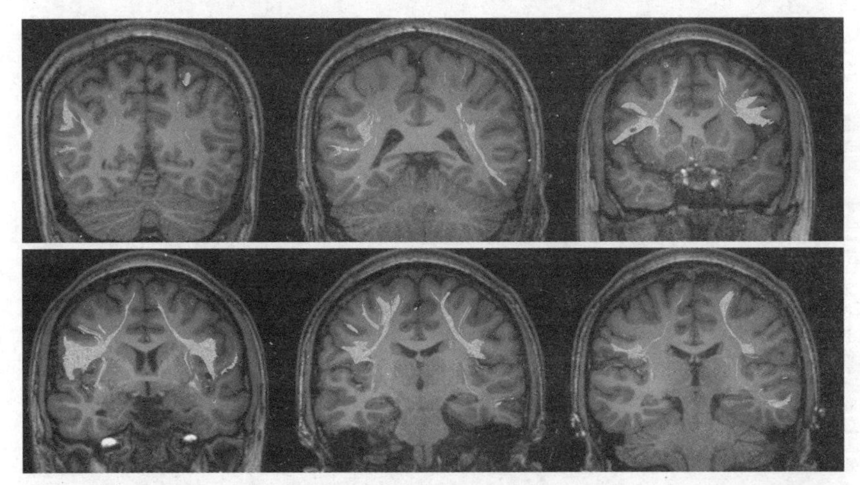

图10－95 ■Broca区 冠状面解剖

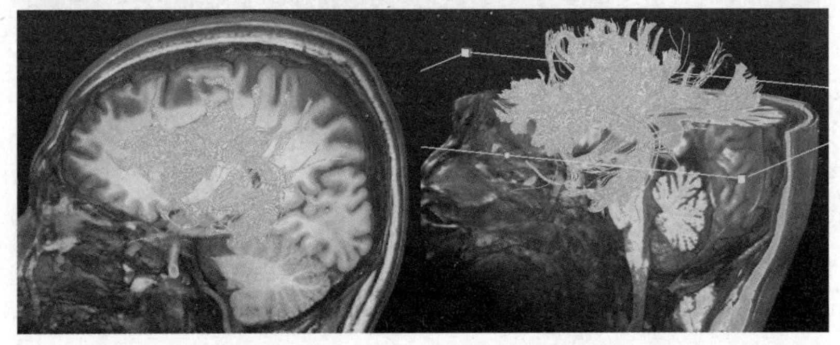

图10－96 ■Broca区 三维影像

运动性语言中枢比较复杂，包含纤维束多，例如弓状束、弓状纤维、短纤维、长纤维、投射纤维、额斜束、额桥束、钩束、下额枕束、丘脑前辐射、胼胝体等(图10-97至图10-1000)。

2. 运动语言中枢与胼胝体位置毗邻关系

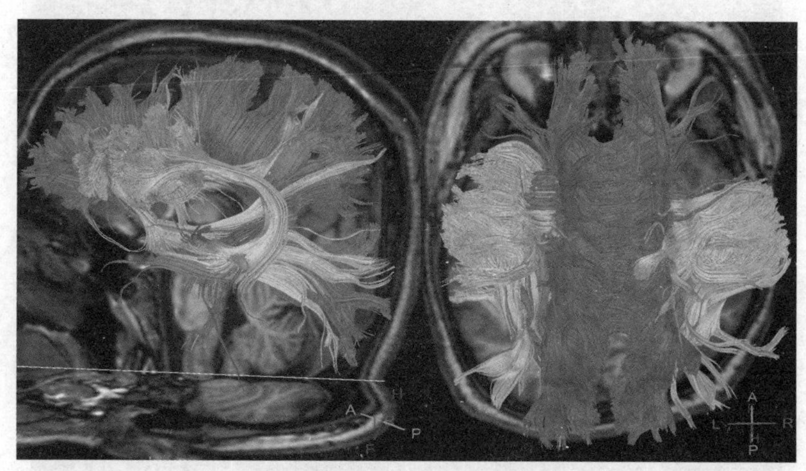

左侧面观　　上面观

图10－97　Broca区　■胼胝体　病例1

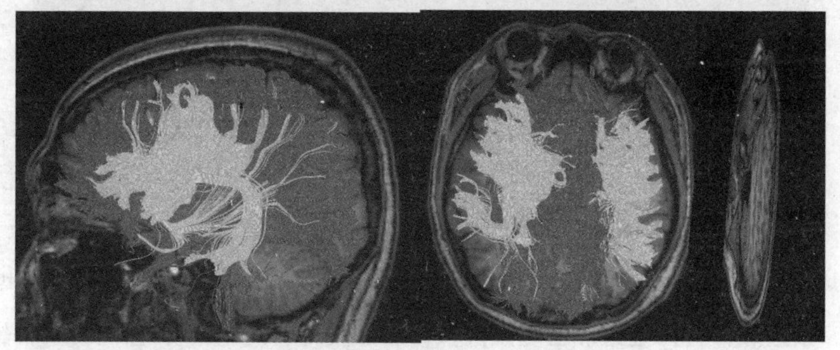

左侧面观　　上面观

图10－98　Broca区　■胼胝体　病例2

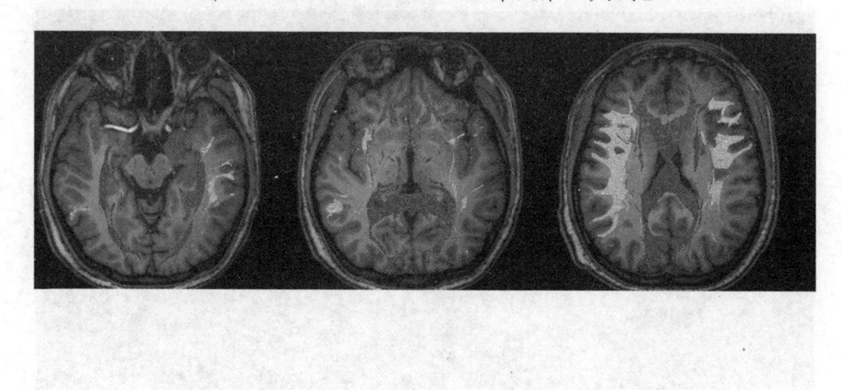

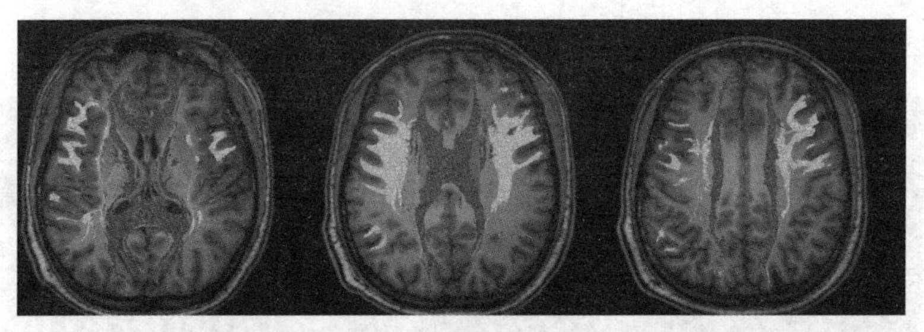

图10－99 Broca区 ■胼胝体 横断解剖

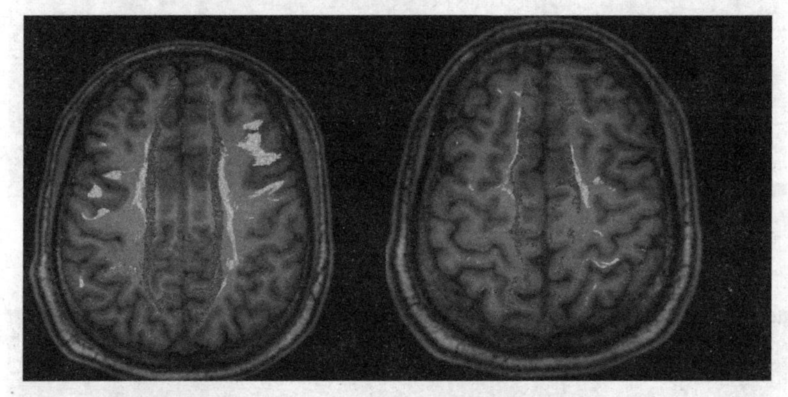

图10－100 ■Broca区 ■胼胝体 横断解剖

3.Broca区神经纤维束组成

运动性语言中枢又称Broca氏回。对语言的产生、表达和接受都有重要的意义。该区域神经纤维束非常复杂，执行着人类特有的语言功能，分别介绍如下(图10-101至图10-118)。

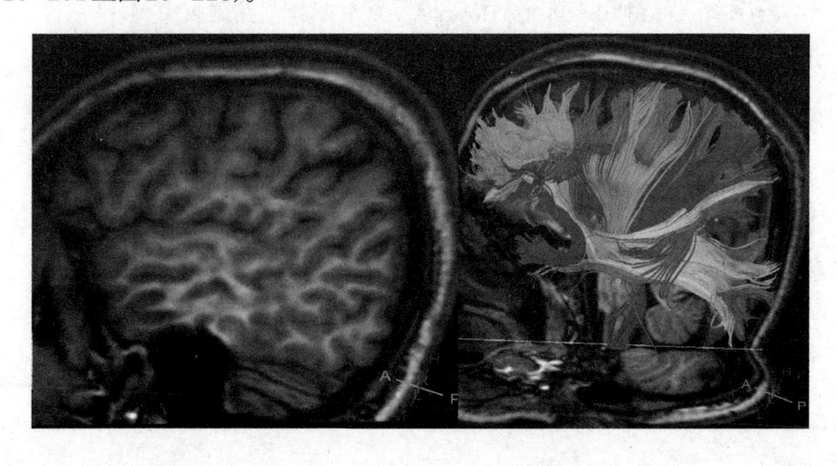

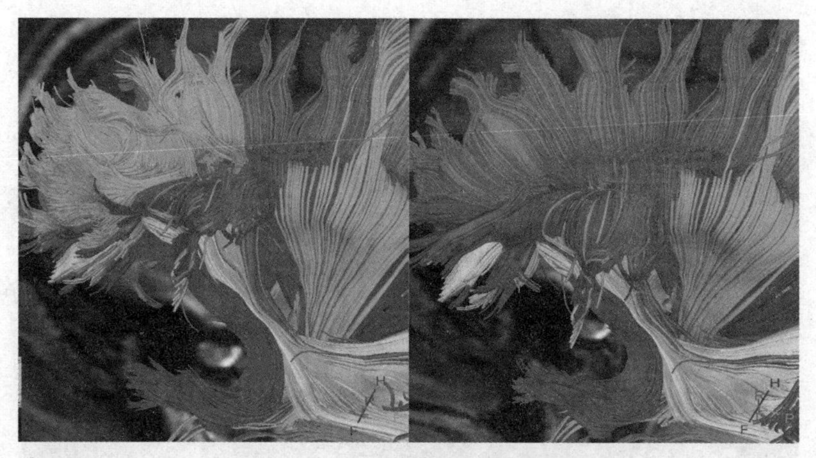

图10－101　Broca区　三维影像

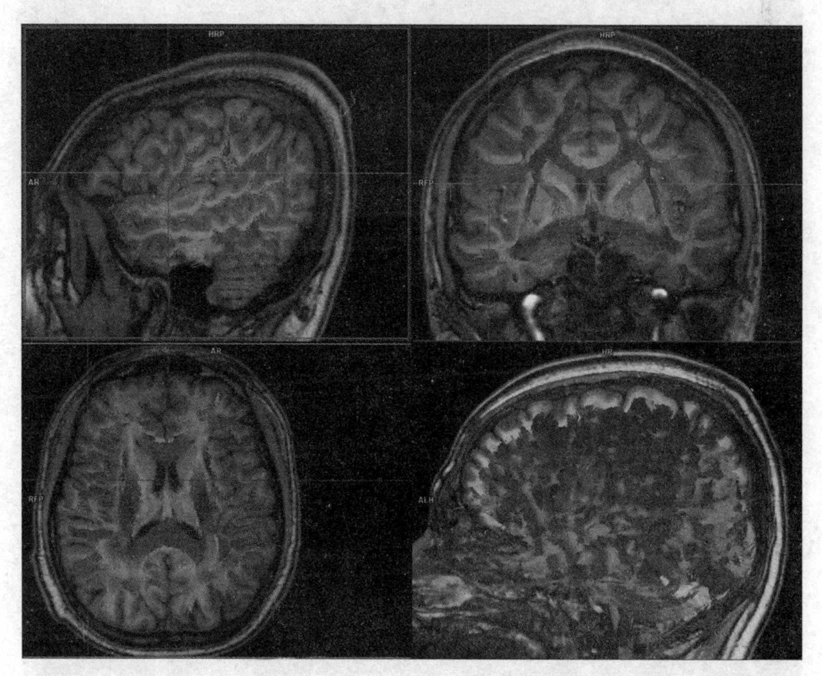

图10－102　全脑纤维束成像

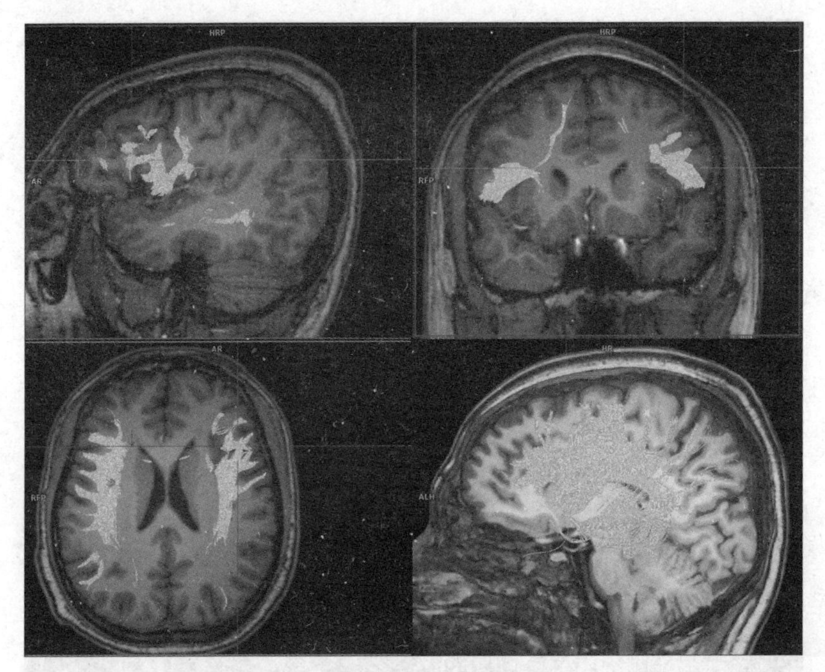

图 10－103　■Broca 区三维影像

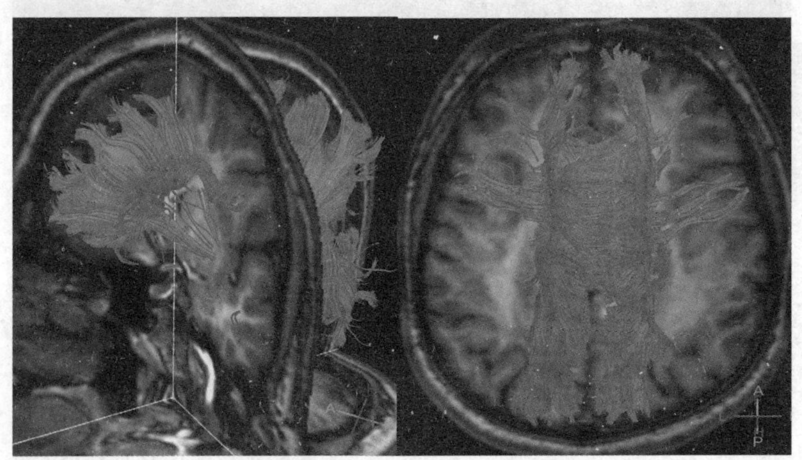

左侧面观　　　　　　　　上面观

图 10－104　■胼胝体　病例 1

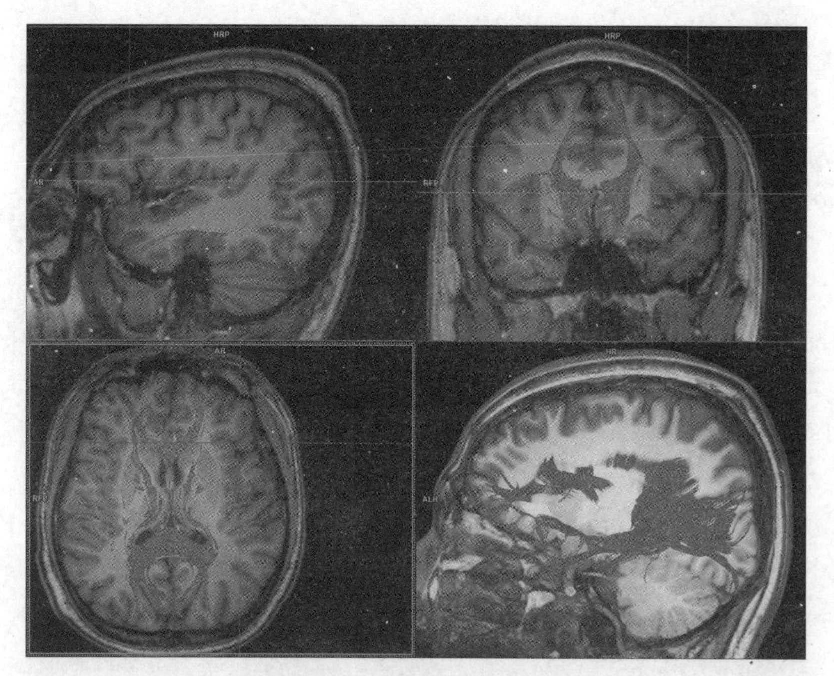

图10－105　■胼胝体　病例2

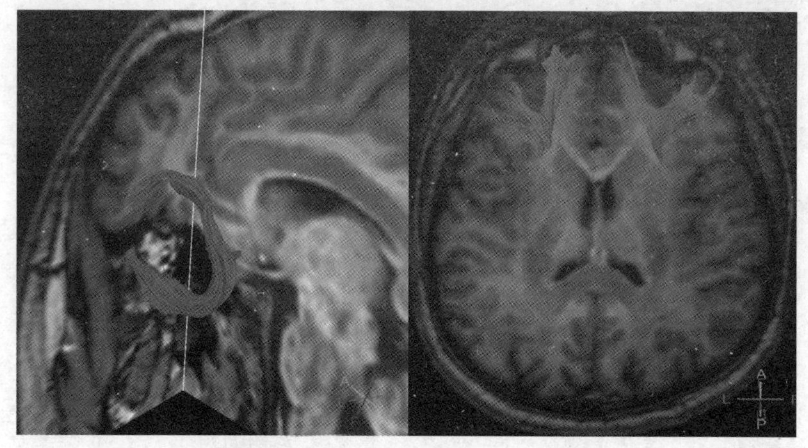

左侧面观　　　　上面观

图10－106　■钩束　病例1

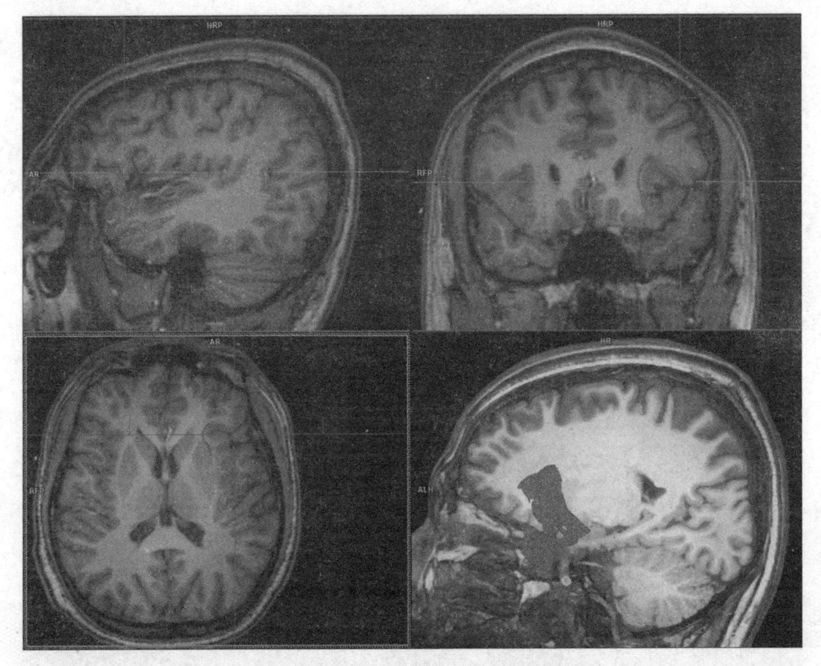

图10－107 ■钩束 病例2

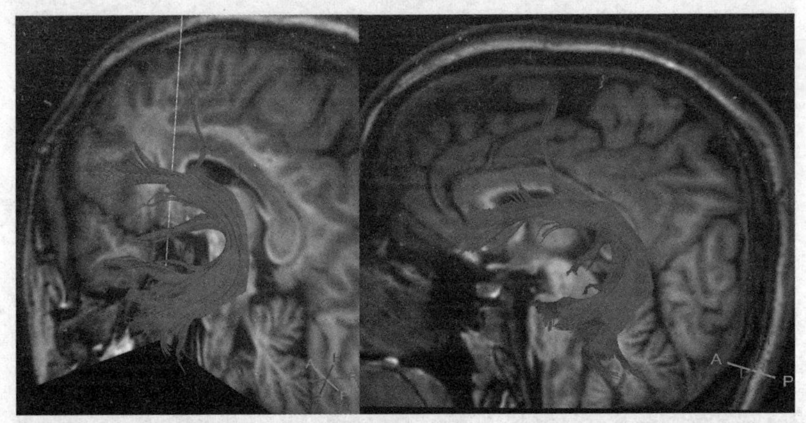

左侧面观　　左侧面观

图10－108 ■弓状束 病例1

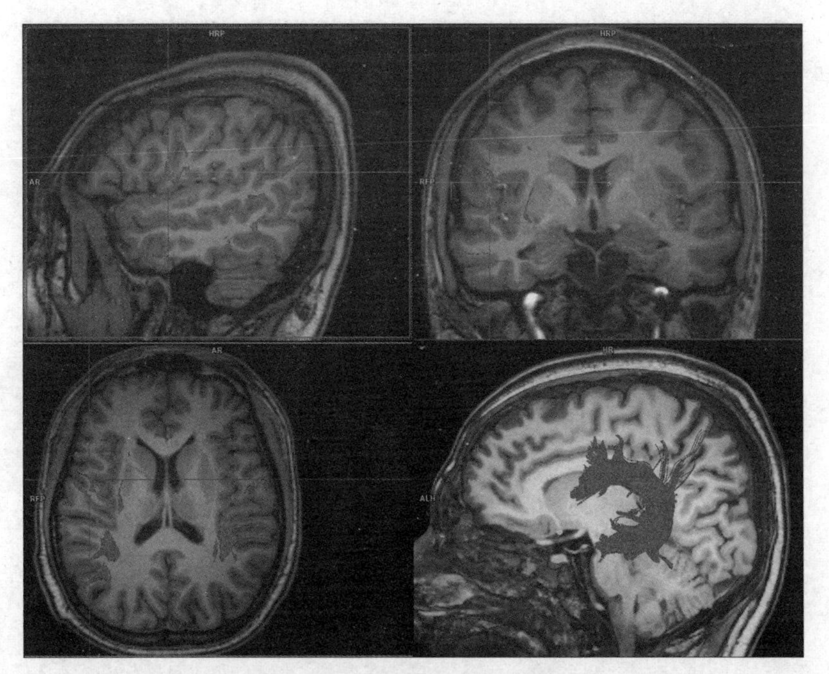

图10-109　■弓状束　病例2

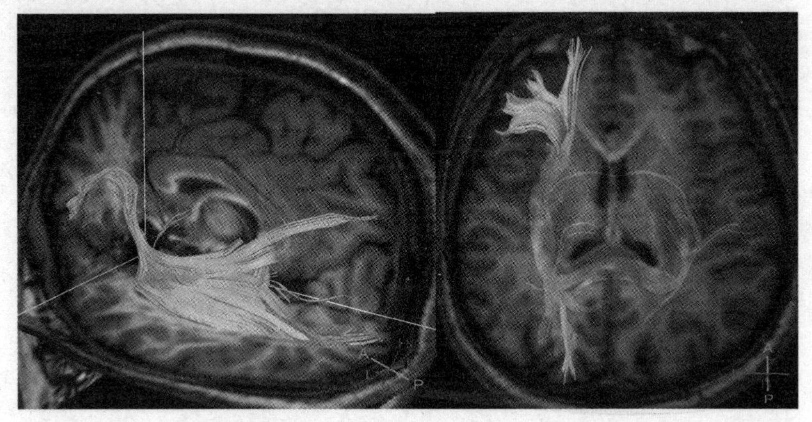

左侧面观　　　　　　　　　上面观

图10-110　■左侧下额枕束　病例1

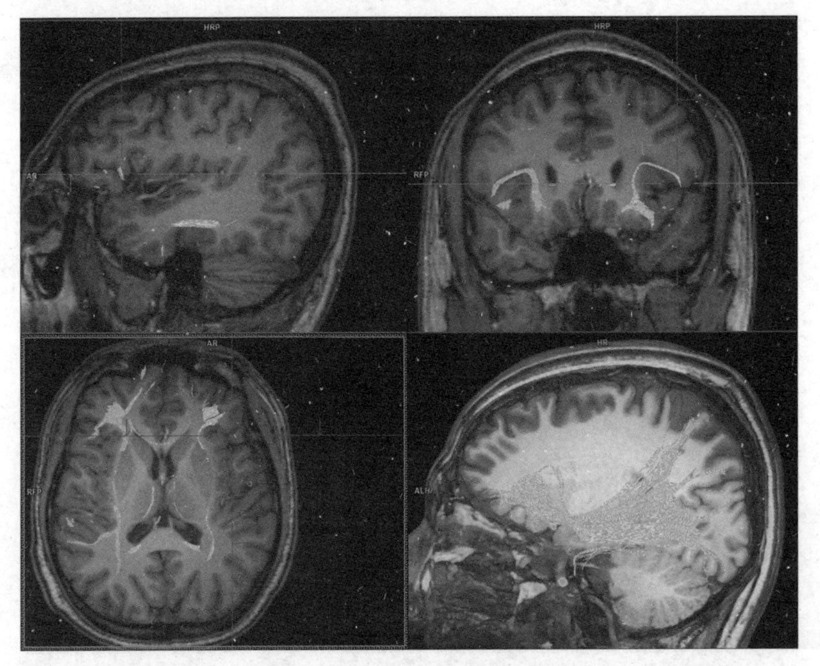

图10－111 ■左侧下额枕束 ■右侧下额枕束 病例2

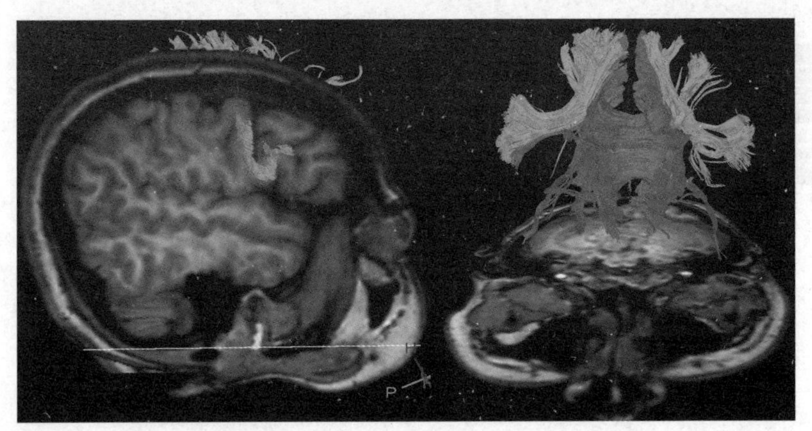

右侧面观　　　　前面观

图10－112 ■额斜束 病例1

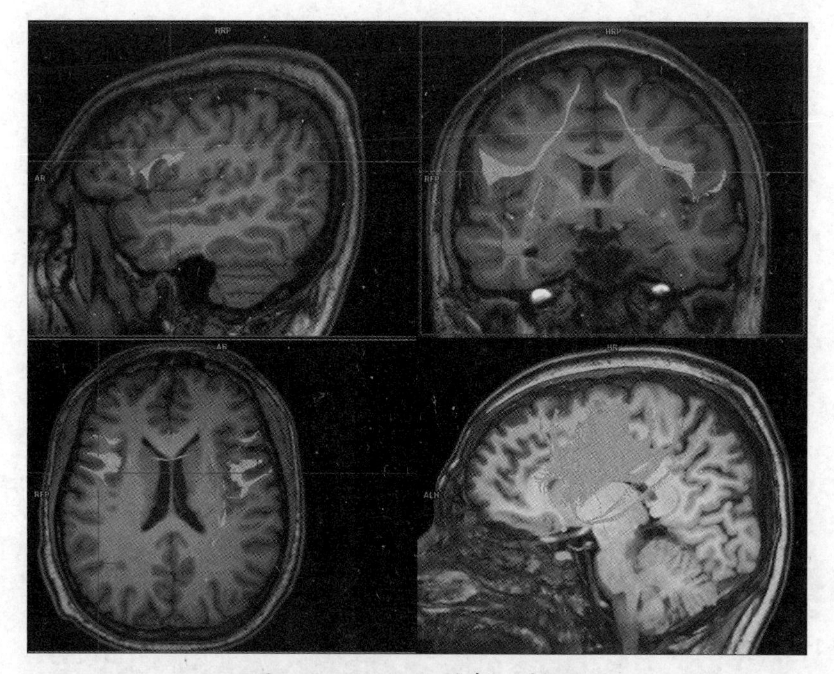

图10－113　■额斜束　病例2

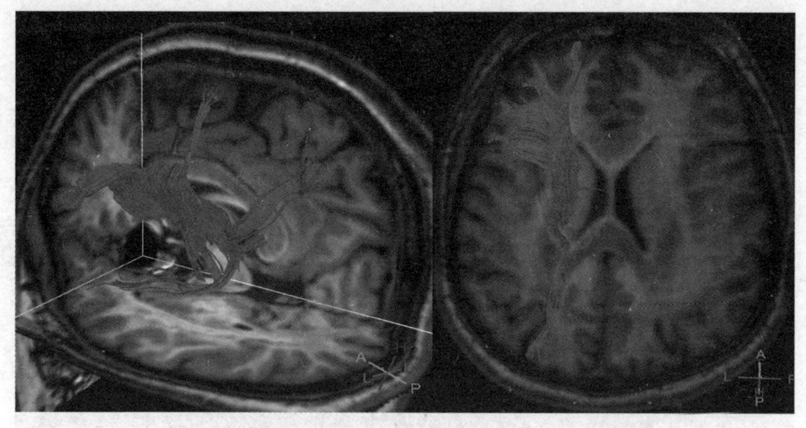

左侧面观　　　　　　　　　　上面观

图10－114　■丘脑前辐射　病例1

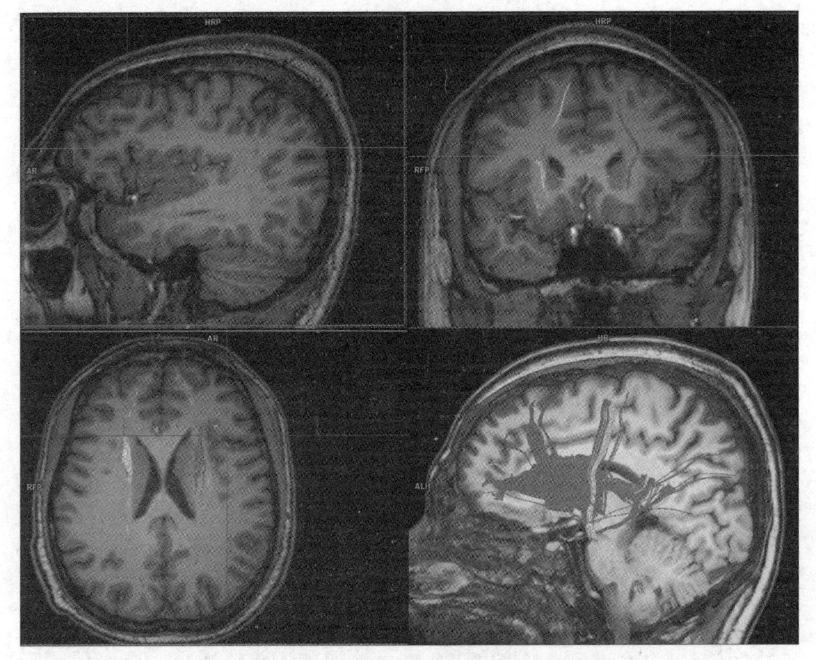

图10－115 ■■丘脑前辐射 病例2

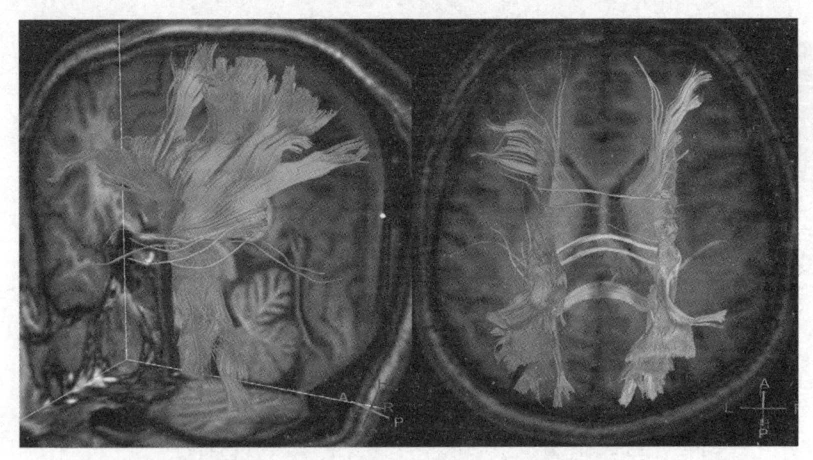

左侧面观 上面观

图10－116 ■■投射纤维 病例1

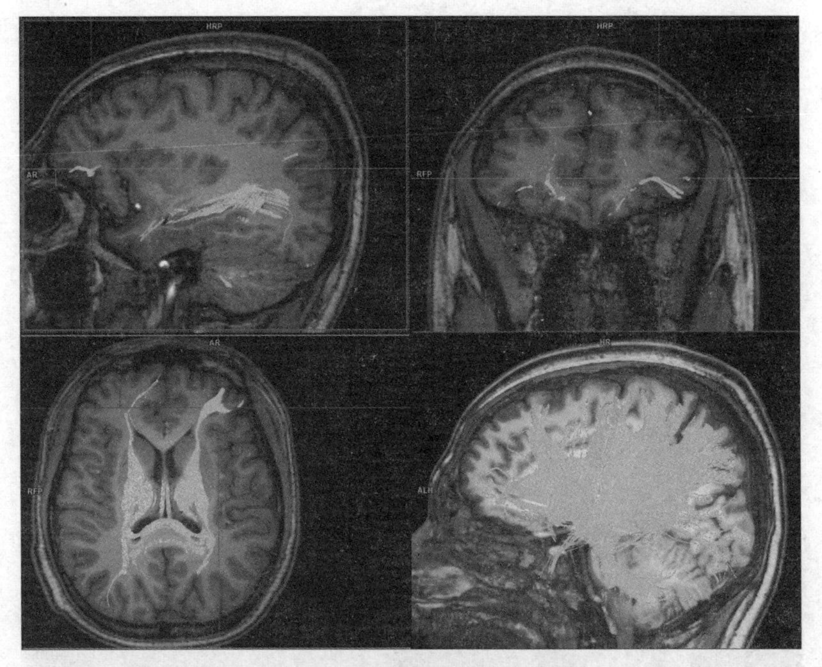

图10－117　■■投射纤维　病例2

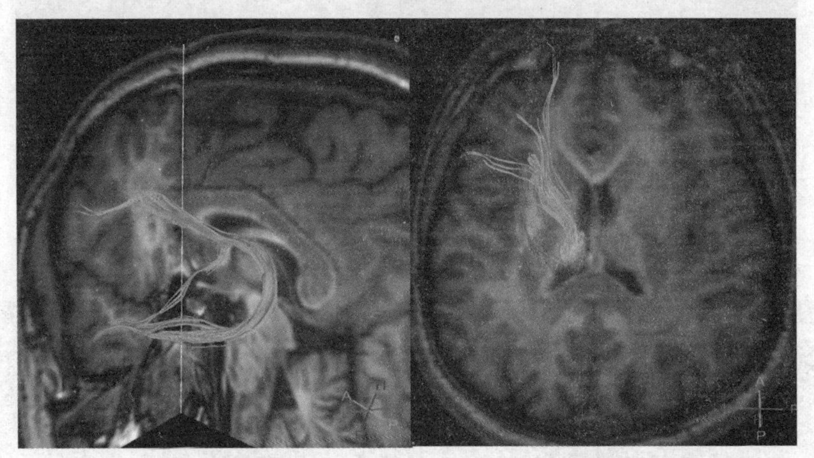

左侧面观　　　　　　　　上面观

图10－118　■左侧上额枕束

第十节　各功能区的位置毗邻

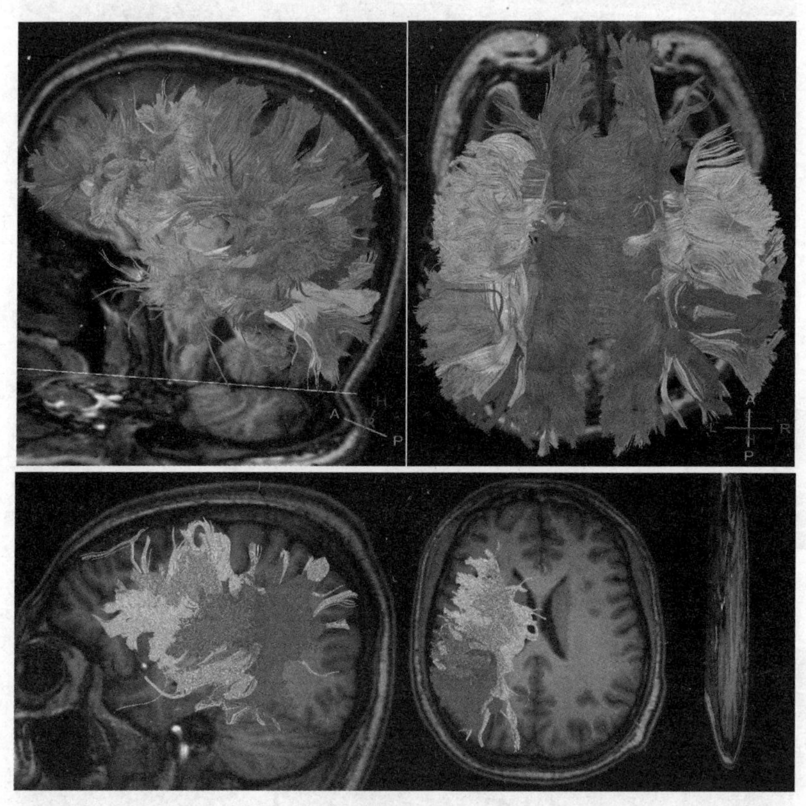

图10－119　■Broca区　■书写中枢（额中回后部）■缘上回　■角回　■颞横回（听觉）　病例2

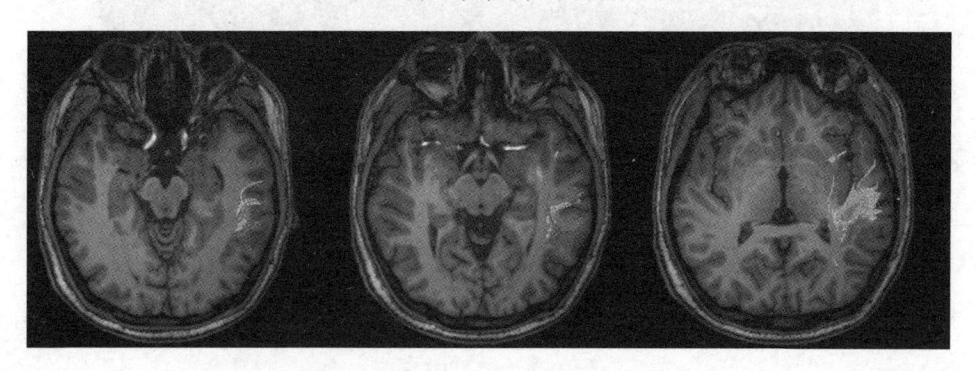

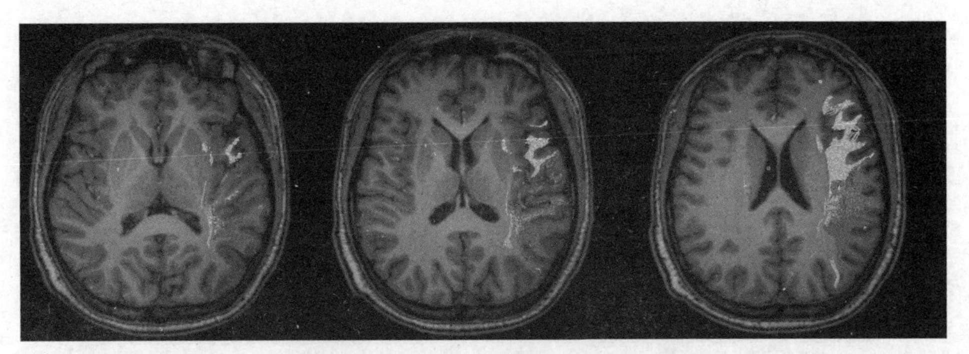

■Broca区 ■书写中枢(额中回后部) ■缘上回 ■角回 ■颞横回(听觉)

图10－120 横断解剖

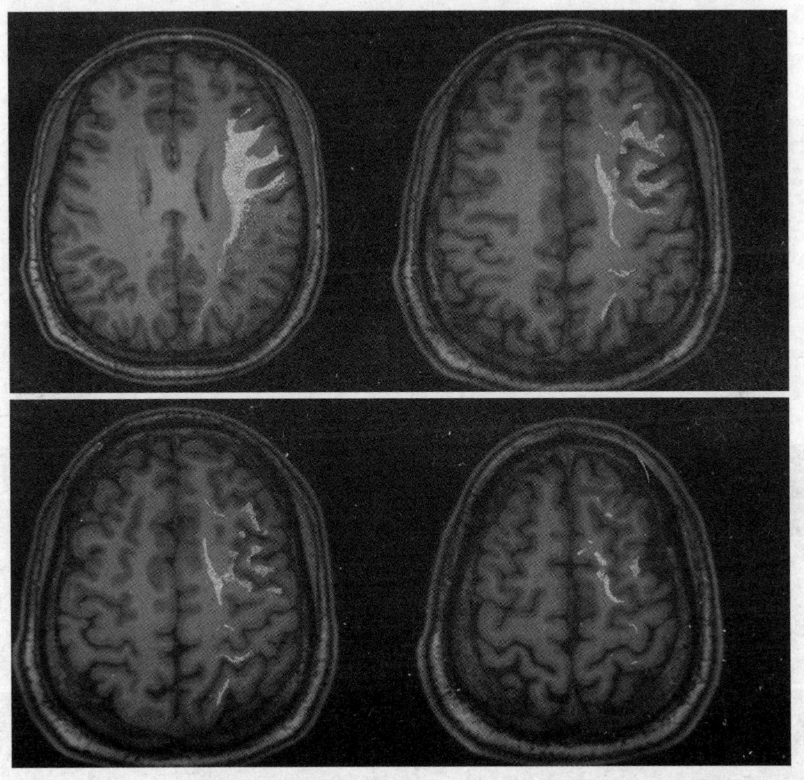

■Broca区 ■书写中枢(额中回后部) ■缘上回 ■角回 ■颞横回(听觉)

图10－121 横断解剖

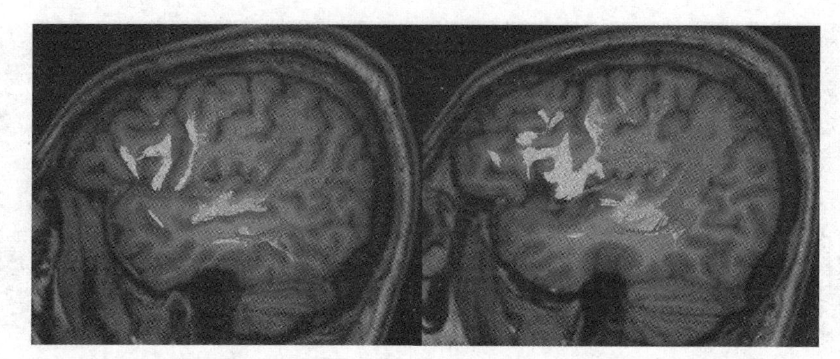

■ Broca区 ■ 书写中枢（额中回后部） ■ 缘上回 ■ 角回 ■ 颞横回（听觉）

图10－122 失状解剖

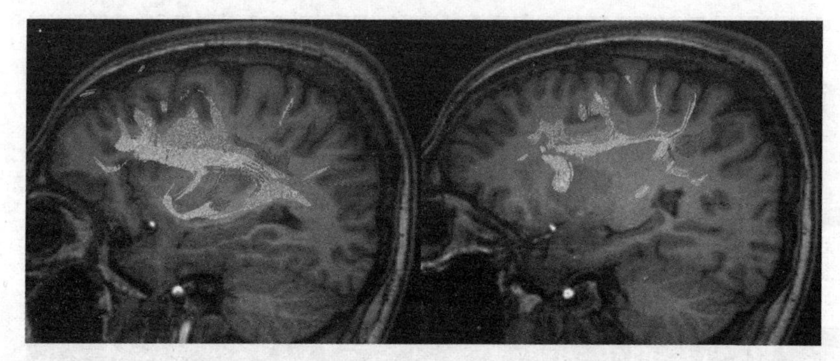

■ Broca区 ■ 书写中枢（额中回后部） ■ 缘上回 ■ 角回 ■ 颞横回（听觉）

图10－123 失状解剖

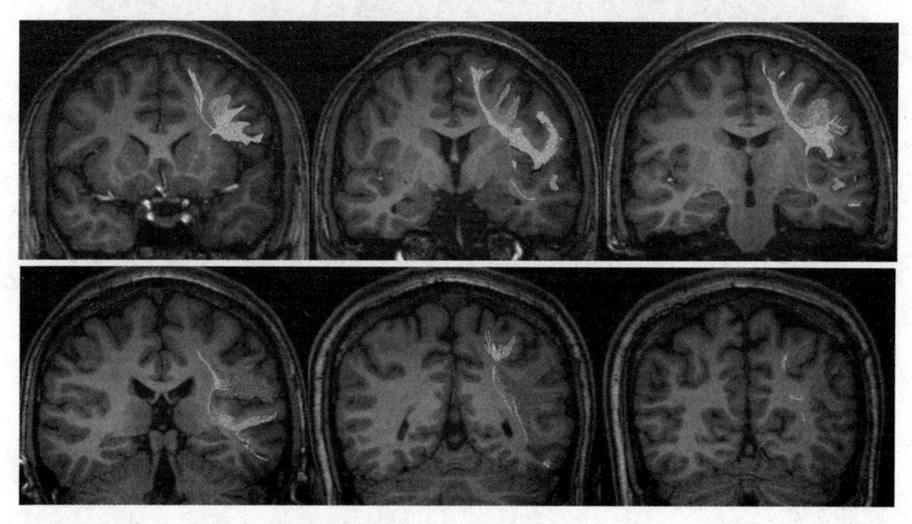

■ Broca区 ■ 书写中枢（额中回后部） ■ 缘上回 ■ 角回 ■ 颞横回（听觉）

图10－124 冠状解剖

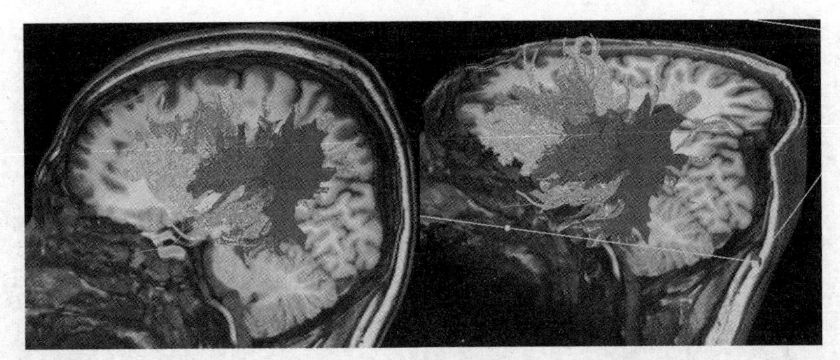

■Broca区　■书写中枢（额中回后部）■缘上回　■角回　■颞横回（听觉）

图10－125　三维影像

第十一节　下丘脑（内脏活动和内分泌活动）横断解剖

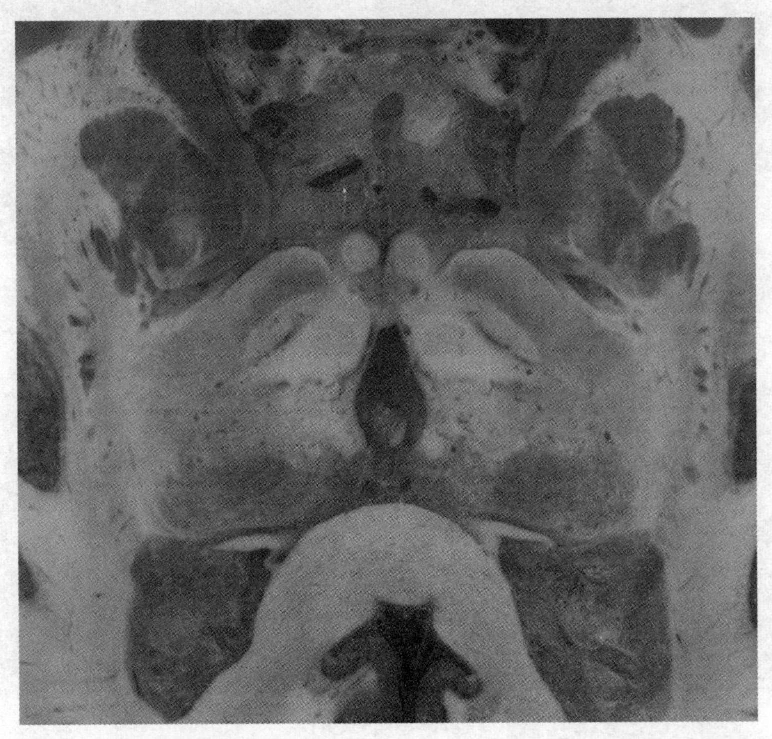

图10－126　断层解剖（图像由山东数字人科技股份有限公司提供）

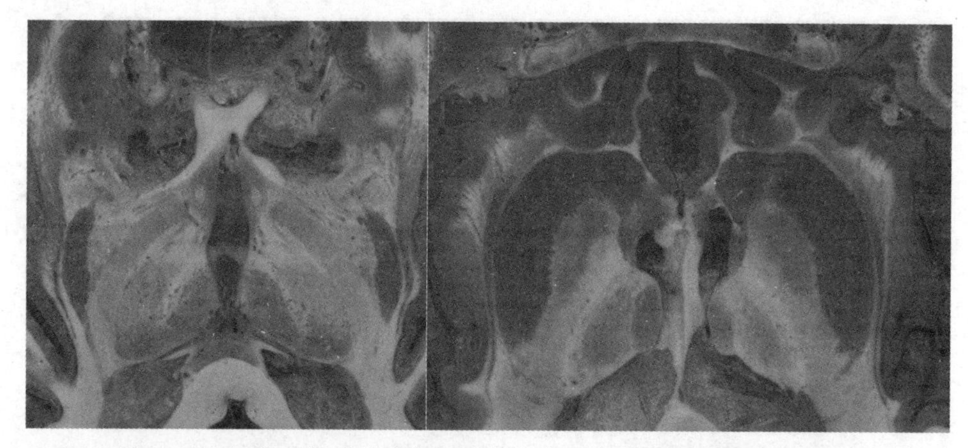

图10－127　断层解剖（图像由山东数字人科技股份有限公司提供）

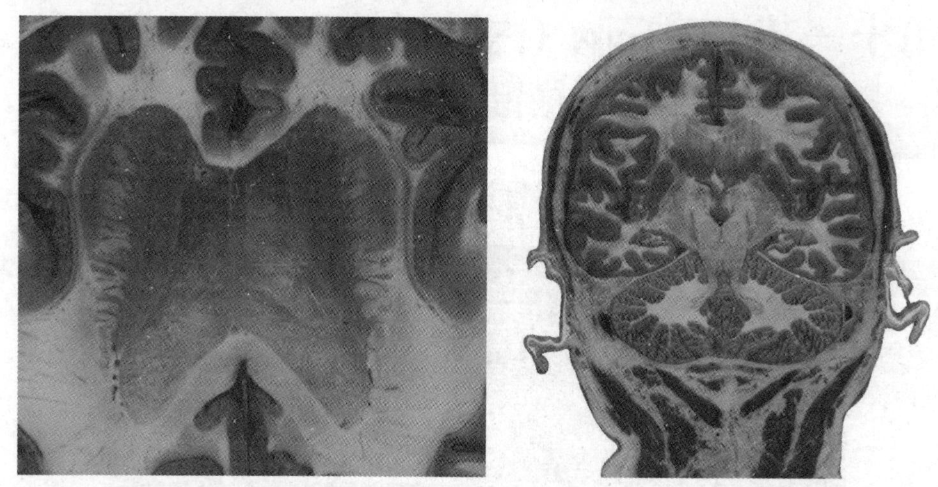

图10－128　断层解剖（图像由山东数字人科技股份有限公司提供）

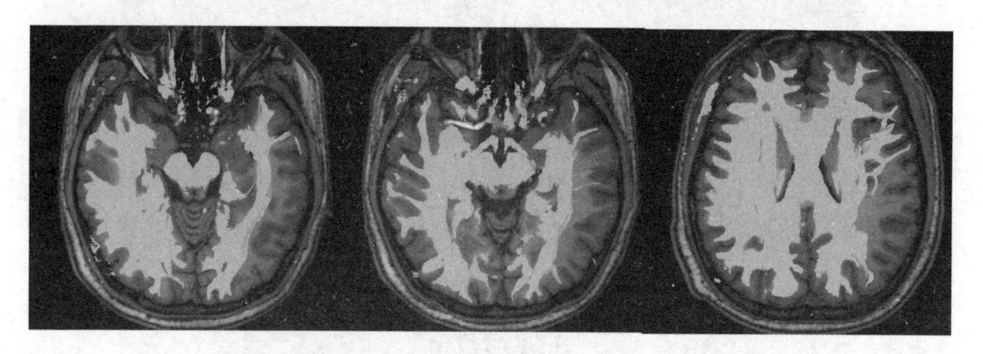

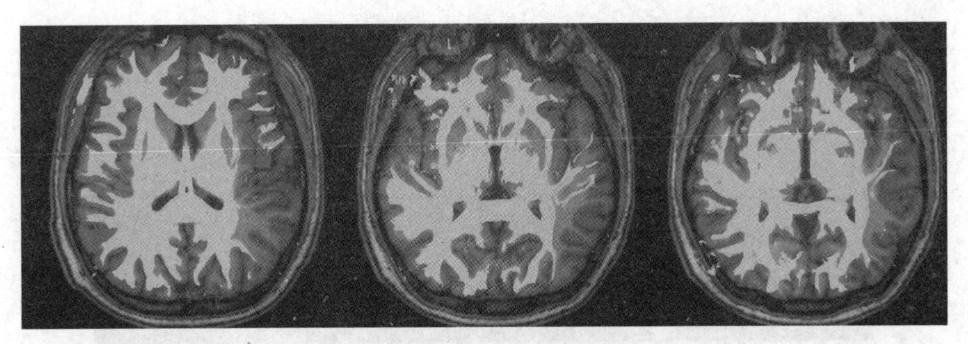

图10－129　横断解剖

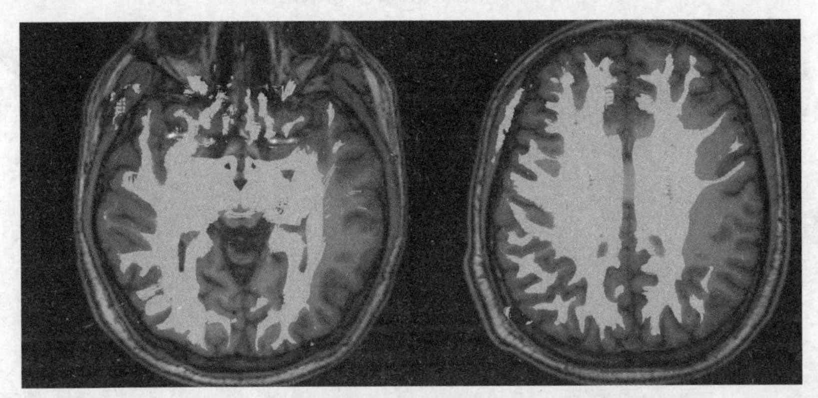

图10－130　横断解剖

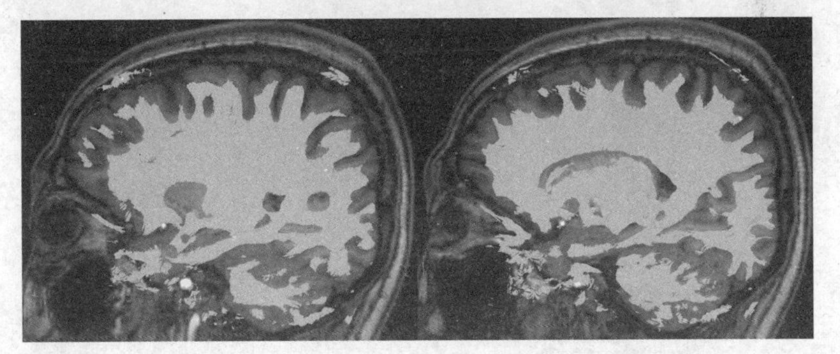

图10－131　失状解剖

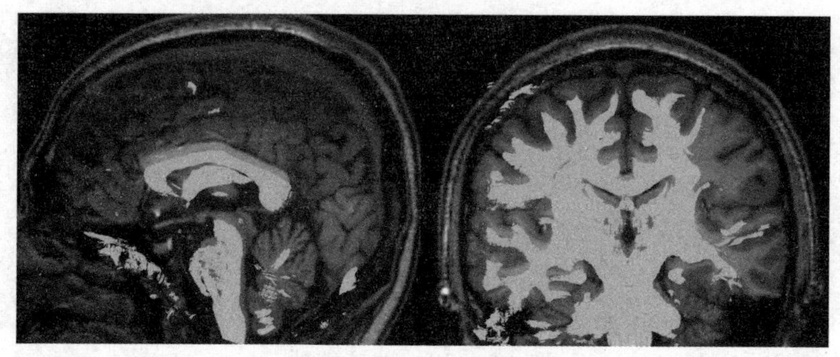

图 10－132　失状、冠状解剖

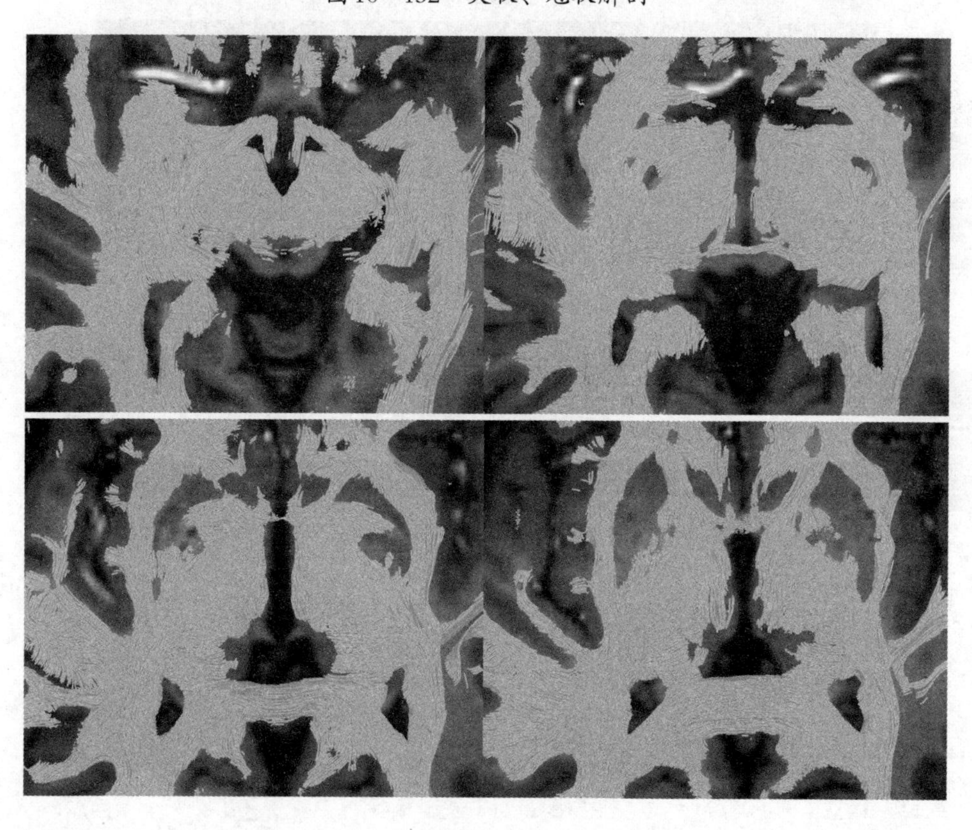

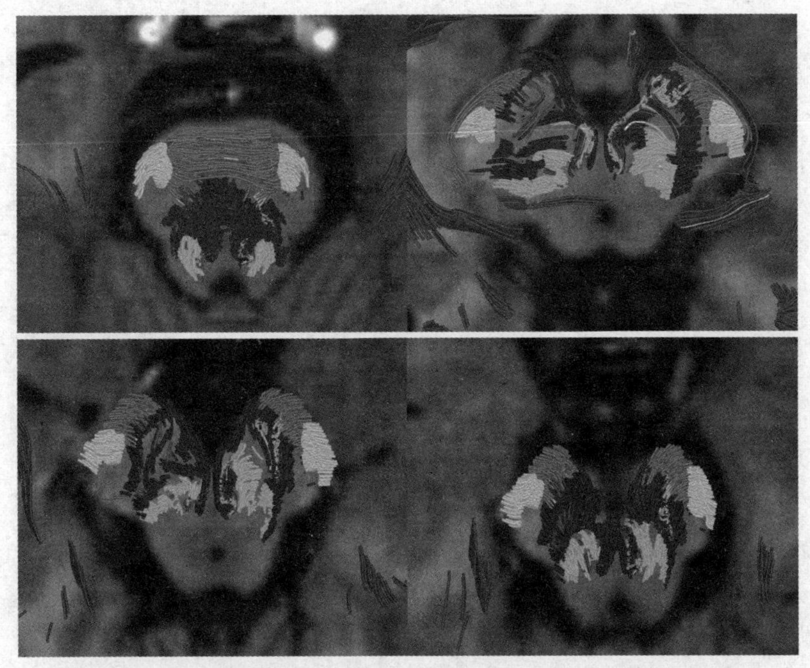

■皮质脊髓束　■胼胝体侧束　■皮质齿状核束　■皮质小脑束
■额桥束　■■丘脑前辐射　■胼胝体
图10－133　横断解剖

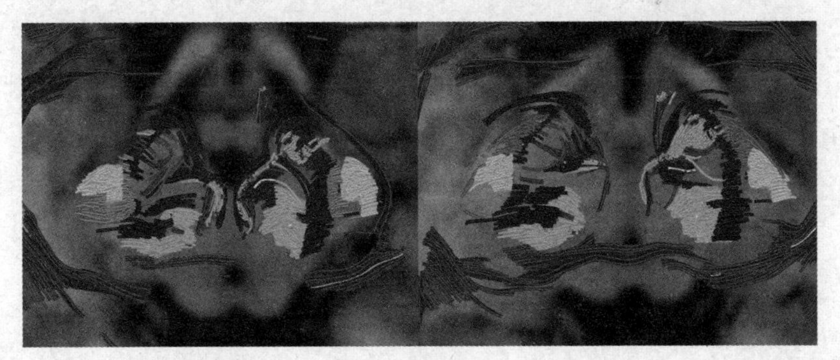

图10－134　■皮质脊髓束　■胼胝体侧束　■皮质齿状核束　■皮质小脑束
■额桥束　■■丘脑前辐射　■胼胝体

第十一章

磁共振 DTI 神经纤维束根数、像素、FA 值、ADC 值、长度等

Fiber Statistics | ROI Statistics | Current Voxel

Name	Lines	Voxels	FA	ADC [$10^{-3}mm^2/s$]	Length [mm]
1 py	18608	10705	0.456±0.201	0.925±0.449	122.77±46.84
1 pzt	32166	21611	0.462±0.204	0.898±0.401	87.74±38.58
1 ql	1088	1193	0.395±0.208	1.530±0.971	46.41±23.85
1 qlh	1156	2877	0.498±0.180	0.904±0.352	115.33±84.44
2 gs1	1131	1101	0.377±0.160	0.892±0.159	69.52±29.92
2 gs2	1858	1074	0.365±0.152	0.898±0.162	75.48±19.99
2 gzs1	1375	1079	0.417±0.161	0.779±0.153	82.34±16.32
2 gzs2	1725	1017	0.397±0.166	0.842±0.199	108.39±13.40
2 kd	3177	2233	0.393±0.170	0.841±0.179	93.37±25.34
2 kd2	196	148	0.400±0.170	0.847±0.216	24.47±4.04
2 sezs1	1403	1068	0.363±0.165	1.052±0.538	64.44±23.10
2 sezs2	1135	757	0.318±0.148	1.197±0.598	44.93±14.35
2 szs1	142	707	0.415±0.167	0.813±0.270	98.35±25.27
2 xezs1	933	3159	0.487±0.175	0.854±0.265	150.70±50.73
2 xezs2	956	2685	0.472±0.180	0.904±0.361	123.55±45.84
2 xzs1	493	1311	0.460±0.175	0.874±0.286	80.57±26.90
2 xzs2	551	1365	0.418±0.171	0.879±0.236	82.64±23.97
3 eq1	5343	2730	0.398±0.176	0.855±0.265	57.82±27.90
3 eq2	6059	3224	0.421±0.186	0.868±0.326	58.63±27.79
3 jq	266	402	0.406±0.190	1.269±0.899	67.01±3.29
3 jxn1	176	211	0.423±0.182	1.040±0.760	48.24±6.03
3 jxn2	482	324	0.402±0.181	0.875±0.357	49.63±8.32
3 pc1	641	2214	0.495±0.175	0.854±0.404	128.08±24.58
3 pc2	1627	3321	0.473±0.183	0.872±0.407	116.65±24.13
3 pczh1	282	984	0.451±0.169	0.799±0.286	130.61±24.90

Fiber Statistics | ROI Statistics | Current Voxel

Name	Lines	Voxels	FA	ADC [$10^{-3}mm^2/s$]	Length [mm]
3 pczh2	776	1214	0.434±0.178	0.858±0.378	123.03±25.01
3 pj1	521	1204	0.529±0.197	0.833±0.484	134.43±7.24
3 pj2	621	1319	0.525±0.190	0.832±0.360	125.03±18.26
3 pq1	127	577	0.497±0.219	0.885±0.494	91.13±16.07
3 pxn1	21	758	0.520±0.188	0.792±0.256	184.54±39.48
3 pxn2	292	1284	0.501±0.174	0.807±0.274	134.85±23.65
3 pxn-jc	12	632	0.504±0.193	0.815±0.319	178.50±35.47
3 qfs1	289	951	0.435±0.157	0.795±0.168	49.45±21.36
3 qfs2	946	1316	0.386±0.153	0.836±0.278	67.01±21.08
3 ql	165	1801	0.505±0.182	0.842±0.329	126.94±75.40
3 qxn	26	161	0.401±0.195	1.232±0.883	62.58±13.11
3 qz	1096	951	0.423±0.174	0.831±0.215	66.61±30.96
3 ts	6513	11002	0.468±0.189	0.893±0.496	83.17±38.17
3 ts2	21630	12492	0.444±0.191	0.930±0.509	73.52±44.05
3 ts3	20814	12724	0.440±0.192	0.944±0.496	73.93±46.11
3 yy	1891	5170	0.484±0.191	0.927±0.600	63.57±41.53
4 dao1	1678	1138	0.375±0.168	0.813±0.236	50.59±25.15
4 dao2	2195	1466	0.408±0.165	0.829±0.213	64.50±24.17
4 hm1	1148	788	0.374±0.178	0.902±0.351	42.99±23.22
4 hm2	883	746	0.380±0.169	0.899±0.279	38.90±25.71
4 nq1	533	350	0.388±0.169	0.968±0.433	57.92±10.42
4 nq2	565	407	0.374±0.160	0.943±0.327	56.75±17.58
4 qh	117	217	0.535±0.163	0.747±0.113	18.08±15.25
4 rtt	523	510	0.379±0.201	1.304±0.879	23.92±16.18
4 sfs	452	1591	0.511±0.167	0.840±0.232	96.16±40.12

Fiber Statistics | ROI Statistics | Current Voxel

Name	Lines	Voxels	FA	ADC [$10^{-3}mm^2/s$]	Length [mm]
4 ssj1	840	1494	0.440±0.193	1.109±0.739	48.06±24.86
4 ver	113	412	0.480±0.190	0.882±0.459	52.01±15.12
4 xnzj1	1522	1388	0.430±0.206	0.955±0.742	78.88±25.64
4 xnzj2	353	770	0.513±0.202	0.815±0.476	62.56±18.09
4 zyhh	2423	3299	0.445±0.216	0.890±0.463	73.11±39.35
4 zyqh	5200	5066	0.456±0.217	0.870±0.459	64.05±44.75
6 g1	29580	22795	0.404±0.203	0.867±0.359	46.94±38.24
6 g2	22902	9755	0.352±0.181	0.829±0.231	41.03±28.29
6 g3	34859	14384	0.362±0.182	0.857±0.238	48.87±32.07
6 jd	351	515	0.463±0.166	0.869±0.306	71.73±27.18
6 py1	112	642	0.502±0.189	0.895±0.416	139.90±28.33
6 py2	33	949	0.536±0.171	0.850±0.244	207.76±47.18
6 qn-wch1	274	764	0.442±0.162	0.773±0.195	35.01±24.66
7 ck	218	296	0.335±0.131	1.048±0.517	16.46±14.05
7 pc3	263	901	0.508±0.179	0.887±0.483	81.53±28.44
7 pc4	357	1642	0.497±0.172	0.800±0.235	91.66±35.50
7 ph2	2047	1544	0.432±0.178	0.868±0.352	67.47±28.59
7 pj5	332	1529	0.495±0.180	0.806±0.264	134.21±17.38
7 pq1	679	1818	0.523±0.193	0.822±0.414	125.00±22.11
7 xezs-d	169	479	0.479±0.133	0.859±0.118	55.97±17.47
8 qn qian he	600	1715	0.451±0.167	0.847±0.280	76.91±34.23
8 qn-nch	680	1137	0.383±0.151	0.844±0.214	65.22±26.42
8 qn-qh	237	898	0.449±0.173	0.866±0.405	75.27±31.77
8 qn-qh1	428	896	0.493±0.164	0.802±0.179	71.38±33.19
8 qxn	103	219	0.385±0.187	1.200±0.835	64.56±10.52

弥散张量图

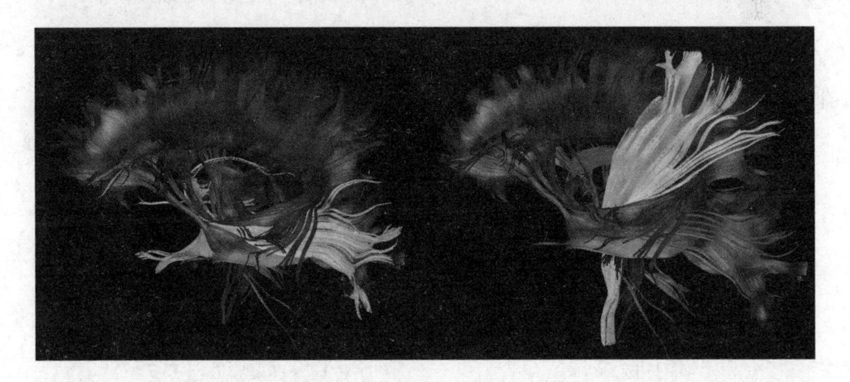

纤维束名称目录

1 py	胼胝体压部纤维束
1 pzt	胼胝体
1 ql	穹隆联合
1 qlh	前联合
2 gs 1	左侧钩束
2 gs 2	右侧钩束
2 gzs 1	左侧弓状束
2 gzs 2	右侧弓状束
2 kd	扣带束
2 sezs 1	左侧上额枕束
2 sezs 2	右侧上额枕束
2 xezs 1	左侧下额枕束
2 xezs 2	右侧下额枕束
2 xzs 1	左侧下纵束
2 xzs 2	右侧下纵束
3 eq 1	左侧丘脑前辐射
3 eq 2	右侧丘脑前辐射
3 jc-pxn	交叉的皮质小脑束
3 jj	延髓通过纤维束
3 jq	脊髓丘脑束
3 jxn	两侧脊髓小脑束
3 pc 1	左侧胼胝体侧束
3 pc 2	右侧胼胝体侧束
3 pczh 1	左侧皮质齿状核束
3 pczh 2	右侧皮质齿状核束
3 pj 1	左侧皮质脊髓束
3 pj 2	右侧皮质脊髓束
3 pxn 1	左侧皮质小脑束
3 pxn 2	右侧皮质小脑束
3 ql	额桥束
3 ts	中脑走行投射纤维
3 ts 2	左侧内囊投射纤维
3 ts 3	右侧内囊投射纤维
4 nq 1	左侧颞叶丘脑束
4 nq 2	右侧颞叶丘脑束
4 sfs 1	左侧视辐射
4 sfs 2	右侧视辐射
4 ssj	视束
4 xn 1	左侧小脑半球纤维束
4 xn 2	右侧小脑半球纤维束
4 xnzj	小脑中脚
4 zn 1	顶叶到颞叶、脑干纤维束
4 zn 2	枕叶到颞叶、脑干纤维束
6 g 1	额顶弓状纤维
6 g 2	左侧额颞枕弓状纤维
6 g 3	右侧额颞顶弓状纤维

第十二章

病理图片

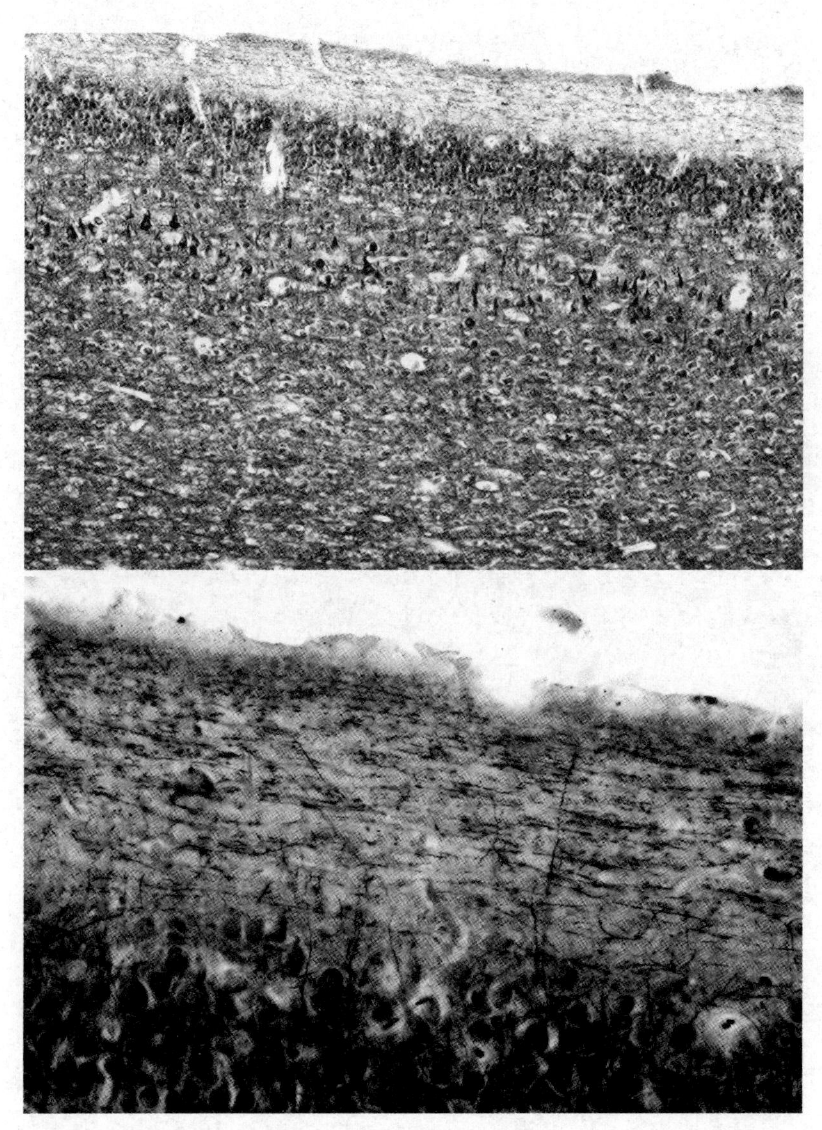

图12-1　大脑皮层病理图片

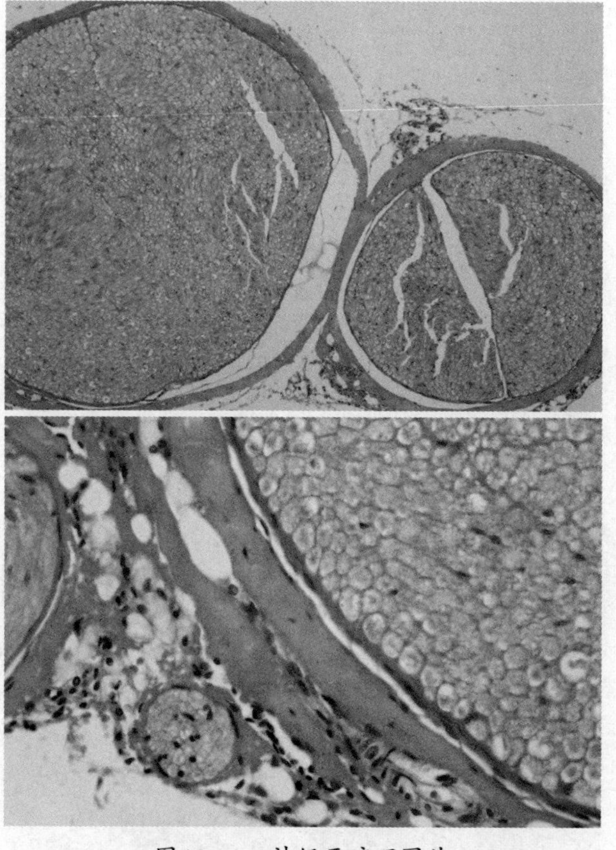

图12－2　神经干病理图片

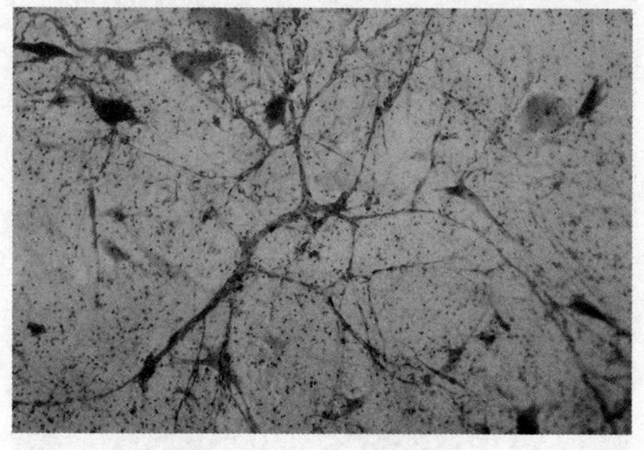

图12－3　神经元病理图片

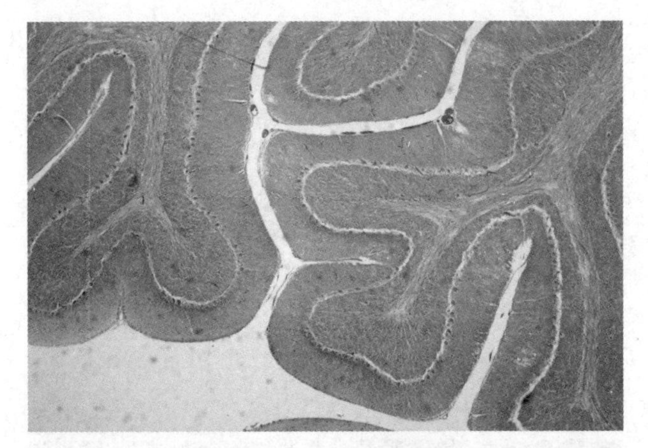

图12-4　小脑病理图片

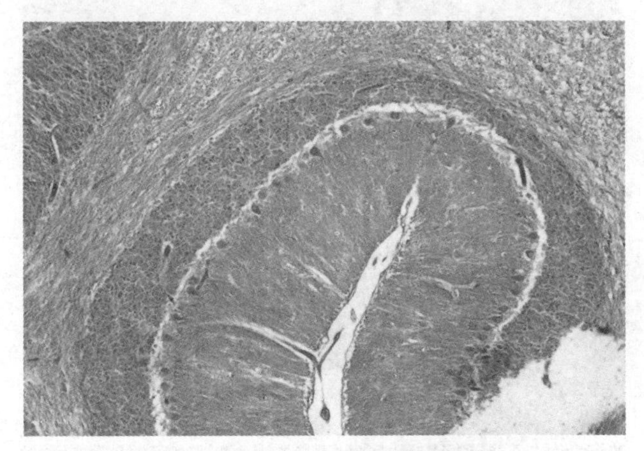

图12-5　小脑病理图片

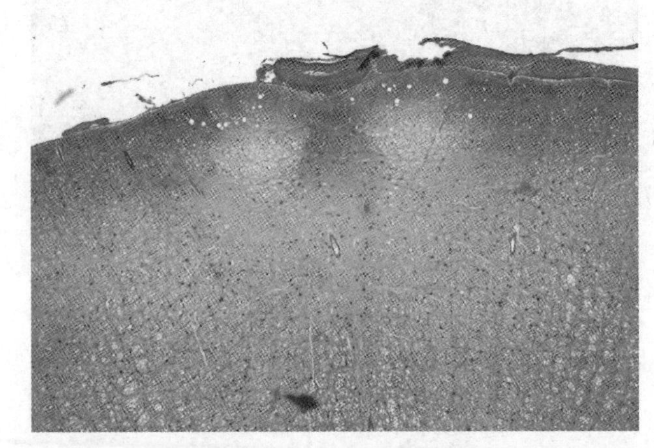

图12-6　延髓病理图片

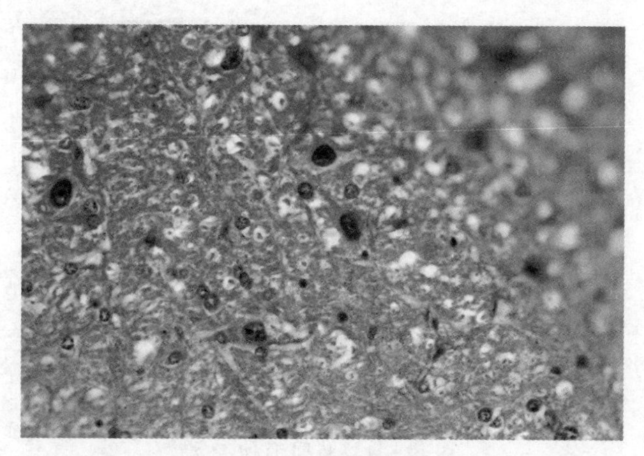

图12-7　延髓病理图片

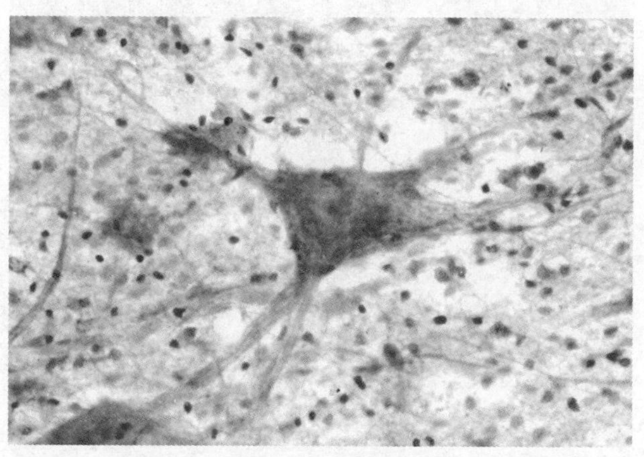

图12-8　神经元及其树突、轴突

神经元的胞体位于中枢神经系统的灰质和围围神经系统的神经节内，是神经元的代谢和营养中心。胞体的形态多样，有椭园形、椎形、梨形、梭形和星形等。胞体的大小差异较大，直径在5~150 μm之间。胞体的中央有一个大而圆的细胞核，染色质少故着色浅，核仁大而明显。胞体的细胞质称核周质(perikaryon)，核周质内富含线粒体、高尔基复合体等，此外还有两种结构明显的细胞器。胞体是神经元的代谢和营养中心。胞体的结构与一般细胞相似，有核仁、细胞膜、细胞质和细胞核（图12-9至图12-15）。

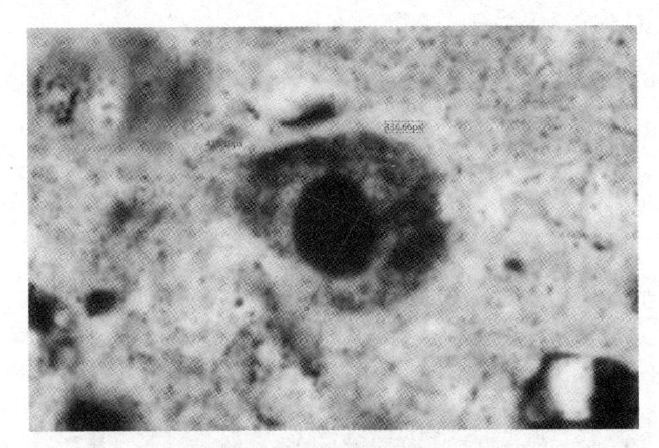

图12－9　椭园形神经元

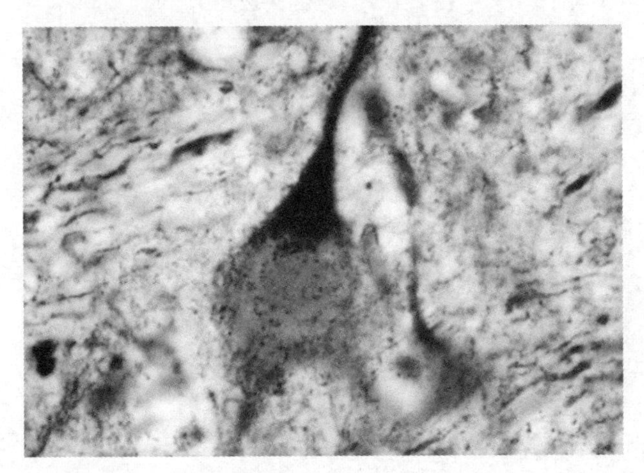

图12－10　椎形神经元

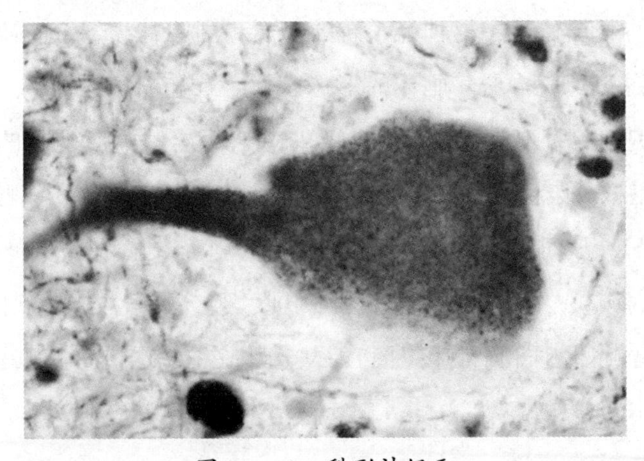

图12－11　梨形神经元

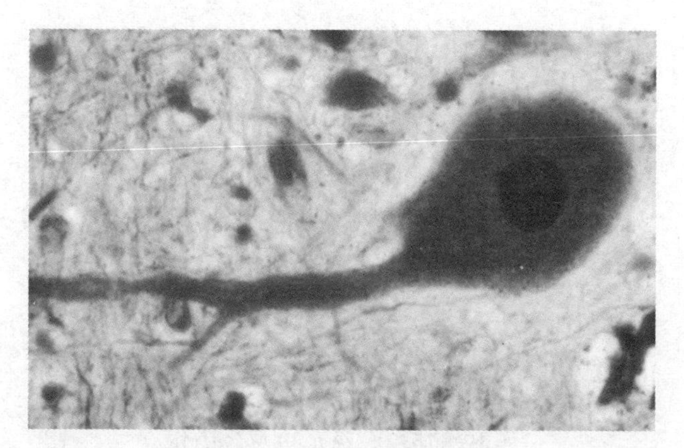

图12－12　单极神经元

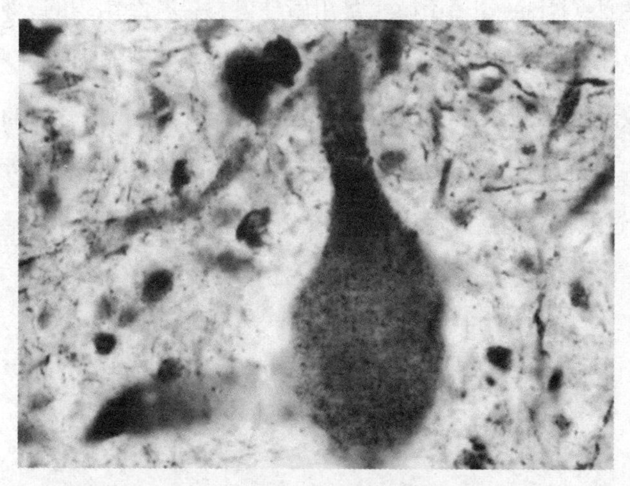

图12－13　梭形神经元

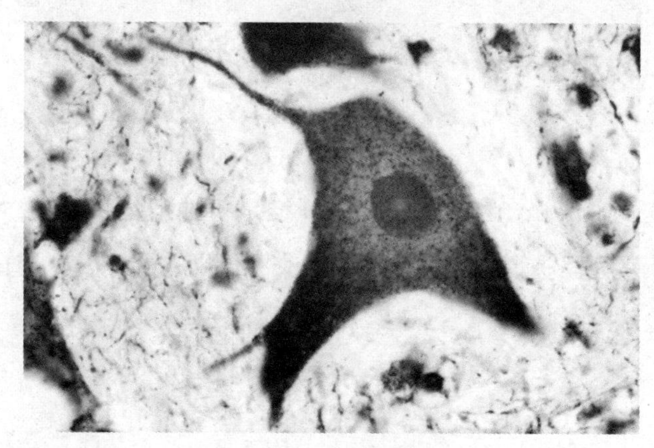

图12－14　星形神经元

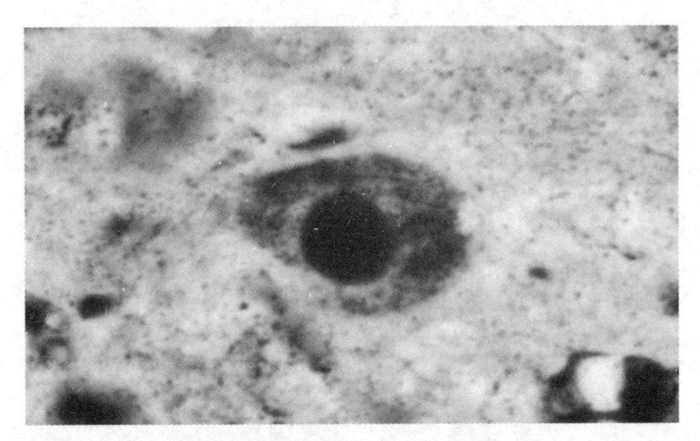

图12－15　神经元内尼氏小体

尼氏染色法（Nissl Staining）是用碱性染料染神经组织的一种方法。尼氏体是胞质内的一种嗜碱性物质，广泛见于各种神经元，不同神经元中的尼氏体形状、大小和数量则各有差异。用于尼氏染色的碱性染料主要有焦油紫、亚甲蓝、甲苯胺蓝和硫堇等。尼氏染色法可以染出尼氏体，用来观察神经元内的细胞结构；还可以通过尼氏染色后对尼氏体的观察来了解神经元的损伤情况（图12-16）。

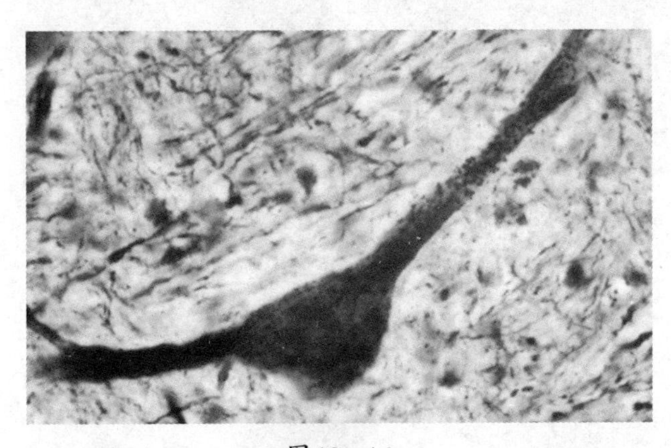

图12－16

神经原纤维（neurofibril）神经原纤维是一种细丝状结构，在镀银染色切片，光镜下观察呈棕黑色，在核周质中交织成网，并伸入突起直至末梢（图12-17至图12-22）。

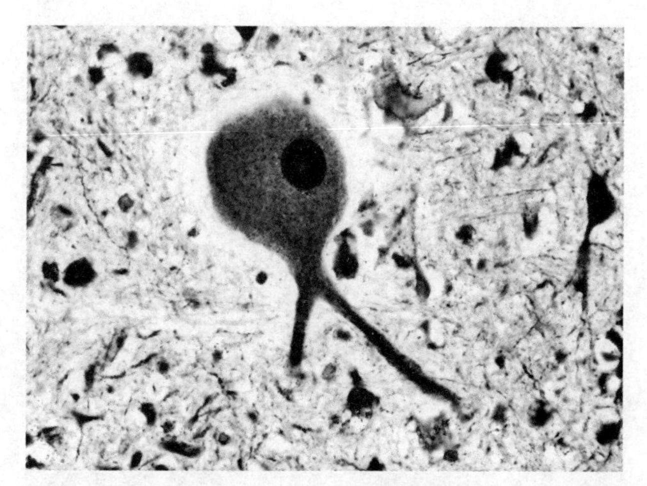

图12－17　假单极神经元

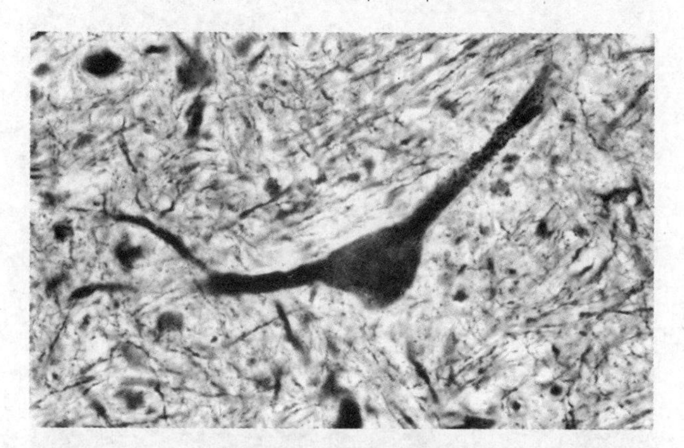

图12－18　双极神经元

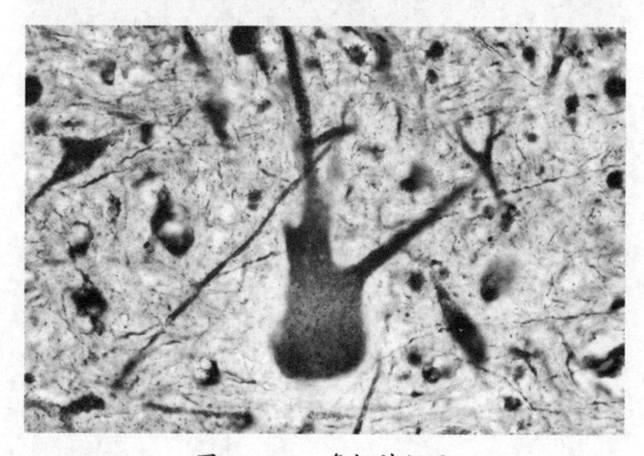

图12－19　多极神经元

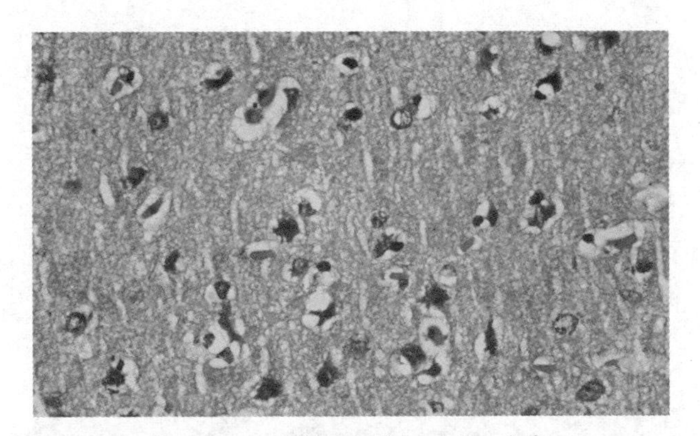

图12－20　神经胶质细胞HE染色

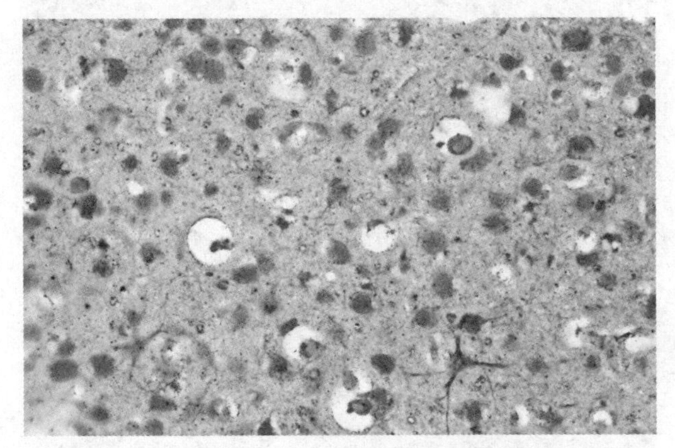

图12－21　神经胶质细胞银染

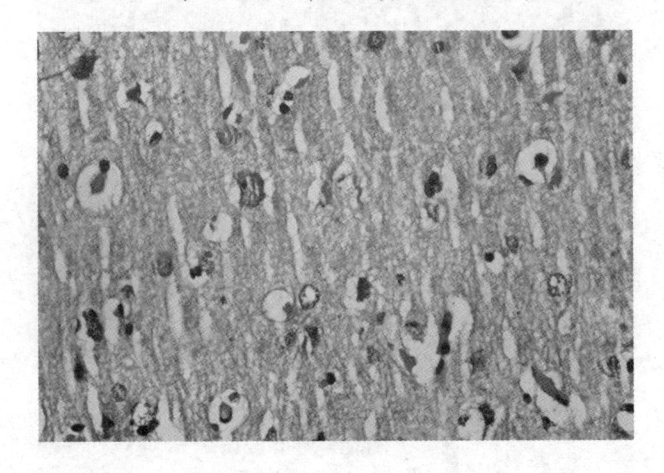

图12－22

少突神经胶质细胞（oligodendrocyte）分布于中枢神经系的灰质及白质内，数量也较多，细胞较小，突起也较少、分支也少，核圆形染色较深。细胞突起的末端常呈叶状膨大，卷在轴突表面形成中枢内神经纤维的髓鞘。

DTI是一种 MRI 功能成像技术，可定量评价脑白质的各向异性，其中各向异性分数（fractionalanisotropy，FA）和ADC是DTI中主要参数指标。FA值可反映神经纤维解剖结构的完整性，ADC值主要反映细胞外间隙的大小（图12-23）。

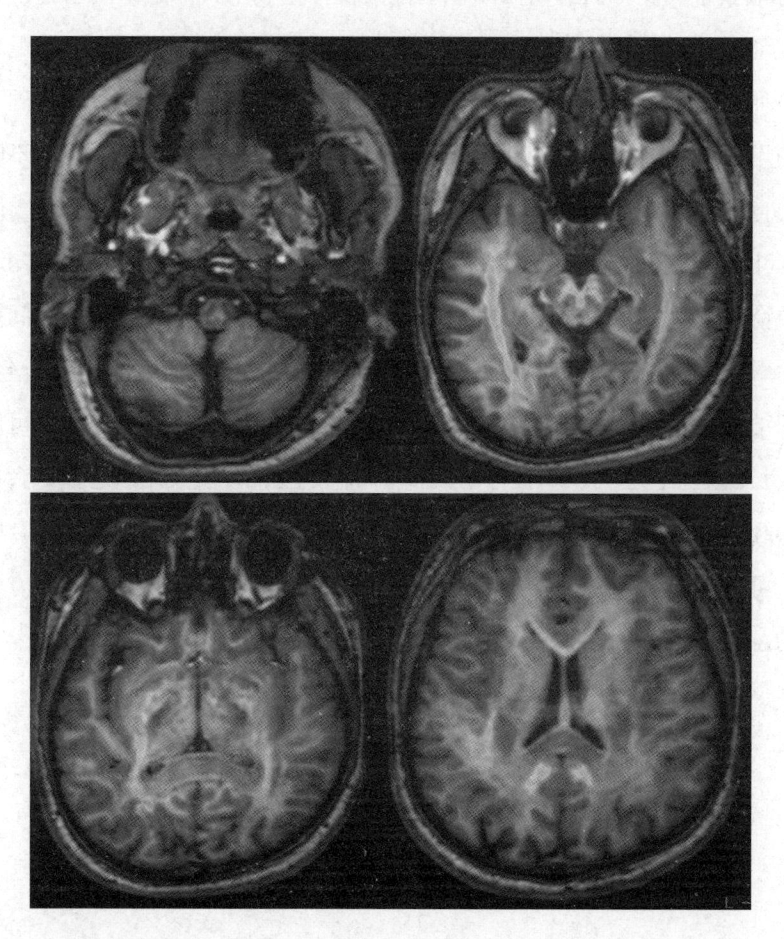

图 12－23

大脑的解剖结构与功能复杂。神经纤维束的走行和分布与行为、功能的关系一直是脑科学关注的核心问题，也是临床神经病学的定位和定性的基础。本研究采用DTI观察大脑神经纤维束的走行及位置毗邻关系。从而为了解每个神经纤维束在运动、感觉、视觉信息的整合、语言、习惯、情绪、行为、认知、记忆、整合等功能中打下基础。对脑功能精准定位和临床制定诊疗计划有重要的指导意义，尤其在功能神经外科领域有着广泛的应用前景。DTI技术与神经外科术前定位、术后评估、影像科、神经内科、康复科、精神科、先天发育畸形、活体解剖学、人工智能、智力开发、老年痴呆等多个领域有着广泛的应用前景。

弥散张量成像（DTI）是MR脑功能成像，是利用人体组织内水分子受所处的微观环境的影响，其弥散运动在各个方向不同步，即水分子弥散的距离不相等，这种弥散运动表现为各向异性（anisotropy）。DTI是在DWI的基础上发展起来的用于观察水分子弥散运动的新的MRI技术，在6个或6个以上的不同非共线性方向上施加敏感梯度，可在8/16/32/64、128、256等方向进行成像。因此，DTI采集的是水分子在三维空间内的运动信息，可以定量分析组织内水分子的弥散特性，能够测量白质纤维的微观结构特性，确定白质纤维束的空间排列方向。为影像学与其病理生理的相关性研究提供新的方法，可帮助我们进一步了解脑组织结构和人类行为的相关性。但不同人群，每个纤维束略有差异，可能和各自的成长、生活、学习、职业等有关系，不同的生活环境及用脑习惯，会导致大脑在神经网络发育中有所不同。不同疾病导致不同纤维束的损伤，通过DTI精准诊断，可以指导临床精准治疗，为保护大脑、开发大脑、充分利用大脑方面有着深远的意义。

河北省故城县医院　姜洪新